沃米教育
WOMI EDUCATION

卫生资格考试初级护师辅导丛书

新大纲 全新版

U1017077

初级护师
高分2000题

主　编　沃米医学护考编写组　严江韵

编　者　陆飘飘　刘琼洁　王佳奇　苏锐敏　陈博文

哈爾濱工業大學出版社
HARBIN INSTITUTE OF TECHNOLOGY PRESS

图书在版编目(CIP)数据

初级护师高分2000题/ 沃米医学护考编写组主编. 哈尔滨：哈尔滨工业大学出版社，2025.6. —（卫生资格考试初级护师辅导丛书）. — ISBN 978-7-5767-1485-2

I. R47-44

中国国家版本馆CIP数据核字第2025XJ7151号

初级护师高分2000题

CHUJI HUSHI GAOFEN 2000 TI

策划编辑　李艳文　范业婷

责任编辑　李佳莹

出版发行　哈尔滨工业大学出版社

社　　址　哈尔滨市南岗区复华四道街10号　邮编 150006

传　　真　0451-86414749

网　　址　http://hitpress. hit. edu. cn

印　　刷　天津市蓟县宏图印务有限公司

开　　本　787 毫米 × 1 092 毫米　1/16　印张 13.5　字数 438千字

版　　次　2025 年 6 月第 1 版　2025年 6 月第 1 次印刷

书　　号　ISBN 978-7-5767-1485-2

定　　价　99.00元

第一篇　基础护理学

01 第一章　绪论

chapter01

1 1860 年，南丁格尔在英国伦敦创办了世界第一所护士学校。

2 1888 年，美国护士 E.Johnson 在福州开办了我国第一所护士学校。

3 国际护士会成立于 1899 年，总部设在**瑞士日内瓦**。

4 1909 年，中国护理界群众性的学术团体**“中华护士会”在江西牯岭成立**。

5 1912 年，国际护士会决定，将南丁格尔的生日 **5 月 12 日**定为国际护士节。

6 国际红十字会设立了南丁格尔奖章，作为各国优秀护士的最高荣誉奖，每**两年**颁发一次。

7 1977 年，美国医学家**恩格尔（Engel GL）**提出了**“生物－心理－社会医学模式”**。

8 1977 年，WHO 提出了**“2000 年人人享有卫生保健”**的全球战略目标。

9 护理学的任务有：**促进健康、预防疾病、恢复健康、减轻痛苦**。

10 **个案护理：一名护理人员负责一位患者**全部护理的护理工作方式。适用于**抢救患者**或护理某些特殊患者。

11 **功能制护理：**以**工作为导向**，按**工作内容**分配护理工作，各司其职。

12 **小组制护理：**以**小组形式（3 ～ 5 位护士）**对一组患者（10 ～ 20 位）进行整体护理。

13 责任制护理：由责任护士和辅助护士按护理程序对患者进行**全面、系统和连续的整体护理**。强调 **8h 在岗，24h 责任制**。

14 综合护理：一种**最有效地利用人力资源**的护理工作模式。

15 临床护理中要始终贯穿**以人的健康为中心**。

16 护士具备的素质包括：**思想道德素质、科学文化素质、专业素质、身体素质和心理素质**。

17 **慎独精神**属于思想道德素质。**高度的责任心和同情心**属于心理素质。

02 第二章　护理学基本概念

chapter02

1 护理学的基本概念：**人、健康、环境、护理**。核心是**人**。

2 马斯洛的人的基本需要论包括：**生理需要、安全的需要、爱与归属感、自尊的需要和自我实现的需要**。其中首要的是**生理需要**。

3 护理理论学家 Orlando（奥兰多）提出的需求理论包括：**生理性需要、社会性需要、情感性需要、知识性需要和精神性需要**。

4 **沟通交流、朋友交往**属于社会性需要；**宗教信仰、佩戴吉祥物**属于精神性需要。

5 自我概念的四部分：**身体心象、角色表现、自我特征、自尊**。

6 WHO 对健康的定义：**健康不仅是没有疾病和身体缺陷，还有完整的生理、心理和良好的社会适应能力**。

7 最佳健康模式由**邓恩**于**1961**年提出。重点强调的是**促进健康和预防疾病的保健活动**，而**非单纯的治疗活动**。

8 **照顾**是护理的核心和永恒的主题。

9 治疗性环境的两个重要的因素是**舒适**和**安全**。

10 一般病室的温度是**18～22℃**，新生儿、老年人病室的温度为**22～24℃**，早产儿为**24～26℃**。

11 一般病室的湿度为**50%～60%**。湿度过高，**尿量增加，会加重肾脏负担**；湿度过低，**对呼吸系统疾病或气管切开尤其不利**。

12 病区比较理想的噪声强度为**35～40dB**。

13 护理人员应做到**“四轻”**，即**说话轻、走路轻、操作轻、关门轻**。

14 一般病室需要通风**30min**可达到置换空气的目的。

15 病床之间的距离不得少于**1m**。

16 一般白天病房的光线宜明亮，但**破伤风**、**子痫**、**癫痫**患者病房光线宜暗。

17 护理是助人的活动，护士和患者的关系首先是一种**帮助与被帮助的关系**。

18 整体护理是一种护理观，其宗旨是**以护理对象为中心**。

03 第三章　护理学相关理论

chapter03

1 **一般系统论**由美籍奥地利生物学家**贝塔朗菲**提出，也是**护理程序**的基本理论框架。

2 佩皮劳人际关系模式包括：**认识期**、**确认期**、**开拓期**、**解决期**。

3 被誉为**“精神分析之父”**的是**弗洛伊德**。

4 **潜意识**的心理活动是一切意识活动的基础。

5 弗洛伊德的人格发展阶段包括：**口欲期**、**肛欲期**、**性蕾期**、**潜伏期**、**生殖期**。

6 将精力**集中在智力和身体活动上**，主要体现在**潜伏期**。

7 艾瑞克森的心理社会发展学说包括：**婴儿期**、**幼儿期**、**学龄前期**、**学龄期**、**青春期**、**青年期**、**成年期**、**老年期**。

8 **学龄前期**的主要的危机：**主动—内疚**。表现：**缺乏自信**，**态度消极**，怕出错，过于限制自己的活动。

9 **学龄期**的主要危机：**勤奋—自卑**。表现：对自己**失望**，并从学校的学习即同学交往中**退缩**下来。

10 **青春期**的主要危机：**自我认同—角色紊乱**。

11 **前运思期**的特点：**以自我为中心**，单方面考虑问题。

12 **具体运思期**的特点：开始具有**逻辑思维能力**。

13 被称之为**“压力学之父”**的是**汉斯·塞利**。

14 **文化性压力源**主要表现：从熟悉的文化环境到陌生的文化环境而出现的紧张、焦虑。

15 压力反应的过程分为 3 个阶段：**警告期**、**抵抗期**、**衰竭期**。

16 警告期的表现：血压升高、血糖升高、心跳加快、肌肉紧张度增加。主要是以交感神经兴奋为主的改变。

04 第四章　护理理论

chapter04

1 健康系统模式由美国的贝蒂·纽曼提出。
2 一级预防：即病因预防，也叫根本性预防。
3 二级预防：即“三早预防”，早发现、早诊断、早治疗。
4 三级预防：即康复锻炼等。
5 全补偿系统：完全无自理能力的患者。
6 部分补偿系统：有部分自理能力的患者。
7 支持－教育系统：有自理能力、学习能力的患者。
8 自理理论的提出者是奥伦（Orem）。
9 佩皮劳的核心思想是人际关系，其基本理论是互动。

05 第五章　医疗服务体系

chapter05

1 医院的主要任务是医疗。
2 社区卫生服务的主要目的：解决社区主要卫生问题和满足基本卫生服务需求。
3 社区卫生服务的主要工作内容：预防、保护和促进健康。
4 社区卫生服务的对象：社区全体居民。
5 初级卫生保健任务的四个方面：促进健康、预防保健、合理治疗和社区康复。
6《健康新视野》提出未来的工作方向：必须将侧重点从疾病本身转向导致疾病的危险因素和促进健康方面。

06 第六章　沟通

chapter06

1 护患关系的基本模式包括：主动-被动型、指导-合作型、共同参与型。

2 主动-被动型适用于：休克、昏迷、婴幼儿、全麻手术过程中的患者。

3 指导-合作型适用于：病情较重、但神志清醒的患者。

4 共同参与型适用于：有一定文化的慢性病患者。

5 护患关系的分期包括：初始期、工作期、结束期。

6 初始期的主要任务：建立信任关系。

7 工作期的主要任务：护理人员实施护理措施来帮助患者解决健康问题。

8 事务性沟通：陈述事实的客观性沟通。例如：患者介绍自己的基本信息和既往史。

9 共鸣性沟通（一致性沟通）是沟通的最高层次。双方不用说话都可以了解对方的想法。

10 语言沟通包括：口头语言和书面语言。

11 非语言沟通包括：体语（仪表、面部表情、眼神、手势、触摸等）、空间效应（四个分区）、反应时间、类语言。

12 亲密距离：沟通双方距离＜**50cm**，适用于查体、治疗、安慰。

13 个人距离：沟通双方距离为 **50～100cm**，适用于护士与患者交流。

14 社会距离：沟通双方距离为 **1.1～4m**，适用于护士和同事一起工作、护士通知患者吃饭。

15 公众距离：沟通双方距离＞**4m**，适用于正式公开讲话。

07 第七章　护士工作与法律

chapter07

1 英国于 **1919** 年颁布了世界上第一部护理法。

2 **1993** 年，我国卫生部颁布了《中华人民共和国护士管理办法》。

3 **2008年**，我国国务院公布了**《护士条例》**，我国卫生部颁布了**《护士执业注册管理办法》**。

4 **护士执业考试合格**即可获得护士执业基本资格，护士执业注册有效期为**5年**。

5 《医疗事故处理条例》于**2002年9月1日**起实施。

6 **一级**医疗事故：造成患者**死亡、重度残疾的**。

7 **二级**医疗事故：造成患者**中度残疾**、器官组织损伤导致**严重功能障碍**的。

8 **三级**医疗事故：造成患者**轻度残疾**、器官组织损伤导致**一般功能障碍**的。

9 **四级**医疗事故：造成患者**明显人身损害**的其他后果的。

10 **尸检**应在患者死亡**48h之内**进行。**尸体存放**时间不得超过**2周**。

08 第八章　护理程序

chapter08

1 护理程序的理论框架是**一般系统论**。

2 **护理评估**是护理程序的**第一步**，**也贯穿于护理程序全过程**。

3 护理计划包括**确定诊断的顺序、确定护理目标、指定护理措施**。

4 **护理评价**是护理程序的**最后一步**，**贯穿全过程**。

5 **主观资料**：患者的主诉，如头晕、麻木、**心悸**、恶心、疼痛等。

6 **客观资料**：护士所见，如黄疸、发绀、**呼吸困难**，体温39℃等。

7 健康资料的主要来源是**患者本人**。

8 健康资料的记录必须**反映客观事实**，**不能**有护士的**主观判断**。客观资料描述应使用专业术语，**记录全面、准确**。

9 护理诊断的陈述方式中，**P代表健康问题，S代表症状和体征，E代表相关因素**。

10 **首优问题**：直接威胁护理对象的生命，需**立即采取措施的问题**。

11 **依赖性**的护理措施：**遵医嘱执行**的措施。

12 **合作性**的护理措施：护士与其他医务人员**协作采取**的措施。

13 **独立性的**护理措施：**不依赖医嘱**，护士**独立提出和采取**的措施。

14 护理记录采取 PIO 的记录方法，**P 代表问题（problem），I 代表措施（intervention），O 代表结果（outcome）**。

09 第九章　舒适、休息、睡眠与活动

chapter09

1 **被动卧位**：**无能力**改变，如**昏迷、瘫痪**的患者。

2 **被迫卧位**：**有能力**改变，但为了减轻痛苦或治疗需要而**被迫采取的体位**。如**哮喘引起呼吸困难的患者常采取端坐位，膀胱镜检查采取截石位**等。

3 **去枕仰卧位**适用于**全身麻醉未清醒或昏迷患者、椎管内麻醉或脊髓腔穿刺后**的患者。

4 **中凹卧位**：**抬高头胸部约 10°～ 20°，抬高下肢约 20°～ 30°**。适用于**休克**的患者。

5 **屈膝仰卧位**适用于**腹部检查、导尿术及会阴冲洗**等。

6 **半坐卧位**适用于**面部颈部手术、急性左心衰竭、心肺疾病引起的呼吸困难、腹腔盆腔术后**的患者。

7 **端坐卧位**适用于**极度的呼吸困难的患者**，如**支气管哮喘、心包积液、急性肺水肿**。

8 **头低足高位**适用于：**①肺部分泌物引流；②十二指肠引流术；③胎膜早破防止脐带脱垂；④跟骨、胫骨结节牵引时**。

9 **头高足低位**适用于**颅内压增高的患者、颅骨骨折**的患者。

10 **膝胸卧位**适用于：**①矫正子宫后倾和胎位不正；②产后促进子宫复原；③肛门、直肠、乙状结肠的检查；④法洛四联症患儿缺氧发作**。

11 **截石位**适用于：**①会阴、肛门检查、治疗或手术等；②产妇分娩**。

12 **疼痛**是患者最痛苦的感受，是**不舒适的最高表现形式**。

13 疼痛的分级：

0 级：无疼痛；

1 级（轻度疼痛）：可忍受，**睡眠不受影响**；

2 级（中度疼痛）：**不能忍受，睡眠受干扰，要求用镇痛药**；

3 级（重度疼痛）：疼痛剧烈，**不能忍受，睡眠严重受干扰，需要用镇痛药**。

14 疼痛的**第一阶梯**用药：非阿片类药物，如**布洛芬、阿司匹林、对乙酰氨基酚**等。

15 疼痛的**第二阶梯**用药：弱阿片类药物，如**可待因、曲马多**等。

16 疼痛的**第三阶梯**用药：强阿片类药物，如**吗啡、哌替啶、美沙酮**等。

17 **充足的睡眠**是促进休息的最基本的先决条件。

18 **睡眠中枢**位于脑干尾端，即**延髓**。

19 出现**梦游**和**遗尿**的是**慢波睡眠第Ⅳ时相**。

20 **快波睡眠**的生理表现为：**心率、血压、心排出量增加，肾上腺素大量分泌**。

21 一个正常的睡眠周期时间为 **90min**。

22 肌力分级的口诀：**0 瘫痪 1 收缩 2 平移 3 抬起 4 抗阻 5 正常**。

23 **等长练习**：肌肉收缩时肌纤维不缩短，**不伴有明显的关节运动**。用于**肢体固定早期**。

24 **等张练习**：最常用。肌肉收缩时，肌纤维缩短，**长度发生改变，伴有关节大幅度运动**，又称动力练习。利于改善肌肉的神经控制。

10 第十章　营养与饮食

chapter10

1 三大营养物质的实际供给热能分别是**蛋白质 4kcal/g，脂肪 9kcal/g，碳水化合物 4kcal/g**。

2 必需氨基酸（9 种）：**亮氨酸、异亮氨酸、色氨酸、赖氨酸、蛋氨酸、苯丙氨酸、苏氨酸、缬氨酸、组氨酸**。口诀：**笨蛋来宿舍晾一组鞋**。

3 **钙**：**调节神经心脏的传导以及肌肉的收缩，降低毛细血管和细胞膜的通透性**，参与凝血过程。

4 **铁**：**合成血红蛋白、肌红蛋白和细胞色素 A 的主要成分**。

5 **碘**：**构成甲状腺素的主要成分**。

6 **脂溶性维生素**：**维生素 A、D、E、K**。

7 水溶性维生素：维生素 B（维生素 B_1、维生素 B_2、维生素 B_6、维生素 B_{12}、叶酸）、维生素 C。

8 维生素 A：保护夜视力。

9 维生素 D：调节体内钙、磷代谢。

10 维生素 K：合成凝血因子，促进血液凝固。

11 医院的三大饮食包括基本饮食、治疗饮食、试验饮食。

12 基本饮食包括普通饮食、软质饮食、半流质饮食、流质饮食。

13 低蛋白饮食适用于急性肾炎、尿毒症、肝性脑病等。

14 低蛋白饮食，蛋白供给量为 40g/d。

15 肾功能不全者应摄入动物蛋白，忌用豆制品；肝性脑病患者应以植物蛋白为主。

16 低盐饮食，食盐量＜ 2g。

17 低盐饮食适用于心脏病、急慢性肾炎、肝硬化有腹水、先兆子痫、高血压及水钠潴留。

18 少渣饮食适用于伤寒、食管－胃底静脉曲张等。

19 低脂肪饮食适用于高血压、冠心病、肝胆胰疾病。脂肪量＜ 50g/d，肝胆胰＜ 40g/d。

20 隐血试验饮食：试验前 3 天，禁食肉类、肝类、血类、含铁剂药物及大量绿色蔬菜。

21 胆囊 B 超检查饮食，检查前 3 天，禁食牛奶、豆制品等发酵产气的食物。

22 胆囊 B 超检查饮食，检查前 1 晚，进食无脂肪、低蛋白的清淡饮食。

23 胆囊 B 超检查饮食，检查当天早上禁食；第一次 B 超检查后，造影良好，可进高脂肪餐。

24 肌酐试验饮食：试验期 3 天，禁食肉、禽、鱼类，忌浓茶、咖啡。

25 甲状腺摄 ^{131}I 试验饮食：试验期为 2 周。其间忌用含碘高的食物，如海带、紫菜，鱼虾等。

26 男性标准体重（kg）= 身高（cm）-105。

27 女性标准体重（kg）= 身高（cm）-105-2.5。

28 体重指数（BMI）= **体重（kg）/ 身高的平方（m^2）**。

29 正常范围：**18.5 ≤ BMI < 24（18.5 ~ 23.9kg/m^2）**。

30 超重：**24 ≤ BMI < 28（24 ~ 27.9kg/m^2）**。

31 肥胖：**BMI ≥ 28kg/m^2**。

32 鼻饲饮食的**禁忌证**：**上消化道出血**、**食管－胃底静脉曲张**、食管癌、食管梗阻等。

33 鼻饲管插入的深度：**45 ~ 55cm**。

34 鼻饲法插管长度的测量方法：**前额发际至胸骨剑突，或鼻尖至耳垂再至胸骨剑突**。

35 插至 **10 ~ 15cm** 时，若为**清醒患者**，嘱其做**吞咽动作**。

36 插至 **10 ~ 15cm** 时，若为昏迷患者，将**头部托起，使下颌靠近胸骨柄**，以增大**咽喉部**通道的弧度，便于胃管顺利通过**会厌部**。

37 插管过程中，若出现**呛咳、呼吸困难、发绀**，说明胃管**误入气管**，应立刻**拔出胃管**。

38 插管过程中，若出现**恶心、呕吐**，应**暂停插管**，嘱患者做深呼吸或吞咽动作。

39 确定胃管在胃内**最常用最准确**的方法：**抽液法**，有**胃液抽出**即可确定。

40 鼻饲食物的温度为 **38 ~ 40℃**。

41 鼻饲食物的量每次**不超过 200ml**。间隔时间**不少于 2 小时**。

42 乳胶胃管**每周**更换，硅胶胃管**每月**更换。

43 要素饮食：由**无渣小分子**物质组成，**不含纤维素，不需经过消化过程**，可直接被肠道吸收。

44 要素饮食配制液需要保存在 **4℃**以下冰箱内冷藏，**24 小时**配制一次。

45 要素饮食口服温度是 **37℃**；鼻饲或造瘘管滴入温度是 **41 ~ 42℃**。

46 要素饮食使用时由**低浓度、少剂量、慢速度**开始。停用时，逐渐减量。

11 第十一章　排泄

chapter11

1 正常尿量为**1000～2000ml/天**，平均**1500ml/天**。

2 **多尿**：24h尿量＞**2500ml**。

3 **少尿**：24h尿量＜**400ml**或者尿量＜**17ml/h**。

4 **无尿**或尿闭：24h尿量＜**100ml**或**12h内无尿**。

5 夜尿增多：夜间尿量＞**750ml**。

6 **血红蛋白尿**：浓茶色或者酱油色，见于**溶血反应**。

7 **脓尿**或菌尿：白色浑浊样，见于**泌尿系感染**。

8 **乳糜尿**：乳白色，见于**丝虫病**。

9 **胆红素尿**：深黄色或黄褐色，见于**阻塞性黄疸、肝细胞性黄疸**。

10 新鲜尿液有**氨臭味**，提示**泌尿系感染**。

11 尿液有**烂苹果味**，提示**糖尿病酮症酸中毒**。

12 尿液有**大蒜臭味**，提示**有机磷农药中毒**。

13 **膀胱刺激征**指的是**尿频、尿急、尿痛**。

14 **尿潴留**时的护理措施，先无创再有创，**最后考虑导尿**。

15 **持续性尿失禁**（真性尿失禁）：膀胱一直处于空虚状态，膀胱有尿就会**不自主**流出。

16 **充溢性尿失禁**（假性尿失禁）：膀胱内有尿液，当**充盈达到一定压力**时，会不自主流出。

17 **压力性尿失禁**：用力**咳嗽、打喷嚏**时不自主排尿。

18 导尿时，**初次消毒**的顺序为**由外向内**，**再次消毒**的顺序为**由内向外再向内**，两次消毒均为**自上而下**。

19 男性患者导尿时，一手提起阴茎使之与**腹壁成60°角**，使**耻骨前弯**消失，以利于插管。

20 女患者对准尿道口轻轻插入尿道至尿液流出，再插入**5～7cm**。

21 导尿管如**误入阴道**，应**更换新管**，**重新插入**。

22 膀胱高度膨胀又极度虚弱的患者，首次放尿量＜**1000ml**，防止发生**虚脱和血尿**。

23 留置导尿法同导尿法插入导尿管，见尿液流出之后再插入 **7～10cm**。

24 膀胱训练时，**每 3～4 小时**开放一次。

25 膀胱冲洗时，液面距离床面 **60cm**，冲入速度一般为 **60～80 滴 / 分**。

26 尿标本中加入**甲醛**，固定尿液中有机成分，用于**艾迪计数**。

27 尿标本中加入**浓盐酸**，可防止尿中**激素**被氧化，用于各种**固醇**测定。

28 尿标本中加入**甲苯**，防止细菌污染，用于**尿蛋白定量**、**尿糖**和**电解质**测定。

29 **柏油样便**：见于**上消化道出血**。

30 **暗红色血便**：见于**下消化道出血**。

31 **白陶土色便**：**胆道梗阻**。

32 **鲜红色血便**：**肛裂**、**痔疮**。

33 **果酱样便**：**阿米巴痢疾**、**肠套叠**。

34 **米泔水样便**：**霍乱**、**副霍乱**。

35 大量不保留灌肠的温度：**39～41℃**，降温灌肠 **28～32℃**，中暑患者 **4℃**。

36 大量不保留灌肠的溶液量：**成人 500～1000ml**，**小儿 200～500ml**，伤寒**不超过 500ml**。

37 大量不保留灌肠时，溶液的高度为 **40～60cm**，伤寒患者**不得高于 30cm**。

38 大量不保留灌肠插入肛门的深度：**成人 7～10cm**，**小儿 4～7cm**。

39 123 溶液的配制：**50% 硫酸镁 30ml，肝油 60ml，温开水 90ml**。

40 保留灌肠时，**细菌性痢疾**采取**左侧卧位**，**阿米巴痢疾**采取**右侧卧位**。

41 保留灌肠插入肛门的深度为 **15～20cm**，保留时间为 **1 小时以上**。

42 **肝性脑病**的患者**禁用肥皂水进行灌肠**，**充血性心力衰竭**和水钠潴留的患者禁**用生理盐水灌肠**。

43 灌肠时，患者感觉**有便意**，应适当**放低灌肠筒**。

44 灌肠时，患者**面色苍白**、**出冷汗**、**剧烈腹痛**，立即**停止灌肠**。

45 灌肠后解便一次记为 **1/E**，灌肠后无大便记为 **0/E**。

46 肛管排气：插入直肠**15～18cm**，保留肛管一般**不超过 20min**，必要时可间隔**2～3h**。

47 检查**寄生虫**，在**粪便不同的部位**取带血或黏液部分 5～10g。

48 检查**蛲虫**，嘱患者晚上睡觉前或早晨起床前，**将透明胶带贴在肛门周围**。

49 检查**阿米巴原虫**，采集标本前，应先**将便盆加温**，再嘱患者排便，连同便盆立即送检。

12 第十二章　医院感染的预防和控制

chapter12

1 医院感染的主要对象是**住院患者**。

2 内源性感染病原体来自**患者自身**。

3 外源性感染最主要的传播媒介是**医务人员的手**。

4 消毒：用物理或化学方法消除或杀灭**除芽孢以外**的所有病原微生物，使其数量减少达到无害化。

5 灭菌：用物理或化学方法**杀灭所有微生物**，包括致病的和非治病的，包括**细菌的芽孢和真菌孢子**。

6 **燃烧法**常用于：**毫无保留价值**的物品。如**污染的纸张、肺结核患者的痰液、气性坏疽患者的敷料**等。

7 **油剂、粉剂**、玻璃器皿、金属制品用**干烤法**。

8 煮沸消毒法，**15min** 可将多数细菌芽孢杀灭；肉毒芽孢需煮沸 **3 小时**才能杀灭。

9 煮沸消毒法，**玻璃器皿、金属、搪瓷类**物品，**冷水**放入。

10 煮沸消毒法，**橡胶类**用纱布包裹，**水沸后**放入。

11 煮沸消毒法，海拔每升高 **300m**，消毒时间延长 **2min**。

12 煮沸消毒法，加入 **1%～2% 碳酸氢钠**溶液，沸点可以达到 **105℃**，既可以增强杀菌，又可以**去污防锈**。

13 日光暴晒法，在阳光直射下**暴晒 6 小时**。

14 臭氧灭菌灯消毒法适用于**物体表面、水、空气**等的消毒。消毒后**20～30分钟**人员方可进入。

15 微波消毒灭菌法主要用于**食物、餐具**的消毒，患者的钱款、票据首选微波消毒法。不能用于**金属物品**的消毒。

16 灭菌剂：能杀灭一切微生物（包括细菌芽孢），如**甲醛、戊二醛、环氧乙烷**等。

17 高效消毒剂：能杀灭细菌繁殖体、结核杆菌、**大部分细菌芽胞**、真菌、亲脂及亲水病毒，如**过氧乙酸、过氧化氯、部分含氯消毒剂**等。

18 中效消毒剂：如**醇类、低浓度碘（碘伏、碘酊）**类。

19 低效消毒剂：如**氯己定（洗必泰溶液）、酚类、季铵盐类（苯扎溴铵溶液）**。

20 戊二醛（灭菌剂）：适用于**不耐热的精密仪器、医疗器械**的消毒和灭菌，例如纤维胃镜；**消毒**需要浸泡**60分钟**，**灭菌**需浸泡**10小时**。

21 2%戊二醛在浸泡时往往加入**0.5%亚硝酸钠**，达到**去污防锈**的作用。

22 福尔马林（35%～40%的甲醛溶液）（灭菌剂）：适用于**柜内熏蒸（甲醛熏蒸），大体解剖、病理组织标本固定**。

23 环氧乙烷（灭菌剂）：不损害物品且穿透力强，适用于**光学仪器、电子仪器、医疗器械、书本、皮毛、棉、化纤、塑料、金属**等制品。例如：PICC穿刺包等。

24 含氯消毒剂（高效）：适用于**分泌物、餐具、茶具、水、环境及疫源地**等的消毒。

25 乙醇（中效）：适用于皮肤、物品表面及医疗器械的消毒；**75%溶液**多用于皮肤消毒；**95%溶液**用于燃烧灭菌。

26 碘酊（中效）：适用于**创伤、手术及注射部位**的皮肤消毒，但**不用于皮肤黏膜**的消毒。

27 碘伏（中效）：**手、皮肤消毒**时，碘伏浓度为2～10g/L，需涂擦2遍；**黏膜消毒**时，碘伏浓度为250～500mg/L；碘伏浓度在1000～2000mg/L时用于**口腔黏膜及创面**的消毒。

28 **氯己定**又名**洗必泰**（低效）：氯己定是阳离子表面活性剂，**切勿与肥皂、洗衣粉等阴离子表面活性剂混用**。

29 灭菌效果最可靠的物理灭菌法是压力蒸汽灭菌法。

30 高度危险性物品：穿过皮肤、黏膜进入无菌组织或器官内部的器械或与破损组织、皮肤黏膜密切接触的器材和用品。如手术器械、输液器、注射器等。

31 中度危险性物品：仅与皮肤、黏膜相接触，而不进入无菌组织内部，如胃镜、食管镜、体温计、呼吸机管道等。

32 低度危险性物品：不进入人体组织，不接触黏膜，仅直接或间接地与健康无损的皮肤相接触。如衣物、口罩、被服等。

33 黑色袋装生活垃圾；黄色袋装医疗垃圾；损伤性废物置于黄色锐器盒内。

34 灭菌效果的监测：最常用的是化学指示卡，最可靠的是生物监测法。

35 洗手是保护患者及医护人员的重要措施。

36 七步洗手法的口诀：内、外、夹、弓、大、力、腕。

37 七步洗手法的操作要点：每步至少持续 15 秒，范围至手腕上 10cm。

38 防止交叉感染，最有效的方法是做到，一套无菌物品仅供一名患者使用。

39 无菌物品的有效期一般为 7 天，一旦过期或者受潮须重新灭菌。

40 无菌物品一旦取出，不得放回无菌容器。

41 无菌持物钳只能用于夹取无菌物品，不能用于换药或夹取油纱布。

42 无菌持物钳浸泡存放，消毒液液面需浸没轴节以上 2 ～ 3cm 或镊子 1/2 处。

43 无菌持物钳到远处取物时，应将持物钳和容器一同移走。

44 取用无菌溶液时，首先应该核对标签。

45 倒无菌溶液时，溶液瓶应与无菌容器保持一定的距离，不可触及无菌容器。

46 未开启的无菌溶液，有效期为 7 天；已开启的有效期为 24h。

47 无菌包有效期为 24h，无菌盘有效期为 4h。

48 手套外面为无菌区，未戴手套的手不可触及手套外面，已戴手套的手不可触及手套的内面及未戴手套的手。

49 发现手套破损或不慎被污染，应立即更换。

50 清洁区包括值班室、配餐室、更衣室等。

51 半污染区包括病区的走廊、检验室、消毒室。

52 污染区包括病室、患者卫生间、患者浴室等。

53 严密隔离：鼠疫、霍乱、水痘。

54 呼吸道隔离：肺结核、麻疹、流脑、百日咳。

55 消化道隔离：伤寒、甲肝、细菌性痢疾。

56 接触隔离：破伤风、气性坏疽、肺炭疽。

57 血液-体液隔离：艾滋病、梅毒、乙肝。

58 昆虫隔离：乙脑、疟疾等。

59 保护性隔离（反向隔离）：大面积烧伤、早产儿、白血病、器官移植等。

60 口罩使用后，及时取下并将污染面向内折叠。

61 口罩不能挂在胸前，手不可触及口罩的污染面。

62 使用一次性口罩不得超过4小时。

63 隔离衣挂在半污染区，清洁面朝外，如挂在污染区，污染面朝外。

64 隔离衣应每天更换一次。如有潮湿或污染，立即更换。

13 第十三章 给药

chapter13

1 给药的"三查"：操作前、操作中、操作后查。

2 给药的"八对"：对床号、姓名、药名、浓度、剂量、用法、时间和有效期。

3 给药的"五准确"：准确的药物、准确的途径、准确的时间、准确的剂量、准确的患者。

4 易挥发、易潮解的药物：乙醇、糖衣片、酵母片。

5 易氧化和遇光变质的药物：盐酸肾上腺素、维生素C、氨茶碱。

6 易燃易爆的药物：乙醇、乙醚、环氧乙烷。

7 易被热破坏的药物：疫苗、抗毒血清、胎盘球蛋白。

8 内服药蓝色标签，外用药红色标签，剧毒药和麻醉药黑色标签。

9 药物的吸收速度：动静脉注射＞气雾吸入＞舌下含服＞直肠给药＞肌内注射＞皮下注射＞口服给药＞皮肤给药。

10 **qm**——每晨 1 次；**qn**——每晚 1 次；**qd**——每日 1 次。

11 **bid**——每日 2 次；**tid**——每日 3 次；**qid**——每日 4 次；**qod**——隔日 1 次；**biw**——每周 2 次。

12 **ac**——饭前；**pc**——饭后；**hs**——临睡前。

13 健胃药或胃动力药物：**饭前服用**，如**吗丁啉（多潘立酮）**。

14 助消化药：**饭后服用**，如**消食片**。

15 磺胺类药物：**服药后多饮水**。以防止尿少而析出结晶，堵塞肾小管。

16 **止咳糖浆**，服用不宜立即饮水，应**最后服用**。

17 雾化吸入时，水槽内加入**冷蒸馏水 250ml**。

18 雾化吸入时，将药液稀释至 **30 ～ 50ml** 放入物化罐内。

19 雾化吸入时，**将口含嘴放入口中**，嘱患者**紧闭口唇深吸气**。

20 雾化吸入时，每次治疗时间是 **15 ～ 20min**。

21 雾化吸入时，水槽内水温**超过 50**℃或水量不足应更换。

22 氧气雾化吸入时，湿化瓶内**不放水**。

23 氧气雾化吸入时，氧流量达到 **6 ～ 8L/min**。

24 氧气雾化吸入时，每次的使用时间为 **10 ～ 15min**。

25 注射给药时，注射部位皮肤消毒范围，以穿刺点为中心**直径 5cm** 以上。

26 注射时，“**两慢一快**”指的是**进针快**、**拔针快**、**推药慢**。

27 同时注射多种药物时，应**先**注射刺激性**弱**的，**后**注射刺激性**强**的。

28 皮内注射，进针角度为 **5°**。**忌用碘酊消毒**。

29 皮下注射部位：**上臂三角肌下缘**、**腹部**、**后背**、**大腿前侧及外侧**。

30 皮下注射，进针角度为 **30° ～ 40°**，不宜超过 **45°**。进针深度为针梗的 **1/2 ～ 1/3**。

31 臀大肌的连线定位法：**髂前上棘和尾骨连线的外上 1/3 处**。

32 臀大肌注射法的体位：**上腿伸直**，**下腿弯曲**。进针角度：**90°**。

33 **2 岁以下**婴幼儿肌内注射应选取**股外侧肌**、**臀中肌**、**臀小肌**，尤其是**股外侧肌**。

34 静脉注射法在穿刺部位上方**约 6cm** 处扎止血带。

35 静脉注射法进针角度为**15°～30°**，肥胖患者进针角度为**30°～40°**。

36 全血标本用**抗凝管**，适用于**血糖、血氨、尿素氮**等测定。

37 血清标本用**干燥管**，适用于**血清酶、脂类、电解质、肝功能**等测定。

38 血培养标本用**血培养瓶**，适用于查找**血液中的病原菌**。

39 静脉血标本采集的顺序：**血培养瓶、抗凝管、干燥管（口诀：培养抗日的干部）**。

40 血培养标本一般取血**5ml**，亚急性感染性心内膜炎患者**10～15ml**。

41 细菌培养标本最好在**使用抗生素或伤口治疗前、寒战高热时采集**。

42 **动脉血标本**采集时，进针角度为垂直或**45°角**刺入动脉。

43 动脉血标本采集时，拔针后，局部加压止血**5～10min**，立刻送检。

44 血气分析拔针后，**立即将针尖刺入橡皮塞隔绝空气**。

45 将血气针轻轻转动，**使血液与肝素充分混匀**，立刻送检。

46 **青霉素**皮试液，每1ml含青霉素**500U**。

47 青霉素过敏反应中，**最早**出现的症状为**呼吸道症状和皮肤瘙痒**。

48 青霉素过敏反应中，**最严重**的为**过敏性休克**。

49 血清病型反应，属于**Ⅲ型变态反应**，多于用药后**7～14日**发生。

50 血清病型的表现：**发热、皮肤瘙痒、荨麻疹、腹痛、关节肿痛、全身淋巴结肿大**。

51 过敏性休克一旦发生，应**立即停药，就地抢救**。皮下注射**0.1%盐酸肾上腺素**。

52 **首次使用、停药3天后再用或中途更换药物批号**，应做药物过敏试验。

53 **破伤风抗毒素皮试液**，每1ml含破伤风抗毒素**150U**。

54 破伤风抗毒素过敏试验阳性时，应做**脱敏注射**，分**4次**注射，药液**剂量逐渐增加**，每隔**20min**肌内注射1次。

55 链霉素皮试液，每1ml含链霉素**2500U**。

56 链霉素过敏后，缓慢推注**10%葡萄糖酸钙**或者**5%氯化钙**，使钙离子与链霉素络合。

57 0.25%普鲁卡因皮试液，每1ml含普鲁卡因**2.5mg**。

58 头孢菌素皮试液，每1ml含头孢菌素**500μg**。

59 滴眼药时，**滴管距眼睑1～2cm**，滴入药液1～2滴入眼下部**结膜囊内**。

60 舌下给药时，药片放于**舌下含服**，**不可放于舌面**。

14 第十四章　静脉输液与输血

chapter14

1 等渗电解质溶液包括**0.9%氯化钠、5%葡萄糖氯化钠、复方氯化钠溶液**。

2 胶体溶液中，**中分子右旋糖酐**，用于**扩充血容量**；**低分子右旋糖酐**，用于**改善微循环**。

3 静脉输液时，距离穿刺点上方**6～8cm**扎止血带，留置针在穿刺点上方**8～10cm**。

4 静脉输液时，一般滴速**成人40～60滴/分**，儿童**20～40滴/分**。

5 颈外静脉输液法，穿刺部位在**下颌角与锁骨上缘中点连线的上1/3处**。

6 **每分钟滴速＝［液体的总量（ml）×滴系数］÷输液时间（min）**。

7 **输液所用时间（min）＝［液体的总量（ml）×滴系数］÷每分钟滴速（滴/分）**。

8 **针头滑出血管外**时的处理：拔针并**更换针头**，另选静脉**重新穿刺**。

9 **针头斜面紧贴血管壁**时的处理：**调整针头位置**或适当变换肢体位置。

10 **针头阻塞**时的处理：拔针并**更换针头**，**重新穿刺**。

11 输液反应当中，最常见的是**发热反应**。

12 输液反应中，最严重的是**空气栓塞**。

13 输液反应中，发热反应的表现为**发冷、寒战和发热**。轻者体温**38**℃，重者体温可达**40**℃以上。

14 循环负荷过重的表现：**突然出现呼吸困难、胸闷、咳嗽、咳粉红色泡沫样痰**。

15 急性肺水肿吸氧的流量为**6～8L/min**，并用**20%～30%乙醇湿化**，目的是**降低肺泡内泡沫的表面张力**。

16 静脉炎的原因：**长期输入高浓度、刺激性较强的药液**等。

17 **静脉炎**的表现：沿静脉走向出现**条索状红线**，局部组织出现红、肿、热、痛等。

18 静脉炎的处理：**停止输液，抬高患肢并制动**；局部用**50%硫酸镁**或**95%乙醇湿热敷**。

19 空气栓塞的表现：胸闷不适或胸骨后疼痛、呼吸困难及发绀、**心前区可闻及“水泡音”**。

20 **浓缩红细胞**，适用于携氧功能缺陷和**血容量正常的贫血患者**，如**CO中毒**。

21 **白细胞浓缩悬液**，适用于粒细胞缺乏伴**严重感染**的患者。**4℃保存，48h内有效**。

22 **新鲜血浆**，适用于**凝血因子缺乏的患者**，如**血友病**。

23 输血的“**三查**”：**查血液的有效期、血液的质量、输血装置是否完好**。

24 输血的“**八对**”：**对床号、姓名、住院号、血袋、血型、交叉配血试验结果、血液种类和剂量**。

25 直接输血法，每**50ml**血液中加入**3.8%枸橼酸钠溶液5ml**。

26 输血的速度刚**开始宜慢**，应少于**20滴/分**，观察15min，如无不良反应，再进行调节，一般成人滴速**40～60滴/分**，儿童酌情减少。

27 **输血前、后及两袋血之间**，需要输入少量**生理盐水**，以防发生不良反应。

28 输完的血袋送回输血科保留**24h**。

29 输血反应中，最常见的是**发热反应**，最严重的是**溶血反应**。

30 输血发热反应的处理：**轻者减慢滴速，重者立即停止输血**。

31 溶血反应的开始阶段：**头胀痛、四肢麻木、腰背部剧烈疼痛**。

32 溶血反应中间阶段表现：**黄疸和血红蛋白尿**（**酱油色**），并有寒战高热、**呼吸急促、血压下降**。

33 溶血反应的最后阶段表现：**少尿、无尿**等**急性肾衰**的表现。

34 溶血反应的处理原则：①**立即停止输血**；②**保护肾区**（**热水袋敷**）；③**碱化尿液**（**5%碳酸氢钠**）；④**密切观察**。【**口诀：停保碱观**】。

35 大量输入库存血，会导致**枸橼酸钠中毒**。出现**低钙**，表现为**手足抽搐**。处理：每输入1000ml库存血，给予**10%葡萄糖酸钙10ml**。

15 第十五章　冷热疗法

chapter15

1 冷、热疗法时间一般以 **20 ~ 30min** 为宜，时间过长会出现**继发效应**。

2 冷疗时，**枕后、耳廓、阴囊**禁忌用冷，以免引起**冻伤**。

3 冷疗时，**心前区**不能用冷，以防**反射性心率减慢**、心室颤动等。

4 冷疗时，**腹部**不能用冷，以防**腹泻**。

5 冷疗时，**足底**不能用冷，以免引起**一过性冠状动脉收缩**。

6 高热患者置冰袋于**前额、头顶部、颈部两侧、腋窝、腹股沟**等大血管流经处。

7 扁桃体摘除术后，将冰囊置于**颈前颌下**。

8 冰帽、冰槽降温时，**维持肛温在 33℃左右**，不低于 **30℃**，以防心室颤动出现。

9 温水擦浴的温度为 **32 ~ 34℃**。

10 乙醇擦浴的温度为 **30℃**，浓度为 **25% ~ 35%**。

11 **新生儿、血液病**患者**禁忌乙醇擦浴**。

12 热疗的目的：**促进炎症消散和局限、减轻深部组织充血、减轻疼痛**。

13 **未明确诊断的急腹症**禁用热疗，原因是以防**掩盖病情**耽误治疗。

14 **面部危险三角区**禁用热疗，以免造成**颅内感染**。

15 各种**脏器内出血**禁用热疗，会使得**出血加重**。

16 **软组织损伤早期**禁用热疗，会**加重皮下出血、肿胀、疼痛**。

17 一般情况下热水袋的温度为 **60 ~ 70℃**，**老人、婴幼儿及昏迷、感觉迟钝**等患者，水温应低于 **50℃**。

18 烤灯一般灯距控制在 **30 ~ 50cm**，时间 **20 ~ 30min** 为宜。

19 使用烤灯时，皮肤出现**桃红色**斑点为**剂量合适**，呈**紫红色**则提示**照射过量**，应**立即停止照射**。

20 湿热敷水温在 **50 ~ 60℃**，时间为 **15 ~ 20min**。

21 热水坐浴水温在 **40 ~ 45℃**，时间为 **15 ~ 20min**。

22 女性患者月经期、妊娠后期、产后 2 周内、阴道流血和盆腔急性炎症均不宜坐浴。

23 高锰酸钾溶液温水坐浴，水温为 43℃～46℃。

16 第十六章　病情观察

chapter16

1 急性面容表现：面色潮红、鼻翼扇动、口唇疱疹、表情痛苦。

2 慢性面容表现：面容憔悴、面色灰暗或苍白、目光暗淡。

3 病危面容表现：面色苍白或铅灰、表情淡漠、目光无神、眼眶凹陷，鼻骨嵴耸。

4 皮肤黏膜出血，出血直径＜2mm 为瘀点，直径在 3～5mm 为紫癜，直径＞5mm 为瘀斑。

5 正常体温，口腔温度为 37℃，直肠温度为 37.5℃，腋下温度为 36.5℃。

6 散热的方式有 4 种：辐射、传导、对流、蒸发。

7 稽留热，24h 体温波动范围不超过 1℃，见于伤寒、肺炎链球菌肺炎。

8 弛张热，24h 体温波动在 2℃以上，见于败血症、风湿热、化脓性疾病等。

9 不规则热，多见于流行性感冒、癌性发热。

10 正常脉搏指的是安静状态下脉率为 60～100 次 / 分。

11 同一单位时间内，脉率少于心率，称之为脉搏短绌。见于房颤。

12 脉搏节律正常而强弱交替出现，称之为交替脉。这是左心衰的重要体征。

13 平静吸气时脉搏明显减弱甚至消失，称之为奇脉。见于心包积液、缩窄性心包炎。

14 正常人静息时的呼吸次数为 16～20 次 / 分。

15 男性和儿童以腹式呼吸为主，女性以胸式呼吸为主。

16 潮式呼吸（陈 - 施呼吸）见于脑炎、脑膜炎、颅内压增高、巴比妥中毒等。

17 间断呼吸（比奥式呼吸）见于颅内病变。

18 深度呼吸（库斯莫呼吸）见于代谢性酸中毒。

19 呼吸有烂苹果味，见于糖尿病酮症酸中毒。

20 安静状态下，正常人收缩压为 **90～139mmHg**，舒张压为 **60～89mmHg**。

21 脉压差的范围是 **30～40mmHg**。

22 血压单位的换算：**1kPa=7.5mmHg**。

23 **嗜睡**：患者能被言语或**轻度刺激唤醒**，醒后**能正确回答问题**。

24 **意识模糊**：患者会出现**定向力障碍**，对时间、地点、人物发生障碍。

25 **昏睡**：**不易唤醒，强烈刺激可唤醒**。醒后**答非所问，胡言乱语**。

26 **浅昏迷**：**对疼痛刺激可有痛苦表情及躲避反应**，各种防御反射仍存在。

27 **深昏迷**：**对各种刺激均无反应**，深、浅反射均消失。

28 正常瞳孔的直径为 **2～5mm**。瞳孔缩小：**＜2mm**。针尖样瞳孔：**＜1mm**。

29 一侧瞳孔**先短暂缩小**，然后**逐渐散大**，见于**小脑幕切迹疝**。

30 **双侧瞳孔缩小**，见于**有机磷农药、吗啡、氯丙嗪**等药物中毒。**【口诀：小童有绿马】**

31 **双侧瞳孔扩大**，见于**颅内压增高、颅脑损伤、颠茄类药物中毒、濒死**。

17 第十七章　危重患者的抢救和护理

chapter17

1 **低张性缺氧**：吸入氧分压过低、外呼吸功能障碍。见于高原病、**慢阻肺、先心病**等。

2 **血液性缺氧**：血红蛋白数量减少或性质改变。见于**贫血、CO 中毒**、高铁血红蛋白症。

3 **循环性缺氧**：组织血流量减少。见于**休克、心衰**、栓塞。

4 **组织性缺氧**：组织细胞利用氧障碍。见于**氰化物中毒**、放射线照射等。

5 **轻度缺氧**，**PaO_2 ＞ 50mmHg，SaO_2 ＞ 80%**，无发绀，无须氧疗。

6 **中度缺氧**，**PaO_2 为 30～40mmHg，SaO_2 为 60%～80%**，有发绀、呼吸困难，**需氧疗**。

7 **重度缺氧**，**PaO_2 ＜ 30mmHg，SaO_2 ＜ 60%**，显著发绀、**极度呼吸困难、三凹征**，**氧疗绝对适应证**。

8 单侧鼻导管给氧法：插管长度为鼻尖到耳垂的2/3。

9 面罩法：适用于病情较重、氧分压明显下降者，一般氧流量为5～10L/min。

10 头罩法：适用于患儿吸氧。

11 当氧浓度高于60%，持续时间超过24h，可能出现氧中毒、肺不张等副作用。

12 氧中毒：出现胸骨下疼痛，恶心、干咳等。

13 肺不张：烦躁，呼吸困难、发绀、昏迷等。

14 用氧的“四防”：防震、防火、防热、防油。

15 氧气筒周围严禁烟火和易燃品，至少距火炉5m，距暖气1m。

16 使用氧气时，应先调节氧流量，再插管应用。

17 停用氧时，应先拔管，再关氧气开关。

18 氧气筒内氧气不可用尽，压力应至少保留0.5MPa（$5kg/cm^2$），以防止灰尘进入而造成爆炸。

19 氧浓度（%）=21＋4×氧流量（L/min）。

20 成人吸痰负压为40.0～53.3kPa，小儿应＜40kPa。

21 吸痰方法：左右旋转，向上提拉，每次吸痰时间应＜15秒，以防缺氧。

22 气管切开者吸痰，应注意无菌操作，先吸气管切开处，再吸口鼻处。

23 吸痰用物应每日更换1～2次，吸痰导管应每次更换。

24 口服催吐法：适用于清醒、能合作的患者，溶液温度为25～38℃。

25 强酸、强碱、肝硬化伴食管胃底静脉曲张、胸主动脉瘤、近期内有上消化道出血、胃穿孔、胃癌等禁忌洗胃。

26 洗胃液每次灌入量300～500ml为宜，最多不超过500ml。

27 洗胃时，取左侧卧位。昏迷患者洗胃取去枕平卧位，头偏向一侧，以防窒息。

28 中毒性质不明时，可选用温开水或生理盐水洗胃，待确定毒物性质后，再用对抗剂洗胃。

29 服毒后4～6小时内洗胃效果最好。

30 洗胃时，若患者感到腹痛，灌洗出的液体为血性或出现休克，应立即停止洗胃。

31 **乐果**中毒，**禁用高锰酸钾**进行洗胃。**【口诀：乐高】**

32 **敌百虫**中毒，**禁用碱性溶液**进行洗胃，因为会转变为毒性更强的敌敌畏。

33 **敌敌畏**可以用 **2% ～ 4% 的碳酸氢钠**进行洗胃。

34 **巴比妥类**药物，**禁用硫酸镁**进行洗胃。

35 一般大脑缺氧超过 **4 ～ 6min**，脑组织即可遭受**不可逆的损害**。

36 心搏骤停出现**最早最可靠**的征象是**意识丧失伴大动脉搏动消失**。

37 一旦诊断为**心跳、呼吸骤停**，应**立即进行心肺复苏**。

38 成人心肺复苏，按压部位在**胸骨下段（两乳头与前正中线交界）**。按压深度 **5 ～ 6cm**，按压频率 **100 ～ 120 次 / 分**，按压通气比为 **30 ：2**。

39 儿童心肺复苏单人操作，按压通气比为 **30 ：2**，双人为 **15 ：2**。

40 新生儿心肺复苏，按压通气比为 **3 ：1**。

41 心肺复苏的首选药物是**肾上腺素**，首选静脉给药。

42 **口对口人工呼吸**是**最简单、有效**的方法。

43 人工通气的频次为 **10 ～ 12 次 / 分**。

44 胸外按压的有效指标：**大动脉搏动恢复；收缩压 60mmHg 以上；瞳孔缩小；皮肤转为红润；自主呼吸恢复**。

45 抗**室性心律失常**的首选药物：**利多卡因**。

46 除颤是治疗心室颤动**最有效**的方法。其中成人**单相波 360J**，**双向波 200J**。

47 简易呼吸器，挤压呼吸气囊，每次挤压 **500ml 左右**气体进入肺内，频率为 **10 次 / 分**。

48 呼吸机的潮气量为 **10 ～ 15ml/kg（600 ～ 800ml）**。

49 皮肤护理的“六勤一注意”，即**勤观察、勤翻身、勤擦洗、勤按摩、勤更换、勤整理，注意交接班。【口诀】惯犯西安正换班**。

18 第十八章 临终护理

chapter18

1 **脑死亡**标准包括**无感受性及反应性，无运动、无呼吸，无反射，脑电波平坦**。

2 濒死期：又称**临终状态**，各种反射减弱或迟钝，**肌张力减退或消失，可复苏**。

3 **临床死亡期**：心跳、呼吸完全停止，各种反射消失，瞳孔散大。此期持续时间一般为**5～6min**，超时大脑将发生**不可逆**的变化。

4 **尸冷**：**最先发生**，10h内下降速度为每小时1℃。

5 **尸斑**：死亡后**2～4h**出现在尸体最低部位。

6 **尸僵**：死后**1～3h**开始出现，4～6h扩张到全身，**12～16h至高峰**，**24h后尸僵开始减弱**。

7 尸体腐败：一般**死后24h后**最先在**右下腹**出现。

8 临终关怀的理念：以**治愈为主的治疗**转变为以**对症为主的照料**。

9 临终患者的心理反应过程分为5个阶段：**否认期、愤怒期、协议期、忧郁期、接受期**。

10 **否认期**的心理特点：**“不，不可能，不会是我！这不是真的！”**

11 **愤怒期**的心理特点：**“这不公平，为什么是我！”**

12 **协议期**的心理特点：**“如果能让我好起来，我一定……”**

13 **忧郁期**的心理特点：**“好吧，那就是我。”情绪低落、哭泣**。

14 **接受期**的心理特点：**“好吧，既然是我，那就去面对吧。”**

15 尸体护理时，**头下应垫一枕头**，**以防面部淤血变色**。

16 如有**义齿应将其装上**，可避免脸型改变。

17 **用棉花堵塞住口、鼻、耳、阴道、肛门等孔道**，以防体液外溢，注意棉花不要外露。

第二篇　内科护理学

序号	题眼 / 关键词	答案
1	上、下呼吸道的分界	环状软骨
2	异物容易进入的支气管	右主支气管
3	气体交换的主要场所	肺泡上皮细胞Ⅰ型细胞
4	分泌表面活性物质，降低肺泡表面张力，维持肺泡稳定性	肺泡上皮细胞Ⅱ型细胞
5	维持和调节呼吸运动的重要化学因素	CO_2
6	急性上呼吸道感染最常见的病原体	病毒
7	咽－结合膜热的病原体	腺病毒
8	细菌性咽扁桃体炎的病原体	溶血性链球菌
9	核左移提示	严重感染
10	支气管哮喘反复发作的原因	气道慢性炎症
11	支气管哮喘的本质	气道慢性炎症
12	参与支气管哮喘的细胞	肥大细胞、嗜酸性粒细胞、巨噬细胞、中性粒细胞等
13	支气管哮喘的典型表现	伴有哮鸣音的发作性呼气性呼吸困难
14	哮喘持续状态是指严重的哮喘发作持续	24h 以上
15	支气管哮喘患者出现“沉默肺”，提示	病情危重
16	支气管哮喘患者控制症状首选药	β_2 受体激动剂（沙丁胺醇）吸入
17	控制哮喘最有效的抗炎药物	糖皮质激素
18	预防运动和过敏原诱发的哮喘的最有效的药物	色甘酸钠
19	支气管哮喘禁用的药物	吗啡、β 受体阻滞剂
20	阻塞性肺气肿（COPD）的典型症状	逐渐加重的呼吸困难
21	咳、痰、喘＋逐渐加重的呼吸困难＋桶状胸＋过清音＋语颤减弱	COPD
22	COPD 史＋腹压增加＋突然胸痛、呼吸困难＋叩诊鼓音	自发性气胸

续表

序号	题眼 / 关键词	答案
23	COPD 史＋双下肢水肿、肝颈静脉回流征阳性、肝大	肺心病
24	COPD 患者判断气流受限的主要客观指标	肺功能检查
25	COPD 急性加重期的治疗原则	控制感染
26	COPD 患者的家庭氧疗方式	低流量（1 ～ 2L/min）低浓度持续吸氧，吸氧时间＞ 15h/d
27	COPD 患者缩唇呼吸的目的	提高支气管内压，防止呼气时小气道过早陷闭
28	缩唇呼吸时，呼与吸时间比例	（2 ～ 3）：1
29	肺心病最常见的原因	COPD
30	肺心病发病的关键环节	肺动脉高压
31	肺动脉高压形成最主要的原因	缺氧导致肺血管收缩痉挛
32	COPD 史＋呼吸衰竭＋右心衰竭	肺心病
33	肺心病患者死亡的首要原因或最严重的并发症	肺性脑病
34	肺心病史＋昼睡夜醒、意识障碍、抽搐昏迷	肺性脑病
35	肺心病患者急性加重期主要治疗原则	控制感染
36	肺心病患者的吸氧方法	低浓度、低流量（1 ～ 2L/min），24h 持续不间断吸氧
37	慢性咳嗽＋大量脓痰分 3 层＋反复咯血＋杵状指＋ X 线不规则蜂窝状或卷发状阴影	支气管扩张
38	大量咯血	咯血量＞ 500ml/d 或 1 次＞ 100ml
39	支气管扩张的咯血首选治疗药物	垂体后叶素（冠心病、高血压及妊娠者禁用）
40	支气管扩张＋突然表情恐怖、张口瞪目、大汗淋漓、牙关紧闭、神志丧失	咯血引起窒息
41	支气管扩张患者发生窒息时，首要的处理	清除血块，保持呼吸道通畅
42	大量咯血者的护理措施	绝对卧床休息，暂禁食
43	神志清醒并能配合者，主要的排痰方式	指导有效咳嗽
44	长期卧床、久病体弱、排痰无力的患者，主要的排痰方式	叩背
45	痰液黏稠不易咳出者，主要的排痰方式	湿化呼吸道（雾化吸入）

续表

序号	题眼 / 关键词	答案
46	痰量较多、无力咳痰，尤其是昏迷患者，主要的排痰方式	机械吸痰
47	体位引流的时间	饭前进行，2 ～ 3 次 /d，15 ～ 30min/ 次
48	体位引流的体位	抬高患肺，引流支气管开口向下
49	细菌性肺炎最常见的致病菌	肺炎链球菌
50	社区获得性肺炎最常见的致病菌	肺炎链球菌
51	青壮年男性＋受凉淋雨＋寒战、高热、咳嗽、咯铁锈色痰、胸痛	肺炎链球菌肺炎
52	肺炎链球菌肺炎首选药物	青霉素
53	肺炎链球菌肺炎使用青霉素的疗程	抗生素疗程一般为 7 日，或退热后 3 日可停药
54	低热、盗汗、乏力＋咳嗽、咳痰或痰中有血丝＋抗生素治疗无效	肺结核
55	肺结核最常见的传播方式	飞沫传播
56	肺结核患者痰液最简便有效的灭菌方法	直接焚烧
57	结核性胸膜炎首发或主要症状	胸痛
58	小儿最常见的肺结核类型	原发型肺结核
59	成人最常见的肺结核类型	继发型肺结核
60	原发综合征＋ X 线哑铃形阴影，提示为	原发型肺结核
61	起病骤急，高热、严重中毒＋ X 线粟粒状阴影，提示为	血行播散型肺结核
62	确诊肺结核最特异的方法	痰结核分枝杆菌检查
63	结核菌素试验，3 岁以下小儿强阳性，提示	有新近感染活动性肺结核
64	结核菌素试验的注射部位	左前臂掌侧中、下 1/3 交界处
65	结核菌素试验注射后观察时间	48 ～ 72h 后
66	结核菌素试验，硬结直径在 5 ～ 9mm	弱阳性（＋）
67	结核菌素试验，硬结直径在 10 ～ 19mm	阳性（＋＋）
68	结核菌素试验，硬结直径≥ 20mm	强阳性（＋＋＋）
69	抗结核药物的用药原则	早期、联合、适量、规律和全程
70	使用抗结核药物后，出现周围神经炎	异烟肼
71	使用抗结核药物后，出现听力障碍、肾脏损害	链霉素

续表

序号	题眼 / 关键词	答案
72	使用抗结核药物后，出现球后视神经炎	乙胺丁醇
73	使用抗结核药物后，出现肝功能损害	利福平
74	自发性气胸最常见的病因	慢性阻塞性肺疾病
75	COPD/ 支气管哮喘＋用力＋突然一侧胸痛、呼吸困难＋叩诊鼓音	自发性气胸
76	呼吸衰竭的主要诱因	呼吸道感染
77	呼吸衰竭最早、最突出的症状	呼吸困难
78	呼吸衰竭最典型的体征	发绀
79	血气分析: PaO_2 ＜ 60mmHg	Ⅰ型呼吸衰竭
80	血气分析: PaO_2 ＜ 60mmHg 且 $PaCO_2$ ＞ 50mmHg	Ⅱ型呼吸衰竭
81	Ⅱ型呼衰的吸氧方式	鼻导管持续低浓度（25% ～ 29%）、低流量（1 ～ 2L/min）吸氧
82	Ⅱ型呼衰者，慎用的药物是	镇静剂，以防引起呼吸抑制
83	进行性呼吸困难＋顽固性低氧血症＋ PaO_2 ＜ 60mmHg，氧合指数 PaO_2/FiO_2 ＜ 300mmHg	急性呼吸窘迫综合征（ARDS）
84	急性呼吸窘迫综合征患者，纠正低氧血症的主要方法	机械通气，选用呼气末正压通气（PEEP）
85	二尖瓣位置	左房与左室之间
86	三尖瓣位置	右房和右室之间
87	主动脉瓣位置	左心室与主动脉之间
88	肺动脉瓣位置	右心室与肺动脉之间
89	心脏唯一的正常起搏点	窦房结
90	成人正常心尖搏动位置	胸骨左缘第 5 肋间，锁骨中线内 0.5 ～ 1.0cm
91	瓣膜关闭不全、先心病、慢性贫血、甲亢、妊娠	前负荷增加（容量负荷）
92	高血压、主动脉瓣狭窄	左心后负荷增加（压力负荷）
93	肺动脉高压、肺动脉瓣狭窄	右心后负荷增加（压力负荷）
94	心力衰竭患者症状加重最常见的诱因	感染，尤其是呼吸道感染
95	左心衰主要的病理改变	肺循环淤血
96	右心衰主要的病理改变	体循环淤血

续表

序号	题眼 / 关键词	答案
97	左心衰最早的症状	劳力性呼吸困难
98	左心衰最典型的症状	夜间阵发性呼吸困难
99	左心衰最严重的症状	端坐呼吸
100	左心衰的特征性体征	交替脉
101	右心衰的体征	心源性水肿，颈静脉怒张、肝颈静脉回流征阳性，肝大和压痛、发绀
102	右心衰最特征性的体征	肝颈静脉回流征阳性
103	呼吸困难、咳嗽咳痰＋肺底湿啰音＋交替脉	慢性左心衰
104	胃肠道症状＋低垂部位水肿＋肝颈静脉回流征阳性＋肝大压痛	慢性右心衰
105	体力活动轻度受限，日常活动可引起气急心悸	心功能Ⅱ级
106	体力活动明显受限，稍事活动即可引起气急心悸	心功能Ⅲ级
107	心功能Ⅱ级的休息指导	可稍事轻微活动，需增加午睡的时间
108	心功能Ⅲ级的休息指导	卧床休息，限制体力活动
109	洋地黄类药物的作用机制	正性肌力和减慢心率的作用
110	洋地黄类药物的禁忌证	急性心肌梗死 24h 内、严重房室传导阻滞、肥厚性梗阻型心肌病
111	使用洋地黄药物＋胃肠道反应＋头痛、头晕、视力模糊、黄绿色视＋心律失常	洋地黄中毒
112	洋地黄类药物引起的心律失常中最常见的是	室性期前收缩二联律
113	洋地黄药物中毒后的处理	停药、补钾、纠正心律失常
114	洋地黄中毒引起的缓慢性心律失常首选	阿托品
115	洋地黄中毒引起的快速性心律失常常用药物	利多卡因 / 苯妥英钠
116	预防洋地黄中毒，给药前应测心率，停药指征是	成人心率＜60次/分（婴幼儿＜80次/分）
117	呼吸困难＋咳嗽、咳出大量粉红色泡沫痰	急性左心衰或急性肺水肿
118	急性左心衰的体位	端坐位、双腿下垂，以减少静脉回心血量，减轻心脏负担

续表

序号	题眼 / 关键词	答案
119	急性左心衰的吸氧	高流量（6 ~ 8L/min），20% ~ 30% 乙醇湿化，以降低肺泡内泡沫的表面张力
120	急性左心衰的输液速度	每分钟 20 ~ 30 滴
121	心电图中，P 波代表	心房除极
122	心电图中，QRS 波代表	心室除极
123	窦房结冲动产生的频率	60 ~ 100 次 / 分
124	窦性心动过速是指窦性心率	100 ~ 150 次 / 分
125	频发性期前收缩是指每分钟期前收缩大于	5 个
126	每一个窦性搏动后出现一个期前收缩	二联律
127	每两个窦性搏动后出现一个期前收缩	三联律
128	P 波提早出现，形态与窦性 P 波不同＋QRS 波群形态正常＋不完全代偿间歇	房性期前收缩
129	QRS 波群提前出现，形态宽大畸形＋其前无相关 P 波＋ T 波与 QRS 波群的主波方向相反＋有完全代偿间歇	室性期前收缩
130	治疗室性期前收缩首选的药物	利多卡因
131	房颤最常见的病因	风心病（二尖瓣狭窄）
132	第一心音强弱不等，心律绝对不规则，伴有脉搏短绌	房颤
133	P 波消失，代之以频率 350 ~ 600 次 / 分，大小、形态不一的 f 波＋ QRS 波形态正常	房颤
134	房颤最常见的并发症	脑栓塞
135	房颤时的首选治疗	同步直流电复律
136	室颤最常见的病因	急性心肌梗死
137	室颤的临床表现	意识丧失、呼吸停止、瞳孔散大，心音消失、脉搏血压测不出
138	QRS 波群与 T 波消失，呈无规则曲线，形态、频率及振幅不同	室颤
139	室颤时的首选治疗	非同步直流电复律
140	心脏电复律时，电极片的位置	胸骨右缘第 2 ~ 3 肋间和心尖部
141	风湿性心脏瓣膜病最常见的致病菌	A 族乙型溶血性链球菌
142	风湿性心脏瓣膜病最常受累的瓣膜	二尖瓣

续表

序号	题眼 / 关键词	答案
143	劳力性呼吸困难＋二尖瓣面容＋心尖部可闻及舒张期隆隆样杂音	二尖瓣狭窄
144	主动脉瓣狭窄典型的三联征	劳力性呼吸困难、心绞痛、晕厥
145	脉压增大＋周围血管征阳性＋第二主动脉瓣区可闻及舒张早期叹气样杂音	主动脉瓣关闭不全
146	风湿性心脏瓣膜病确诊检查	超声心动图
147	风湿性心脏瓣膜病首要的并发症是	充血性心力衰竭
148	风湿性心脏瓣膜病患者就诊和致死的主要原因	充血性心力衰竭
149	二尖瓣狭窄伴房颤者，最容易发生的栓塞	脑栓塞
150	风心病史＋脉搏短绌（心率＞脉率）＋突然偏瘫、失语、意识障碍	脑栓塞
151	风湿性心脏瓣膜病患者治疗的关键	积极防治链球菌感染
152	心绞痛的病因	冠状动脉粥样硬化
153	心绞痛患者疼痛的部位	胸骨体中段或上段为主
154	心绞痛患者疼痛的时间	多在 3 ～ 5min 内，一般不超过 15min
155	心绞痛发作时，应立即采取的措施	立即停止活动
156	冠心病进行外科治疗前必须做的检查	冠状动脉造影
157	终止心绞痛最有效、作用最快的药物	硝酸甘油（舌下含服）
158	心绞痛患者的饮食护理	低热量、低脂肪、低胆固醇、少盐、少糖、适量蛋白质
159	急性心肌梗死患者最早、最突出的症状	疼痛
160	急性心肌梗死患者早期死亡的主要原因	心律失常，尤其是室颤
161	急性心肌梗死＋烦躁不安、面色苍白、血压下降、脉搏细速	心源性休克
162	急性心肌梗死心电图特征性改变	宽而深的异常 Q 波（坏死）；S-T 段抬高呈弓背向上（损伤）；T 波倒置（心肌缺氧）
163	急性心肌梗死出现最早的心肌坏死标记物	肌红蛋白
164	急性心肌梗死最具特异性的心肌坏死标记物	肌钙蛋白 I 或 T
165	急性心肌梗死患者，出现最早、恢复最早的心肌酶	肌酸磷酸激酶（CPK）

续表

序号	题眼 / 关键词	答案
166	急性心肌梗死 24h 内禁用的药物	洋地黄
167	急性心肌梗死患者的休息指导	急性期应绝对卧床休息，避免刺激
168	病毒性心肌炎最常见的病毒	柯萨奇病毒 B
169	病毒性心肌炎患者最重要的护理措施	保证绝对卧床休息，伴有心律失常、心衰者需绝对卧床休息 4 周至 2 ～ 3 个月
170	收缩压 140 ～ 159mmHg 和（或）舒张压 90 ～ 99mmHg	Ⅰ级高血压
171	收缩压 160 ～ 179mmHg 和（或）舒张压 100 ～ 109mmHg	Ⅱ级高血压
172	收缩压 ≥ 180mmHg 和（或）舒张压 ≥ 110mmHg	Ⅲ级高血压
173	高血压可累及哪些脏器损害	心、脑、肾、眼
174	原发性高血压最严重的并发症和死亡原因	脑出血
175	高血压用药的基本原则	个体化、联合用药、小剂量开始、优先选择长效制剂
176	ACEI 类药卡托普利常见的副作用	刺激性干咳
177	高血压伴有支气管哮喘的患者，禁用的降压药	β 受体拮抗剂（阿替洛尔）
178	钙通道阻滞剂（硝苯地平）常见的不良反应	面色潮红、头痛
179	食管的组成	黏膜、黏膜下层、肌层和外膜
180	主细胞分泌	胃蛋白酶和凝乳酶原
181	壁细胞分泌	盐酸和抗贫血因子（内因子）
182	空肠回肠的血液供应来自肠系膜上动脉，最终汇入	门静脉
183	肝脏的双重血液供应	70% ～ 75% 来自门静脉，25% ～ 30% 来自肝动脉
184	肝脏结构和功能的基本单位	肝小叶
185	急性糜烂性胃炎最突出的临床表现	上消化道出血
186	慢性胃炎最主要的病因	幽门螺杆菌感染
187	慢性胃炎主要的表现	消化不良
188	慢性胃炎最可靠的确诊方法	胃镜及胃黏膜活组织

续表

序号	题眼 / 关键词	答案
189	慢性胃炎急性发作期	给予无渣、半流质的温热饮食
190	慢性胃炎患者，若有少量出血	可给予牛奶、米汤等中和胃酸
191	慢性胃炎患者，若剧烈呕吐或呕血	应禁食，给予肠外营养
192	消化性溃疡的最重要病因	幽门螺杆菌（Hp）感染
193	溃疡形成的直接原因	胃酸和胃蛋白酶
194	胃溃疡的好发部位	胃角或胃窦、胃小弯
195	胃溃疡疼痛发作的时间	进餐后 30 ～ 60 分钟
196	十二指肠溃疡疼痛发作的时间	进餐后 1 ～ 3 小时，或午夜
197	饱餐痛（进食—疼痛—缓解）	胃溃疡
198	空腹痛（疼痛—进食—缓解）	十二指肠溃疡
199	消化性溃疡的并发症	出血、穿孔、幽门梗阻、癌变
200	消化性溃疡最常见的并发症	出血
201	消化性溃疡＋呕血或黑便	溃疡合并出血
202	消化性溃疡＋上腹部刀割样剧痛＋全腹腹膜刺激征＋ X 线检查有膈下游离气体	溃疡合并穿孔
203	消化性溃疡＋餐后上腹部饱胀，呕吐隔夜宿食	溃疡合并幽门梗阻
204	消化性溃疡合并幽门梗阻常见的电解质紊乱	低钾低氯碱中毒
205	消化性溃疡＋原有疼痛规律消失＋粪便潜血试验呈持续阳性	溃疡合并癌变
206	对消化性溃疡有确诊价值	胃镜检查与黏膜活检
207	枸橼酸铋钾、硫糖铝属于	胃黏膜保护剂
208	西咪替丁（H_2受体拮抗剂）、奥美拉唑（质子泵阻滞剂）、氢氧化铝（制酸剂）属于	抑酸药
209	抑酸作用最强的药物	奥美拉唑
210	质子泵阻滞剂作用机制	抑制壁细胞分泌 H^+-K^+-ATP 酶
211	H_2受体拮抗剂作用机制	阻止组胺与其受体相结合
212	根治 Hp 的四联疗法	1 种质子泵抑制剂（PPI）＋ 2 种抗生素＋ 1 种铋剂
213	腹泻＋左下腹腹痛（疼痛—便意—便后缓解）＋黏液脓血便	溃疡性结肠炎

续表

序号	题眼 / 关键词	答案
214	溃疡性结肠炎最突出的症状	腹泻
215	溃疡性结肠炎的并发症	中毒性巨结肠、直肠结肠癌变、直肠结肠大量出血、肠梗阻、肠穿孔
216	溃疡性结肠炎活动期的标志	红细胞沉降率增快及 C 反应蛋白增高
217	溃疡性结肠炎首选药物	柳氮磺吡啶（SASP）
218	我国引起肝硬化最常见的原因	病毒性肝炎，尤其是乙肝
219	肝硬化的病理特点	肝假小叶形成
220	肝硬化患者出现肝掌和蜘蛛痣的原因	内分泌失调（肝对雌激素灭活能力减退）
221	门静脉高压症状	脾大脾亢、侧支循环建立与开放（食管－胃底静脉曲张、腹壁静脉曲张、痔静脉曲张）、腹水
222	门静脉高压患者出现上消化道出血主要原因	食管－胃底静脉曲张破裂出血
223	肝硬化最突出的症状	腹水
224	刚硬化患者腹水的性质	漏出液
225	腹水形成的主要原因	门静脉高压
226	肝硬化患者最常见的并发症	上消化道出血
227	肝硬化患者最严重的并发症，也是常见的死亡原因	肝性脑病
228	肝硬化＋吃粗糙、尖锐的食物＋呕血、黑便	上消化道出血
229	肝硬化＋意识障碍、昏迷	肝性脑病
230	肝硬化＋肝区疼痛＋肝进行性增大＋腹水呈血性	原发性肝癌
231	肝硬化患者的确诊检查	肝穿刺活组织检查有假小叶形成
232	肝硬化患者血生化蛋白检查	白蛋白降低、球蛋白增高
233	肝硬化患者的饮食指导	高热量、高蛋白、高维生素、易消化饮食，避免粗糙、尖锐或刺激性食物，腹水者应低盐
234	肝功能损害显著或有肝性脑病先兆者，饮食应尤其注意	限制或禁食蛋白质
235	肝硬化腹水患者应适当限盐限水	盐＜ 2.0g/d，水＜ 1000ml/d
236	肝硬化患者的顽固性腹水的治疗	腹水浓缩回输

续表

序号	题眼 / 关键词	答案
237	肝性脑病的诱因	上消化道出血、大量排钾利尿、放腹水、高蛋白饮食、感染、使用镇静催眠药物、便秘
238	肝性脑病前驱期的症状	轻度性格改变、行为异常
239	肝性脑病昏睡期的症状	昏睡和精神错乱
240	肝性脑病的特征性体征	扑翼样震颤
241	肝硬化史＋意识障碍＋扑翼样震颤	肝性脑病
242	肝性脑病患者灌肠忌用的溶液	肥皂水
243	肝性脑病患者灌肠可用的溶液	生理盐水或弱酸溶液
244	肝性脑病患者的饮食指导	急性发作或昏迷时应忌食蛋白质，清醒后可逐步增加蛋白质饮食，以植物蛋白为主
245	肝性脑病的药物治疗	乳果糖、谷氨酸钾 / 谷氨酸钠 / 精氨酸（降氨）、新霉素（抑制肠道细菌）、支链氨基酸
246	肝性脑病的患者口服乳果糖的目的	酸化肠道，减少氨的产生和吸收
247	胰腺分泌的消化酶被激活后对自身器官产生消化所引起的炎症	急性胰腺炎
248	急性胰腺炎最常见的病因	胆道疾病
249	胰腺疾病和胆道疾病相互关联的解剖学基础	胰管与胆总管共同开口于十二指肠乳头
250	急性胰腺炎最主要的表现和首发症状	腹痛
251	腹痛（向腰背部呈带状放射）＋恶心、呕吐＋发热＋腹胀＋血、尿淀粉酶升高	急性胰腺炎
252	急性胰腺炎＋低血压与休克＋Grey-Turner 征、Cullen 征、＋腹膜刺激征＋低钙	出血坏死型胰腺炎
253	诊断急性胰腺炎重要的化验检查	血、尿淀粉酶测定
254	急性胰腺炎的饮食护理	禁食和胃肠减压
255	急性胰腺炎患者解痉止痛时禁用的药物	禁用吗啡，以免 Oddi 括约肌痉挛收缩，加重疼痛
256	腹壁出现柔韧感 / 揉面感，提示	结核性腹膜炎
257	上消化道出血最常见的病因	消化性溃疡
258	上消化道出血的特征性表现	呕血与黑便

续表

序号	题眼 / 关键词	答案
259	上消化道出血患者出现黑便，提示出血量	50 ～ 70ml
260	上消化道出血患者出现呕血，提示出血量	250 ～ 300ml
261	上消化道出血患者的首选检查	内镜检查（出血后 24 ～ 48h）
262	三腔二囊管适用于	食管 - 胃底静脉曲张破裂出血
263	出血停止后，三腔二囊管持续保留观察	24h
264	肾脏的基本单位	肾单位
265	肾炎性水肿的病因	肾小球滤过率降低
266	肾病性水肿的病因	血浆胶体渗透压降低
267	慢性肾小球肾炎发病起始因素	免疫介导的炎症
268	慢性肾小球肾炎必有的表现	蛋白尿
269	慢性肾小球肾炎的临床表现	血尿、蛋白尿、水肿、高血压、肾功能损害
270	可确定慢性肾炎的病理类型的检查	肾活组织检查
271	慢性肾炎的治疗目的	防止或延缓肾功能进行性恶化，改善或缓解临床症状及预防严重并发症
272	肾素依赖型高血压首选药物	血管紧张素转换酶抑制剂
273	容量依赖型高血压首选药物	利尿剂
274	慢性肾小球肾炎的治疗中可改善微循环，延缓肾功能减退的措施	应用抗血小板药物
275	肾病综合征的发病机制	自身免疫
276	大量蛋白尿（尿蛋白＞ 3.5g/24h）＋低蛋白血症（白蛋白＜ 30g/L）＋高脂血症＋水肿	肾病综合征
277	原发性肾病综合征患者最常见体征	水肿
278	肾病综合征患者出现水肿的原因	低蛋白血症或血浆胶体渗透压降低
279	肾病综合征最常见的并发症	感染
280	肾病综合征的首选药	糖皮质激素
281	肾病综合征患者使用糖皮质激素的原则	起始足量；缓慢减药；长期维持
282	肾盂肾炎最常见的致病菌	大肠埃希菌
283	肾盂肾炎最常见的感染途径	上行感染
284	寒战、高热＋尿路刺激征＋腰痛、肋脊角压痛＋尿液白细胞＞ 5 个 /HP	急性肾盂肾炎

续表

序号	题眼 / 关键词	答案
285	肾盂肾炎患者做清洁中段尿培养	菌落计数≥ 10^5/ml 有意义
286	预防尿路感染最简便、有效的措施	多饮水、勤排尿
287	肾盂肾炎患者的饮水量	保持每日尿量＞2500ml 以上
288	磺胺类药服用时，应注意	多饮水，同时服用碳酸氢钠碱化尿液，减少结晶的形成
289	在我国引起慢性肾功能衰竭的最常见疾病	慢性肾小球肾炎
290	慢性肾衰竭患者最早、最常见的症状	胃肠道症状
291	慢性肾衰竭出现皮肤瘙痒，与哪种物质有关	尿素霜沉积
292	慢性肾衰竭出现贫血，与哪种物质有关	促红细胞生成素减少
293	能反映肾衰竭的敏感指标	内生肌酐清除率
294	慢性肾衰竭患者每日液体入量	前一天出液量＋不显性失水 500ml
295	慢性肾衰竭的饮食护理	高热量、高维生素、优质低蛋白、低磷高钙饮食，控制钠盐
296	治疗肾性贫血的特效药物	重组人类促红细胞生成素
297	对于慢性肾衰竭引起的骨软化症有效的药物	骨化三醇
298	治疗终末期肾衰竭最有效的方法	肾移植
299	肾血流量减少，如休克、大量脱水、心功能不全、大出血等	急性肾衰竭的肾前性原因
300	肾实质病变，如肾中毒、挤压伤等	急性肾衰竭的肾性原因
301	尿路梗阻，如双肾结石、双侧肾盂输尿管梗阻	急性肾衰竭的肾后性原因
302	急性肾衰竭患者少尿期主要的死因	高钾血症
303	血红蛋白正常值	成年男性 120 ～ 160g/L 成年女性 110 ～ 150g/L
304	白细胞正常值	（4.0 ～ 10.0）× 10^9/L
305	血小板正常值	（100 ～ 300）× 10^9/L
306	血小板的主要来源	巨核细胞
307	贫血的分度	Hb 检查 轻度 120g/L ～ 90g/L，中度 90g/L ～ 60g/L 重度 60g/L ～ 30g/L，极重度＜ 30g/L

续表

序号	题眼 / 关键词	答案
308	婴幼儿、育龄期妇女缺铁性贫血的主要原因	铁摄入不足
309	成人缺铁性贫血最主要的病因	慢性失血
310	铁吸收的主要部位	十二指肠及空肠上段
311	行胃大部切除或胃空肠吻合术后，出现缺铁性贫血的主要病因	铁吸收不良
312	缺铁性贫血的血象特点	小细胞低色素性贫血
313	能准确反映体内储存铁情况的指标	血清铁蛋白
314	缺铁性贫血补充铁剂，首选	口服铁剂
315	口服铁剂的时间	餐后或两餐之间
316	口服铁剂的给药方法	用吸管服，服后漱口，避免染黑牙齿
317	可以与铁剂同服的	维生素 C、稀盐酸、果汁
318	避免与铁剂同服的	茶、咖啡、牛奶
319	最早反映铁剂治疗效果的	网织红细胞
320	血红蛋白恢复正常后，成人需继续服用铁剂多久	3 ～ 6 个月
321	再生障碍性贫血最常见的病因	氯霉素
322	再生障碍性贫血的发病机制	骨髓功能障碍
323	再生障碍性贫血的症状	贫血、出血、感染，无肝、脾、淋巴结肿大
324	重型再障的首发症状	出血、感染
325	非重型再障的首发症状	贫血
326	重型再障主要的死因	脑出血和严重感染
327	再生障碍性贫血的血象特点是	全血细胞减少，呈正细胞正色素性贫血
328	再生障碍性贫血确诊的主要依据	骨髓象（骨髓增生低下）
329	非重型再障的首选药	雄激素（丙酸睾酮）
330	重型再障的首选药	免疫抑制剂
331	营养性巨幼细胞贫血的病因	缺乏维生素 B_{12} 或（和）叶酸
332	巨幼细胞贫血的特征性表现	神经、精神症状
333	巨幼细胞贫血的血象特点	大细胞性贫血
334	免疫性血小板减少症的病因	自身免疫
335	免疫性血小板减少症的首选药	糖皮质激素（泼尼松）

续表

序号	题眼 / 关键词	答案
336	当血小板计数＜ 20×10^9/L 时应警惕	颅内出血
337	与白血病的发生可能有关的因素	病毒感染、电离辐射、苯及其衍生物、遗传因素
338	白血病的临床表现	贫血、出血、感染，肝、脾、淋巴结肿大
339	白血病患者发热的主要原因	感染
340	白血病患者感染的主要原因	成熟粒细胞缺乏
341	急性淋巴细胞白血病的首发症状	贫血
342	白血病＋头痛、呕吐、颈项强直等，严重者昏迷	中枢神经系统白血病
343	中枢神经系统白血病常用药物	甲氨蝶呤，鞘内注射
344	确诊白血病及其类型的重要依据	骨髓检查（骨髓增生极度活跃，主要为白血病原始细胞和幼稚细胞）
345	慢性粒细胞白血病最突出的体征	脾大
346	慢性粒细胞白血病首选药物	羟基脲
347	体重超过标准体重的 20%	肥胖
348	生长激素缺乏，易导致	侏儒症（智力正常）
349	甲状腺分泌不足，易导致	呆小症（智力低下）
350	1 型糖尿病的发病机制	胰岛素绝对缺乏（与自身免疫有关）
351	2 型糖尿病的发病机制	胰岛素相对缺乏或对靶细胞不敏感（与遗传有关）
352	糖尿病＋呼吸深大（Kussmaul 呼吸），呼气中出现烂苹果味	糖尿病酮症酸中毒（DKA）
353	糖尿病酮症酸中毒处理	首要补液，其次用小剂量持续静脉滴注胰岛素
354	糖尿病大血管病变累及的部位	心、脑、肾
355	2 型糖尿病的主要死因	大血管病变
356	糖尿病的诊断标准	空腹血糖≥ 7.0mmol/L 或 餐后 2h 血糖≥ 11.1mmol/L
357	反映取血前 2 ～ 3 个月血糖水平的检查	糖化血红蛋白（GHB）
358	糖尿病患者的饮食原则	控制总热量，低糖、低脂、适当蛋白质、高纤维素、高维生素饮食
359	糖尿病患者的三餐热量分配	1/5、2/5、2/5 或 1/3、1/3、1/3

续表

序号	题眼 / 关键词	答案
360	糖尿病患者运动的时间	进餐后 1 小时运动
361	阿卡波糖（拜糖平），服用的时间	与第一口主食同时嚼服
362	胰岛素的保存	未开封的可在 2 ～ 8℃冰箱冷藏保存；开封后置阴凉干燥处（不超过 25 ～ 30℃），避免太阳直射
363	两种胰岛素合用时，抽吸的顺序	应先抽吸普通胰岛素，再抽中长效胰岛素
364	胰岛素最常见的不良反应	低血糖
365	系统性红斑狼疮（SLE）的病因	自身免疫
366	诊断 SLE 的特征性依据	苏木紫小体或狼疮小体
367	SLE 的诱发因素	遗传、雌激素、环境因素（阳光照射）、药物（普鲁卡因胺、肼苯达嗪、氯丙嗪）等
368	SLE 最常见的死亡原因	肾衰竭和感染
369	SLE 患者皮肤黏膜损害常出现在	暴露部位
370	SLE 的首发症状	关节肿痛
371	几乎所有 SLE 患者均有的脏器损害	肾脏
372	SLE 患者关节肿痛的特点	呈对称分布，较少引起畸形
373	SLE 的标志性抗体	抗 SM 抗体
374	SLE 首选筛查项目	抗核抗体（ANA）
375	治疗 SLE 的首选药	糖皮质激素（泼尼松）
376	SLE 患者应忌食	含补骨脂素的食物（增强对紫外线敏感性），如芹菜、香菜、无花果
377	SLE 患者的休息与活动	疾病活动期应卧床休息；缓解期可适当活动
378	SLE 患者皮肤护理时应注意	避免日光刺激皮肤，忌用碱性肥皂，避免用化妆品及化学药品。可每日 3 次用 30℃左右温水湿敷红斑处。
379	类风湿关节炎（RA）的病因	自身免疫
380	类风湿关节炎产生的一种自身抗体	IgM，也称类风湿因子（RF）
381	类风湿关节炎最基本的病理改变	滑膜炎
382	类风湿关节炎关节疼痛和肿胀的特点	常累及四肢小关节（腕、掌指关节、近端指关节），多呈对称性、持续性，晚期引起关节畸形

续表

序号	题眼 / 关键词	答案
383	类风湿关节炎较特异的皮肤表现	类风湿结节
384	风湿关节炎的活动性指标	晨僵、类风湿结节、血沉增快、C反应蛋白增高
385	类风湿关节炎的活动与休息	活动期应卧床休息；缓解期指导患者进行功能锻炼
386	类风湿关节炎患者，缓解晨僵的措施	每日清晨起床时进行15min温水浴或用热水泡手
387	有机磷农药中毒的发病机制	农药抑制胆碱酯酶活性，使乙酰胆碱在体内蓄积
388	腺体分泌增加（多汗、流涎、支气管分泌物增多，严重时急性肺水肿）及平滑肌痉挛（瞳孔缩小、恶心呕吐、腹痛、大小便失禁）	有机磷农药中毒—毒蕈碱样症状（M样）
389	肌纤维颤动	有机磷农药中毒—烟碱样症状（N样）
390	有机磷农药中毒“中间综合征”，常发生在急性中毒后	24～96h
391	诊断有机磷农药中毒、判断中毒程度、疗效及预后估计的主要指标	全血胆碱酯酶活力测定
392	全血胆碱酯酶活力50%～70%	轻度有机磷农药中毒
393	全血胆碱酯酶活力30%～50%	中度有机磷农药中毒
394	全血胆碱酯酶活力＜30%	重度有机磷农药中毒
395	使用阿托品后出现，瞳孔扩大、口干、皮肤干燥、颜面红、心率快、肺部湿啰音减少或消失	阿托品化 【口诀】一大二干三红四快五消失
396	阿托品中毒时的处理	应及时停药，必要时使用毛果芸香碱进行拮抗
397	农药接触史＋呼吸大蒜味、瞳孔针尖样缩小＋胆碱酯酶活力降低	有机磷农药中毒
398	一氧化碳中毒的发病机制	CO与血红蛋白结合形成稳定的碳氧血红蛋白（COHb），COHb不能携氧，从而导致组织和细胞缺氧
399	CO中毒导致缺氧时，最先受损的脏器	脑
400	CO中毒的特异性检查	碳氧血红蛋白（COHb）浓度
401	碳氧血红蛋白10%～30%	轻度CO中毒

续表

序号	题眼 / 关键词	答案
402	碳氧血红蛋白 30 ～ 50%	中度 CO 中毒
403	碳氧血红蛋白＞ 50%	重度 CO 中毒
404	CO 中毒的特征性体征	口唇呈樱桃红色
405	发生 CO 中毒应立即	将患者转移到空气新鲜处
406	轻、中度 CO 中毒者的氧流量	8 ～ 10L/min
407	CO 中毒最好的给氧方式	高压氧舱治疗
408	CO 中毒患者苏醒后，为防止迟发性脑病，应该休息观察	2 周
409	人体散热主要方式	辐射、对流、传导、蒸发
410	皮肤苍白、出冷汗、脉搏细速、血压下降、意识模糊，体温基本正常	热衰竭（大量出汗导致周围循环衰竭）
411	肌肉痉挛，以腓肠肌痉挛最为多见	热痉挛（血中钠、氯浓度降低）
412	高热（40℃以上）、无汗、意识障碍	热射病
413	头部温度高，体温多不升高	日射病
414	一侧上下肢瘫痪	偏瘫（内囊病变）
415	表现为双下肢瘫痪	截瘫（腰部脊髓横贯性损伤）
416	双侧上下肢均瘫痪	四肢瘫
417	一侧脑神经下运动神经元瘫痪及对侧上下肢上运动神经元瘫痪	交叉瘫（一侧脑干病变）
418	脑出血最常见的病因	高血压合并动脉粥样硬化
419	脑出血最常见的部位	内囊出血
420	对侧偏瘫、偏身感觉障碍和对侧同向偏盲	内囊出血
421	蛛网膜下腔出血最常见的病因	先天性动脉瘤
422	出血性脑血管疾病的治疗要点	降低颅内压、调整血压、用止血药防止再出血
423	出血性脑血管疾病的护理措施	脑出血发病 24 ～ 48h 内避免搬动和牵动头部，防止再出血，蛛网膜下腔出血应绝对卧床 4 周；头部可以置冰袋；发病 24h 内暂禁食；剧烈头痛者禁用吗啡与哌替啶
424	短暂性脑缺血发作（TIA）最常见的病因	脑动脉粥样硬化
425	脑血栓最常见的病因	脑动脉粥样硬化

续表

序号	题眼 / 关键词	答案
426	脑栓塞最常见的病因	风心病（二尖瓣狭窄合并房颤）
427	急性脑血管病首选的检查项目	CT
428	缺血性脑血管疾病的治疗要点	抗凝、溶栓、使用血管扩张剂、扩容药，改善微循环为主
429	脑血栓患者溶栓治疗的时间	发病 3 ～ 4h 内
430	缺血性脑血管疾病的护理措施	应平卧位，头部禁止使用冰袋及冷敷
431	高血压伴动脉粥样硬化＋偏瘫、失语、意识障碍＋ CT 高密度影＋脑脊液血性	脑出血
432	先天性脑动脉瘤＋偏瘫、失语、意识障碍＋颈项强直＋ CT 高密度影＋脑脊液血性	蛛网膜下腔出血
433	动脉粥样硬化＋偏瘫、失语＋ CT 低密度影＋脑脊液正常	脑血栓
434	风心病 / 房颤＋偏瘫、失语＋ CT 低密度影＋脑脊液正常	脑栓塞
435	癫痫的特点	短暂性、刻板性、发作性、重复性
436	原发性癫痫的病因	遗传
437	意识丧失＋全身抽搐	全面性强直阵挛发作（大发作）
438	突然发生和突然停止的意识障碍	失神发作（小发作）
439	癫痫持续状态是指癫痫发作持续	30min 以上
440	明确诊断癫痫的检查	脑电图检查
441	明确癫痫病因的检查	CT
442	癫痫持续状态时首选药物	地西泮
443	癫痫发作时的首要措施	保持呼吸道通畅，防止窒息
444	吉兰－巴雷综合征（GBS）的病因	自身免疫
445	吉兰－巴雷综合征（GBS）首发症状	四肢对称性无力
446	吉兰－巴雷综合征（GBS）死亡的主要原因	急性呼吸衰竭
447	吉兰－巴雷综合征（GBS）病情危重的标志是	自主神经损伤
448	脑脊液蛋白－细胞分离现象	吉兰－巴雷综合征（GBS）的特征性检查
449	吉兰－巴雷综合征（GBS）护理的关键	保持呼吸道通畅

第三篇　外科护理学

序号	题眼 / 关键词	答案
1	成年男性的体液量占体重的	60%
2	婴幼儿体液量占体重的	70% ～ 80%
3	胸腔、腹腔、脑室和脊髓腔、关节和滑囊等腔隙内存在的少量液体	第三间隙
4	不显性失水	皮肤和呼吸蒸发的水分
5	细胞外液的主要阳离子	钠
6	细胞内液的主要阳离子	钾
7	钙的作用	调节心脏和神经的传导、肌肉的收缩；降低毛细血管和细胞膜的通透性
8	正常血液的 pH 值范围	7.35 ～ 7.45
9	血液缓冲系统中作用最快最主要的缓冲对	HCO_3^-/H_2CO_3
10	外科中最常见的脱水类型	等渗性脱水
11	血钠浓度＜ 135mmol/L，脱水类型	低渗性脱水
12	血钠浓度＞ 150mmol/L，脱水类型	高渗性脱水
13	出现口渴，提示脱水类型为	高渗性脱水
14	等渗性脱水补液应首选	平衡盐溶液
15	低渗性脱水重度缺钠者补液应	先补等渗盐水，后输胶体溶液，再给高渗盐水（3% ～ 5% 氯化钠）
16	高渗性脱水补液应首选	5% 葡萄糖液
17	低钾血症是指血钾浓度	＜ 3.5mmol/L
18	高钾血症是指血钾浓度	＞ 5.5mmol/L
19	低钾血症最早出现的症状	肌无力
20	高钾血症最严重的症状	心搏骤停
21	心电图 T 波宽而低或平，出现 U 波，ST 段下移，提示	低钾血症
22	心电图 T 波高而尖，QRS 波加宽，ST 段升高，提示	高钾血症
23	低钾血症补液时最重要的参考指标	尿量

续表

序号	题眼 / 关键词	答案
24	补钾原则	见尿补钾（＞40ml/h）、不宜过快（不超 60 滴 / 分）、不宜过浓（≤ 0.3%）、不宜过多（3 ～ 6g/d）
25	高钾患者出现心律失常时，应首先给予	10% 葡萄糖酸钙溶液
26	高钾患者用 10% 葡萄糖酸钙溶液的作用	拮抗 K^+ 对心肌的抑制作用
27	呼吸深快，呼气有烂苹果味，口唇樱桃红，提示	代谢性酸中毒
28	代谢性酸中毒，首选的溶液	5% 碳酸氢钠溶液
29	营养疗法的适应证	近期体重下降大于正常体重的 10%；血清白蛋白＜ 30g/L；连续 7 日以上不能正常进食；已确诊为营养不良；可能发生高分解代谢的应激状态患者
30	肠内营养的禁忌证	肠道梗阻；胃肠道有活动性出血；严重肠道炎症；腹泻及休克患者等
31	经鼻胃管进行肠内营养时，应注意	宜取半卧位；胃内残余液量超过 200ml 应暂停输注；营养液温度为 38 ～ 40℃；浓度由 12% 开始逐渐增至 25%
32	肠外营养的禁忌证	胃肠道消化吸收障碍；腹泻、呕吐严重；高代谢状态；因疾病或治疗需要消化道休息的；胃肠营养不能满足的；肿瘤放、化疗时期
33	肠外营养的氮源	复方氨基酸
34	肠外营养最主要的能源物质	葡萄糖
35	外科中最常见的休克类型	低血容量性休克、感染性休克
36	维持正常血液循环的 3 个重要因素	足够的血流灌注、有效的心排血量、正常的周围血管功能
37	各类休克的共同病理生理基础	有效循环血量锐减和组织灌注量不足
38	休克患者死亡的主要因素	多系统器官功能衰竭（MODS）
39	休克患者首要的治疗措施	补充血容量
40	判断休克患者组织灌注状态最简单有效的指标	尿量
41	尿量是反映肾血流灌注情况的指标，尿量多少，提示休克好转	尿量＞ 30ml/h
42	休克患者补液首选	平衡盐溶液

续表

序号	题眼 / 关键词	答案
43	中心静脉压（CVP）的正常值	5 ～ 12cm H_2O
44	中心静脉压低，血压低，提示	血容量严重不足
45	中心静脉压低，血压正常，提示	血容量不足
46	中心静脉压高，血压低，提示	心功能不全
47	多器官功能障碍综合征最常累及器官	肺
48	对 ARDS 的诊断和病情判断有重要意义的检查	血气分析
49	进行性呼吸困难＋ PaO_2 ＜ 60mmHg，氧合指数 PaO_2/FiO_2 ＜ 300mmHg	急性呼吸窘迫综合征（ARDS）
50	急性呼吸窘迫综合征的给氧方式	机械通气，选用呼气末正压通气（PEEP）
51	DIC 最常见的原因	感染
52	肝素使用过量，则凝血时间	超过 30 分
53	肝素使用剂量合适，则凝血时间	20 分钟左右
54	肝素用量不足，则凝血时间	少于 12 分钟
55	肝素使用过量时，可选用的拮抗药物	鱼精蛋白
56	全麻患者清醒前的体位	去枕平卧位，头偏一侧，防误吸
57	全身麻醉中最常见的并发症	恶心、呕吐
58	硬脊膜（硬膜）外阻滞的体位	平卧 4 ～ 6h，但不必去枕
59	硬脊膜（硬膜）外阻滞最危险的并发症	全脊椎麻醉
60	蛛网膜下腔阻滞（腰麻）的体位	去枕平卧 6 ～ 8h
61	蛛网膜下腔阻滞（腰麻）导致头痛的原因	脑脊液外流导致颅内压下降，牵张颅内静脉窦
62	术前用抗胆碱能药（阿托品）的目的	抑制腺体分泌
63	术前用镇痛药（吗啡、哌替啶）的目的	增强麻醉效果，减少麻醉药用量
64	局麻药中毒的原因	一次用药剂量过大、药物误入血管、未加用肾上腺素、机体耐受力低、肝功能障碍
65	IUC 的基本监测治疗设备	多功能监测仪、心排血量测定仪、有创动、静脉测压装置、脉搏血氧饱和度仪呼气末 CO_2 测定仪、血气分析仪、呼吸机、氧治疗用具、心电图机、除颤器、输液泵、注射泵及各种急救用具
66	手术区皮肤消毒的范围是手术切口周围	至少 15cm 以内

续表

序号	题眼 / 关键词	答案
67	上腹部手术的备皮范围	上自乳头水平，下至耻骨联合，两侧至腋后线
68	下腹部手术的备皮范围	上自剑突，下至大腿上 1/3 前内侧及会阴部，两侧至腋后线，剃除阴毛
69	术后恶心、呕吐最常见的原因	麻醉反应
70	术后体温略升高，不超过 38℃	外科手术热
71	术后出现深静脉血栓的处理方法	抬高患肢并制动;禁忌在患处静脉输液;严禁按摩患肢;进行溶栓和抗凝治疗;加强出、凝血和凝血酶原时间监测
72	器械护士与巡回护士的共同职责	共同清点手术器械
73	手术人员穿无菌手术衣及戴好无菌手套后，手臂应保持在	胸前
74	急性感染是指病程	3 周内
75	慢性感染是指病程	＞2 个月
76	非特异性感染的典型症状	局部红、肿、热、痛、功能障碍
77	面部“危险三角区”的疖，严禁挤压或热敷的原因	防止发生颅内化脓性海绵状静脉窦炎
78	口底、颌下、颈部的急性蜂窝织炎，处理方法	应及早切开减压，防止窒息
79	网状淋巴管炎（丹毒）的隔离方式	接触隔离
80	脓性指头炎一旦出现搏动性跳痛，应	尽早切开减压引流，纵行切开
81	疖、痈、脓性指头炎的致病菌	金黄色葡萄球菌
82	急性蜂窝织炎、急性淋巴管炎、急性淋巴结炎致病菌	溶血性链球菌
83	破伤风杆菌产生的外毒素	痉挛毒素与溶血毒素
84	破伤风最早累及的肌肉	咀嚼肌
85	破伤风最早出现的症状	张口困难
86	破伤风患者治疗的重要环节	控制并解除痉挛
87	破伤风患者注射破伤风抗毒素（TAT）的目的	中和游离毒素
88	预防破伤风最可靠的方法	注射破伤风类毒素
89	避免破伤风患者抽搐的措施	避免声、光刺激，治疗、护理等各项操作尽量集中进行
90	破伤风的隔离方式	接触隔离

续表

序号	题眼 / 关键词	答案
91	气性坏疽的致病菌	革兰染色阳性梭状芽孢杆菌
92	伤肢“胀裂样”剧痛＋皮肤水肿＋皮肤颜色由苍白变为紫红色、紫黑色＋伤口处出现水泡，有捻发音；轻压有气泡溢出，并有分泌物（稀薄、恶臭、血性）	气性坏疽
93	气性坏疽处理的首要措施	彻底清创（3% 过氧化氢冲洗）
94	气性坏疽的首选药物	大剂量青霉素
95	闭合性损伤中最常见的是	挫伤
96	影响创伤修复的局部因素中最常见的是	感染
97	伤口组织修复以原来的细胞组织为主，创缘整齐、平滑，愈合快、功能良好，属于哪种愈合类型	一期愈合
98	清创的最佳时间	伤后 6 ～ 8h
99	伤口换药的顺序	清洁伤口→污染伤口→感染伤口
100	减张缝线伤口的拆线时间	14 日
101	肉芽生长过度时，可用哪种物质烧灼	硝酸银
102	肉芽水肿时，湿敷溶液是	3% ～ 5% 高渗氯化钠
103	烧伤后 48 小时内患者死亡的主要原因	低血容量性休克
104	Ⅰ度烧伤，损伤的是	表皮的浅层
105	浅Ⅱ度烧伤，损伤的是	表皮的生发层及真皮浅层
106	深Ⅱ度烧伤，损伤的是	真皮层
107	烧伤患者，剧痛＋水疱壁薄，基底潮红	浅Ⅱ度烧伤
108	烧伤患者，拔毛痛＋水疱壁厚，基底苍白潮红相间	深Ⅱ度烧伤
109	烧伤面积的计算	头、面、颈为 3%、3%、3%；双手、双前臂、双上臂为 5%、6%、7%；腹侧、背侧各为 13%，会阴为 1%；双臀、双足、双小腿、双大腿为 5%、7%、13%、21%
110	Ⅱ度面积为 11% ～ 30% 或Ⅲ度面积不足 10%，烧伤程度为	中度烧伤
111	总烧伤面积达 31% ～ 50% 或Ⅲ度面积达 11% ～ 20%，烧伤程度为	重度烧伤
112	总烧伤面积＞ 50% 或Ⅲ度＞ 20%	特重度烧伤

续表

序号	题眼 / 关键词	答案
113	烧伤患者第 1 个 24 小时补液量	体重（kg）× 烧伤面积（%）×1.5ml ＋ 2000ml
114	烧伤患者第 2 个 24 小时补液量	体重（kg）× 烧伤面积（%）×1.5ml× 1/2 ＋ 2000ml
115	烧伤患者补液时，晶体液首选	平衡盐液
116	烧伤患者补液时，胶体液首选	血浆
117	烧伤患者补液时，晶体与胶体的比例为	2 ： 1
118	烧伤患者补液时的原则	先晶后胶、先盐后糖、先快后慢、晶胶交替
119	用自身细胞、组织或器官进行移植，如断肢再植，属于	自体移植
120	同卵双胞胎之间进行组织器官相互移植，属于	同质移植
121	供体和受体属同一种族，如人的组织或器官移植给另一个人，属于	同种异体移植
122	用不同种族动物的组织进行移植，如把猪的皮肤移植给人，属于	异种移植
123	移植手术后 24 小时内或更短时间内发生排斥反应，属于	超急性排斥反应
124	移植后第 5 日至 6 个月内发生排斥反应，属于	急性排斥反应
125	肾移植时，肾脏在常温下缺氧时间不宜超过	60 ～ 90min
126	除肾脏外，移植器官在常温下缺氧时间不宜超过	30min
127	游离皮片的分类中，用途最广的是	中厚皮片
128	皮肤移植时，供皮区的消毒液为	70% 乙醇
129	断肢的保存方法	将包裹好的断肢放入清洁的塑料袋内，再将其放入有盖的容器中，周围加放冰块，保持在 4℃左右
130	原位癌	癌肿仅限上皮层内，未突破基膜的早期癌
131	肿瘤 TNM 分期法中，T 代表	原发肿瘤
132	肿瘤 TNM 分期法中，N 代表	区域淋巴结

续表

序号	题眼 / 关键词	答案
133	良性肿瘤和恶性肿瘤最根本的区别	细胞分化程度
134	肿瘤确诊最直接且可靠的方法	病理学检查
135	肿瘤的定性诊断检查	病理学检查
136	积极治疗癌前病变，早发现、早诊断和早治疗，降低死亡率，属于	二级预防
137	治疗后的康复，属于	三级预防
138	病因预防属于	一级预防
139	放疗后皮肤出现红斑、有烧灼感、脱屑	干反应
140	放疗后皮肤出现高度充血、水肿，有水疱形成	湿反应
141	放疗后出现干反应，应涂	0.2% 薄荷淀粉或羊毛脂
142	放疗后出现湿反应，应涂	2% 甲紫或氢化可的松霜，有水疱时涂硼酸
143	化疗最严重的不良反应	骨髓抑制
144	当白细胞降到 3.5×10^9/L，应	暂停化疗药物
145	当白细胞降到 1×10^9/L，应	做好保护性隔离
146	环磷酰胺常见的不良反应	出血性膀胱炎或血尿
147	甲氨蝶呤常见的不良反应	口腔溃疡
148	长春新碱常见的不良反应	末梢神经炎
149	三尖杉酯碱、柔红霉素常见的不良反应	心脏毒性
150	颅内压增高是指颅内压持续高于	200mm H_2O 或 20cm H_2O
151	颅内压增高最常见的病因是	脑水肿
152	头痛、呕吐和视乳头水肿	颅内压增高“三主征”
153	颅内压增高的重要客观体征	视乳头水肿
154	颅内压增高早期生命体征的变化	血压升高、脉搏缓慢、呼吸深慢（库欣反应）
155	颅内压增高明显时，应避免进行腰椎穿刺，防止出现	枕骨大孔疝
156	颅内压增高时，床头抬高 15°～30° 的目的	利于颅内静脉回流，减轻脑水肿
157	颅内压增高时，最常用的脱水剂	20% 甘露醇

续表

序号	题眼 / 关键词	答案
158	冬眠低温疗法应注意	先行药物降温，再行物理降温；停止治疗时先停物理降温，再停用冬眠药物；降温时速度以每小时下降 1℃为宜，体温降至肛温 33 ～ 35℃较为理想
159	两侧瞳孔大小不等，提示	脑疝
160	小脑幕切迹疝瞳孔变化和肢体瘫痪的特点	患侧瞳孔先缩小后散大，伴对侧肢体瘫痪
161	生命体征紊乱出现早、意识障碍出现晚的脑疝	枕骨大孔疝
162	发生急性脑疝时，应首先采取的措施是	快速输入甘露醇
163	颅底骨折最可靠的诊断	脑脊液漏
164	熊猫眼或兔眼征＋脑脊液鼻漏	颅前窝骨折
165	耳后乳突区瘀斑＋脑脊液耳、鼻漏	颅中窝
166	脑脊液鼻耳漏者，护理时应注意	不可经鼻腔进行护理操作，严禁从鼻腔吸痰或放置鼻胃管；禁止耳、鼻滴药、冲洗和堵塞；禁止挖耳、抠鼻；防止引起颅内感染；禁忌做腰穿
167	意识障碍＜ 30min ＋逆行性遗忘＋神经系统检查正常	脑震荡
168	昏迷—清醒—昏迷（中间清醒期）	硬脑膜外血肿
169	脑挫裂伤最突出的症状	意识障碍＞ 30min
170	颅内血肿一旦确诊，治疗原则	手术治疗
171	格拉斯哥昏迷计分法（GCS）是从哪 3 个方面评分	睁眼、语言、运动
172	构成甲状腺素的主要成分	碘
173	甲状腺素的主要功能	增加全身组织细胞的耗氧量及热量，促进脂肪、蛋白质、糖类分解，促进生长发育及组织分化，影响体内水的代谢
174	甲亢的病因	自身免疫
175	Graves 病	原发性的弥漫性毒性甲状腺肿
176	原发性甲亢甲状腺肿大的特点	呈弥漫性、对称性肿大，随吞咽动作上下移动，质软、无压痛，听诊可闻及震颤及血管杂音，为本病的重要体征
177	基础代谢率的计算公式	BMR% ＝脉压＋脉率 -111

续表

序号	题眼 / 关键词	答案
178	基础代谢率的分度	正常－10%～＋15%；轻度＋20%～＋30%；中度＋30%～＋60%；重度＋60%以上
179	硫脲类药物最常见的不良反应	粒细胞减少
180	放射性 ^{131}I 治疗最主要的并发症	永久性甲减
181	甲亢患者的手术禁忌证	青少年患者、病情较轻者及老年人或伴有其他严重疾病
182	甲亢患者的饮食护理	高热量、高蛋白、高维生素、低纤维素饮食，补充水分；禁饮酒、浓茶、咖啡等；避免含碘丰富的食物，如海带、紫菜
183	甲亢患者术前，症状得到基本控制的指征	情绪稳定，睡眠好转，体重增加，BMR 低于＋20%，脉率稳定在 90 次 /min 以下
184	甲亢患者术前禁用药物	阿托品
185	甲亢术后最危险的并发症	呼吸困难和窒息
186	甲亢术后出现呼吸困难和窒息的原因	切口内出血、喉头水肿、气管塌陷、两侧喉返神经受损
187	甲亢术后，出现声音嘶哑，提示损伤	一侧喉返神经
188	甲亢术后，饮水易发生呛咳，提示损伤	喉上神经内支
189	甲亢术后，出现音调降低，提示损伤	喉上神经外支
190	甲亢术后，出现手足抽搐，提示损伤	甲状旁腺
191	甲亢术后，出现手足抽搐，应静脉注射	10% 葡萄糖酸钙
192	甲亢术后，出现 T＞39℃；心率＞120 次 / 分；恶心呕吐、腹泻、大汗、休克；烦躁、嗜睡或谵妄、昏迷等，提示	甲状腺危象
193	甲状腺危象的发病机制	大量 T_3、T_4 释放入血导致
194	甲状腺危象首选药物	丙硫氧嘧啶
195	甲状腺危象高热时禁用药物	阿司匹林
196	单纯性甲状腺肿的主要原因	环境缺碘
197	最常见的恶性甲状腺肿瘤	甲状腺癌
198	成人甲状腺癌最主要的类型，儿童甲状腺癌几乎全部为此类型	乳头状腺癌
199	甲状腺癌中，恶性程度高，预后差的是	未分化癌

续表

序号	题眼 / 关键词	答案
200	甲亢术前先用硫脲类控制症状，再用复方碘化钾。碘化钾的作用是	减少甲状腺血流量，使腺体变小变硬，防止术中出血
201	肋骨骨折最常见的好发部位	4 ～ 7 肋
202	反常呼吸或连枷胸常见于	多根多处肋骨骨折
203	反常呼吸	吸气时胸壁塌陷，呼气时胸壁外突
204	多根多处肋骨骨折的处理原则	厚敷料加压包扎固定胸壁
205	明显呼吸困难＋纵隔摆（扑）动＋空气进出的嘶嘶声＋叩诊鼓音	开放性气胸
206	极度呼吸困难＋皮下气肿、颈静脉怒张＋纵隔明显移位＋叩诊鼓音	张力性气胸
207	张力性气胸的主要病理改变	胸膜腔压力进行性升高
208	开放性气胸的处理原则	立即封闭胸壁伤口
209	张力性气胸的处理原则	立即胸膜腔穿刺排气
210	外伤性血胸时，胸膜腔内积血不凝固的主要原因	胸膜的去纤维化作用
211	中量血胸是指胸膜腔内积血	0.5 ～ 1L
212	大量血胸是指胸膜腔内积血	大于 1L
213	进行性血胸	胸腔闭式引流血量≥ 200ml/h，并持续 3 小时
214	进行性血胸的处理原则	立即剖胸探查并止血
215	胸膜腔穿刺排气的部位	锁骨中线第 2 肋间
216	胸膜腔积液穿刺的部位	腋中线及腋后线之间第 6 ～ 8 肋间
217	胸腔闭式引流时，为防止瓶内液体逆流，引流瓶应低于胸壁引流口平面	60 ～ 100cm
218	胸腔闭式引流装置中，水封瓶长玻璃管应没入水中	3 ～ 4cm
219	胸腔闭式引流时，玻璃管中水柱上下波动约	4 ～ 6cm
220	搬动患者或更换引流瓶时，应	双重夹闭引流管
221	引流管连接处脱落或引流瓶损坏，应	立即用双钳夹闭胸壁引流导管
222	若引流管从胸腔处滑脱，应	立即用手捏闭伤口处皮肤
223	胸腔闭式引流管的拔管方法	嘱患者深吸一口气，在吸气末屏气并迅速拔管

续表

序号	题眼 / 关键词	答案
224	急性脓胸最主要的原发感染灶来自	肺
225	急性脓胸最常见的致病菌	金黄色葡萄球菌
226	急性脓胸的体征	肋间隙饱满；患侧呼吸运动减弱；患者语颤减弱；叩诊浊音（脓气胸者上胸部鼓音，下胸部浊音）
227	急性脓胸时，每次抽脓量不超过	1000ml
228	慢性脓胸是指急性脓胸病程超过	3 个月
229	慢性脓胸的体征	胸廓内陷、肋间隙变窄；呼吸运动减弱
230	恶性度最高，预后最差的肺癌类型	小细胞癌
231	对放化疗敏感的肺癌类型	小细胞癌
232	常见于老年男性的肺癌	鳞状上皮细胞癌
233	常见于女性的肺癌	腺癌
234	刺激性干咳＋高音调金属音＋痰中带血＋X 线检查肺部块状阴影，边缘不清或呈分叶状，周围有毛刺	肺癌
235	患侧上眼睑下垂、瞳孔缩小、眼球内陷、面部无汗，提示癌肿压迫	颈交感神经
236	肺癌普查和诊断的简便有效的方法	痰细胞学检查
237	肺癌（尤其中心型肺癌）的确诊检查	纤维支气管镜检查
238	肺癌的治疗方法，首选	手术
239	小细胞癌的治疗方法，首选	化疗
240	肺癌患者全肺切除术后的体位	1/4 患侧卧位
241	全肺切除术后胸腔引流管一般处于夹闭状态，每次放液量不宜超过	100ml
242	全肺切除患者，24h 补液量宜控制在	2000ml
243	全肺切除患者，术后输液速度为	20 ～ 30 滴 / 分
244	食管癌的好发部位	食管中胸段
245	食管癌的早期症状	进食有哽噎感、异物感
246	食管癌的典型症状	进行性吞咽困难
247	筛查食管癌简便易行的方法	食管拉网脱落细胞学检查
248	确诊食管癌的方法	纤维食管镜检查
249	食管癌术前胃肠道准备，进食有反流者应	术前 1 晚生理盐水 100ml ＋抗生素冲洗食管，减轻局部充血及水肿

续表

序号	题眼 / 关键词	答案
250	食管癌结肠代食管手术者，胃肠道手术准备包括	术前 3 ～ 5 天口服肠道抗生素；术前 2 日无渣流质；术前晚行清洁灌肠后禁饮禁食
251	食管癌术后 5 ～ 10 天，出现呼吸困难、胸腔积液、全身中毒症状，如高热、白细胞增高，提示	吻合口瘘
252	食管癌术后 2 ～ 10 天，出现胸闷、气急、心悸，血压下降，引流管中引流液量多，由清亮渐转浑浊，提示	乳糜胸
253	食管癌胃造瘘患者的护理	取半卧位；每 3 ～ 4h 灌 1 次，每次 300 ～ 500ml；灌注后用 20 ～ 30ml 温水冲洗导管；胃造瘘管每周更换 1 次
254	急性乳腺炎最常见的病因	乳汁淤积
255	急性乳腺炎最主要的致病菌	金黄色葡萄球菌
256	急性乳腺炎的好发人群	产后 3 ～ 4 周的初产妇
257	急性乳腺炎的治疗原则	患侧停止哺乳，排空乳汁，局部热敷或理疗，必要时用抗生素消除感染
258	哺乳期妇女预防急性乳腺炎的关键措施	避免乳汁淤积
259	产后 3 ～ 4 周＋乳房红、肿、热、痛＋患侧淋巴结肿大，提示	急性乳腺炎
260	与月经周期有关周期性乳房胀痛，提示	乳腺囊性增生病
261	40 ～ 50 岁，出现乳头溢液带血性，提示	乳腺管内乳头状瘤
262	20 ～ 25 岁，出现乳房良性肿块，易于推动，表面光滑，增大缓慢，提示	乳房纤维腺瘤
263	乳腺癌的发生与哪种激素有关	雌酮和雌二醇
264	乳腺癌淋巴转移最常见的的部位	患侧腋窝淋巴结
265	乳腺癌患者出现“酒窝征”的原因	癌肿侵犯 Cooper 韧带
266	乳腺癌患者出现“橘皮样”改变的原因	癌肿堵塞皮下淋巴管
267	乳腺癌的确诊检查	乳腺活组织病理切片
268	乳腺癌的普查和筛查	钼靶 X 线摄片
269	乳腺癌术后患肢肿胀的护理	抬高并按摩患肢；进行屈伸肘、握拳运动，促进淋巴回流；禁止在患肢做任何操作

续表

序号	题眼 / 关键词	答案
270	乳腺癌术后，若患侧远端皮肤出现青紫、皮温降低、脉搏不能扪及，提示	胸带包扎过紧，应及时调整胸带的松紧度
271	乳腺癌根治术后，利于伤口愈合的主要措施	保持皮瓣下引流管通畅
272	乳腺癌术后的功能锻炼	术后 24h 内开始活动手部和腕部；术后 3 ～ 5 日活动肘部；术后 1 周，可进行肩关节活动、手指爬墙运动，直至患侧手指能高举过头，自行梳理头发
273	乳腺癌患者术后几年内应避免妊娠	5 年
274	躯体神经痛的特点	能准确反映病变刺激的部位，且感觉敏锐
275	内脏神经痛的特点	对刺、割、灼等刺激不敏感，但对牵拉、膨胀、痉挛、缺血较敏感；病感弥散，定位不准确
276	出现腹膜刺激征，一般提示炎症侵犯到	壁层腹膜
277	继发性腹膜炎最常见的原因	腹内空腔脏器穿孔、外伤引起腹壁或内脏破裂
278	继发性腹膜炎最常见的致病菌	大肠杆菌
279	原发性和继发性腹膜炎最主要的区别	有无原发病灶
280	腹部揉面感，提示	结核性腹膜炎
281	腹部压痛、反跳痛、腹肌紧张，提示	腹膜刺激征
282	腹腔穿刺液为血性、粪味重，提示	绞窄性肠梗阻
283	腹腔穿刺液为草绿色透明腹水，提示	结核性腹膜炎
284	腹腔穿刺液为黄色、浑浊、含胆汁、无臭味的液体，提示	胃十二指肠急性穿孔
285	腹腔穿刺液为血性液，胰淀粉酶含量高，提示	急性重症胰腺炎
286	腹腔脓肿最常见的是	盆腔脓肿
287	全身中毒症状轻＋直肠刺激征（里急后重）＋膀胱刺激症＋直肠指诊直肠前壁饱满，有触痛和波动感	盆腔脓肿
288	全身中毒症状重＋呃逆	膈下脓肿
289	腹腔脓肿应采取的体位	半卧位
290	闭合性损伤中最常受损的脏器	脾

续表

序号	题眼 / 关键词	答案
291	最易受损伤的实质性器官	脾
292	最易损伤的空腔脏器	小肠
293	弥漫性腹膜炎＋X 线检查膈下有游离气体	空腔脏器破裂
294	大出血（休克）＋腹腔穿刺抽出不凝血	实质性脏器破裂
295	腹部脏器损伤诊断阳性率可达 90% 左右的检查	诊断性腹腔穿刺和腹腔灌洗术
296	腹外疝发病的两个主要原因	腹壁强度降低＋腹内压力增高
297	疝内容物中最为多见的是	小肠
298	疝内容物不能回纳＋肿块紧张发硬、有明显触痛＋不存在血运障碍	嵌顿性疝
299	嵌顿性疝未及时解除＋血运障碍＋腹膜炎	绞窄性疝
300	绞窄性疝与嵌顿性疝的主要区别	疝内容物有无血运障碍
301	儿童 / 青壮年＋疝块经腹股沟管突出进入阴囊＋梨形疝块＋回纳疝块后压住深环不再突出	腹股沟斜疝
302	老年人＋疝块经直疝三角突出不进阴囊＋半球形疝块＋回纳疝块后压住深环仍可突出	腹股沟直疝
303	多见于 40 岁以上妇女的疝	股疝
304	最容易发生嵌顿的腹外疝	股疝
305	半岁以下婴幼儿发生腹股沟斜疝时，治疗原则是	暂不手术，可采用棉线束带压住腹股沟深环，防止疝块突出
306	嵌顿性疝嵌顿时间 3 ～ 4 小时内，局部压痛不明显，无腹膜刺激征者，治疗原则是	试行手法复位
307	绞窄性疝的治疗原则是	立即手术治疗
308	2 岁前患儿发生脐疝，治疗原则是	非手术治疗
309	2 岁后患儿发生脐疝，若脐环直径大于 1.5cm，治疗原则是	手术治疗
310	腹外疝术后的体位	取平卧位，膝下垫一软枕，使髋关节微屈，以松弛腹股沟切口的张力和减少腹腔内压力，利于切口愈合和减轻切口疼痛
311	无张力疝修补术的患者，术后应	早期下床活动

续表

序号	题眼 / 关键词	答案
312	腹外疝术后预防阴囊水肿的措施	用丁字带将阴囊托起
313	腹外疝出院后几个月内应避免重体力劳动或提举重物	3 个月内
314	胃癌的早期症状	上腹隐痛
315	胃癌主要的转移途径	淋巴转移
316	胃癌晚期最常见的转移部位	肝
317	诊断早期胃癌的有效方法	纤维胃镜
318	毕Ⅰ式手术是将残胃和哪里吻合	十二指肠
319	毕Ⅱ式手术是将残胃和哪里吻合	空肠上段
320	幽门梗阻患者术前护理措施中，可减轻胃黏膜水肿的是	术前 3 天每晚用 300 ～ 500ml 温等渗盐水洗胃
321	毕Ⅱ式术后早期最严重的并发症	十二指肠残端破裂
322	毕Ⅱ式术后 24 ～ 48h ＋右上腹突发剧痛＋急性弥漫性腹膜炎	十二指肠残端破裂
323	术后出现进食后上腹饱胀，呕吐食物，不含胆汁，提示为	吻合口梗阻
324	术后出现上腹饱胀，呕吐食物和胆汁	输出段梗阻
325	术后出现突发上腹部疼痛，频繁呕吐，量少，不含胆汁，呕吐后症状不缓解	急性完全性输入段梗阻
326	术后出现喷射状呕吐大量含胆汁的液体，呕吐后症状消失	慢性不完全性输入袢梗阻
327	餐后 30min 内＋全身无力、头晕心悸、心动过速、血压下降、恶心呕吐（循环血容量减少的症状）	早期倾倒综合征
328	预防早期倾倒综合征的措施	少量多餐，避免过甜、过咸、过浓流质饮食；进食低糖、高蛋白饮食，暂时限制饮水喝汤；餐后平卧 20min
329	餐后 2 ～ 4h ＋心慌、无力、眩晕、出汗、手颤、嗜睡（低血糖症状）	晚期倾倒综合征
330	预防晚期倾倒综合征的措施	饮食中减少糖类含量，增加蛋白质比例，少量多餐
331	脐与右髂前上棘连线中外 1/3 交界处	麦氏点
332	阑尾发生血运障碍时易致阑尾坏死的原因	阑尾炎动脉属无侧支的终末动脉
333	急性阑尾炎最常见的病因	阑尾管腔阻塞

续表

序号	题眼 / 关键词	答案
334	阑尾炎的典型症状	转移性右下腹疼痛
335	阑尾炎最重要的体征	右下腹固定压痛
336	阑尾炎出现右下腹触及固定的压痛性包块儿，提示	阑尾周围脓肿
337	阑尾炎出现全腹的腹膜刺激征，提示	阑尾穿孔
338	急性阑尾炎一旦确诊，应早期施行	阑尾切除术
339	阑尾周围脓肿患者出院后几个月，再次住院做阑尾切除术	3 个月
340	急性阑尾炎患者术后的活动指导	应鼓励患者早期下床活动，促进肠蠕动，防止肠粘连
341	最常见的肠梗阻类型	机械性肠梗阻
342	腹腔内手术史＋肠梗阻症状	粘连性肠梗阻
343	青少年＋饱食后剧烈运动＋脐周剧烈绞痛	肠扭转
344	2 岁内儿童＋果酱样血便＋腹部腊肠形肿块＋ X 线“杯口状”阴影	肠套叠
345	绞窄性肠梗阻与单纯性肠梗阻最大的区别	有无血运障碍
346	肠梗阻的症状	腹痛、呕吐、腹胀、停止排便排气
347	机械性肠梗阻的腹痛特点	阵发性剧烈腹痛
348	麻痹性肠梗阻的腹痛特点	持续性胀痛
349	绞窄性肠梗阻的腹痛特点	持续性剧烈腹痛伴阵发性加重
350	高位肠梗阻的呕吐特点	呕吐出现早且频繁，为胃及十二指肠内容物
351	低位肠梗阻的呕吐特点	呕吐迟而少，为粪样呕吐物
352	麻痹性肠梗阻的呕吐特点	呕吐呈溢出性
353	绞窄性肠梗阻的呕吐特点	呕吐物呈棕褐色或血性
354	麻痹性肠梗阻的腹胀特点	均匀性全腹胀
355	高位肠梗阻的腹胀特点	腹胀不明显
356	低位肠梗阻的腹胀特点	腹胀明显
357	腹痛、呕吐、腹胀、停止排便排气＋ X 线腹部平片可见多个阶梯状排列的气液平面	肠梗阻

续表

序号	题眼 / 关键词	答案
358	持续性剧烈腹痛伴阵发性加重＋呕吐物呈棕褐色或血性＋腹膜刺激征＋ X 线可见孤立、突出胀大的肠袢或有假瘤征＋直肠指诊指套染血	绞窄性肠梗阻
359	持续性胀痛＋呕吐呈溢出性＋均匀性全腹胀＋肠鸣音减弱或消失	麻痹性肠梗阻
360	呕吐出现早且频繁，为胃及十二指肠内容物＋腹胀不明显	高位肠梗阻
361	呕吐迟而少，为粪样呕吐物＋腹胀明显	低位肠梗阻
362	肠梗阻最重要的非手术治疗	禁食禁饮、胃肠减压
363	肠梗阻患者术后活动指导	鼓励患者早期活动，防止肠粘连
364	肠梗阻患者解痉止痛时禁用的药物	吗啡、哌替啶
365	大肠癌最常见的散播方式	淋巴转移
366	大肠癌血行转移常转移至	肝
367	大肠癌早期的主要表现	排便习惯改变和粪便性状的改变
368	大肠癌早期症状＋消瘦乏力、贫血、腹部包块为主	右半结肠癌
369	大肠癌早期症状＋肠梗阻、便秘、腹泻、便血为主	左半结肠癌
370	大肠癌早期症状＋里急后重、排便不尽感＋黏液血便＋大便变形变细	直肠癌
371	大肠癌的筛查方法	粪便隐血试验
372	诊断直肠癌最简单易行的方法	直肠指检
373	确诊直肠癌最有效、可靠的方法	直肠镜
374	确诊结肠癌最有效、可靠的方法	乙状结肠镜或纤维结肠镜
375	监测直肠癌的预后及复发监测	血清癌胚抗原（CEA）测定
376	直肠癌的癌肿距齿状线 5cm 以上者，手术方式为	Dixon 手术（保留肛门）
377	大肠癌术前传统的肠道准备	术前 3 天至术前 12 小时口服全营养制剂；术前 3 天口服新霉素，同时口服维生素 K；术前 3 日，每晚用番泻叶冲泡饮服或口服硫酸镁
378	结肠造口患者应该采取的体位	左侧卧位

续表

序号	题眼 / 关键词	答案
379	大肠癌术后多长时间内禁忌灌肠	术后 7 ～ 10 日严禁灌肠，以免影响伤口愈合
380	肛裂“三联征”	肛裂、肛乳头肥大和“前哨痔”
381	直肠肛管周围脓肿最常见的原因	肛腺感染
382	直肠肛管周围脓肿中最常见的是	肛门周围脓肿
383	肛瘘最常见的原因	直肠肛管周围脓肿
384	肛门周围的外口经常流脓、肛周潮湿、瘙痒＋直肠指检触及条索状瘘管，挤压时外口有脓液流出	肛瘘
385	高位肛瘘的治疗方法	挂线疗法为主
386	内痔的好发部位	截石位 3、7、11 点
387	无痛性出血＋痔块脱出	内痔
388	排便时无痛性出血，痔块不脱出	Ⅰ度内痔
389	排便时痔块脱出，便后自行回纳	Ⅱ度内痔
390	痔块脱出不能自行回纳，需用手托回	Ⅲ度内痔
391	痔块长期脱出于肛门外或回纳后又脱出	Ⅳ度内痔
392	肛门剧痛，肛管皮下出现暗紫色肿物，边界清楚，触痛明显	血栓性外痔
393	门静脉高压做门腔静脉分流术的目的	降低肝门静脉压力
394	顽固性腹水最有效的治疗方法	肝移植
395	细菌性肝脓肿常继发于	胆道感染
396	细菌性肝脓肿最常见的早期症状	寒战、高热
397	细菌性肝脓肿的脓液	黄白色脓液
398	阿米巴性肝脓肿的脓液	棕褐色脓液
399	原发性肝癌最主要的原因	乙肝后肝硬化
400	肝癌按照病理形态分类，最常见的是	结节型
401	肝癌按照组织学分类，最常见的是	肝细胞型
402	原发性肝癌最常见的症状	肝区疼痛（右上腹持续性胀痛）
403	原发性肝癌中晚期的主要体征	进行性肝大
404	乙肝史＋肝区疼痛＋肝进行性增大＋甲胎蛋白（AFP）增高，提示	原发性肝癌
405	原发性肝癌＋突然腹痛＋腹膜刺激征	癌肿破裂出血

续表

序号	题眼 / 关键词	答案
406	原发性肝癌＋性格行为变化或意识改变＋扑翼样震颤	肝性脑病
407	诊断原发性肝细胞癌最特异性的标志物	甲胎蛋白（AFP）
408	目前肝癌定位检查中首选的方法	B 超（2 ～ 3cm 肿块儿）
409	能检查出直径 1cm 左右小肝癌的检查	CT 和 MRI
410	根治原发性肝癌首选的方法	手术治疗
411	原发性肝癌非手术治疗中首选的方法	肝动脉栓塞化疗（TACE）
412	肝癌术后为防止肝脏断面出血应采取的措施	术后 24h 内卧床休息，不鼓励患者早期活动
413	胆汁的组成	水＋胆汁盐酸、胆固醇、卵磷脂、胆色素、脂肪酸和无机盐
414	胆囊结石的成分常见的是	胆固醇结石
415	胆管结石的成分常见的是	胆色素结石
416	急性胆囊炎的主要病因	胆囊结石
417	饱餐、进食油腻食物后出现右上腹部疼痛＋ Murphy 征阳性＋ B 超胆囊增大	胆囊结石或胆囊炎
418	胆囊切除术后，若出现发热、腹胀、腹痛等腹膜炎表现，腹腔引流液呈黄绿色胆汁样，提示	胆瘘
419	腹痛、寒战高热、黄疸	Charcot 三联征，常见于胆管结石
420	腹痛、寒战高热、黄疸、休克、神经精神症状	Reynolds 五联征，常见于急性梗阻性化脓性胆管炎
421	胆道系统的首选检查	B 超
422	急性梗阻性化脓性胆管炎的治疗要点	紧急手术解除胆道梗阻并减压
423	胆道疾病解痉止痛时禁用的药物	禁用吗啡，吗啡可引起 Oddi 括约肌痉挛，加重疼痛
424	突发剑突下阵发性“钻顶样”剧烈绞痛	胆道蛔虫病
425	出现剧烈的腹部绞痛与不相称的轻微腹部体征，提示	胆道蛔虫病
426	驱虫药的服药时间	清晨空腹或晚上临睡前服用
427	T 管引流的时间	12 ～ 14 日
428	T 形引流管引出的胆汁量过多时，提示	胆总管下端有阻塞
429	胰腺癌最常见的首发症状	上腹痛和上腹饱胀不适

续表

序号	题眼 / 关键词	答案
430	胰头癌最主要的症状和体征	进行性加重的黄疸
431	胰腺癌最常用的辅助诊断和随访项目	CA19-9（糖类抗原 19-9）
432	可清楚显示十二指肠大乳头、胆管形态及胰管情况，并同时进行活检的检查	ERCP（经内镜逆行胰胆管造影）
433	诊断肾损伤的重要依据	血尿
434	肾损伤的非手术治疗	一般绝对卧床休息 2 ～ 4 周，即使血尿消失，仍需要卧床休息至预定时间，避免过早下床活动引起再出血
435	确定膀胱破裂简单、有效的检查方法	导尿试验
436	膀胱损伤非手术治疗时留置尿管的时间	10 日左右
437	尿道球部损伤多见于	骑跨伤
438	尿道膜部损伤多见于	骨盆骨折
439	尿道球膜部交界处损伤多见于	尿道器械操作不当
440	尿道损伤时，检查尿道是否连续、完整的检查	导尿
441	在酸性尿液中易形成的结石	尿酸结石和胱氨酸结晶
442	在碱性尿液中易形成的结石	磷酸镁铵和磷酸盐
443	上尿路结石中最常见的是	草酸钙结石
444	下尿路结石中最常见的是	磷酸镁铵结石
445	肾区疼痛伴肋脊角叩痛＋活动后出现血尿	上尿路结石
446	肾结石患者发生绞痛时最重要的护理措施	解痉镇痛
447	上尿路结石非手术治疗适用于	结石＜ 0.6cm
448	上尿路结石非手术治疗，应大量饮水，多做跳跃运动。其中饮水量为	每日 2500 ～ 3000ml，保持每日尿量在 2000ml 以上
449	体外冲击波碎石（ESWL）适用于	结石＜ 2.0cm
450	体外冲击波碎石两次治疗间隔时间	至少 10 ～ 14 天
451	排尿突然中断，变换体位后又能继续排尿	膀胱结石
452	排尿困难，点滴状排尿，伴尿痛	尿道结石
453	治疗尿酸结石常用的药物	别嘌醇和碳酸氢钠
454	肾癌三联征	血尿＋腰部肿块＋腰痛
455	肾癌的血尿特点	无痛间歇性全程肉眼血尿
456	膀胱癌最常见的组织类型	移行细胞癌

续表

序号	题眼 / 关键词	答案
457	膀胱癌最常见和最早出现的症状	全程无痛肉眼血尿
458	膀胱癌确诊的检查	膀胱镜
459	肾结核多继发于	肺结核
460	肾结核的特点	病变在肾脏，症状在膀胱
461	肾结核患者最早出现的症状	尿频
462	发热、盗汗、乏力＋膀胱刺激症＋血尿、脓尿＋尿液结核杆菌阳性	肾结核
463	肾结核手术前后抗结核药的使用	手术前服用抗结核药物 2 ～ 4 周，术后继续服用 6 ～ 9 个月
464	引起老年男性排尿障碍最常见的原因	良性前列腺增生
465	前列腺增生最早出现的症状	尿频，尤其是夜尿增多
466	前列腺增生最典型的的症状	进行性排尿困难
467	膀胱残余尿超过 50ml 或曾经出现过急性尿潴留者，治疗方法首选	手术治疗，如经尿道前列腺切除术（TURP）
468	前列腺增生患者术后用生理盐水持续膀胱冲洗的时间	3 ～ 5 日
469	前列腺增生患者，若出现急性尿潴留，解除尿潴留应首选	导尿
470	老年男性＋夜尿增多＋进行性排尿困难＋直肠指诊前列腺肿大＋血清 PSA 未明显升高（排除前列腺癌）	前列腺增生
471	原发性下肢静脉曲张的主要原因	静脉壁薄弱 / 静脉瓣膜缺陷＋浅静脉内压力升高（长期站立、重体力劳动、慢性咳嗽、习惯性便秘）
472	患者出现下肢浅静脉曲张、蜿蜒扩张、迂曲，甚至色素沉着、慢性溃疡	下肢静脉曲张
473	患者平卧，下肢抬高使下肢静脉排空，在大腿根部绑扎止血带，然后让患者站立，立即松开止血带，若曲张静脉自下而上充盈时间超过 30 秒钟，提示	大隐静脉瓣膜功能正常（曲式试验 I ）
474	患者站立，下肢静脉曲张充盈后，在大腿上 1/3 扎止血带，嘱其反复下蹲 3 ～ 5 次，若曲张静脉充盈度明显减轻，提示	下肢深静脉通畅（波氏试验）
475	确诊下肢静脉疾病最可靠的方法	下肢静脉造影

续表

序号	题眼 / 关键词	答案
476	治疗下肢静脉曲张最根本的方法	手术治疗
477	手术治疗下肢静脉曲张的前提	深静脉通畅
478	下肢静脉曲张术后预防深静脉血栓形成的措施	鼓励患者早期下地行走
479	下肢深静脉血栓形成后，应注意	严格卧床两周，严禁按摩患肢，禁止施行对患肢有压迫的检查，预防肺栓塞
480	弹力绷带的使用及注意事项	松紧度适宜，以伸入 1 个手指为宜；包扎前应排空静脉；包扎时从远端到近心端缠绕；注意观察远端肢体的皮肤
481	血栓闭塞性脉管炎病变主要位于	四肢中小动静脉，尤其是下肢血管
482	间歇性跛行＋患肢足背动脉搏动减弱	血栓闭塞性脉管炎局部缺血期
483	静息痛＋患肢足背动脉搏动消失	血栓闭塞性脉管炎营养障碍期
484	血栓闭塞性脉管炎的护理要点	绝对戒烟；防止受冷、受潮，但不应使用热疗
485	血栓闭塞性脉管炎患者做 Buerger 练习的目的	促进侧支循环建立
486	骨盆带牵引适应于	腰椎间盘突出
487	骨盆悬吊牵引适应于	骨盆骨折
488	枕颌带牵引适应于	颈椎骨折、脱位，颈椎病和颈椎间盘突出
489	为防止牵引力量不足或牵引过度，应	每日测量、对比两侧肢体长度
490	骨牵引时防止牵引针孔感染的措施	每日在针孔处滴 75% 乙醇 2 次
491	骨折患者出现失用性骨质疏松和关节僵硬的主要原因	缺乏功能锻炼
492	骨折患者伤后 1 ～ 2 周的功能锻炼的重点	患肢肌肉舒缩锻炼，骨折部位上、下关节保持不动
493	骨折患者伤后 6 ～ 8 周的功能锻炼的重点	以关节为重点的全身锻炼
494	石膏固定后出现肢体剧痛、肿胀，局部皮肤苍白发绀、发凉，动脉搏动减弱，提示出现了	骨筋膜室综合征
495	属于不完全骨折的是	青枝骨折、裂缝骨折
496	属于完全骨折的是	横形骨折、粉碎性骨折、嵌插骨折、压缩骨折
497	属于不稳定性骨折的是	斜形骨折、螺旋形骨折、粉碎性骨折等

续表

序号	题眼 / 关键词	答案
498	属于稳定性骨折的是	不完全性骨折及横形骨折、嵌插骨折、压缩骨折等
499	畸形、假关节活动、骨擦音或骨擦感	骨折的特有体征
500	骨折的首选检查方法	X 线检查
501	属于骨折早期并发症的是	休克、血管损伤、内脏损伤、神经损伤、骨筋膜室综合征、脂肪栓塞综合征
502	骨折治疗的首要步骤	复位
503	闭合性骨折最常用的复位方法	手法复位
504	侧面观呈“餐叉样”畸形，正面观呈“枪刺样”畸形	桡骨远端伸直型骨（Colles）
505	患侧髋部疼痛，呈屈曲、内收、缩短、外旋畸形	股骨颈骨折
506	易发生股骨头坏死的骨折	股骨颈骨折
507	最轻微的脊髓损伤	脊髓震荡
508	骨盆骨折的特征体征	骨盆分离试验、骨盆挤压试验阳性
509	骨盆环一处骨折，耻骨联合分离	骨盆兜悬吊牵引
510	骨盆环多处骨折，采取的治疗方法	钢板内固定术
511	畸形、弹性固定、关节盂空虚	关节脱位的特征体征
512	脱位和骨折共有的特征是	畸形
513	“方肩”畸形＋ Dugas 征阳性，提示	肩关节脱位
514	肘后三角关系失常，常提示	肘关节脱位
515	鉴别肱骨髁上骨折与肘关节脱位主要的检查	肘后三点关系是否正常
516	髋关节疼痛＋出现屈曲、内收、内旋、短缩畸形	髋关节脱位
517	急性血源性骨髓炎最常见的致病菌	溶血性金黄色葡萄球菌
518	急性血源性骨髓炎的好发部位	长骨的干骺端
519	化脓性关节炎的主要致病菌	金黄色葡萄球菌
520	骨关节结核病发病率最高的是	脊柱结核
521	脊柱结核的特殊体征	拾物试验阳性
522	髋关节结核的特殊体征	“4”字试验、托马斯征（Thomas 征）
523	腰椎间盘突出的基本原因	腰椎间盘退行性病变
524	腰椎间盘突出的好发部位	腰 4 ～ 5 和腰 5 ～骶 1

续表

序号	题眼 / 关键词	答案
525	腰椎间盘突出最多见、最早出现的症状	腰痛
526	直腿抬高试验阳性时，患侧下肢被动抬高的度数为	60°以内
527	禁忌理疗、推拿和按摩的腰椎间盘突出	中央型椎间盘突出
528	中央型腰椎间盘突出症压迫马尾神经，出现大、小便障碍时的治疗方法	手术治疗
529	腰椎间盘突患者术后进行直腿抬高练习的目的	预防神经根粘连
530	颈椎病的基本原因	颈椎间盘退行性病变
531	颈椎病中最常见的类型	神经根型颈椎病
532	颈肩部疼痛、僵硬＋臂丛牵拉试验、压头试验阳性	神经根型颈椎病
533	四肢无力，步态不稳，有踩棉花样感觉	脊髓型颈椎病
534	颈性眩晕，平衡障碍和共济失调	椎动脉型脊髓型
535	禁忌颌枕带牵引、按摩的颈椎病	脊髓型颈椎病
536	颈椎病前路手术患者术前最重要的训练项目	推移气管和食管训练
537	颈椎病前路手术最严重的并发症	呼吸困难

第四篇　妇科护理学

序号	题眼 / 关键词	答案
1	外伤后易形成血肿的部位	大阴唇
2	外生殖器	阴阜、大阴唇、小阴唇、阴蒂和阴道前庭
3	内生殖器	阴道、子宫、输卵管及卵巢
4	宫体与宫颈的比例	青春期前为 1 ∶ 2，生育期为 2 ∶ 1，绝经后为 1 ∶ 1
5	宫体与宫颈之间形成最狭窄的部分	子宫峡部
6	子宫峡部的特点	非妊娠时长约 1cm，妊娠末期达 7 ~ 10cm，形成子宫下段，成为软产道的一部分
7	子宫颈癌的好发部位	子宫颈外口柱状上皮与鳞状上皮交界处
8	受卵巢激素的影响发生周期性变化的是子宫黏膜的哪一层	功能层
9	起源于两侧子宫角，向前、下终止于大阴唇的前端，维持子宫前倾位置	圆韧带
10	宫体两侧和骨盆侧壁之间，维持子宫左右固定	阔韧带
11	宫颈两侧和骨盆侧壁之间，防止子宫下垂	主韧带
12	起自子宫颈阴道上部后面，止于骶骨前面，维持子宫前倾位置	宫骶韧带
13	受精最常见部位，也是异位妊娠的最常见部位	输卵管壶腹部
14	输卵管结扎最常见的部位	输卵管峡部
15	骨盆的组成	骶骨、尾骨和左右两块髋骨
16	入口平面的特点	横椭圆形，最短经线是前后径 11cm
17	中骨盆平面的特点	纵椭圆形，最短经线是坐骨棘间径 10cm
18	出口平面的特点	不在同一平面的两个三角形，最短经线是坐骨结节间径 9cm

续表

序号	题眼 / 关键词	答案
19	排卵的时间	下次月经来潮前 14 天左右
20	能够使子宫内膜增生的激素	雌激素
21	使子宫内膜由增生期转为分泌期的激素	孕激素
22	雌激素的作用	子宫收缩力增强，宫颈黏液增多稀薄，阴道上皮增生，输卵管蠕动增强，水钠潴留
23	孕激素的作用	子宫收缩力降低，宫颈黏液减少黏稠，阴道上皮脱落，输卵管蠕动抑制，水钠排泄，使基础体温上升 0.3 ～ 0.5℃
24	青春期的重要标志	月经初潮
25	促黄体生成素（LH）的变化	月经来潮前达到最低水平，在排卵 24h 前达到高峰
26	促卵泡素（FSH）的变化	月经来潮前达到最低水平
27	子宫内膜的周期性变化	月经周期第 1 ～ 4 天月经期，第 5 ～ 14 天增殖期，第 15 ～ 28 天分泌期
28	月经血的特点	一般约 20 ～ 60ml，超过 80ml 为月经量过多，呈暗红色，不凝固
29	受精卵着床在受精后	6 ～ 7 天
30	胎儿附属物	胎盘、胎膜、羊水、脐带
31	胎盘的组成	羊膜、叶状绒毛膜、底蜕膜
32	唯一通过胎盘的免疫物质	IgG
33	胎盘的功能	气体交换、营养物质供应、排出代谢产物、防御功能及合成功能（hCG、人胎盘生乳素、雌孕激素、酶）
34	脐带的血管组成	1 条脐静脉和 2 条脐动脉
35	早期羊水的主要来源	母体血清
36	中期以后羊水的主要来源	胎儿尿液
37	羊水过多	妊娠任何时期，羊水量＞ 2000ml
38	羊水过少	足月妊娠时羊水量＜ 300ml
39	胚胎已初具人形	妊娠 8 周
40	通过外生殖器可确定性别	妊娠 16 周
41	部分孕妇可感胎动	妊娠 16 周
42	可听到胎心音	妊娠 20 周

续表

序号	题眼 / 关键词	答案
43	宫腔容积非妊娠时 5ml，足月妊娠时达	5000ml
44	血容量自妊娠 6 周开始增加，至妊娠几周达高峰	32 ～ 34 周
45	妊娠期间，若长期间处于仰卧位，易出现	仰卧位低血压综合征
46	妊娠期妇女泌尿系统的变化	夜尿量多于日尿量
47	妊娠足月时体重平均增加	12.5kg
48	妊娠最早、最重要的症状	停经
49	停经 6 ～ 8 周妇科检查子宫峡部极软，感觉宫替与宫颈似不相连	黑加征
50	判断妊娠最快速准确的方法	超声检查
51	受精后 10 日左右，判断是否妊娠的方法	测定受检者血或尿中 hCG 含量
52	自我监测胎儿安危最适宜的方法	监测胎动次数
53	可在腹壁听到胎心音的时间	妊娠 18 ～ 20 周
54	正常胎心音的次数	110 ～ 160 次 /min
55	正常胎动的频率	每小时 3 ～ 5 次
56	宫底高度位于脐上 1 横指，妊娠周数为	妊娠 24 周末
57	宫底高度位于耻骨联合上方 2 ～ 3 指，妊娠周数为	妊娠 12 周末
58	胎儿先露部的指示点与母体骨盆的关系	胎方位
59	胎体纵轴与母体纵轴的关系	胎产式
60	最先进入骨盆入口的胎儿部分	胎先露
61	产前检查开始的时间	从确诊早孕开始
62	预产期的计算方法	末次月经第 1 日起，月份减 3 或加 9，日期加 7（阳历）
63	骨盆外测量	骶耻外径（18 ～ 20cm）、坐骨结节间径（平均 9cm）、耻骨弓角度（90°）、髂棘间径（23 ～ 26cm）、髂嵴间径（25 ～ 28cm）
64	骨盆内测量	坐骨棘间径（10）、骶耻内径
65	妊娠满 28 周至不满 37 足周分娩	早产
66	妊娠满 37 周至不满 42 足周分娩	足月产
67	决定分娩的因素	产力、产道、胎儿及精神心理因素
68	产力中最主要的力	子宫收缩力

续表

序号	题眼 / 关键词	答案
69	子宫收缩力的特点	节律性、对称性、极性、缩复作用
70	宫缩开始于两侧宫角，迅速向子宫底部集中，然后再向子宫下段扩张	子宫收缩力的对称性
71	子宫底部收缩力最强、最持久，向下则逐渐减弱	子宫收缩力的极性
72	第二产程娩出时胎儿的主要辅助力量	腹肌及膈肌收缩力
73	软产道的组成	子宫下段、宫颈、阴道及骨盆底软组织
74	胎头双顶径进入骨盆入口平面，胎头颅骨最低点接近或达到坐骨棘水平	衔接
75	判断产程进展的重要标志	胎头的下降程度
76	决定能否经阴道分娩的重要观察项目	胎头的下降程度
77	临产后胎头下降的标志	坐骨棘
78	俯屈时，胎头由衔接时的枕横径变为	枕下前囟径
79	内旋转即胎头为适应骨盆纵轴而旋转，目的是	使矢状缝与中骨盆及骨盆出口前后径一致
80	先兆临产的标志	不规律收缩、胎儿下降感、见红
81	先兆临产最可靠的标志	见红
82	临产的标志	规律宫缩（宫缩持续 30s 以上，间歇 5 ～ 6min）、进行性宫颈管消失，宫口扩张、胎先露下降
83	从有规律宫缩到宫口开全	第一产程
84	从宫口开全到胎儿娩出	第二产程
85	从胎儿娩出到胎盘娩出	第三产程
86	从规律宫缩到宫口扩张 6cm	潜伏期
87	从宫口扩张 6cm 到宫口开全	活跃期
88	胎膜自然破裂多发生在	宫口近开全时
89	护送产妇入产房的时间	初产妇宫口开全 10cm，经产妇宫口开大 3 ～ 4cm
90	第二产程的主要临床表现	胎头拨露、胎头着冠
91	第二产程最主要的护理措施	指导产妇正确使用腹压
92	从胎儿娩出到胎盘娩出的时间	一般 5 ～ 15min，不超过 30min
93	产后子宫恢复到未孕大小需要的时间	6 周
94	胎盘附着处的子宫内膜修复需要的时间	6 周

续表

序号	题眼 / 关键词	答案
95	胎盘未附着处的子宫内膜修复需要的时间	3 周
96	产后子宫颈完全恢复需要的时间	4 周
97	关于产后宫底高度	产后第 1 天子宫底平脐，以后每日下降 1 ～ 2cm。产后 10 天，降至盆腔内
98	在耻骨联合上方无法扣及子宫底的时间	产后 10 天以上
99	循环血量在产后几周恢复正常	产后 2 ～ 3 周
100	产后乳汁的分泌主要取决于	新生儿的吸吮刺激
101	关于乳汁特点	产后 7 天内的乳汁为初乳；产后 7 ～ 14 日的乳汁为过渡乳；产后 14 日后的乳汁为成熟乳
102	产后内分泌特点	不哺乳产妇一般于产后 6 ～ 10 周恢复月经，10 周左右恢复排卵；哺乳产妇平均在产后 4 ～ 6 个月恢复排卵
103	产后心理障碍最常见的是	产后沮丧（产后 3 ～ 4 日）
104	产后 24h 内体温略有升高，一般不超过 38℃	正常现象
105	产后 3 ～ 4 天，因乳房血管、淋巴管极度充盈可伴有 37.8 ～ 39℃发热	泌乳热
106	产后的生命体征变化	血压正常，呼吸、心率略慢，体温略高
107	产后宫缩痛的持续时间	2 ～ 3 天
108	恶露的特点	有血腥味，但无臭味，持续 4 ～ 6 周，总量约 250 ～ 500ml
109	血性恶露一般持续的时间	持续 3 ～ 4 天
110	浆液恶露一般持续的时间	持续 10 天左右
111	白色恶露一般持续的时间	持续 3 周
112	会阴水肿严重者，局部热敷可采用	50% 硫酸镁
113	会阴侧切患者，产妇应采取的体位	健侧卧位
114	会阴侧切患者，一般的拆线时间	产后 3 ～ 5 日
115	产后可以恢复性生活的时间	产后 6 周
116	胎儿窘迫的基本病理生理变化	缺血缺氧
117	Ⅰ度羊水胎粪污染的羊水颜色	浅绿色
118	Ⅱ度羊水胎粪污染的羊水颜色	黄绿色

续表

序号	题眼 / 关键词	答案
119	流产	凡妊娠不足 28 周、胎儿体重不足 1000g 而终止者
120	流产最常见的原因	染色体异常
121	妊娠＜ 28 周＋腹痛、阴道流血＋宫口闭＋子宫与孕周大小相符	先兆流产
122	妊娠＜ 28 周＋腹痛、阴道流血＋宫口开＋子宫与孕周大小相符或略小	难免流产
123	妊娠＜ 28 周＋腹痛、阴道流血＋宫口开＋子宫小于孕周＋胚胎组织部分排出	不完全流产
124	妊娠＜ 28 周＋腹痛、阴道流血＋宫口闭＋子宫恢复正常大小＋胚胎组织全部排出	完全流产
125	死胎在宫内没有排出，最危险的并发症是 DIC	稽留流产
126	异位妊娠最常见的好发部位	输卵管壶腹部
127	异位妊娠最主要的原因	输卵管炎症
128	输卵管妊娠流产多见于	壶腹部妊娠
129	输卵管妊娠破裂多见于	峡部妊娠
130	异位妊娠破裂时，最简单可靠的诊断方法	阴道后穹窿穿刺抽出不凝血
131	停经、一侧下腹疼痛、阴道流血、休克与晕厥＋宫颈抬举痛＋阴道后穹窿穿刺抽出不凝血	异位妊娠
132	妊高症最基本的病理改变	全身小动脉痉挛
133	妊高症的临床表现	高血压、蛋白尿、水肿
134	妊娠 20 周后出现 BP ≥ 140/90mmHg，尿蛋白≥ 0.3g/24h	轻度子痫前期
135	妊娠 20 周后出现 BP ≥ 160/110mmHg，尿蛋白≥ 2.0g/24h	重度子痫前期
136	妊高症的处理原则	镇静、解痉、降压、利尿、适时终止妊娠
137	治疗子痫前期和子痫的首选解痉药物	硫酸镁
	使用硫酸镁时，应重点观察	膝腱反射必须存在；呼吸不少于 16 次 / 分；尿量每 24h 不少于 600ml 或每小时不少于 25ml

续表

序号	题眼 / 关键词	答案
138	硫酸镁中毒首先表现为	膝反射减弱或消失
139	硫酸镁中毒的解救药物	10% 的葡萄糖酸钙（10ml 静脉推注 3min 以上）
140	子痫患者抽搐时的护理	首选保持呼吸道通畅，其次防止外伤（尤其不能按压肢体防骨折）
141	胎盘早剥主要的病理改变	底蜕膜出血形成血肿
142	妊高症病史＋腹痛＋伴或不伴阴道流血＋子宫硬如板状	胎盘早剥
143	胎盘早剥首选检查	B 超
144	胎盘早剥的治疗原则	及时终止妊娠
145	妊娠 28 周后出现无诱因、无痛性反复阴道流血	前置胎盘
146	前置胎盘首选检查	B 超
147	前置胎盘患者，若妊娠不足 36 周，或胎儿体重＜ 2300g，出血少，孕妇全身情况良好，胎儿存存活。治疗原则为	期待疗法至足月
148	前置胎盘患者，若发生大出血休克，或妊娠已近足月或临产者	及时终止妊娠
149	妊娠满 28 周至不满 37 足周之间分娩者	早产
150	宫颈内口松弛者行宫颈内口缝合术的时间	妊娠 14 ～ 16 周时
151	妊娠达到或超过 42 周尚未分娩者	过期妊娠
152	羊水过多者，一次放羊水不超过	1500ml
153	妊娠患者血容量最高的 3 个时期	妊娠 32 ～ 34 周、分娩期第二产程、产后 3 天内（尤其产后 24h 内）
154	是否可以妊娠最重要的依据	心功能分级
155	心功能在Ⅲ级或以上的妊娠期患者	妊娠 12 周前行人工流产术
156	心功能Ⅰ～Ⅱ级孕妇的分娩原则	可阴道分娩，应缩短第二产程，可用产钳术或胎头吸引术给予阴道助产
157	心功能Ⅲ～Ⅳ级孕妇的分娩原则	剖宫产终止妊娠
158	心功能Ⅲ级或以上者，产褥期的原则	不宜哺乳，应及时回乳；不宜再妊娠者，产后 1 周行绝育术
159	妊娠期糖尿病患者，控制血糖采用	胰岛素（不宜口服降糖药物）

续表

序号	题眼 / 关键词	答案
160	妊娠期糖尿病患者的新生儿的处理原则	无论新生儿体重大小均按早产儿护理。新生儿娩出 30min 后定时滴服 25% 葡萄糖液防止低血糖
161	分娩后仍需使用胰岛素治疗的患者，胰岛素用量应减少至分娩期前的	1/3 ～ 1/2
162	妊娠期最常见的贫血类型	缺铁性贫血
163	妊娠合并贫血的孕妇补充铁剂首选的方式	口服制剂
164	协调性宫缩乏力的处理原则	应用缩宫素
165	不协调性宫缩乏力的处理原则	给予适当的镇静剂（吗啡或哌替定）
166	急产是指总产程不超过	3h
167	产妇宫缩间歇期短或无间歇，烦躁不安、持续腹痛、拒按，胎方位不清，胎心音不清，出现病理性缩复环，诊断为	强直性子宫收缩
168	强直性子宫收缩的处理原则	给予宫缩抑制剂
169	从临产规律宫缩开始至宫口开大 6cm，称为潜伏期。若初产妇＞ 20h，经产妇＞ 14h，称为	潜伏期延长
170	宫口开大 6cm 至宫口开全，称活跃期。活跃期宫颈口扩张速度＜ 0.5cm/h 为	活跃期延长
171	滞产是指总产程超过	24h
172	入口平面狭窄，其他平面正常，常见于	单纯扁平骨盆
173	入口平面各径线正常，中骨盆及出口平面狭窄，常见于	漏斗骨盆
174	骨盆每个平面径线均小于正常值 2cm 或更多，常见于	均小骨盆
175	轻度头盆不称者的护理原则	严密监护下可试产，试产时间 2 ～ 4h
176	下腹部压痛＋血尿＋子宫病理缩复环形成＋胎心率改变	先兆子宫破裂
177	孕妇突感有较多液体自阴道流出，肛诊检查触及不到羊膜囊，阴道流出液 pH ≥ 6.5	胎膜早破
178	胎膜早破时产妇采取的体位	抬高臀部，头低足高位，预防脐带脱垂

续表

序号	题眼 / 关键词	答案
179	胎膜早破患者，若有脐带先露或脐带脱垂，处理原则为	数分钟内结束分娩
180	产后出血指胎儿娩出后 24h 内出血量	≥ 500mL
181	产后出血最常见的病因	子宫收缩乏力
182	产后阴道流血＋子宫轮廓不清，松软如袋状，摸不到宫底或宫底升高，病因为	子宫收缩乏力
183	急产 / 胎头过大＋阴道流鲜红色血液，能自凝，病因为	软产道裂伤
184	产后阴道流血，血不凝，病因为	产妇凝血功能障碍
185	分娩过程中突然出现呛咳、气急、烦躁不安、呼吸困难、发绀，甚至休克、昏迷	羊水栓塞
186	产褥感染最主要的病原体	厌氧菌
187	产后 1 周出现寒战、弛张热，下肢持续性疼痛、水肿，皮肤发白（股白肿）	下肢血栓性静脉炎
188	产褥感染采取的体位	半卧位，可促进恶露引流，炎症局限，防止扩散
189	晚期产后出血最常见的原因	胎盘、胎膜残留
190	阴道毛滴虫适宜的 pH 值	5.2 ～ 6.6
191	老年性阴道炎发生的原因	卵巢功能减退导致雌激素水平降低
192	稀薄泡沫状白带	滴虫阴道炎
193	干酪样或豆渣样白带	外阴阴道假丝酵母菌病
194	稀薄淡黄色或血性白带	老年性阴道炎
195	滴虫性阴道炎的阴道用药	1% 乳酸或 0.5% 醋酸溶液
196	外阴阴道假丝酵母菌病的阴道用药	2% ～ 4% 碳酸氢钠溶液
197	老年性阴道炎用药	① 1% 乳酸或 0.5% 醋酸液 ②雌激素替代疗法
198	滴虫阴道炎的治愈标准	每次月经干净后复查 1 次，连续 3 次检查均为阴性
199	慢性子宫颈炎最常见的病理改变	宫颈糜烂
200	慢性子宫颈炎的主要表现	分泌物增多
201	慢性子宫颈炎的治疗原则	局部治疗为主
202	盆腔炎最常见的是	输卵管炎及输卵管卵巢炎
203	急性盆腔炎主要的治疗手段	抗生素治疗

续表

序号	题眼 / 关键词	答案
204	尖锐湿疣的病原体	人乳头瘤病毒
205	淋病的病原体	革兰氏阴性淋病奈瑟菌
206	淋病的首选药	第三代头孢菌素
207	梅毒的病原体	苍白螺旋体
208	梅毒的首选药	青霉素
209	获得性免疫缺陷综合征最主要的传播途径	性交传播
210	无排卵性功血的好发人群	青春期与绝经过渡期妇女
211	排卵性功血的好发人群	生育期妇女
212	无排卵性功血最常见的症状	月经周期紊乱，经期长短不一，经量多少不一（三乱）
213	有排卵性功血患者，若黄体功能不足，表现为	月经周期缩短
214	有排卵性功血患者，若子宫内膜不规则脱落，表现为	月经周期正常，经期延长
215	测定有无排卵最简单易行的方法	基础体温测定
216	青春期无排卵性功血的治疗原则	止血（首选方法）、调整月经周期、促使排卵
217	绝经期无排卵性功血的治疗原则	止血、调整月经周期、防止内膜病变
218	继发性闭经是指月经初潮后，因某种病理性原因停经在	6 个月以上
219	最常见的继发性闭经	下丘脑性闭经
220	原发性痛经主要与哪种物质的增加有关	前列腺素（PG）
221	围绝经期综合征最常见的症状	月经改变
222	滋养细胞呈不同程度增生，间质水肿。病变局限于宫内，不侵入肌层，无远处转移	葡萄胎
223	滋养细胞呈不同程度增生，间质水肿。病变侵入子宫肌层，或转移至近处远处器官	侵蚀性葡萄胎
224	绒毛膜癌与侵蚀性葡萄胎的主要区别	绒毛膜癌无绒毛结构
225	停经＋阴道流血＋子宫异常增大变软＋卵巢黄素化囊肿＋ B 超宫腔落雪状	葡萄胎

续表

序号	题眼 / 关键词	答案
226	侵蚀性葡萄胎 / 绒毛膜癌最常见的转移部位	肺
227	葡萄胎一经诊断，处理原则为	立即行清宫术
228	侵蚀性葡萄胎 / 绒毛膜癌的治疗原则	化疗为主，手术为辅
229	葡萄胎清宫术后，应避孕	1 年
230	葡萄胎清宫术后最佳的避孕方法	阴茎套
231	化疗药物最常见和最严重的副反应	造血功能障碍
232	妇科腹部手术备皮范围	上起剑突下缘，下至两大腿上 1/3，左右到腋中线
233	出现接触性出血，即性交后或妇科检查后出血	宫颈癌
234	宫颈癌筛查	宫颈脱落细胞学检查
235	宫颈癌确诊检查	宫颈和宫颈管活体组织检查
236	与子宫肌瘤的发生关系最大的是	雌激素的长期刺激
237	按照肌瘤与子宫肌层的位置关系，子宫肌瘤最常见的类型是	肌壁间肌瘤
238	较大的肌壁间肌瘤和黏膜下肌瘤最常见的症状	月经改变（月经量多，经期延长）
239	子宫肌瘤，小于 2 个月妊娠子宫大小，症状不明显者或较轻，近绝经期者，治疗原则为	药物治疗
240	绝经后阴道流血	子宫内膜癌
241	子宫内膜癌确诊检查	分段诊断性刮宫
242	继发性进行性痛经	子宫内膜异位症
243	诊断子宫内膜异位症的最佳方法	腹腔镜检查
244	死亡率为妇科恶性肿瘤之首位	卵巢癌
245	卵巢生殖细胞肿瘤最常见的为	成熟畸胎瘤
246	外阴、阴道创伤的主要原因	分娩
247	宫颈脱出阴道口但宫体仍在阴道内	Ⅱ度轻型子宫脱垂
248	宫颈及部分宫体脱出阴道口	Ⅱ度重型子宫脱垂
249	子宫脱垂非手术治疗适用于	Ⅰ度子宫脱垂
250	女性不孕因素中最常见的是	输卵管因素
251	女性不孕因素中根本原因是	卵巢无排卵

续表

序号	题眼 / 关键词	答案
252	适用于女性输卵管堵塞的生殖技术	体外受精及胚胎移植
253	主要适用于男性不育的辅助生殖技术	人工授精
254	目前我国育龄妇女的主要避孕措施	宫内节育器（IUD）
255	能达到避孕和防止性疾病传播的措施	避孕套
256	复方短效口服避孕药的用法	自月经周期第 5 天起，每晚 1 片，连服 22 天不间断，若漏服于次晨补服 1 片
257	复方短效口服避孕药的不良反应	类早孕反应、月经改变、体重增加、色素沉着
258	妊娠 7 周内终止妊娠的方法	药物流产（米非司酮＋米索前列醇）
259	妊娠 10 周以内者终止妊娠的方法	负压吸引术
260	妊娠 10 ～ 14 周者终止妊娠的方法	钳刮术
261	妊娠 14 ～ 28 周者终止妊娠的方法	沙吖啶引产和水囊引产
262	人工流产术中，受术者出现面色苍白、出汗、心率缓慢，应考虑为	人工流产综合征
263	人工流产术中，受术者感到下腹部撕裂样疼痛，术者探测宫腔有“无底”感觉，应考虑为	子宫穿孔
264	人工流产术后 2 周仍有阴道流血，量较多，应考虑为	吸宫不全

第五篇 儿科护理学

序号	题眼 / 关键词	答案
1	新生儿期	出生后脐带结扎→生后满 28 天
2	围生期	胎龄满 28 周→出生后 7 日
3	婴儿期	出生→满 1 周岁
4	生长发育最迅速的时期	婴儿期
5	易发生意外伤害和中毒的时期	幼儿期
6	小儿生长发育的规律	生长发育的连续性和阶段性；各系统器官发育的不平衡性；生长发育的顺序性；生长发育的个体差异性
7	出生后第一年和青春期生长发育最迅速，体现的是	生长发育的连续性和阶段性
8	神经系统发育早、生殖系统发育晚、淋巴系统发育先快后慢，体现的是	各系统器官发育的不平衡性
9	小儿生长发育由上到下，由近到远、由粗到细、由低级到高级、由简单到复杂，体现的是	生长发育的顺序性
10	小儿生长发育的影响因素	遗传、环境因素
11	反映儿童体格生长及营养状况最易获得的敏感指标	体重
12	3～12 月龄体重计算	体重（kg）=［年龄（月）＋9］/2
13	1～6 岁体重计算	体重（kg）= 年龄（岁）×2＋8
14	新生儿出生的身高	50cm
15	1 岁时身高	75cm
16	1 岁时头围	45～47cm（平均 46cm）
17	2 岁时头围	47～49cm（平均 48cm）
18	胸围等于头围的月龄	12 个月（约 46cm）
19	乳牙出齐的年龄	3 岁
20	2 岁内乳牙数目	月龄 -（4～6）
21	前囟正常闭合的时间	1～1.5 岁时闭合，最迟不超过 2 岁
22	前囟迟闭、过大见于	佝偻病、先天性甲状腺功能减低

续表

序号	题眼 / 关键词	答案
23	前囟早闭、过小见于	小脑畸形
24	前囟饱满见于	颅内压增高，如脑积水、脑肿瘤、脑出血、脑炎等
25	前囟凹陷见于	极度消瘦或脱水者
26	能发“爸爸”“妈妈”的月龄	7～8个月
27	小儿辅食添加的原则	循序渐进、由少到多、由稀到稠、由细到粗、由一种到多种
28	4～6月龄能添加的辅食	蛋黄、菜泥、水果泥
29	7～9月龄能添加的辅食	饼干、全蛋、肝泥、肉末
30	卡介苗的注射方式	皮内注射
31	卡介苗的注射部位	上臂三角肌中部略下处
32	卡介苗的注射时间	出生时
33	乙肝的注射方式	肌肉注射
34	乙肝的注射部位	上臂三角肌
35	乙肝的注射时间	0、1、6月龄
36	百白破初种的时间	3、4、5月龄（初种）
37	脊髓灰质炎初种的时间	2、3、4月龄（初种）
38	脊髓灰质炎的接种方式	冷开水口服
39	接种疫苗后，出现烦躁不安、面色苍白、四肢湿冷、呼吸困难，提示	过敏性休克
40	新生儿出生体重＜2500g者	低出生体重儿
41	新生儿出生体重＜1500g者	极低出生体重儿
42	新生儿出生体重＜1000g者	超低出生体重儿
43	新生儿出生体重＞4000g者	巨大儿
44	新生儿呼吸的主要方式	腹式呼吸（40次/分）
45	新生儿心率正常范围	120～140次/分
46	足月儿平均血压	70/50mmHg
47	新生儿易发生溢乳的原因	胃贲门括约肌松弛，幽门括约肌较紧张，胃呈水平位
48	能够通过胎盘的免疫球蛋白	IgG
49	出生时存在逐渐消失的神经反射	觅食反射、拥抱反射、握持反射、吸吮反射、交叉伸腿反射

续表

序号	题眼 / 关键词	答案
50	出生时存在永不消失的神经反射	角膜反射、瞳孔对光反射、结膜反射、吞咽反射
51	足月新生儿病室的温湿度	温度 22 ～ 24℃，湿度 55% ～ 65%
52	新生儿出生后哺乳的原则	按需哺乳
53	新生儿的特殊生理状态	生理性体重下降、生理性黄疸、生理性乳腺肿大、假月经、马牙、螳螂嘴、粟粒疹
54	生理性体重下降，体重降低一般不超过	10%
55	生理性体重下降恢复到出生体重所需的时间	生后 10 日左右
56	生理性黄疸出现的时间	生后 2 ～ 3 日
57	新生儿出现假月经的原因	雌激素突然中断引起
58	新生儿的特殊生理状态的处理方式	一般不需处理
59	早产儿易发生肺透明膜病的原因	肺泡表面活性物质少
60	早产儿为预防出血，应采取的措施	出生后肌内注射维生素 K_1，连用 3d
61	Apgar 评分从哪几个方面进行评估	皮肤颜色、心率、弹足底或插胃管反应、肌张力、呼吸
62	Apgar 评分 4 ～ 7 分，提示	轻度窒息
63	Apgar 评分 0 ～ 3 分，提示	重度窒息
64	新生儿窒息的首要措施	立即清除口鼻、咽部黏液及羊水，保持呼吸道通畅
65	新生儿窒息复苏的顺序	A（呼吸道通畅）B（建立呼吸）C（维持循环）D（药物治疗）E（评价）
66	新生儿缺血缺氧性脑病的主要表现	意识改变及肌张力变化
67	新生儿缺血缺氧性脑病，控制惊厥首选	苯巴比妥
68	新生儿缺血缺氧性脑病，治疗脑水肿可用	呋塞米静脉推注
69	新生儿颅内出血的主要原因	缺氧或产伤（足月儿多见）
70	新生儿颅内出血部位最有效的辅助检查	脑 CT 检查
71	新生儿颅内出血的护理原则	尽可能减少搬动和不必要的护理，避免刺激
72	生后 2 ～ 3 天出现，只有轻微黄疸，一般情况良好、食欲和睡眠正常，提示为	生理性黄疸

续表

序号	题眼 / 关键词	答案
73	生后 24 小时内出现，黄疸程度重；进展快；持续时间长；退而复现；一般情况较差	病理性黄疸
74	生理性黄疸的发病时间及持续时间	足月儿出生后 2 ～ 3 天出现，4 ～ 5 天达高峰，5 ～ 7 天消退，最迟不超过 2 周
75	病理性黄疸的发病时间及持续时间	生后 24 小时内出现，足月儿＞ 2 周，早产儿＞ 4 周，黄疸退而复现
76	哪种血型容易出现新生儿溶血从而导致病理性黄疸	母亲为 O 型，新生儿 A 型或 B 型
77	母乳喂养后 4 ～ 5d 出现黄疸，持续升高，2 ～ 3 周达高峰，1 ～ 3 个月逐渐消退。患儿一般状态良好，停喂母乳 3 日黄疸明显下降，原因可能是	母乳性黄疸
78	黄疸生后 1 ～ 3 周出现，粪便呈白陶土色，原因可能是	先天性胆道闭锁
79	黄疸患儿光照疗法时应注意	患儿全身裸露，禁止在皮肤上涂粉剂和油类；用尿布遮盖会阴部，佩戴遮光眼罩；单面光照疗法每 2 小时翻身一次
80	红细胞 G-6-PD 缺陷导致病理性黄疸的患儿需注意	忌食蚕豆及其制品，患儿衣物保管时勿放樟脑丸
81	新生儿肺透明膜病的病因	缺乏肺表面活性物质
82	抽取羊水测卵磷脂（PL）和鞘磷脂（S）的比值低于 2 ：1，提示	胎儿肺发育不成熟
83	新生儿肺透明膜病的给氧方式	尽早使用持续气道正压通气（CPAP）
84	新生儿败血症细菌侵入的门户	未愈合的脐部
85	患儿早期出现精神和食欲欠佳、哭声减弱，有时伴发热，迅速发展为精神萎靡、嗜睡、拒乳、不哭、不动，血培养阳性，提示可能是	新生儿败血症
86	新生儿败血症不宜选用的退热方式	不宜用退热药、乙醇拭浴、冷盐水灌肠等刺激性强的方法
87	新生儿寒冷损伤综合征的病因	寒冷、早产、低体重、感染和窒息

续表

序号	题眼 / 关键词	答案
88	新生儿寒冷损伤综合征皮肤硬肿的顺序	小腿→大腿外侧→下肢→臀部→面颊→上肢→全身
89	新生儿寒冷损伤综合征治疗的关键	复温（循序渐进，逐渐复温）
90	婴儿营养不良的主要原因	喂养不当
91	营养不良患儿的早期表现	体重不增
92	营养不良患儿皮下脂肪消耗的顺序	腹部→躯干→臀部→四肢→面部
93	营养不良患儿最容易出现的并发症	低血糖
94	苯丙酸诺龙的作用	促进蛋白质的合成
95	小儿肥胖症是指体重超过正常标准体重的	20% 以上
96	轻度肥胖是指体重超过正常标准体重的	20% ～ 29%
97	中度肥胖是指体重超过正常标准体重的	30% ～ 49%
98	重度肥胖是指体重超过正常标准体重的	50% 以上
99	小儿肥胖症的治疗要点	控制饮食，加强运动
100	维生素 D 缺乏性佝偻病最常见的原因	日光照射不足
101	体内维生素 D 的主要来源	皮肤内 7- 脱氢胆固醇经紫外线照射生成
102	患儿出现神经、精神症状，如易激惹、烦躁、睡眠不安、夜间啼哭，出现枕秃，提示为	维生素 D 缺乏性佝偻病初期
103	患儿出现颅骨软化、方颅或鞍形颅、手镯或脚镯、肋骨串珠、郝氏沟、“鸡胸”或“漏斗胸”	维生素 D 缺乏性佝偻病激期
104	佝偻病患儿 6 个月内易出现的骨骼畸形	颅骨软化
105	佝偻病患儿 7 ～ 8 个月内易出现的骨骼畸形	方颅或鞍形颅
106	为预防维生素 D 缺乏性佝偻病，新生儿生后 2 周起每日补充维生素的量是	400 ～ 800IU
107	惊厥＋手足抽搐＋喉痉挛发作＋总血钙低于 1.75 ～ 1.88mmol/L，提示为	维生素 D 缺乏性手足搐搦症
108	维生素 D 缺乏性手足搐搦症的治疗要点	止惊—补钙—补维生素 D
109	维生素 D 缺乏性手足搐搦症患儿补充 10% 葡萄糖酸钙时需注意	缓慢推注，在 10min 以上
110	新生儿出现生理性流涎的时间	5 ～ 6 个月

续表

序号	题眼 / 关键词	答案
111	新生儿胃容量约为	30 ～ 60ml
112	患儿口腔黏膜表面出现白色或灰白色乳凝块样物，不宜擦去，不痛，不流涎，提示	鹅口疮
113	鹅口疮的致病菌	白色念珠菌
114	鹅口疮患儿清洁口腔所用溶液	2% 碳酸氢钠溶液
115	患儿口腔黏膜表面有纤维性炎性渗出物形成的灰白色假膜，易拭去，拒食、流涎，提示	溃疡性口腔炎
116	溃疡性口腔炎患儿清洁口腔所用溶液	3% 过氧化氢溶液或 0.1% 依沙吖啶
117	具有传染性的小儿口炎	疱疹性口腔炎
118	患儿口腔黏膜早期呈散在或成簇的小水疱，水疱破溃形成溃疡，溃疡面覆盖黄白色膜样渗出物，拒食、流涎发热	疱疹性口腔炎
119	口炎患儿疼痛较重者，进食前局部涂	2% 利多卡因
120	鹅口疮患儿使用过的物品应浸泡在	5% 碳酸氢钠溶液
121	口炎患儿应先清洗口腔再涂药，涂药后嘱患儿闭口多久	10min（其间勿立即漱口、饮水、进食）
122	急性腹泻是指病程在	2 周内
123	慢性腹泻是指病程在	2 个月以上
124	迁延性腹泻是指病程在	2 周～ 2 个月
125	秋季腹泻的病原体	轮状病毒
126	夏季腹泻的病原体	大肠杆菌
127	重型腹泻与轻型腹泻的主要区别	是否有水、电解质紊乱，酸碱失衡及全身中毒症状
128	腹泻患儿体重减轻＜ 5%，精神稍差，前囟、眼窝稍凹陷，眼泪少，尿量稍减少，提示脱水程度为	轻度脱水（稍）
129	腹泻患儿体重减轻 5% ～ 10%，精神萎靡、烦躁，前囟、眼窝明显凹陷，干、弹性差，眼泪明显减少，尿量明显减少，提示脱水程度为	中度脱水

续表

序号	题眼 / 关键词	答案
130	腹泻患儿体重减轻＞10%，出现昏睡或昏迷，精神稍差，前囟、眼窝深凹陷，皮肤干、弹性极差，眼泪无，尿量无，有明显休克，提示脱水程度为	中度脱水（极）
131	脱水类型的主要依据	钠离子浓度
132	口服补液盐（ORS 液）适用于	轻、中度脱水无明显呕吐者
133	ORS 液的张力	1/2 张
134	母乳喂养患儿出现腹泻，饮食调整包括	继续母乳喂养，暂停辅食，缩短每次哺乳的时间，少量多次哺乳
135	腹泻患儿呕吐严重者应	暂禁食 4 ～ 6h（不禁水）
136	补液后若患儿皮肤弹性及眼窝凹陷恢复，提示	脱水已纠正
137	腹泻患儿补液后出现尿量多而脱水未纠正，提示	输入的液体中葡萄糖液比例过高
138	腹泻患儿补液后出现眼睑水肿，提示	输入的液体中电解质溶液比例过高
139	等渗性脱水补液首选	1/2 张含钠液
140	1/2 张含钠液常见的有	1 ∶ 1 液或 2 ∶ 3 ∶ 1 液
141	若临床判断脱水性质有困难，可先按	等渗脱水处理
142	重度脱水或有周围循环衰竭者，应首先静脉推注或静脉快速滴入	2 ∶ 1 等张含钠液
143	轻度脱水，补液量为	90 ～ 120ml/kg
144	中度脱水，补液量为	120 ～ 150ml/kg
145	重度脱水，补液量为	150 ～ 180ml/kg
146	小儿腹泻的补液原则	先盐后糖、先浓后淡、先快后慢、见尿补钾、抽搐补钙
147	腹痛＋腹泻＋腹胀＋赤豆汤样便或红色果酱样便＋不固定压痛，提示为	急性坏死性小肠结肠炎
148	婴幼儿鼻咽炎易引起中耳炎的原因	婴幼儿咽鼓管较短、宽、直，且呈水平位
149	异物易坠入右侧支气管的原因	右侧支气管较粗、短、直
150	新生儿的呼吸频率	40 ～ 45 次 / 分
151	婴幼儿易患呼吸道感染与体内哪种免疫球蛋白含量低有关	分泌型 IgA（SIgA）

续表

序号	题眼 / 关键词	答案
152	急性上呼吸道感染最常见的病原体	病毒
153	疱疹性咽峡炎的病原体	柯萨奇 A 组病毒
154	咽 - 结合膜热的病原体	腺病毒
155	若新生儿体温＜ 38.5℃，应该采取的降温措施	松解包被、多喂水，降低体温
156	发热＋犬吠样咳嗽＋声音嘶哑＋吸气性喉鸣和三凹征，提示为	急性感染性喉炎
157	咳嗽为主，初为干咳，一般无气促和发绀；肺部可闻及不固定、散在的干、湿啰音；肺部 X 线无异常或有肺纹理增粗	急性支气管炎
158	急性肺炎是指病程	＜ 1 个月
159	慢性肺炎是指病程	＞ 3 个月
160	迁延性肺炎是指病程	1 ～ 3 个月
161	重症肺炎与轻症肺炎的主要区别	有无出现循环、神经和消化等其他系统受累表现
162	刺激性干咳＋肺部体征不明显、中毒症状不重＋症状与体征不成正比	支原体肺炎
163	易并发脓胸、脓气胸的肺炎	金黄色葡萄球菌肺炎
164	肺炎＋①呼吸加快（＞ 60 次 / 分）；②心率增快（＞ 180 次 / 分）；③突然烦躁不安、面色苍白或发绀；④心音低钝、奔马律、颈静脉怒张；⑤肝脏迅速增大	肺炎合并心衰
165	肺炎＋病情突然加重，体温持续不降或退而复升，呼吸困难，面色青紫，烦躁不安	脓胸或脓气胸
166	肺炎患儿鼻导管给氧的氧流量	0.5 ～ 1L/min
167	心脏形成的关键期	2 ～ 8 周
168	新生儿心尖搏动的位置	左侧第 4 肋间隙锁骨中线外
169	新生儿的心率	120 ～ 140 次 / 分
170	1 岁内的心率	110 ～ 130 次 / 分
171	2 岁以后小儿的血压计算	收缩压＝年龄 ×2 ＋ 80mmHg；舒张压为收缩压的 2/3
172	小儿高血压是指收缩压高于标准血压	20mmHg

续表

序号	题眼 / 关键词	答案
173	小儿低血压是指收缩压低于标准血压	20mmHg
174	属于左向右分流型（潜伏青紫型）的先心病	房间隔缺损、室间隔缺损、动脉导管未闭
175	属于右向左分流型（青紫型）的先心病	法洛四联症
176	先天性心脏病中最常见的是	室间隔缺损
177	差异性发绀（下肢和左上肢青紫，右上肢正常）＋周围血管征阳性	动脉导管未闭
178	消瘦、乏力、肺淤血＋X线肺门舞蹈症＋胸骨左缘第2～3肋间可闻及Ⅱ～Ⅲ级收缩期喷射性杂音	房间隔缺损
179	消瘦、乏力、肺淤血＋艾森曼格综合征＋胸骨左缘第3～4肋间闻及Ⅲ～Ⅳ级全收缩期反流性杂音	室间隔缺损
180	法洛四联症的病理改变	肺动脉狭窄、右心室肥厚、室间隔缺损、主动脉骑跨
181	青紫＋蹲踞症状＋杵状指＋脑缺氧发作＋胸骨左缘第2～4肋间闻及Ⅱ～Ⅲ级收缩期喷射性杂音＋X线心影呈“靴形”	法洛四联症
182	法洛四联症最突出的表现	青紫
183	法洛四联症患儿最易出现的并发症	脑血栓
184	明确诊断法洛四联症的检查	超声心动图
185	法洛四联症患儿缺氧发作时的体位	膝胸卧位
186	法洛四联症患儿血液黏稠度高，易形成血栓，为了预防血栓，应该注意	供给充足液体，必要时可静脉输液
187	法洛四联症患儿为了预防感染，做小手术拔牙时，应注意	给予抗生素预防感染，防止感染性心内膜炎的发生
188	婴儿的正常尿量	400～500ml/d
189	急性肾小球肾炎的致病菌	A组β溶血性链球菌
190	急性肾小球肾炎的临床表现	血尿、水肿、少尿、高血压
191	急性肾小球肾炎患儿可下床轻微活动的指标	水肿消退、血压降至正常、肉眼血尿消失
192	急性肾小球肾炎患儿可上学的指标	红细胞沉降率正常
193	急性肾小球肾炎患儿恢复正常活动的指标	Addis计数正常

续表

序号	题眼 / 关键词	答案
194	急性肾小球肾炎＋突然出现血压升高，剧烈头痛、呕吐、一过性失明、惊厥等，提示	高血压脑病
195	小儿肾病综合征最常见的类型	单纯性肾病
196	单纯性肾病的表现	蛋白尿、低蛋白血症、高度水肿、高脂血症
197	小儿肾病综合征最常见的并发症和引起死亡的原因	感染
198	小儿肾病综合征的首选药	糖皮质激素（泼尼松）
199	暴发型化脓性脑膜炎的致病菌	脑膜炎奈瑟菌
200	化脓性脑膜炎最常见的并发症	硬脑膜下积液（颅骨透照试验阳性和诊断性穿刺即可明确诊断）
201	化脓性脑膜炎患儿出现“落日眼”、头围增大、颅骨裂开，提示出现了	脑积水
202	化脓性脑膜炎的脑脊液特点	外观混浊或稀米汤样，白细胞数多于 1000×10^6/L，以中性粒细胞为主，蛋白定量显著增高，糖和氯化物下降
203	小儿结核病中最严重的类型	结核性脑膜炎
204	结核性脑膜炎脑膜刺激期（中期）最主要和常见的体征	脑膜刺激征阳性（颈项强直、凯尔尼格征、布鲁津斯基征）
205	结核性脑膜炎的脑脊液特点	外观透明或呈毛玻璃样。白细胞总数（50 ～ 500）$\times10^6$/L，淋巴细胞占 0.70 ～ 0.80；蛋白定量增加，其中糖和氯化物含量降低，是典型改变
206	病毒性脑膜炎的主要病原体	肠道病毒（柯萨奇病毒、埃克病毒）
207	病毒性脑膜炎的脑脊液特点	外观无色透明，压力增高。早期中性粒细胞增高，后期淋巴细胞为主，蛋白质轻度增加，糖和氯化物一般在正常范围
208	脑性瘫痪最常见的类型	痉挛型脑瘫
209	患儿双腿呈剪刀步态，足跟悬空、足尖着地；上肢肘关节和腕关节屈曲，拇指内收，手呈握拳状，提示脑性瘫痪的类型是	痉挛型脑瘫

续表

序号	题眼 / 关键词	答案
210	痉挛型脑瘫的病变部位	锥体束
211	运动不协调和平衡障碍，指鼻试验阳性、肌张力低下，提示脑性瘫痪的类型为	共济失调型脑瘫
212	共济失调型脑瘫的病变部位	小脑
213	脑瘫患儿的治疗的重点	尽早开始功能训练
214	患儿多动、注意力不集中、有攻击行为，提示	注意缺陷多动障碍
215	小儿高热惊厥最常见的病因	颅外感染
216	惊厥发作持续 30min 及以上，或两次发作间期意识不能完全恢复者	惊厥持续状态
217	热性惊厥的特点	大多发生于急骤高热开始后 12 小时之内；发作时间短，在 10 分钟之内，发作后短暂嗜睡；在一次发热性疾病过程中很少连续发作多次，可在以后的发热性疾病中再次发作
218	抗惊厥首选用药	地西泮
219	抗惊厥时最佳的给药途径	静脉注射
220	小儿惊厥健康教育的重点	告知家长惊厥的预防和急救方法
221	风湿热的致病菌	A 组乙型溶血性链球菌
222	舞蹈病＋环形红斑＋心脏炎＋关节炎＋皮下结节	风湿热
223	风湿热最严重的表现	心脏炎
224	风湿热关节炎的特点	主要累及大关节，呈游走性和多发性，不留畸形
225	风湿热的活动指标	红细胞沉降率增快、C 反应蛋白增高
226	控制风湿热复发首选的药物	长效青霉素
227	过敏性紫癜的主要病变	全身小血管炎（主要累及皮肤、胃、肠、关节）
228	过敏性紫癜的首发症状	皮肤紫癜
229	过敏性紫癜关节疼痛、肿胀的特点	呈多发性、游走性，不引起畸形
230	过敏性紫癜的血液检查	血小板计数、出血和凝血时间、血块退缩试验和骨髓检查均正常，毛细血管脆性试验阳性

续表

序号	题眼 / 关键词	答案
231	上呼吸道感染病史＋下肢及臀部出现皮肤紫癜＋毛细血管脆性试验阳性，提示为	过敏性紫癜
232	患儿发热＋皮疹＋指、趾关节水肿、脱屑＋球结膜充血、咽部黏膜充血、杨梅舌＋淋巴结肿大	川崎病（皮肤黏膜淋巴结综合征）
233	川崎病的主要死因	心肌梗死
234	川崎病的首选药物	阿司匹林
235	甲类传染病	鼠疫、霍乱
236	乙类甲管的传染病	新型冠状病毒肺炎、传染性非典型性肺炎、肺性炭疽
237	麻疹主要的传播方式	空气飞沫（呼吸道）
238	麻疹具有传染性的时间	出疹前 5 日至出疹后 5 日，若合并肺炎，可延长至出疹后 10 日
239	对麻疹有早期诊断价值的	第一臼齿对应的颊黏膜处出现白色麻疹黏膜斑（柯氏斑）
240	麻疹出疹的首发部位	耳后、发际
241	麻疹最常见的并发症	支气管肺炎
242	麻疹患儿出疹期间，维持体温应注意	不宜用药物或物理方法降温，如酒精擦浴、冷敷，以免影响透疹
243	接触麻疹的易感儿隔离观察的时间	21 天
244	预防麻疹的措施	对 8 个月以上小儿接种麻疹疫苗
245	水痘具有传染性的时间	出疹前 1 ～ 2 日至疱疹全部结痂
246	水痘的出疹特点	皮疹按斑疹、丘疹、疱疹、结痂的顺序演变，分批出现，同时存在，愈后不留瘢痕；向心性分布，躯干多，四肢少
247	水痘为自限性疾病，一般多久自愈	10 日左右
248	水痘目前的首选药	阿昔洛韦
249	水痘患儿高热时，忌用药物	忌用阿司匹林，以免增加 Reye 综合征的危险
250	幼托机构中若发现水痘患儿，应检疫	3 周
251	猩红热的致病菌	A 组乙型溶血性链球菌

续表

序号	题眼 / 关键词	答案
252	猩红热主要的传播方式	空气飞沫
253	猩红热的出疹特点	皮疹为针尖大小的丘疹，压之褪色，触之有砂纸感，疹间无正常皮肤。特殊体征:“帕氏线”“口周苍白圈”“杨梅舌”
254	猩红热的首选药	青霉素
255	猩红热患儿隔离的时间	呼吸道隔离至症状消失后 1 周，连续咽拭子培养 3 次阴性
256	与猩红热患儿密切接触者需观察多久	7 日
257	流行性腮腺炎主要的传播方式	飞沫传播
258	一侧腮腺肿大，肿大以耳垂为中心，向前、后、下发展，边缘不清，发热、发亮但不红，有疼痛，张口、咀嚼特别是酸性食物会加重胀痛	流行性腮腺炎
259	流行性腮腺炎＋头痛、颈项强直、呕吐、嗜睡、高热，提示出现了	脑膜脑炎
260	流行性腮腺炎患儿减轻疼痛的措施	禁忌酸、辣、硬而干燥的食物；肿胀处可局部冷敷；用茶水或食醋调中药如意金黄散敷于患处，防止干裂引起疼痛；同时多喝水，用温盐水漱口，防止感染
261	流行性腮腺炎患儿隔离的时间	一般呼吸道隔离至腮腺肿大完全消退后 5 日为止
262	中毒型细菌性痢疾的主要传播方式	粪 - 口传播
263	早期肠道症状轻＋迅速发生循环衰竭和呼吸衰竭（高热、反复惊厥、嗜睡、昏迷）＋便培养分离出痢疾杆菌，提示为	中毒型细菌性痢疾
264	确诊中毒型细菌性痢疾最直接的证据	便培养分离出痢疾杆菌

第六篇　中医护理学

01 第一章　阴阳学说

chapter01

1 **运动的、外向的、上升的、温热的、无形的、明亮的、兴奋的**都属于**阳**。

2 **静止的、内守的、下降的、有形的、晦暗的、抑制的**都属于**阴**。

3 阴阳的对立制约，指的是阴阳双方之间**相互斗争、相互制约和相互排斥**的关系。

4 **“寒者热之、热者寒之”“阴平阳秘”**都属于阴阳的**对立制约**。

5 阴阳的**互根互用**指的是阴阳双方**相互资生、促进和助长**的关系。

6 **“阳根于阴，阴根于阳，无阳则阴无以生，无阴则阳无以化”**属于阴阳的**互根互用**。

7 **“独阴不生，独阳不长”**属于阴阳的**互根互用**。

8 **“阴在内，阳之守也；阳在外，阴之使也”**属于阴阳的**互根互用**。

9 阴阳的消长平衡，是在一定范围内处于**阴消阳长或阳消因长**的**动态平衡**之中。

10 所谓**“物极必反”**指的是阴阳的相互转化。

11 **“寒极生热，热极生寒”“重阴必阳，重阳必阴”**指的是阴阳的**相互转化**。

02 第二章　五行学说

chapter02

1 在五行的特性当中，**木曰曲直、火曰炎上、土爰稼穑、金曰从革、水曰润下**。

2 具有**生化、承载、受纳**等作用的是**土**。

3 中医五行学说的基本概念指的是木、火、土、金、水。

4 五味指的是酸、苦、甘、辛、咸。

5 五脏指的是肝、心、脾、肺、肾。

6 五官指的是目、舌、口、鼻、耳。

7 五色指的是青、赤、黄、白、黑。

8 五志指的是怒、喜、思、悲、恐。

03 第三章 脏腑

chapter03

1 主宰人的整个生命活动，又称为“君主之官、生之本、五脏六腑之大腑”的是心。

2 心主血脉，主神明。

3 肺有“华盖”之称，肺主气、司呼吸，主通调水道，朝百脉。

4 被称之为后天之本的是脾。

5 被称之为先天之本的是肾。

6 六腑指的是胆、胃、小肠、大肠、膀胱、三焦。

7 胆居六腑之首，又为“奇恒之腑”，主决断。

8 有“太仓”“水谷之海”之称的是胃。

9 奇恒之腑，是脑、髓、骨、脉、胆、女子胞的总称。

10 脑，又名髓海、元神之腑。脑主精神、意识、思维和感觉。

11 女子胞是发生月经和孕育胎儿的器官。

12 心与肺的关系主要体现为气和血的关系。心主血脉，肺主宗气。

13 心与脾的关系主要表现在血液的生成和运行方面的相互作用、相互协同。心主血脉，脾主运化；脾统血。

14 心与肝的关系主要表现在血液和精神情志方面。心主血，推动血液运行；心藏神，主精神活动；肝主疏泄，调畅情志。

15 六腑之间的关系主要体现在食物的消化、吸收和废物排泄过程中的相互联系和密切配合。

16 心与小肠相表里，肺与大肠相表里，脾与胃相表里，肝与胆相表里，肾与膀胱相表里。

04 第四章　气、血、津液

chapter04

1 人体中活力很强、运行不息的极精微物质是气。

2 气是构成人体和维持人体生命活动的基本物质之一。

3 气分为元气、宗气、营气和卫气四种。

4 “血得温则行，得寒则凝”体现的是气的温煦作用。

5 血液循脉而行，而不是溢出脉外，依靠的是气的固摄作用。

6 饮食物可以转化为水谷精微，其理论依据是气化作用。

7 与血液生成最密切的是脾。

8 精神活动的物质基础是血。

9 机体一切正常水液的总称是津液。

10 津液的功能主要包括滋润濡养、充养血脉。

05 第五章　辩证

chapter05

1 八纲指的是阴、阳、表、里、寒、热、虚、实。

2 表证：起病急、病程短、病位浅和病情轻。

3 恶寒发热，苔薄白，脉浮属于表证。

4 患者恶寒重，发热轻，头身疼痛，无汗，脉浮紧，辨证为表寒证。

5 患者发热、恶热、喜冷，口渴欲饮，面赤，烦躁不宁，其属于热证。

6 心悸，失眠多梦，头晕眼花，健忘，面色淡白，唇舌色淡，脉细无力。诊断为心血虚证。

7 心悸，失眠多梦，**口燥咽干，形体消瘦，五心烦热，潮热盗汗，舌红少津，脉细数**。诊断为**心阴虚证**。

8 **情志抑郁**，闷闷不乐，胸胁胀满疼痛，走窜不定，属于**肝气郁结证**。

9 **腰膝酸软**，健忘，失眠，五心烦热，**颧红盗汗，骨蒸潮热**，属于**肾阴虚证**。

06 第六章 防治原则

chapter06

1 **“见肝之病，知肝传脾，当先实脾”**的治疗原则属于**未病先防**。

2 正治包括**寒者热之，热者寒、虚则补之，实则泻之**。

3 反治包括**热因热用，寒因寒用，塞因塞用，通因通用**。

4 三因制宜指的是**因时制宜、因地制宜、因人制宜**。

5 因时制宜包括**用温远温、用热远热、用凉远凉、用寒远寒**。

07 第七章 中医护理的基本特点和原则

chapter07

1 中医护理的基本特点：**整体观念和辨证施护**。

2 整体观念主要体现：**①人体是一个有机的整体；②人与自然环境的统一性；③人与社会环境的统一性**。

3 正护法：又称为**逆护法**，是指疾病的临床表现和其本质相一致情况下所实施的治疗护理方法。

4 反护法：又称为**从护法**，是指顺从疾病外在表现的假象性质而治的一种治疗护理方法。

08 第八章　中医护理的基本内容

chapter08

1 悲胜怒、恐胜喜、怒胜思、喜胜忧、思胜恐指的是**以情胜情法**。

2 中药的四性指的是**寒、热、温、凉**。

3 中医的五味指的是**酸、苦、甘、辛、咸**。

4 对**胃肠道有刺激性**的药物急消食药，宜**饭后服**。

5 **补益药**宜**空腹**服用。

6 **驱虫药、攻下药**宜**晨起空腹时**服用。

7 **峻下逐水药**宜**晨起空腹**服用。

8 **截疟药**宜在疟疾**发作前的 2 小时**服用。

9 汤药煎煮时，**第一煎**加水以超过药物表面 **3 ～ 5cm** 为宜，**第二煎**加水以超过药物表面 **2 ～ 3cm** 为宜。

10 煎药前多数药物宜**用冷水浸泡**，一般**浸泡半个小时到 1 个小时**为宜。

11 煎药时，一般**先用武火**，煮沸后**改用文火**。

12 入汤剂宜先煎的中药是**附子**。

09 第九章　常用中医护理适宜技术

chapter09

1 耳穴埋丸法夏季的留置时间是 **1 ～ 3 天**，冬季留置 **3 ～ 7 天**。

2 **耳廓局部有炎症、冻疮**或**皮肤溃破者、孕妇**禁用耳穴埋丸法。

3 湿热敷法的作用是**清热解毒、消肿止痛、收敛止痒**等。

4 湿热敷**单次面积不可过大**，应随季节、室温而定，一般**不超过**全身面积的 **1/3**。

5 中药泡洗法，药液温度保持在 **40℃**左右，时间在 **30 分钟**。

6 中药泡洗法的**禁忌证**包括：**①心肺功能障碍；②出血性疾病患者；③孕妇**。

笔记本

笔记本

笔记本

笔记本

笔记本

前言

PREFACE

全国卫生专业技术资格考试——护理学(初级)资格考试实行全国统一组织、统一考试时间、统一考试大纲、统一考试命题、统一合格标准的考试制度。考试内容包括“基础知识”“相关专业知识”“专业知识”“专业实践能力”4个科目。

护理学(初级)资格考试具有点多、面广、题量大、分值小的特点。无论是从事教学工作的老师，还是处于学习阶段的学生，在实际的教学及学习过程中，都需要一套实用性强、有针对性、能够突出考试重点和难点的习题册，以提高复习效果和学习效率，顺利通过考试。

沃米医学护考编写组专业研究全国卫生专业技术考试数十年，本书从科研、教学和趣味的角度减轻考生复习备考的难度，减少复习的时间，不仅利于备考，更能增强实操能力，同时能将更多精力投入到工作和生活中，服务更多患者。

本书编者深入研究考试规律，剖析考试大纲和历年考情，严格依据最新的考试大纲和考试指定教材编写本书，以历年考点为重点，便于考生掌握和巩固学习内容。全书分为4个科目，每个科目含5套必做题，配套解析和拓展知识，标明易错题。本书编者根据历年命题模式编写分层次的训练题目，从基础、进阶、高分、速度、方向的进阶角度复习每一个考点，学一个会一个，学练结合。本书直接把易错难懂的题目用老师上课的角度画出关键信息，理解解题逻辑，逆向总结知识体系，称得上是一本精准的考前练习题库，帮助考生高效备考，提升解题技巧。

本书实用性强，可用于考前复习和自测，助力考生顺利通过考试。尽管力臻完善，但书中难免存在疏漏和不足之处，敬请广大读者多提宝贵意见，以便再版时修订。

编　者

护理学常用缩写

AA	再生障碍性贫血
ac	饭前
AD	阿尔茨海默症
AFP	血清甲胎蛋白
AIDS	艾滋病
ALL	急性淋巴细胞白血病
AMI	急性心肌梗死
AP	急性胰腺炎
ARDS	急性呼吸窘迫综合征
ARF	急性肾衰竭
bid	每日两次
biw	每周两次
BP	血压
CAP	社区获得性肺炎
CCU	心脏重症监护病房
CD	克罗恩病
CGN	慢性肾小球肾炎
CML	慢性粒细胞白血病
COPD	慢性阻塞性肺疾病
Cr	肌酐
CRF	慢性肾衰竭
CT	计算机断层扫描
CVP	中心静脉压
dc	停止
DIC	弥散性血管内凝血
DKA	糖尿病酮症酸中毒
DM	糖尿病
DU	十二指肠溃疡
ECG	心电图

EDC	预产期
EPO	促红细胞生成素
ERCP	逆行胰胆管造影
GS	葡萄糖溶液
gtt	滴
Graves 病	毒性弥漫性甲状腺肿
GU	胃溃疡
H	皮下注射
Hb	血红蛋白
HCG	人绒毛膜促性腺激素
HCM	肥厚性心肌病
HDL	高密度脂蛋白
HIV	获得性免疫缺陷综合征
Hoffmann 征	霍夫曼征
Hp	幽门螺杆菌
HPV	人乳头瘤病毒
HR	心率
hs	睡前
ICH	脑出血
ICU	重症监护病房
ID	皮内注射
IDA	缺铁性贫血
im	肌内注射
ITP	特发性血小板减少性紫癜
iv	静脉注射
ivgtt	静脉滴注
LDL	低密度脂蛋白
LMP	末次月经
MAP	平均动脉压

mPAP	平均肺动脉压
MRI	核磁共振成像
NS	肾病综合征
OGTT	口服葡萄糖耐量试验
P	脉搏
$PaCO_2$	动脉二氧化碳分压
PaO_2	动脉血氧分压
PAWP	肺动脉楔压
pc	饭后
PCWP	肺毛细血管楔压
PEEP	呼气终末正压
PLT	血小板
po	口服
PH	肺动脉高压
PTC	经皮肝穿刺胆管造影
PU	消化性溃疡
qh	每小时一次
qid	每日四次

R	呼吸
RA	类风湿性关节炎
RBC	红细胞
RF	类风湿因子
RR	呼吸频率
SCD	心脏性猝死
SLE	系统性红斑狼疮
sos	必要时
SpO_2	血氧饱和度
st	立即
T	体温
TAT	破伤风
Th	甲状腺激素
TIA	短暂性脑缺血发作
tsh	促甲状腺激素
tid	每日三次
VDH	心脏瓣膜病
WBC	白细胞

CONTENTS

目 录

◎PART 01 基础知识

基础卷：高分必做题（一）

A1/A2 型单项选择题（1～89 题）

答题说明：以下每道考题下面都有 A、B、C、D、E 五个备选答案。请从中选择一个最佳答案。

1. 缺铁性贫血的主要病因是（C）

A. 需要量增加而摄入量不足

B. 铁吸收不良

C. 慢性失血

D. 理化因素

E. 生物因素

原因：
①婴儿是摄入不足。
②手术引起铁吸收不良。
③缺铁性贫血最常见的人群是成人，由慢性失血导致。

2. 临产后的主要产力是（D）

A. 腹肌收缩力

B. 膈肌收缩力

C. 肛提肌收缩力

D. 子宫收缩力

E. 阴道收缩力

主要辅力：
①腹肌及膈肌收缩力是第二产程主要辅力。
②肛提肌收缩力在第二产程协助完成胎头内旋转和仰伸。在第二产程中，宫缩时肛提肌的收缩可协助胎先露在骨盆腔内完成内旋转及仰伸等。

3. 小儿呼吸心搏骤停的主要直接原因是（A）

A. 窒息　　B. 严重外伤

C. 心肌炎　　D. 电解质紊乱

E. 急性失血

成人主要原因是冠心病。

4. 癫痫大发作时护理措施错误的是（E）

A. 扶持患者卧倒

B. 解开患者衣领、衣扣和腰带

C. 在患者上下臼齿间放压舌板

D. 将患者的头部侧向一边

E. 按压抽搐肢体 → 可导致骨折。

5. 慢性胃炎的主要病因是（C）

A. 自身免疫反应

B. 十二指肠液反流

C. 幽门螺杆菌感染

D. 理化因素

E. 机械损伤

慢性胃炎分类：
①慢性胃体胃底胃炎（A 型）：自身免疫导致。
②慢性胃窦胃炎（B 型）：更多见，由 Hp 导致。

6. 以下胎盘功能，与人绒毛膜促性腺激素（HCG）相关的是（E）

A. 气体交换

B. 营养物质供应

C. 排出胎儿代谢产物

D. 防御功能

E. 合成功能

胎盘组成：羊膜、底蜕膜、叶状绒毛膜（口诀：羊吃地下的叶子）。

7. 已证明与白血病发病有密切关系的病毒是（E）

A. DNA 病毒　　B. 柯萨奇病毒

C. 流感病毒　　D. 埃可病毒

E. C 型 RNA 病毒

记忆题

8. 正常脐带中应含有（A）

A. 1 条静脉，2 条动脉

B. 1 条静脉，1 条动脉

C. 2 条静脉，1 条动脉

D. 2 条静脉，2 条动脉

E. 2 条静脉，3 条动脉

①1 条脐静脉（1 个人安静）含氧量高。
②2 条脐动脉（2 个人好动）含氧量低。

9. 老年男性泌尿系统梗阻常见的原因是（E）

A. 包皮过长　　B. 结石、损伤

C. 盆腔内疾病　　D. 先天性畸形

E. 前列腺增生症

①早期：尿频。
②典型：进行性排尿困难。

10. 常温下大脑缺血缺氧持续时间超过多久即可造成不可逆性伤害（B）

A. 1 ~ 3分钟

B. 4 ~ 6分钟

C. 7 ~ 9分钟

D. 10 ~ 12分钟

E. 13 ~ 15分钟

①大于3分钟可出现脑水肿。
②4~6分钟大脑可出现不可逆损伤。

11. 无形失水是指（C）

A. 呼吸排出的水

B. 皮肤蒸发的水

C. 在常态下呼吸与皮肤排水之和

D. 尿

E. 粪中水

无形失水又称为不显性失水，每日约800 mL，包括呼吸蒸发300 mL和皮肤蒸发500 mL。

12. 护士执业注册后才能独立从事护理工作，每次注册的有效期限为（D）

A. 注册后2年内有效

B. 注册后3年内有效

C. 注册后4年内有效

D. 注册后5年内有效

E. 注册后6年内有效

首次护士执业注册须在通过护资考试3年内完成。

13. 呼吸衰竭的常见诱因是（A）

A. 肺部感染　　B. 高热

C. 心率加快　　D. 血压升高

E. 进食过多　诱因多由于感染造成。

14. 浅Ⅱ度烧伤的深处可达（B）

A. 表皮

B. 真皮浅层

C. 真皮深层

D. 全层皮肤

E. 皮下脂肪层

①Ⅰ度：表皮浅层。
②浅Ⅱ度：生发层及真皮乳头层（真皮浅层）。
③深Ⅱ度：真皮深层。
④Ⅲ度：全层皮肤。

15. 急性上呼吸道感染最常见的病菌是（A）

A. 病毒　　B. 细菌

C. 衣原体　　D. 真菌

E. 支原体　（70%~80%由病毒导致。）

16. 引起慢性风湿性心脏瓣膜病的病原菌是（E）

A. 军团菌　　B. 厌氧菌

C. 肺炎链球菌　　D. 流感病毒

E. 溶血性链球菌

慢性风湿性心脏瓣膜病、猩红热、蜂窝织炎、急性肾炎、风湿热均与E项

17. 患者，男，64岁。患慢性支气管炎8年，高血压3年。今晨排便时，突感右胸刀割样疼痛，随即胸闷、呼吸困难，最可能的原因是（D）

A. 低血压

B. 急性胸膜炎

C. 急性心包炎

D. 自发性气胸

E. 心脏神经官能症

排便→胸膜腔压力增加→胸膜破裂→气体进入胸膜腔→肺被压缩→呼吸困难。

18. 引起疱疹性咽峡炎的病原体是（C）

A. 轮状病毒　（秋季腹泻）

B. 埃可病毒

C. 柯萨奇病毒A组

D. 腺病毒3、7型

E. 合胞病毒

①柯萨奇A组病毒——疱疹性咽峡炎。
②柯萨奇B组病毒——病毒性心肌炎。

19. 社区获得性肺炎中最常见的是（B）

A. 支原体肺炎　　B. 肺炎球菌肺炎

C. 军团菌肺炎　　D. 衣原体肺炎

E. 革兰氏阴性杆菌肺炎　（医院获得性肺炎）

20. 休克时反映器官血流灌注最重要的指标是（D）

A. 神志　　B. 血压

C. 脉搏　　D. 尿量

E. 肢体温度

尿量>30 mL/h为休克好转指标。

21. 小儿年龄阶段的划分中，婴儿期是指（B）

A. 出生 ~ 28天　新生儿期

B. 出生 ~ 1岁　婴儿期

C. 2 ~ 3岁

D. 4 ~ 5岁

E. 6 ~ 7岁

22. 婴幼儿急性肾衰竭时少尿的诊断是 24 小时内尿量少于（A）

A. 200 mL

B. 300 mL

C. 400 mL

D. 500 mL

E. 600 mL

婴幼儿：
①少尿：<200 mL/d。
②无尿：<50 mL/d。

23. 出现“熊猫眼征”的颅骨骨折是（B）

A. 颅盖骨折

B. 颅前窝骨折→熊猫眼征、兔眼征和鼻漏。

C. 颅中窝骨折→乳突区瘀斑、耳鼻漏。

D. 颅后窝骨折→耳后及枕下部、咽后壁瘀斑，无脑脊液漏。

E. 颅盖合并颅中窝骨折

24. 人体细胞外液中主要的阳离子是（A）

A. Na^+

B. K^+

C. Ca^{2+}

D. Mg^{2+}

E. NH^+

细胞内液主要为 K^+，细胞外液主要为 Na^+。
口诀：佳人（K^+）主内，男（Na^+）主外。

25. 肾脏的结核感染主要来自（A）

A. 肺结核　　B. 肠结核

C. 骨结核　　D. 脑结核

E. 淋巴结核　肾结核：病灶在肾，病变在膀胱。

26. 患者，女，40 岁。因关节肿痛伴僵硬多年，被诊断为类风湿性关节炎，其发病的相关因素是（E）

A. 遗传因素　　B. 感染因素

C. 环境因素　　D. 化学物理因素

E. 自身免疫因素　记忆题

27. 婴儿开始出现生理性流涎常在生后（B）

A. 1 ~ 2个月　　B. 3 ~ 4个月（开始出现）

C. 5 ~ 6个月（达到高峰）　　D. 7 ~ 8个月

E. 9 ~10个月

28. 新生儿破伤风的感染途径一般为（C）

A. 宫内

B. 产道

C. 脐带

D. 呼吸道

E. 消化道

①致病菌：破伤风梭状杆菌
②表现：全身骨骼肌强直性阵发性痉挛和牙关紧闭、苦笑面容。

29. 患者，女，35 岁。有风湿性心脏病症多年，近日出现胸闷、气促伴下肢水肿，诊断为慢性心力衰竭，慢性心力衰竭最常见的诱因是（B）

A. 严重脱水　　B. 呼吸道感染

C. 严重心律失常　　D. 输液过多、过快

E. 精神过度紧张　其余选项均为诱因，B 项最常见。

30. 慢性心力衰竭的诱因不包括（B）

A. 感染　　B. 心肌炎　病因

C. 分娩　　D. 中重度贫血

E. 气候急剧变化

31. 形成胆红素结石的主要原因是（B）

A. 代谢异常　　B. 反复胆道感染

C. 胆囊功能异常　　D. 致石基因

E. 环境因素　结石和感染互为因果。

32. 猩红热患儿进行病原学检查时，在治疗前多用（C）

A. 大便培养　　B. 尿培养

C. 咽拭子培养　　D. 血培养

E. 皮肤渗出物培养　与 A 组乙型溶血性链球菌有关。

33. 直腿抬高试验阳性时，患者下肢抬高的度数在（A）

A. 60°以内

B. 65°以内

C. 70°以内

D. 75°以内

E. 80°以内

腰椎间盘突出症：
①好发：$L_{4\sim5}$ 与 $L_5 \sim S_1$。
②表现：腰痛及坐骨神经痛。
③体征：直腿抬高试验及加强试验为阳性。

34. 患儿，男，10 个月。被诊断为“化脓性脑膜炎”。今晨出现烦躁不安、喷射性呕吐。查体：右眼斜视，前囟饱满，肌张力增高，呼吸节律不规整。遵医嘱使用甘露醇降低颅内压，下列护理措施中正确的是（D）

加热或震荡待结晶完全溶解后可再用。

A. 发现甘露醇药液有结晶，不能使用

B. 15 分钟内快速静脉输完药液（30 分钟内输完）

C. 可与其他药液经同一静脉通道同时输入 不可与其他药液同时输入。

D. 20% 甘露醇，一般 4 ~8 小时给药一次

E. 不能静脉注射（可静脉注射）

35. 闭合性损伤造成腹腔内出血的常见原因是（D）

A. 肠管破裂

B. 肠系膜损伤

C. 腹膜后血肿

D. 实质性脏器破裂

E. 膀胱破裂

①实质性脏器破裂：以出血为主。
②空腔脏器破裂：以急性腹膜炎为主。

36. 最常见的左向右分流型先天性心脏病是（B）

A. 房间隔缺损 B. 室间隔缺损

C. 动脉导管未闭 D. 法洛四联症

E. 主动脉狭窄

① A、B、C 项为左向右分流。
② D 项为右向左分流。

37. 多器官功能障碍综合征中最常见的首发器官是（B）

A. 心脏 B. 肺脏

C. 肾脏 D. 肝脏

E. 中枢神经系统

记忆题

38. 痰呈黄色提示肺部感染的病原菌是（D）

A. 肺炎杆菌 B. 军团菌

C. 铜绿假单胞菌（痰呈绿色） D. 葡萄球菌（痰呈黄色）

E. 厌氧菌（恶臭味）

39. 各种类型休克早期的共同病理生理改变是（E）

A. 心力衰竭 B. 肾功能衰竭

C. 血压下降 D. 出血倾向

E. 有效循环血量锐减

记忆题

40. 引起甲状腺功能亢进症的主要因素是（D）

A. 病毒感染

B. 理化因素

C. 手术创伤

D. 自身免疫

E. 遗传因素

① 以 Graves 病（毒性弥漫性甲状腺肿）最常见。
② 表现：甲状腺毒症表现、甲状腺肿大、突眼。

41. 继发性闭经是指月经初潮后，因某种病理性原因停经在（A）

A. 6 个月以上 B. 5 个月以上

C. 4 个月以上 D. 3 个月以上

E. 2 个月以上

记忆题

42. 产后出血指胎儿娩出后 24 小时内阴道出血量超过（C）

A. 300 mL B. 400 mL

C. 500 mL D. 600 mL

E. 700 mL

产后出血：阴道分娩者 ≥ 500 mL，剖宫产者 ≥ 1 000 mL。

43. 冠状动脉粥样硬化性心脏病发生心绞痛的原因是（C）

A. 坏死心肌刺激

B. 酶的活性增高

C. 心肌缺氧

D. 低血压

E. 神经功能失调

心绞痛：
① 部位：胸骨体中段或上段为主。
② 性质：压迫、发闷、紧缩感。
③ 持续时间：3~5 分钟，一般不超过 15 分钟。
④ 缓解方式：休息或舌下含服硝酸甘油后缓解。

44. 婴儿易发生溢乳的最主要原因是（E）

A. 胃较垂直 B. 胃容量小

C. 胃逆蠕动 D. 胃排空时间长

E. 贲门括约肌松弛

① 呈水平胃。
② 贲门松，幽门紧。

45. Graves 病最主要的病因是（C）

A. 遗传因素

B. 应激因素

C. 自身免疫

D. 病毒感染

E. 环境因素

Graves 病（毒性弥漫性甲状腺肿）是甲亢最主要的原因。

46. 初孕妇，妊娠 28 周。近日自感头晕、头痛，产检时发现血压 158/110 mmHg，尿蛋白（++），水肿（++），被诊断为子痫前期重度，其基本的病理变化是（ D ）

妊娠期高血压疾病分类：
①妊娠期高血压：BP（血压）≥140/90 mmHg。
②轻度子痫前期：BP≥140/90 mmHg，尿蛋白≥0.3 g/24 h。
③重度子痫前期：BP≥160/110 mmHg，尿蛋白≥2.0 g/24 h。
④子痫：抽搐。

A. 水肿
B. 蛋白尿
C. 高血压
D. 全身小动脉痉挛
E. 宫腔内张力过高

47. 门静脉高压症的主要原因是（ C ）

A. 酒精性肝硬化
B. 血吸虫病性肝硬化
C. 肝炎后肝硬化
D. 布加综合征
E. 肝外门静脉血栓形成

门静脉高压症：脾大、侧支循环建立、腹水。

48. 人体最重要的神经内分泌器官是（ A ）

A. 下丘脑
B. 腺垂体
C. 肾上腺
D. 甲状腺
E. 胰腺

①垂体是人体内分泌系统中主要的中枢性内分泌腺，包括腺垂体（前叶）和神经垂体（后叶）。
②甲状腺为人体内最大的内分泌腺体。

49. 患者，男，16 岁。在上课时突然意识丧失，全身抽搐，面色发绀，口吐白沫，小便失禁，5～6 分钟后意识逐渐清醒。该患者可能是（ C ）

A. 癔症
B. 低钙抽搐
C. 癫痫
D. 低血糖昏迷
E. 舞蹈病

癫痫：
①定义：大脑神经元异常放电。
②病因：遗传。
③检查：脑电图。

50. 护理道德监督的方式不包括（ C ）

A. 舆论监督　　B. 制度监督
C. 传统习俗　　D. 社会监督
E. 自我监督

记忆题

51. 肛裂的好发部位是（ B ）

A. 前正中线
B. 后正中线
C. 左侧
D. 右侧
E. 任何部位

①病因：长期便秘、粪便干。
②肛裂三联征：肛裂＋前哨痔＋肛乳头肥大。
③主要症状：排便时及排便后肛门部疼痛。

52. 结核菌素试验注射部位应在前臂掌侧面（ B ）

A. 中上 1/3 交界处皮内注射
B. 中下 1/3 交界处皮内注射
C. 中上 1/3 交界处皮下注射
D. 中下 1/3 交界处皮下注射
E. 中下 1/3 交界处肌内注射

3 岁以下强阳性反应者，应视为有新近感染的活动性结核病。

53. 外科最常见的水钠代谢紊乱是（ C ）

A. 高渗性脱水
B. 低渗性脱水
C. 等渗性脱水
D. 急性水中毒
E. 慢性水中毒

①等渗性：135～150 mmol/L。
②低渗性：<135 mmol/L。
③高渗性：>150 mmol/L。

54. 颅底骨折易导致颅内感染的原因是（ B ）

A. 抵抗力下降
B. 脑脊液逆流
C. 内开放骨折
D. 合并软组织出血
E. 颅底骨面凹凸不平

①包括：颅前窝、颅中窝、颅后窝骨折。
②主要靠临床表现鉴别。

55. 原发性肾病综合征常见的病因是（ E ）

A. 急性肾炎
B. 糖尿病性肾病
C. 环境因素
D. 化学物理因素
E. 自身免疫因素

①大量蛋白尿（>3.5 g/d）。
②低白蛋白血症（<30 g/L）。
③水肿（血浆胶体渗透压降低）。
④高脂血症。

56. 目前我国孕龄妇女采用的主要避孕措施是（ B ）

A. 安全期避孕　　B. 宫内节育器
C. 短效口服避孕药　　D. 速效避孕药
E. 皮下埋植缓释系统避孕药

记忆题

57. 左心衰竭所致呼吸困难是由于（E）

A. 上腔静脉淤血　　B. 体静脉淤血

C. 门静脉淤血　　D. 下腔静脉淤血

E. 肺循环淤血　口诀：左肺右体。

58. 检查心脏是否跳动，最简单可靠的是触摸颈动脉搏动，抢救者用 2 ~3 个手指放在气管与颈部肌肉间轻轻按压，时间不少于（A）

A. 10 秒

位置：气管正中旁开 2~3 cm。

B. 9 秒

C. 8 秒

D. 7 秒

E. 6 秒

59. 乳房淋巴液输出的最主要途径是（B）

A. 经肋间淋巴管→胸骨旁淋巴结

B. 经胸大肌外侧缘淋巴管→腋窝淋巴结

C. 经胸大、小肌间淋巴结→锁骨下淋巴结

D. 经皮下交通淋巴管→对侧

E. 经深部淋巴网→肝脏

乳腺癌：
①病因：雌酮及雌二醇。
②病理：淋巴转移，常见于同侧腋窝，好发于外上象限。
③表现：酒窝征、橘皮样改变。

60. 胆汁的主要成分不包括（A）

A. 淀粉酶　　B. 胆固醇

C. 胆汁酸盐　　D. 磷脂酰胆碱

E. 胆色素　记忆题

61. 脑出血最常见的部位是（D）

A. 脑桥

B. 脑干

C. 大脑半球

D. 内囊

E. 小脑

①内囊出血：三偏症。
②脑桥出血：交叉瘫。
③小脑出血：眩晕、眼球震颤、共济失调。

62. 急性主动脉夹层动脉瘤患者最典型的胸痛性质是（B）

A. 压榨感疼痛　　B. 撕裂性剧痛

C. 窒息样疼痛　　D. 针刺样疼痛

E. 刀割样疼痛　记忆题

63. 心脏冲动的起源部位是（B）

A. 房室结

B. 窦房结

C. 浦肯野纤维

D. 心室

E. 心房

①特征：自律性、兴奋性、传导性、收缩性。
②通路：窦房结—结间束—房室结—希氏束—左右束支—浦肯野纤维。

64. 胰头癌的主要临床特点是（A）

A. 进行性无痛性黄疸

B. 肝脏肿大

C. 胆囊肿大

D. 上腰部隐痛

E. 厌食、消瘦、乏力

胰腺癌：
①病因：吸烟。
②好发部位：胰头部。
③最常见的首发症状：上腹痛和上腹饱胀不适。
④肿瘤标记物：CA19-9。

65. 挤压面部“危险三角区”疖的危险是（B）

A. 易引起眼球后感染

B. 易引起颅内海绵窦炎

C. 易形成败血症

D. 易形成痈

E. 易扩散为急性蜂窝织炎

“危险三角区”不可挤压及热敷，易造成感染。

66. 腹外疝的两个主要原因是（C）

A. 妊娠和体力劳动

B. 腹水和便秘

C. 腹壁强度低和腹内压增高

D. 外伤和感染造成的腹壁缺损

E. 腹股沟管和股管宽大

腹壁强度低是主要的内因。

67. 溃疡性结肠炎的发作诱因不包括（E）

A. 感染

B. 劳累

C. 精神刺激

D. 饮食失调

E. 使用糖皮质激素

治疗：
①轻中型：柳氮磺吡啶。
②暴发或重型：糖皮质激素。

68. 原发性气胸多见于（E）

A. 瘦弱老年人

B. 瘦弱育龄期女性

C. 胖矮体型女性青年

气胸分为：闭合性、开放性、张力性。

D. 肥胖体型男性儿童

E. 瘦高体型男性青壮年

69. 患者，女，35岁。头晕，乏力，面色苍白6个月。查体：贫血貌。血常规：Hb70 g/L，红细胞 26×10^{12}/L，血清铁降低，总铁结合力增高。追问病史，患者常有月经过多，该患者贫血的主要原因是（A）

A. 慢性失血

B. 铁代谢障碍

C. 铁摄入不足

D. 铁的吸收不足

E. 铁的需要值增加

贫血原因：
①婴儿是摄入不足。
②手术引起铁吸收不良。
③成人是慢性失血(月经/痔疮)。

70. 下列关于慢性脓胸的描述，错误的是（D）

A. 急性脓胸病程超过 3 个月

B. 在壁、脏胸膜之间形成脓腔壁

C. 肋间隙变窄

D. 纵隔向健侧移位

E. 可出现脊柱侧突

①急性脓胸：纵隔向健侧移位。
②慢性脓胸：纵隔向患侧移位。

71. 正常足月新生儿出现生理性黄疸的时间在出生后（C）

A. 24 小时内

B. 24 ~48 小时

C. 48 ~ 72 小时

D. 4 天以后

E. 5 天以后

生理性黄疸：
①足月儿：2~3 天出现，4~5 天高峰，5~7 天消退(<2 周)。
②早产儿：3~5 天出现，5~7 天高峰，7~9 天消退(最迟 3~4 周消退)。

72. Ⅱ型呼吸衰竭最常见的诱因是（C）

A. 过度劳累

B. 精神紧张

C. 呼吸道感染

D. 营养不良

E. 消化道出血

Ⅱ型呼吸衰竭：
① $PaO_2<60$ mmHg 且 $PaCO_2>50$ mmHg。
②低流量低浓度持续吸氧。

73. 女婴 6 天，其母换尿片时发现其阴道流出少量血性分泌物而向护士咨询，护士给出正确的解释是（E）

A. 细菌性阴道炎所致

B. 真菌性阴道炎所致

C. 阴道黏膜肿胀所致

D. 阴道腺未成熟所致

E. 出生后母体雌激素影响中断所致

假月经：生后 5~7 天出现，不须处理。

74. 风湿性心脏病最易受累的瓣膜是（C）

A. 三尖瓣

B. 主动脉瓣

C. 二尖瓣

D. 肺动脉瓣

E. 联合瓣膜

①致病菌：A 组乙型溶血性链球菌。
②确诊：超声心动图检查。

75. 胃癌最好发的部位是（C）

A. 胃小弯

B. 贲门部

C. 胃窦部

D. 胃底部

E. 胃体部

①表现：早期无明显症状，半数病人较早出现上腹隐痛。
②确诊：胃镜活检，粪便隐血试验持续阳性。

76. 颅内压增高患者死亡的主要原因是（C）

A. 窒息

B. 猝倒

C. 脑疝

D. 呼吸衰竭

E. 循环衰竭

①三主征：头痛、呕吐和视神经乳头水肿。
② Cushing(库欣)反应(二慢一高)：血压高、脉搏慢、呼吸慢。

77. 与护士的基本任务无关的是（C）

A. 增进健康　　B. 预防疾病

C. 保护环境 无关　　D. 恢复健康

E. 减轻痛苦

78. 属于绞窄性肠梗阻的是（B）

A. 肠麻痹性肠梗阻

B. 肠扭转→青壮年饱食后剧烈运动。

C. 肠套叠→<2 岁突发剧烈阵发性腹痛、果酱样便、腹部肿块、杯口状阴影。

D. 粘连性肠梗阻→常在腹腔内手术后发生。

E. 蛔虫性肠梗阻→多为单纯性、部分性肠梗阻。

79. 再生障碍性贫血属于（D）

A. 红细胞疾病

B. 粒细胞疾病

C. 淋巴细胞和浆细胞疾病

D. 造血干细胞疾病

E. 出血性及血栓性疾病

①病因:氯霉素、苯。②确诊:骨髓象(正细胞性贫血)。③分类:重型(出血、感染为主)、非重型(贫血为主)。

80. 腹部损伤患者为尽早明确诊断，下列选项中错误的治疗方法是（C）

A. 不随便搬动患者

B. 积极补充血容量

C. 剧烈疼痛时，可注射镇痛药

D. 应用广谱抗生素

E. 禁食

诊断未明确前"四禁"，即禁食禁饮、禁灌肠、禁泻药、禁用吗啡。

81. 不能用于肠外营养的是（E）

A. 脂肪乳剂

B. 葡萄糖

C. 氨基酸

D. 维生素

E. 大分子聚合物

肠内营养:大分子聚合物、要素饮食。

82. 最能反映小儿体格生长、营养状况的指标是（C）

A. 身长

B. 头围

C. 体重

D. 胸围

E. 皮下脂肪

①体重:近期营养指标。②身长(高):远期营养指标。③头围:反映脑和颅骨的发育。④胸围:1岁时胸围 = 头围(46 cm)。

83. 下列选项中不符合慢性肾炎患者肾功能状况的描述是（E）

A. 呈慢性进行性损害

B. 感染、劳累可使肾功能急剧恶化

C. 高血压对肾功能有影响

D. 一些药物可加重肾功能损害

E. 肾功能损害是不可逆的

去除诱因后肾功能可在一定程度上缓解。

84. 患者，女，29 岁。婚后4年，性生活正常，未避孕，未孕，月经正常。经检查男方精液正常，女方宫颈柱状上皮异位，B 超检查子宫黏膜下肌瘤，双附件正常，基础体温双向，该患者不孕的原因可能是（B）

A. 子宫内膜异位症（继发性渐进性痛经）

B. 子宫肌瘤

C. 无排卵（基础体温双向说明有排卵）

D. 黄体发育不全（月经频发，周期缩短）

E. 黄体萎缩不全（周期正常，经期延长）

85. 上消化道大出血最常见的病因是（A）

A. 消化性溃疡

B. 食管 - 胃底静脉曲张　见于肝硬化

C. 肝硬化

D. 肝炎

E. 胃癌

86. 初孕妇，妊娠 24 周。有先天性心脏病及心力衰竭病史，该孕妇最易发生心力衰竭的时期是（C）

A. 妊娠 24 ~25 周

B. 妊娠 26 ~28 周

C. 妊娠 32 ~34 周

D. 妊娠 35 ~36 周

E. 妊娠 37 ~38 周

最易心衰时期：妊娠32~34 周、分娩期、产后3 天。

87. 患者，女，38 岁。患慢性肾小球肾炎，不会加重肾损害的因素是（E）

A. 妊娠

B. 劳累

C. 感染

D. 预防接种

E. 心脏期前收缩

表现:血尿、蛋白尿、水肿、高血压。

88. 育龄健康妇女服用短效口服避孕药物的副作用不包括（E）

A. 类早孕反应

B. 月经改变

C. 体重增加

D. 色素沉着

E. 腰酸、腹胀（为宫内节育器常见副作用）

89. 中暑的主要病因是（D）

A. 环境湿度过大

B. 对高温环境的适应能力不足

C. 汗腺功能障碍

D. 散热障碍　散热受阻，人体热量积蓄，引起中暑。

E. 环境温度过高

B1 型题（90 ~ 100 题）

答题说明：以下提供若干组考题，每组考题共用 A、B、C、D、E 五个备选答案。请从中选择一个与问题关系最密切的答案。某个备选答案可能被选择一次、多次或不被选择。

（90 ~ 92 题共用备选答案）

A. 会抬头　　B. 会独坐

C. 会爬行　　D. 会独立行走

E. 会上下台阶

口诀：3 抬 4 翻 6 会坐，7 滚 8 爬周会走。

90. 正常 6 个月婴儿运动发育应达到的标准是（B）

91. 正常 1 周岁小儿运动发育应达到的标准是（D）

92. 正常 3 个月婴儿运动发育应达到的标准是（A）

（93 ~ 95 题共用备选答案）

A. 神经根型颈椎病

B. 脊髓型颈椎病

C. 椎动脉型颈椎病

D. 交感神经型颈椎病

E. 复合型颈椎病

①神经根型：最常见，颈、肩部疼痛，上肢牵拉试验及压头试验为阳性。
②脊髓型：上下肢麻木，行走不稳，有踩棉花感，Hoffmann 征(+)。
③椎动脉型：眩晕，突然摔倒。
④交感神经型：面部麻木，痛觉迟钝，易出汗或无汗，心悸。
⑤口诀：痛经、贪睡（瘫髓）、炫迈（眩脉）、交心。

93. 一过性脑缺血表现见于（C）

94. 压头试验阳性体征见于（A）

95. 随病情加重，可发生自上而下的上神经运动元性瘫痪，见于（B）

（96 ~ 97 题共用备选答案）

A. 自体移植

B. 异种移植

C. 同种异体移植

D. 同质移植

E. 异位移植

①自体移植：自己一自己。
②异种移植：猪一人。

96. 同卵双生同胞之间的器官移植属于（D）

97. 人与人之间的器官移植属于（C）

（98 ~ 100 题共用备选答案）

A. 乳房钼靶 X 线

B. 乳腺导管造影　记忆题

C. B 超

D. 活组织病理学检查

E. 红外线检查

98. 年轻女性乳腺检查首选（C）

99. 单孔乳管溢液检查首选（B）

100. 老年女性乳腺肿块检查首选（D）

◎ PART 01　基础知识

进阶卷：高分必做题（二）

A1/A2 型单项选择题（1 ~ 89 题）

答题说明：以下每道考题下面都有 A、B、C、D、E 五个备选答案。请从中选择一个最佳答案。

1. 下列各项中不属于术前用药的是（ C ）

A. 镇静催眠药 → 抑制情绪激动和多种生理功能，有助于麻醉诱导。

B. 镇痛药 → 与全身麻醉药起协同作用，增强麻醉效果，减少麻醉药用量。

C. 静脉麻醉药

D. 抗胆碱能药 → 抑制腺体分泌，保持呼吸道通畅。

E. 抗组胺药 → 拮抗或阻止组胺释放。

2. 肝性脑病的重要发病机制是（ C ）

A. 假性神经递质学说

B. 氨、硫醇、短链脂肪酸的协同毒性作用

C. 氨中毒学说

D. 7-氨基丁酸

E. 氨基酸代谢不平衡学说

A、C、E 项均为肝性脑病的发病机制，C 项最重要。

3. 人体在术后早期应激状态下出现的代谢改变是（ B ）

A. 肝糖原合成增加

B. 高血糖

C. 肌肉蛋白质分解加速

D. 大量脂肪分解

E. 胰岛素水平升高

① 早期：肝糖原分解加速、糖异生活跃、血糖升高。胰岛素水平未提高。
② 晚期：肌肉蛋白质分解加速、大量脂肪分解。

4. 空肠和回肠的静脉血最终汇入（ C ）

A. 下腔静脉　　B. 肠系膜上静脉

C. 门静脉　　D. 肠系膜下静脉

E. 髂内静脉　记忆题

5. 新生儿窒息紧急处理首先应（ E ）

A. 口对口呼吸

B. 用酒精擦胸部

C. 脐静脉注入三联药物

D. 氧气吸入

E. 清理呼吸道

新生儿窒息抢救步骤：
① 开放气道。
② 人工呼吸。
③ 胸外按压。

6. 肾病综合征最常见的并发症是（ A ）

A. 感染

B. 急性肾衰竭

C. 高血压

D. 低血容量性休克

E. 血栓形成

并发症：
① 感染（最常见）。
② 血栓及栓塞。
③ 动脉粥样硬化。
④ 急性肾衰竭。

7. 肛管周围脓肿是指（ E ）

A. 内痔合并感染所形成的脓肿

B. 外痔合并感染所形成的脓肿

C. 直肠膀胱陷窝内的脓肿

D. 肛门旁粉瘤感染所形成的脓肿

E. 肛管直肠周围间隙感染所形成的脓肿

① 病因：肛窦炎、肛腺感染
② 分类：肛门周围脓肿、骨盆直肠间隙脓肿、坐骨肛管间隙脓肿。

8. 新生儿期是指（ B ）

A. 自出生脐带结扎起至生后 7 天

B. 自出生脐带结扎起至生后 28 天

C. 胎龄满 28 周至出生后 30 天

D. 出生后到满 30 天

E. 出生后到满 100 天

① 婴儿期：0~1 岁。
② 幼儿期：1~3 岁。

9. 月经后子宫内膜再生层是（ C ）

A. 致密层

B. 基底层

C. 功能层

2/3 功能层发生周期性变化，1/3 基底层不变。

D. 子宫肌层

E. 海绵层

10. 大便隐血试验呈阳性，说明上消化道出血量约为（B）

A. >1 mL

B. >5 mL

C. >20 mL

D. >50 mL

E. >100 mL

出血量：
①粪便隐血试验阳性 >5 mL。
②黑便 50~70 mL。
③呕血 250~300 mL。
④出现全身症状超过 400~500 mL。
⑤周围循环衰竭超过 1000 mL。

11. 患者，男，45 岁。1 小时前饮酒后突然呕鲜血 2 次，共约 300 mL。诊断为肝硬化、门静脉高压症，最可能出现交通支曲张、破裂出血的部位是（D）

A. 前腹壁

B. 腹膜后

C. 肠系膜血管

D. 胃底-食管下段

E. 直肠下端肛管

门静脉高压症：
①脾大。
②侧支循环建立和开放。
③腹水。

12. 足月顺产男婴，出生后 3 天，皮肤黄染，哺乳后有溢乳现象，可能的原因是（D）

A. 肝功能不健全

B. 胆道发育不良

C. 凝血因子缺乏

D. 生理性黄疸

E. 病理性黄疸

生后 3 天出现黄疸，一般状况良好，最可能的诊断是生理性黄疸。

13. 为颅内压增高患者做腰穿测颅腔内压力，取脑脊液时，可能出现的症状是（C）

A. 血压急剧下降

B. 小脑幕切迹疝

C. 枕骨大孔疝

D. 颅内压过低

E. 呼吸困难

意识障碍出现较晚，瞳孔忽大忽小，生命体征改变早，当延髓呼吸中枢受压时，可突发呼吸骤停而死亡。

14. 患者，男，28 岁。外伤致左手示指离断后行再植手术，护士在术后多长时间内要密切注意血管危象并发症（D）

A. 10 ~ 15 天

B. 8 ~ 10 天

C. 5 ~ 7 天

D. 3 天

E. 2 天

断肢再植：血管危象易发生于手术后 72 小时内。

15. 血栓形成的患者多在睡眠或安静休息时发病的原因是（E）

A. 睡眠时头位低，易淤血

B. 血压降低，脑缺血

C. 心排血量下降，脑缺血

D. 下肢静脉血栓堵塞脑血管

E. 血流变慢，易形成脑血栓

脑血栓形成：
①病因：脑血管动脉粥样硬化。
②临床表现：多见于有动脉硬化、糖尿病、高脂血症的中老年人，一般无意识障碍，进展缓慢，逐渐加重，或有短暂脑缺血发作病史，常在安静或睡眠中发病，次日晨起时发现半身肢体瘫痪。

16. 属于酰胺类局麻药是的（D）

A. 普鲁卡因

B. 丁卡因

C. 可卡因

D. 利多卡因

E. 氯普鲁卡因

①酯类：普鲁卡因、氯普鲁卡因、丁卡因和可卡因。
②酰胺类：利多卡因、布比卡因、依替卡因和罗哌卡因。

17. 急性乳腺炎的主要病因是（C）

A. 乳头皲裂

B. 乳头内陷

C. 乳汁淤积

D. 首次哺乳

E. 乳管堵塞

①好发：产后 3~4 周，以初产妇多见。
②致病菌：金黄色葡萄球菌。
③处理：患侧乳房停止哺乳，排空乳汁，局部热敷或理疗；脓肿形成后，及时切开引流。

18. 患者，女，26 岁。产后第 3 天出现寒战、高热、尿急、尿频。查体：体温 39℃，肋脊角压痛，肾区叩击痛明显。血白细胞 16×10^9/L。尿沉渣镜检：白细胞 12 个 /HP，红细胞 6 个 /HP，白细胞管型 5 个 /HP。引起患者感染的致病菌最可能是（D）

A. 铜绿假单胞菌

B. 葡萄球菌

C. 粪链球菌

①膀胱炎（最常见）：尿急、尿频、尿痛。
②急性肾盂肾炎：尿频、尿急、尿痛、腰痛、肾区叩击痛、肋脊角有压痛。

D. 大肠埃希菌

E. 变形杆菌

19. 引起病毒性心肌炎最常见的病毒是（B）

A. 柯萨奇病毒 A　B. 柯萨奇病毒 B

C. 副流感病毒　D. 流感病毒

E. 埃可病毒　口诀：科比（柯 B）得了心肌炎。

20. 正常成人子宫解剖特点是（A）

A. 子宫长 7 ~ 8 cm，宽 4 ~ 5 cm，厚 2 ~ 3 cm　无数字 6。

B. 子宫位于骨盆腔中央，坐骨棘以下　坐骨棘水平以上。

C. 宫体宫颈比例为 1 ∶ 2　青春期 1:2。成年 2:1。老年期 1:1。

D. 子宫颈管呈椭圆形　宫颈管呈梭形。

E. 子宫下段长约 7 cm　子宫峡部非孕时长 1 cm，孕 12 周起逐步伸展拉长变薄形成子宫下段，长 7~10 cm。

21. 在消化性溃疡的发病机制中，起主要作用的因素是（D）

A. 吸烟

B. 刺激性饮食

C. 精神过度紧张

D. 胃酸分泌过多

E. 服用非甾体类抗炎药

① 主要发病原因：幽门螺杆菌感染（Hp）。② 最终形成：胃酸和胃蛋白酶的自身消化作用。

22. 原发性肝癌的原因不包括（C）

A. 乙型病毒性肝炎

B. 肝硬化

C. 饮食中含多量粗纤维

D. 长期饮用蓝绿藻污染水

E. 黄曲霉菌

原发性肝癌原因包括 A、B、D、E 项，A 项为最主要原因。

23. 食管由内向外的分层不包括（E）

A. 肌层　B. 黏膜层

C. 黏膜下层　D. 外膜

E. 浆膜层　无浆膜层是食管癌易发生吻合瘘的因素之一。

24. 妊娠晚期羊水的最主要来源是（A）

A. 胎儿尿液（晚期）

B. 胎儿血液

C. 胎儿血清

① 正常 800~1 000 mL。② 过多 >2 000 mL。③ 过少 <300 mL。

D. 母体血液

E. 母体血清（早期）

25. 某医院对恢复中病情轻微的患者，为保证其睡眠质量，夜间查房采用窗口查看方式。某患者入院后因不适应病房环境而常失眠，由此发现有时夜间护士不查房，遂向护士长投诉护士偷懒，护士应该的回应是（D）

A. 认为该患者事多，不予理睬

B. 直接让该患者服用安定片

C. 夜里象征性地打开门看一眼

D. 及时与该患者沟通交流，解释在何种情况下为减少打扰患者夜间不入户查房，并针对患者的失眠问题提出解决方法　护士应从患者的利益出发。

E. 再次夜间查房时，即使该患者睡着也将其叫醒，嘘寒问暖

26. 下列关于乳头状腺癌的叙述中，正确的是（A）

A. 生长较缓慢，较早出现颈部淋巴结转移

B. 结节多为单发，表面光滑，边界清楚，生长缓慢

C. 发展迅速，早期即可发生颈部淋巴结转移

D. 发展迅速，经血液循环转移至肺、肝、骨及中枢神经系统

E. 恶性程度中等，来源于滤泡旁降钙素分泌细胞

乳头状腺癌多见于 30~45 岁女性，恶性程度低，生长较缓慢，较早便出现颈部淋巴结转移，但预后较好。

27. 心功能评估的依据是（B）

A. 病程长短

B. 活动耐力

C. 有无并发症

D. 心脏体征

E. 辅助检查资料　口诀：一无二轻三明显四级不动也困难。

28. 有机磷中毒患者死亡的主要原因是（C）

A. 肾功能衰竭

B. 弥散性血管内凝血

C. 呼吸衰竭

D. 心力衰竭

E. 脑栓塞

有机磷农药中毒 = 有机磷农药接触史 + 典型症状和体征 + 特殊大蒜气味 + 全血胆碱酯酶活力测定。

29. 肥厚型心肌病患者最常见的死亡原因是（C）

A. 脑卒中

B. 心脏压塞

C. 心源性猝死

D. 阿-斯综合征

E. 洋地黄类药物中毒

①病因：常染色体显性遗传
②表现：劳力性呼吸困难（最常见）、乏力，晕厥（猝死的先兆）。
③禁用：洋地黄、硝酸酯类，以免加重左室流出道梗阻。

30. 血管紧张素转换酶抑制剂降压的机制是（D）

A. 直接扩张血管 → 钙通道阻滞剂。

B. 促进水钠排出 → 利尿剂。

C. 减少心排出量 → β受体阻滞剂。

D. 抑制血管紧张素Ⅱ的生成

E. 使交感神经兴奋性降低

31. 急性胰腺炎是（D）

A. 肠道感染扩散到胰腺

B. 胃酸、胃蛋白酶消化自身组织

C. 胰腺病毒感染

D. 胰酶自身消化所致的化学性炎症

E. 胆道感染导致胰腺炎症

①病因：胆石症。
②表现：腹痛（最主要和首发）、带状放射、恶心呕吐（剧烈且频繁，吐后腹痛不缓解）。
③检查：血淀粉酶（超过正常值3倍）。
④治疗：禁食、胃肠减压。

32. 术后出现恶心、呕吐最常见的原因是（B）

A. 伤口疼痛

B. 麻醉反应

C. 颅内压增高

D. 低钾血症

E. 尿毒症

记忆题

33. 小细胞低色素性贫血见于（B）

A. 溶血性贫血

B. 缺铁性贫血

C. 再生障碍性贫血

D. 急性失血性贫血

E. 遗传性球形细胞增多症

①小细胞低色素——缺铁性贫血。
②大细胞性贫血——巨幼细胞性贫血（巨大）。
③正细胞性贫血——再生障碍性贫血。

34. 子宫脱垂是指子宫颈外口达（D）

A. 坐骨结节水平以上

B. 坐骨结节水平以下

C. 坐骨棘水平以上

D. 坐骨棘水平以下

E. 骶尾骨以下

① Ⅰ度轻型：宫颈外口距处女膜缘<4 cm。
② Ⅰ度重型：宫颈外口已达处女膜缘，但未超出该缘。
③ Ⅱ度轻型：宫颈已脱出阴道口，宫体仍在阴道内。
④ Ⅱ度重型：宫颈和部分宫体已脱出阴道口。
⑤ Ⅲ度：宫颈及宫体全部脱出阴道口外。

35. 下列关于急性胰腺炎的处理，错误的是（E）

A. 禁饮食，持续胃肠减压

B. 应用抗生素

C. 应用抗胆碱药物

D. 抗休克

E. 应用吗啡止痛

可引起Oddi括约肌痉挛，加重病情。

36. 下列选项不属于多根多处肋骨骨折的病理生理变化的是（B）

A. 胸壁软化

B. 胸腔负压消失

C. 缺氧及二氧化碳蓄积

D. 纵隔扑动

E. 回心血量下降

胸腔不一定出现与外界直接相通的破口，故胸腔负压不一定消失。吸气时负压升高，呼气时负压降低。

37. 使子宫内膜出现增生期变化的激素是（B）

A. 绒毛膜促性腺激素

B. 雌激素

C. 泌乳素

D. 孕激素

E. 雄激素

①雌激素：促进子宫内膜增生。
②孕激素：促进子宫内膜转为分泌期。

38. 患儿，2岁。室间隔缺损。1天前出现发热、咳嗽、呼吸困难，门诊以“肺炎”收入院。查体见患儿全身严重青紫、精神差，该患儿出现青紫的原因主要是（D）

A. 肺炎致气体交换受损

B. 体循环血流量减少

C. 肺炎致肺循环血流量增多

D. 肺动脉高压致血液从右向左分流

E. 室间隔缺损致血液从左向右分流

平时血液自左向右一般无青紫，哭闹时，右心室压力增加，血液分流自右向左，出现暂时性青紫。

39. 我国急性胰腺炎最常见的病因是（A）

A. 胆道疾病

B. 代谢异常

胰腺炎 = 暴饮暴食 + 持续性中上腹疼痛、放射至左肩、左腰背部。

C. 酒精中毒

D. 特异性感染疾病

E. 药物因素

40. 胃黏膜层的壁细胞主要分泌（E）

A. 碱性黏液

B. 胃蛋白酶

C. 凝乳酶原

D. 生长抑素

E. 盐酸

①主细胞：胃蛋白酶和凝乳酶原。②壁细胞：盐酸和抗贫血因子。③黏液细胞：碱性黏液。④口诀：煮鸡蛋少放盐。

41. 阿米巴肺脓肿的痰液性状为（C）

A. 果酱样痰（肺吸虫病）

B. 粉红色泡沫样痰（急性肺水肿）

C. 红褐色或巧克力色痰（阿米巴肺脓肿）

D. 黄色黏液痰（金黄色葡萄球菌）

E. 红棕色黏液痰（肺炎克雷伯杆菌）

（肺炎链球菌：铁锈色痰）

42. 化脓性关节炎好发于（D）

A. 肩关节和肘关节

B. 肘关节和腕关节

C. 腕关节和髓关节

D. 髋关节和膝关节

E. 膝关节和踝关节

①病因：金黄色葡萄球菌。②症状：关节红肿痛→功能↓，浮髌试验+关节呈半屈曲位。③检查：关节腔积液培养可明确致病菌。④化脓性关节炎=关节红肿热痛+寒战/高热+浮髌试验为阳性。

43. 粒细胞核左移常提示（A）

A. 感染严重　　B. 过敏

C. 脱水　　D. 失血

E. 酸中毒

记忆题

44. 常规临床检测的类风湿因子的抗体类型是（E）

A. IgA（婴幼儿缺乏SIgA易发生呼吸道感染）

B. IgG（唯一可通过胎盘）

C. IgE（过敏/哮喘）

D. IgD

E. IgM（类风湿因子(RF)）

45. 新生儿败血症感染的主要途径是（D）

A. 呼吸道　　B. 消化道

C. 产道　　D. 脐部

E. 胎盘

记忆题

46. 患者，女，78 岁。脑卒中偏瘫，双眼白内障，视物不清，意识清楚，智力正常。护士在为患者治疗前，恰当的做法是（D）

A. 查对床号信息正确后，解释治疗目的，开始治疗

B. 查对床头卡信息正确后，无须解释治疗目的，开始治疗

C. 向亲属确认患者正确后，无须解释治疗目的，开始治疗

D. 问患者姓名确认无误后，解释治疗目的，开始治疗

患者意识清楚，应向患者确认后，解释再治疗。

E. 向亲属确认患者无误后，解释治疗目的，开始治疗

47. 系统性红斑狼疮的特征性病理改变是（E）

A. 滑膜炎（类风湿关节炎）　　B. 风湿小体（风湿热）

C. 疣状小体　　D. “洋葱皮样”病变

E. 苏木紫小体（狼疮小体）

48. 下列关于过敏性紫癜的描述，错误的是（E）

A. 为毛细血管变态反应性炎症

B. 主要见于学龄期儿童

C. 四季均可发病，冬、春季多见

D. 预后多良好

E. 男女发病比例为 1 ∶ 2（→2∶1）

49. 初孕妇，孕 32 周。于子宫底部触到圆而硬的胎头，在耻骨联合上方触到较软而宽且不规则的胎臀，胎背位于母体腹部左前方，胎心于脐上左侧听到，该孕妇胎方位为（A）

A. 骶左前位

B. 骶右前位

C. 肩左后位

D. 肩右后位

E. 横位

①子宫底触到胎头——胎头在上。②耻骨联合上方触到胎臀——胎臀在下。③胎心位置≈胎头≈胎背。

50. 患儿，男，7岁。猩红热，为保护学校班级内其他易感人群，应对其进行医学观察的时间为（C）

①致病菌：乙型溶血性链球菌。
②表现：发热第2日出疹、针尖大小的充血性皮疹，疹间无正常皮肤。帕氏线、杨梅舌、口周苍白圈。糠皮样脱屑，退疹期大片脱皮。
③隔离：症状消失后1周，连续咽拭子3次阴性；易感儿隔离观察7天。
④口诀：大猩猩拿着白手帕包着杨梅。

A. 14天

B. 10天

C. 7天

D. 5天

E. 3天

51. 与肝硬化患者出现持续性白细胞减少关系最大的是（A）

A. 脾亢 对血细胞破坏过多——血细胞减少。

B. 营养吸收障碍

C. 上消化道出血

D. 肝肾综合征

E. 血小板减少

52. 热痉挛的发生机制是（E）

A. 体温调节功能障碍

B. 大量出汗致血容量不足→热衰竭（中暑衰竭）。

C. 散热不足致体内热蓄积→热射病（中暑高热）。

D. 烈日暴晒致脑组织充血、水肿→日射病。

E. 大量出汗后饮水过多而盐分补充不足→热痉挛（中暑痉挛）。

53. 患者，男，34岁。1周前左足底被铁钉刺伤，自行包扎，昨夜突感胸闷、紧缩感，晨起张口困难、抽搐，诊断为破伤风，该患者出现症状的直接原因是（D）

A. 破伤风杆菌侵入机体

B. 患者免疫力低下

C. 破伤风杆菌在体内迅速繁殖

D. 破伤风杆菌产生的外毒素作用

E. 破伤风杆菌的菌体蛋白作用

外毒素包括痉挛毒素和溶血毒素。痉挛毒素可引起肌肉痉挛，最先累及咀嚼肌，最严重的是呼吸肌痉挛，可致窒息而死亡。

54. 小儿营养性贫血的好发年龄为（C）

A. 胎儿期

B. 新生儿期

C. 婴幼儿期

小儿贫血的主要原因是摄入不足，而在婴幼儿时期涉及辅食添加的问题。

D. 学龄前期

E. 学龄期

55. 肺源性心脏病肺动脉高压形成的最主要因素是（E）

A. 肺部毛细血管床减少

B. 血液黏稠度增加

C. 血容量增加

D. 肺部毛细血管网微栓子形成

E. 肺小血管收缩痉挛

缺氧→肺小血管收缩痉挛→肺动脉高压→右心室后负荷增大→右心室扩大→右心衰竭。

56. 患者，男，37岁。平素体健，淋雨后突发寒战、高热、咳嗽，咳铁锈色痰。X线胸片示右肺中叶呈均匀一致的致密阴影，引发患者肺部病变最可能的病原体是（B）

A. 病毒

B. 细菌（肺炎链球菌）

C. 真菌

D. 衣原体

E. 支原体

肺炎链球菌肺炎＝受凉、淋雨＋稽留热＋患侧胸痛＋铁锈色痰＋语颤增强。

57. 患者，女，45岁。背部大片烫伤后感染，创面脓液为绿色，有特殊的甜腥臭味，感染的细菌可能是（D）

A. 金黄色葡萄球菌

B. 溶血性链球菌

C. 大肠埃希菌

D. 铜绿假单胞杆菌（创面脓液为绿色）

E. 变形杆菌

58. 心脏正常的起搏点是（E）

A. 房室结

B. 房室束

C. 左束支

D. 右束支

E. 窦房结

①特征：自律性、兴奋性、传导性、收缩性。
②通路：窦房结—结间束—房室结—希氏束—左右束支—浦肯野纤维。

59. 一期愈合是指（B）

A. 伤口无感染的愈合

①一期愈合：又称原发愈合。修复以原来的细胞组织为主，连接处仅有少量纤维组织。伤口边缘整齐、严密、平滑，呈线状。

② 二期愈合：又称瘢痕愈合。缺损较大，由肉芽组织填充，纤维组织大量增生修复时间长，有明显的瘢痕挛缩或瘢痕增生，影响外观和功能。

B. 伤口无瘢痕的愈合

C. 所有无菌切口的愈合

D. 虽无感染但是延期的愈合

E. 无感染且呈线状瘢痕的愈合

60. 下列属于肿瘤二级预防措施的是（B）

A. 环境保护

B. 积极治疗癌前病变

C. 手术

D. 放疗

E. 化疗

① 一级预防：病因预防。
② 二级预防：早发现、早诊断、早治疗。
③ 三级预防康复预防治疗。

61. 急性肾衰竭少尿期最危险的并发症是（B）

A. 出血倾向

B. 高钾血症（可引起心脏骤停）

C. 代谢性酸中毒

D. 水中毒

E. 尿毒症

62. 肝性脑病的诱发因素不包括（E）

A. 大量排钾利尿

B. 上消化道出血

C. 麻醉药物的使用

D. 感染

E. 多次灌肠或导泻

A、B、C、D 项均为诱因，E 项可减少氨的形成和吸收。

63. 患者，男，65 岁。突发急性广泛心肌梗死，咳大量粉红色泡沫样痰，其咳痰病因是（D）

A. 急性气胸

B. 急性肺气肿

C. 肺囊肿

D. 急性肺水肿　关键词：粉红色泡沫样痰。

E. 肺不张

64. 甲状腺素的作用不包括（C）

A. 增加全身组织的耗氧量

B. 促进生长发育

C. 抑制组织分化（促进组织分化）

D. 促进蛋白质、脂肪、糖类的分解

E. 影响体内水的代谢

65. 患者，男，42 岁。吸烟 15 年，咳嗽、咳痰 8 个月，近 1 个月来加重并伴痰中带血 1 周，X 线胸片示右肺块状阴影，边缘不清，周围有毛刺，患者最可能的临床诊断是（C）

A. 肺结核

B. 支气管扩张

C. 肺癌

D. 纵隔肿瘤

E. 肺部炎症

肺癌 = 老烟民 + 刺激性干咳 + 痰中带血 + X 线块状阴影，边缘不清或呈分叶状，周围有毛刺。

66. 血栓闭塞性脉管炎的病变位置是（A）

A. 下肢中小动静脉　以动脉为主，好发于男性青壮年。

B. 上肢中小动静脉

C. 髂-股深静脉

D. 上腔静脉

E. 下腔静脉

① 病因：吸烟、寒冷与潮湿。
② 分类：局部缺血期（间歇性跛行）、营养障碍期（静息痛）、组织坏死期。

67. 冠心病最常见的病因是（C）

A. 重度主动脉瓣病变

B. 冠状动脉栓塞

C. 冠状动脉粥样硬化

D. 肥厚型心肌病

E. 冠脉痉挛

主要危险因素：年龄（40 岁以上人群）和性别、血脂异常（最重要的危险因素）、高血压、吸烟、糖尿病和糖耐量异常等。

68. 出生时存在，且永不消失的神经反射是（E）

A. 吸吮反射

B. 觅食反射

C. 拥抱反射

D. 握持反射

E. 吞咽反射

① 出生有以后无：A、B、C、D 项。
② 出生无以后有：降落伞、平衡反射。
③ 出生有且永不消失：吞咽、角膜、瞳孔。

69. 下列对妊娠期母体变化的描述，错误的是（A）

A. 孕妇的夜尿量＜日尿量（＞）→ 孕妇及胎儿代谢产物增多，肾负担过重，肾血浆流量及肾小滤过率于妊娠早期均增加。

B. 妊娠后期睡眠时稍垫高头部利于呼吸

C. 妊娠末期挤压乳房溢出的稀薄黄色液体为初乳

D. 孕 14 周起，孕妇出现 Braxton Hicks 收缩

E. 孕妇长时间仰卧可出现低血压综合征

70. 患者，女，34 岁。1 周来觉得外阴瘙痒，有豆渣样白带。查体：阴道黏膜红肿，附有白色膜状物，易剥离。引起该病的病原体为（D）

A. 阴道毛滴虫（滴虫阴道炎）

B. 大肠埃希菌

C. 苍白密螺旋体（梅毒）

D. 白色假丝酵母菌（口诀：白色豆腐渣工程）

E. 金黄色葡萄球菌

71. 支气管哮喘的发生与气道的变态反应性炎症有关，参与此过程的细胞不包括（C）

A. 肥大细胞

B. 嗜酸性粒细胞

C. 红细胞

D. 中性粒细胞

E. 巨噬细胞

①本质：多种炎性细胞介导的气道慢性炎症。
②表现：发作性呼气性呼吸困难，伴有哮鸣音。

72. 患者，女，51 岁。尿频 2 个月余，今日出现尿频加重，伴尿急、尿痛。有米汤样尿液和血尿史，曾应用抗生素治疗无好转。尿液检查：尿呈酸性，伴有脓细胞；连查 3 次晨尿，结核菌素均为阳性。X 线显示左肾钙化；逆行肾盂造影示左肾肾盏、肾盂不规则扩大、变形，有空洞形成。右侧肾脏无异常。口服抗结核药物 3 周后，经充分术前准备行左肾切除术，术后护理错误的是（A）

A. 继续口服抗结核药物 1 个月→须继续服药 6 个月以上以防复发。

B. 卧床 7 ~ 14 天后，减少活动

C. 连续 3 天准确记录 24 小时尿量

D. 观察第一次排尿的时间、尿量及颜色

E. 保持引流通畅，观察引流液的性质及量

肾结核 = 病灶在肾，病变在膀胱 + 尿频最早出现 + 血尿 + 脓尿（洗米水样）+ 结核中毒症状。

73. ICU 收治的对象不包括（A）

A. 精神病患者

B. 严重感染

C. 持续性癫痫

D. 糖尿病酮症酸中毒

E. 急性呼吸道梗阻

B、C、D、E 项病情较重，属于 ICU 收治的对象。

74. 肋骨骨折好发于（B）

A. 1 ~ 3 肋　　B. 4 ~ 7 肋

C. 8 ~ 9 肋　　D. 10 ~ 12 肋

E. 位置不固定

记忆题

75. 患者，男，38 岁。近期发现排尿终末有血尿现象，该血液最可能来自（D）

A. 海绵体

B. 输尿管

C. 肾

D. 膀胱颈部

E. 睾丸

①初始血尿：病变多在尿道。
②终末血尿：病变多在膀胱三角区、膀胱颈部或后尿道。
③全程血尿：出血部位多在膀胱、输尿管或肾脏。

76. 患者，男，40 岁。由高空摔下致颅底骨折，合并脑脊液耳漏，其脑脊液漏出是通过（E）

A. 额窦

B. 筛窦

C. 蝶窦

D. 乳突气房

E. 硬脑膜破裂口

①颅前窝骨折：熊猫眼征、兔眼征和鼻漏。
②颅中窝骨折：乳突区瘀斑、耳鼻漏。
③颅后窝骨折：耳后及枕下部、咽后壁瘀斑、无脑脊液漏。

77. 医院为提高医疗护理服务质量，积极开展质量安全和风险防范的教育活动，以下不符合此项活动目的的是（E）

A. 教育员工增强工作责任心

B. 学习不良事件报告制度和流程

C. 通过各种方式加强与患者的有效沟通

D. 积极化解工作中出现的医患矛盾

E. 为医务人员购买医疗保险

78. 试管婴儿是指（B）

A. 人工授精（AI）

B. 体外受精与胚胎移植（IVF-ET）

C. 配子输卵管内移植（GIFT）

D. 配子宫腔内移植（GIUT） 记忆题

E. 配子经阴道输卵管内移植（TV-GIFT）

79. 急性脓胸多为继发性感染，最主要的原发病灶来自（B）

A. 支气管 致病菌：金黄色葡萄球菌。

B. 肺部

C. 胸腔

D. 纵隔

E. 食管

①1型糖尿病：胰岛素分泌绝对不足、与自身免疫有关、青少年及儿童多见、典型的"三多一少"、易发生酮症酸中毒、胰岛素治疗、死因是糖尿病肾病。

80. 1型糖尿病的发病机制是（C）

A. 老年人肾小球排糖少

B. 吃糖过多，短期内无法排出

C. 胰岛素分泌绝对不足

D. 肝糖原快速释放糖

E. 老年人肾小管重吸收糖多

②2型糖尿病：胰岛素分泌相对不足与遗传有关、40岁以上成人、无典型的"三多一少"、饮食+运动+口服降糖药，少数病人需要胰岛素、死因是心血管疾病。

81. 正常婴儿每天尿量为（D）

A. 100 ~ 200 mL

B. 200 ~ 300 mL

C. 300 ~ 400 mL

D. 400 ~500 mL

E. 500 ~ 600 mL

小儿尿量：
①婴儿期：400~500 mL。
②幼儿期：500~600 mL。
③学龄前期：600~800 mL。
④学龄期：800~1 400 mL。
⑤少尿：<200 mL。
⑥无尿：<50 mL。

82. 早产儿是指（D）

A. 胎龄满37周不满42周，体重大于2 500 g的新生儿

B. 胎龄大于37周而体重小于2 500 g的新生儿

C. 胎龄大于37周而体重大于2 500 g的新生儿

D. 胎龄不足37周的新生儿

E. 胎龄为37周的新生儿

①<28周——流产。
②28~37周——早产。
③37~42周——足月产。
④≥42周——过期产。

83. 患者，男，45岁。肠梗阻术后禁食4天，乏力、恶心、心悸。心电图示T波低平，有U波。拟诊为低钾血症，其根本的原因是（A）

A. 入量不足

B. 排出过多

C. 体内转移

D. 代谢性酸中毒

E. 代谢性碱中毒

①低钾血症：<3.5 mmol/L、T波降低，出现U波、碱中毒。
②高钾血症：>5.5 mmol/L、T波高尖、酸中毒。

84. 下列口腔炎患儿应注意与健康儿隔离的是（C）

A. 鹅口疮（真菌感染）

B. 口角炎

C. 疱疹性口腔炎 → 单纯疱疹病毒引起，传染性强，需要隔离。

D. 单纯性口腔炎

E. 溃疡性口腔炎（细菌感染）

85. 原发性腹膜炎与继发性腹膜炎的主要区别是（C）

A. 腹痛性质

B. 有无腹膜刺激征

C. 腹腔内有无原发病灶

D. 腹腔是否与外界相通

E. 病原菌种类

①原发性腹膜炎：又称自发性腹膜炎，腹腔内无原发病灶。
②继发性腹膜炎：多继发于腹部病变。

86. 乳腺癌常发生于乳房的（D）

A. 内下象限

B. 内上象限

C. 外下象限

D. 外上象限

E. 乳晕区

乳腺癌：
①病因：雌酮及雌二醇。
②病理：淋巴转移，常见于同侧腋窝。
③表现：酒窝征、橘皮样改变。

87. 系统性红斑狼疮发病和病情加重的直接诱因是（E）

A. 气温急剧变化

B. 长期在潮湿环境下

C. 长时间在高温环境下

D. 空气污染严重

E. 阳光照射裸露皮肤

系统性红斑狼疮（SLE）是一种自身免疫性疾病，其发病与遗传、紫外线照射、体内雌激素水平、某些药物、食物及感染等有关。最直接的诱因是阳光照射裸露皮肤。

88. 一氧化碳中毒最好的氧疗措施是（E）

A. 低流量持续吸氧

B. 高流量间歇吸氧

C. 氧化湿化瓶内加酒精

D. 静脉注射过氧化氢

E. 高压氧 → 加速碳氧血红蛋白解离，促进CO排出。

89. 吃腌制食物与肝癌发病有一定的关系，是因为腌制食物中含有（A）

A. 亚硝酸盐（强烈的化学致癌物质）

B. 黄曲霉素

C. 偶氮苯类物质

D. 较高的铁

E. 较高的苯

B1 型题（90 ~ 100 题）

答题说明：以下提供若干组考题，每组考题共用 A、B、C、D、E 五个备选答案。请从中选择一个与问题关系最密切的答案。某个备选答案可能被选择一次、多次或不被选择。

（90 ~ 91 题共用备选答案）

A. 胆碱酯酶活性受抑制

B. 碳氧血红蛋白体内蓄积

C. 高铁血红蛋白体内蓄积

D. 交感神经过度兴奋

E. 迷走神经过度兴奋

90. CO 中毒的机制是（B）

①CO与Hb结合形成COHb。CO与Hb亲和力比氧与Hb的亲和力大240倍，COHb的解离速度是HbO_2的1/3 600，造成COHb在体内蓄积。②COHb不能携氧，而且还影响HbO_2正常解离，导致组织严重缺氧。

91. 有机磷农药中毒的机制是（A）

有机磷进入人体后与酶的活性部分紧密结合，形成磷酰化胆碱酯酶而丧失分解乙酰胆碱的能力，以致体内乙酰胆碱大量蓄积，使中枢神经系统及胆碱能神经过度兴奋，最后转入抑制和衰竭，从而产生一系列症状和体征。

（92 ~ 93 题共用备选答案）

A. B 超检查

B. 宫颈刮片

C. 分段诊刮

D. 绒毛膜促性腺激素测定

E. 宫颈活组织检查

92. 诊断子宫内膜癌的首选方法是（C）

绝经后阴道流血：分段诊刮为最常用和有价值的方法。

93. 诊断葡萄胎最重要的辅助检查是（A）

B 超检查呈"落雪状"或"蜂窝状"。

（94 ~ 96 题共用备选答案）

A. 胎龄满 14 周至未满 28 周的新生儿

B. 胎龄未满 37 周的新生儿

C. 胎龄满 28 周至未满 42 周的新生儿

D. 胎龄满 37 周至未满 42 周的新生儿

E. 胎龄满 42 周以上的新生儿

94. 早产儿是指（B）

95. 过期产儿是指（E）

96. 足月儿是指（D）

①28~37周——早产儿。②37~42周——足月产。③≥42周——过期产儿。

（97 ~ 98 题共用备选答案）

A. 儿童期　　B. 青春期

C. 性成熟期　　D. 围绝经期

E. 老年期 记忆题

97. 36 岁女性属于（C）

98. 50 岁女性属于（D）

（99 ~ 100 题共用备选答案）

A. 慢性胃炎

B. 食管-胃底静脉曲张

C. 胃癌

D. 消化性溃疡

E. 贲门黏膜撕裂综合征

99. 上消化道出血最常见的原因是（D）

100. 上消化道大量出血最常见的原因是（D）

上消化道出血及大出血最常见的原因均为消化性溃疡。

PART 01 基础知识

高分卷：高分必做题（三）

A1/A2 型单项选择题（1 ~ 83 题）

答题说明：以下每道考题下面都有 A、B、C、D、E 五个备选答案。请从中选择一个最佳答案。

1. 腹外疝的常见原因不包括（E）

A. 腹部切口愈合不良

B. 老年人慢性便秘

C. 腹壁神经损伤

D. 婴儿经常啼哭

E. 剧烈运动

①腹壁强度降低（先天性如精索或子宫圆韧带穿过腹股沟管，股动静脉穿过股管等处；后天性如手术切口愈合不良、腹壁神经损伤、外伤等）。
②腹内压力增高（慢性咳嗽、便秘、腹水、妊娠、肥胖、婴幼儿经常啼哭等）。

2. 在突发公共卫生事件中，与护理伦理规范不符的是（B）

A. 奉献精神

B. 自身安全为重 → 违背了护理伦理规范中的奉献精神。

C. 协作精神

D. 敬业精神

E. 科学精神

3. 结核分枝杆菌不能存活于哪种条件下（B）

A. 阴暗潮湿处

B. 烈日暴晒 2 小时 → 结核分枝杆菌对紫外线敏感，直接日光照射数小时可被杀死。

C. 温水浸泡 10 分钟

D. 放在通风处 2 小时

E. 放在阴凉干燥处 2 小时

4. 老年男性尿潴留最常见的原因是（D）

A. 尿道狭窄

B. 膀胱结石

C. 膀胱肿瘤

D. 良性前列腺增生 → ①早期：尿频。②典型表现：进行性排尿困难。

E. 膀胱结核

5. 护理人员在未取得执业证书期间可以独立做的临床护理工作是（A）

A. 与患者沟通观察病情

B. 静脉穿刺

C. 肌内注射

D. 过敏试验

E. 给患者服药

6. 甲亢患者的大便次数多是因为（A）

A. 肠蠕动过快 → 甲亢患者因 TH 刺激肠蠕动增快，大便次数增多或腹泻。

B. 甲状腺素过少

C. 高热

D. 饮水过多

E. 进食过多

7. 婴幼儿最常见的贫血是（D）

A. 铅中毒性贫血

B. 再生障碍性贫血

C. 营养性混合性贫血

D. 营养性缺铁性贫血

E. 慢性溶血性贫血

①病因：摄入不足。
②常见：6 个月~2 岁婴幼儿。

8. 闭合性损伤造成腹腔内出血的常见原因是（D）

A. 肠管破裂

B. 肠系膜损伤

C. 腹膜后血肿

D. 实质脏器破裂

E. 膀胱破裂

①实质脏器破裂 = 失血性休克 + 腹痛 + 轻微腹膜刺激征 + 诊断性穿刺不凝血。
②空腔脏器破裂 = 腹膜刺激征 + 膈肌下游离气体。

9. 特发性血小板减少性紫癜的病因除不包括（E）

A. 自身免疫

B. 性激素

C. 病毒感染

D. 遗传因素

E. 疫苗接种

ITP 可能与感染因素（病毒如麻疹、水痘等病毒，细菌）、免疫因素、脾脏功能、雌激素、遗传因素等有关，与 E 项无关。

10. 心脏复苏的首选药物是（A）

A. 肾上腺素 → 首选外周静脉给药，可增加心肌收缩力，增加全身循环阻力，升高收缩压和舒张压。

B. 阿托品（升高血压）

C. 利多卡因（治疗和预防心室颤动的首选药物）

D. 碳酸氢钠（纠正酸中毒）

E. 糖皮质激素

11. 肾盂肾炎的最常见感染途径是（A）

A. 上行感染

B. 血行感染

C. 淋巴管感染

D. 直接感染

E. 接触感染

① 致病菌：大肠埃希菌。
② 急性肾盂肾炎 = 尿频、尿急、尿痛 + 腰痛、肾区叩击痛，肋脊角有压痛。

12. 正常妊娠 13 周以后，孕妇体重平均每周增加（B）

A. 250 g

B. 350 g

C. 450 g

D. 550 g

E. 650 g

① 13 周前无明显变化，以后平均每周增加 350 g。
② 足月体重平均增加 12.5 kg。
③ 双胎体重平均增加 16~18 kg。
④ 妊娠合并心脏病体重平均增加<10 kg。

13. 短暂性脑缺血发作的主要病因是（A）

A. 动脉硬化

B. 结节性动脉炎

C. 先天性血管畸形

D. 风湿性心脏瓣膜病

E. 持久发作心房颤动

① 病因：动脉硬化而形成微栓子
② 表现：突然起病；持续时间短，症状一般持续 10~15 分钟多在 1 小时内恢复，最长不超过 24 小时。可反复发作，每次发作症状相似，不留后遗症。

14. 颈椎病最常见的类型为（A）

A. 神经根型

B. 脊髓型

C. 椎动脉型

D. 交感神经型

E. 混合型

① 神经根型：最常见，颈、肩部疼痛，上肢牵拉试验及压头试验为阳性。
② 脊髓型：上下肢麻木，行走不稳，有踩棉花感，Hoffmann 征(+)。
③ 椎动脉型：眩晕，突然摔倒。
④ 交感神经型：面部麻木，痛觉迟钝；易出汗或无汗；心悸。
⑤ 口诀：痛经、贪睡（瘫髓）、炫迈（眩脉）、交心。

15. 患者，男，30 岁。自诉近期头晕，乏力，注意力不集中。实验室检查：小细胞低色素贫血。其原因可能是（E）

A. 缺乏维生素 K

B. 缺乏维生素 B_{12}

C. 缺乏叶酸

D. 缺钙

E. 缺铁

缺铁性贫血是由于体内储铁缺乏导致血红蛋白合成减少而引起的一种小细胞低色素性贫血。

16. 溃疡性结肠炎的好发部位是（E）

A. 升结肠

B. 回盲部

C. 空肠

D. 横结肠

E. 直肠、乙状结肠

① 病因：与免疫有关。
② 表现：腹泻（最主要），腹痛，黏液脓血便、里急后重、中毒性巨结肠（并发症）。
③ 确诊：结肠镜。
④ 治疗：柳氮磺吡啶（饭后服），忌高纤维素。
⑤ 口诀：一支黄巨蟹得了溃疡性结肠炎。

17. 下列关于小儿生理性贫血的描述中，正确的是（B）

A. 出生后 5 个月发生 → 生后 2~3 个月出现"生理性贫血"，约于 12 岁达成人水平。

B. 与红细胞生成素不足有关 → 生后由于自主呼吸的建立，血氧含量增高，红细胞生成素减少，骨髓造血功能暂时性降低。

C. 营养不良是主要原因

D. 为大细胞性贫血

E. 与维生素 K 储存不足有关

18. 各类休克共同的病理生理改变是（B）

A. 心排出量减少

B. 有效循环血量锐减

C. 外周血管阻力升高

D. 组织细胞坏死

E. 酸碱平衡失调

19. 属于急性心肌梗死的主要原因是（C）

A. 感染

B. 冠状动脉痉挛

C. 冠状动脉堵塞

多数心肌梗死是由于粥样斑块破溃、出血、管腔内血栓形成，使管腔闭塞。一旦心肌需血量猛增或冠状动脉血供锐减，使心肌缺血超过 20 分钟，即可发生急性心肌梗死。

①早期倾倒综合征：饮食后 10~30 分钟出现头晕、晕厥等，少食多餐，避免过甜、过咸、过浓流质饮食，宜进低糖、高蛋白饮食，进餐后平卧 10~20 分钟。

D. 颈动脉供血不足

E. 主动脉供血不足

20. 倾倒综合征最常发生于（C）

A. 迷走神经干切断术后

B. 毕Ⅰ式胃大部切除术后

C. 毕Ⅱ式胃大部切除术后

D. 选择性迷走神经切除术后

E. 高选择性迷走神经切除术后

②晚期倾倒综合征（低血糖综合征）：餐后 2~4 小时出现心慌、无力、眩晕。

21. 破伤风患者在应用镇静药后，集中采取护理措施的目的是（D）

A. 提高工作效率

B. 增强治疗护理效果

C. 减少播散机会

D. 减少刺激引起的抽搐

E. 防止交叉感染

破伤风杆菌产生的外毒素包括痉挛毒素和溶血毒素。痉挛毒素可引起肌肉痉挛，最先累及咀嚼肌，最严重的是呼吸肌痉挛，可致窒息而死亡。

22. 肉芽水肿创面换药时宜用（D）

A. 生理盐水纱布湿敷

B. 油纱布覆盖

C. 过氧化氢纱布湿敷

D. 3%~5% 高渗盐水纱布湿敷

E. 酒精纱布湿敷

①生长健康：等渗盐水纱布或凡士林纱布。②生长过度：剪平后以棉球压迫。③脓液多而稀：0.1% 依沙吖啶或 0.02% 呋喃西林纱布湿敷。④脓液稠厚而多：硼酸溶液（优琐）等湿敷。

23. 急性白血病患者经过化疗后，在化疗缓解期出现中枢神经系统白血病的原因主要是（C）

A. 抵抗力差

B. 疗程不够

C. 大多数抗白血病药物不易通过血-脑屏障

D. 化疗药物剂量不足

E. 中枢神经系统的白血病细胞较多

隐藏在中枢神经系统（中枢 NS）的白血病细胞不能被有效杀伤，多见于治疗后缓解期。可用甲氨喋呤，在缓解前或后鞘内注射。

24. 腹部揉面感提示（D）

A. 急性胃扩张

B. 急性腹膜炎

C. 急性胰腺炎

D. 结核性腹膜炎

E. 肝硬化腹水

结核性腹膜炎 = 全身症状 + 腹痛（脐周、下腹或全腹部）+ 腹胀、便秘、腹泻 + 腹壁柔韧感 + 腹水为渗出型。

25. 引起骨筋膜室综合征的主要发病机制是（A）

A. 骨筋膜室内压力增高

B. 细菌繁殖过盛

C. 肌肉痉挛

D. 主要神经损伤

E. 血管内膜损伤

①骨筋膜室内压力增高，导致软血液循环障碍，肌肉、神经急性而出现一系列早期综合征。②常见于前臂和小腿骨折。③肢体剧痛、肿胀、指（趾）呈活动受限，局部肤色苍白或发绀骨折血肿、组织水肿或石膏管引起。

26. 下列关于小脑幕切迹疝的说法，正确的是（D）

A. 又称小脑扁桃体疝 → 颞叶钩回疝。

B. 小脑幕上方的额叶沟回、海马回通过小脑幕切迹向幕下移位

C. 疝入的组织压迫中脑的大脑脚

D. 牵拉动眼神经引起锥体束征

E. 牵拉滑车神经引起瞳孔变化

27. 小儿结核病的主要传播途径是（C）

A. 虫媒

B. 皮肤

C. 呼吸道

D. 消化道

E. 血液

呼吸道为主要传染途径，小儿吸入带结核分枝杆菌的飞沫或尘埃后即可引起感染，形成肺部原发病灶。

28. 肾性水肿患者进食蛋白应选用（A）

A. 优质蛋白

B. 高蛋白

C. 任意蛋白

D. 以植物蛋白为主

E. 大量豆浆

①肾性水肿一般先发生在组织疏松的部位，多伴有血压增高、蛋白尿及血尿等。②注意限制水、钠和蛋白质摄入，蛋白质应给予优质蛋白。③口诀：肝吃素，肾吃荤。

29. 绒毛膜癌发生转移，最常见的部位是（A）

A. 肺

B. 脑

C. 肾

D. 骨骼

E. 阴道

①高度恶性的滋养细胞肿瘤。②病理变化——绒毛结构消失。③转移——血行转移，最常见的部位是肺（咳嗽、反复咯血、胸痛），其次是阴道、脑（主要的死亡原因）及肝等。

30. 氨中毒学说：肝性脑病主要发病机制是氨干扰大脑的（E）

A. 血液循环

B. 电解质平衡

C. 血氧供给

D. 水盐代谢

E. 能量代谢

氨代谢紊乱引起的氨中毒是肝性脑病（肝昏迷）的重要发病机制。

31. 由脾破裂出血引起的休克属于（A）

A. 低血容量性休克

B. 创伤性休克

C. 感染性休克

D. 过敏性休克

E. 心源性休克

肝脾破裂为实质脏器破裂，主要表现为出血。

32. 慢性心功能不全的诱因不包括（B）

A. 感染　　B. 心肌炎

C. 分娩　　D. 中重度贫血

E. 剧烈运动

B项为病因，其余项为诱因。

33. 慢性胃窦炎的主要病因是（A）

A. 幽门螺杆菌感染

B. 消炎药物

C. 烟酒过度

D. 暴饮暴食

E. 胆汁反流

慢性胃炎分类：
①慢性胃体胃底胃炎（A型）：自身免疫导致。
②慢性胃窦胃炎（B型）：更多见，幽门螺杆菌（Hp）导致。

34. 小儿急性上呼吸道感染最常见的病原体是（C）

A. 细菌　　B. 真菌

C. 病毒　　D. 支原体

E. 衣原体

小儿上呼吸道感染，90%以上为病毒感染所致。

35. 类风湿关节炎最基本的病理损害是关节（A）

A. 滑膜炎症

B. 软骨炎症

C. 骨质疏松

D. 腔隙增大

E. 腔隙变窄

病因不明确，可能是某些可疑病原体（细菌、病毒、支原体等）感染人体，在某些诱因（潮湿、寒冷、创伤等）作用下，侵及滑膜和淋巴细胞，引发自身免疫反应，产生一种自身抗体IgM，称类风湿因子（RF）。

36. 患者，女，59岁。腰背部大片蜂窝织炎，其主要的致病菌是（B）

A. 白色念珠菌

B. 溶血性链球菌

C. 铜绿假单胞菌

D. 梭形杆菌

E. 沙门菌

①部位：皮下、筋膜下、肌肉、阑尾。
②诊断：局部红肿热痛 + 红肿边界不清楚（暗红）。
③治疗：青霉素；厌氧菌感染，3% H_2O_2 冲洗 + 甲硝唑；形成脓肿应切开引流；口底、颌下尽早切开减压。
④口诀：交织不清。

37. 胃、十二指肠溃疡大出血最好发的部位分别是（D）

A. 胃幽门和十二指肠球部前壁

B. 胃大弯和十二指肠升部

C. 胃窦和十二指肠球部前壁

D. 胃小弯和十二指肠球部后壁

E. 胃贲门和十二指肠球部

①胃溃疡：餐后痛。
②十二指肠溃疡：饥饿痛、空腹痛。

38. 育龄妇女放置宫内节育器的时间，不恰当的是（C）

A. 月经干净3～7天

B. 产后42天恶露已干净者

C. 剖宫产术后1年

D. 哺乳期排除早孕者

E. 人工流产术后出血少、宫腔长度<10 cm者

B→产后42天子宫恢复正常大小，恶露已净，会阴切口已愈合。
C→剖宫产术后半年。

39. 肾小球滤过膜损伤、通透性增加时可发生（D）

A. 多尿　　B. 少尿

C. 夜尿多　　D. 蛋白尿

E. 尿频

（滤过屏障受损：形成蛋白尿或血尿）

40. 与急性肾小球肾炎发病有密切关系的病原体是（A）

A. 链球菌

B. 葡萄球菌

C. 支原体

D. 病毒

E. 真菌

①病因：β溶血性链球菌感染引起的一种免疫复合物性肾小球肾炎。
②表现：血尿（必有）、蛋白尿、水肿（首先累及眼睑及颜面，晨起重）、高血压（水、钠潴留所致）。

41. 不属于女性外生殖器的是（C）

A. 阴阜　　B. 阴蒂

C. 阴道　　D. 小阴唇

E. 前庭大腺

内生殖器：阴道、子宫、输卵管、卵巢。

42. 心脏病孕妇最易发心力衰竭的时期是分娩期、产后最初 3 天内和（D）

A. 妊娠 10 ~ 34 周

B. 妊娠 20 ~ 32 周

C. 妊娠 28 ~ 40 周

D. 妊娠 32 ~ 34 周

E. 妊娠 34 ~ 36 周

最易心衰时期：妊娠 32~34 周、分娩期、产后 3 天。

43. 下列关于休克造成的肺损伤的描述，错误的是（C）

A. 毛细血管内皮损伤

B. 肺血管通透性增加

C. 肺泡过度膨胀

D. 氧弥散障碍

E. 通气 / 血流比例失调

肺泡上皮细胞损伤可使表面活性物质生成减少、肺泡表面张力升高，继发肺泡萎陷而引起肺不张，进而出现氧弥散障碍，通气 / 血流比例失调。

44. 患者，女，65 岁。反复发作呼气性呼吸困难 5 年，呼气性呼吸困难最常见的病因是（E）

A. 支气管异物

B. 肺栓塞

C. 肺动脉高压

D. 气胸

E. 小支气管痉挛狭窄

吸气性呼吸困难：大气道狭窄所致，如喉头水肿、哮喘、COPD。

45. 与原发性癫痫的发生有关的因素是（E）

A. 脑膜炎

B. 脑肿瘤

C. 脑血管病

D. 颅脑外伤

E. 遗传因素

① 大脑神经元异常放电。
② 检查：脑电图是最重要、最有价值的诊断方法。
③ 临床表现：以短暂性、刻板性、反复发作性为特征（无周期性）。

46. 一氧化碳与血红蛋白的亲和力要比氧与血红蛋白的亲和力大（D）

A. 100 倍

B. 140 倍

C. 200 倍

D. 240 倍

E. 300 倍

① CO 与 Hb 的亲和力比氧与 Hb 的亲和力大 240 倍，而 COHb 的解离速度是 HbO_2 的 1/3 600，故易造成 COHb 在体内的蓄积。
② COHb 不能携氧，而且还影响 HbO_2 正常解离，即氧不易释放到组织，从而导致组织和细胞的缺氧。

47. 护士发现新生儿口腔黏膜腭中线和齿龈切缘处有黄白色小斑点，正确的护理措施是（A）

A. 不必处理

B. 用力擦净

C. 手术切除

D. 涂制霉菌素

E. 用无菌针头挑破

称上皮珠，俗称马牙子，是由上皮细胞堆积形成，于生后数周、数月自行消失，不必处理。

48. 早期改善幼年特发性关节炎症状的主要药物是（E）

A. 类固醇激素

B. 免疫抑制剂

C. 免疫增强剂

D. 慢作用抗炎药

E. 非甾体类抗炎药

是治疗早期幼年特发性关节炎、改善临床症状必不可少的药物。

49. 下列有关急性胰腺炎患者尿淀粉酶与血清淀粉酶的描述正确的是（C）

A. 两者同时增高

B. 尿淀粉酶先增高

C. 血清淀粉酶先增高

D. 尿淀粉酶不增高

E. 尿淀粉酶持续增高

① 血清淀粉酶在发病后 2~12 小时开始增高，48 小时下降，持续 3~5d。
② 尿淀粉酶在发病后 12~14 小时开始升高，48 小时达高峰，持续 1~2 周。

50. 在体液的分布中属于第三间隙的是（C）

A. 细胞内液

B. 细胞外液

C. 脑脊液

D. 组织间液

E. 血管内液

① 第一间隙：细胞内液。
② 第二间隙：细胞外液。
③ 第三间隙：胸腔、腹腔、脑室、脊髓腔、关节和滑囊等腔隙存在的少量液体，属细胞外液，在体液平衡及调节中作用不大，属于非功能性细胞外液。

51. 妇科恶性肿瘤中死亡率最高的是（A）

A. 卵巢癌

B. 子宫颈癌

C. 子宫内膜癌

D. 前庭大腺癌

E. 外阴癌

① 妇科最常见的恶性肿瘤：宫颈癌（接触性出血）。
② 妇科最常见的良性肿瘤：子宫肌瘤（月经异常、腹部包块）。

52. 颅底骨折时易导致颅内感染的原因是（ B ）

A. 抵抗力下降

B. 脑脊液逆流 → 颅底骨折时易撕裂硬脑膜形成脑脊液漏，可由此导致颅内感染。

C. 脑开放性骨折

D. 合并软组织出血

E. 颅底骨面凹凸不平

53. 慢性呼吸衰竭对机体的影响不包括（ D ）

A. 肺性脑病

B. 上消化道出血

C. 心律失常

D. 左心衰竭 → 慢性呼吸衰竭缺氧可引起广泛的肺小动脉收缩、肺循环阻力增加、肺动脉高压，长期的肺动脉高压必导致右心衰竭，一般不引起左心衰竭。

E. 脑水肿

54. 下列关于正常妊娠期妇女血液成分变化的叙述，正确的是（ D ）

A. 血浆减少 （血浆增多）

B. 白细胞减少 （白细胞增多）

C. 中性粒细胞减少 （中性粒细胞增多）

D. 红细胞沉降率加快

E. 血小板明显减少 （血小板轻度减少）

55. 高血压脑病指的是（ A ）

A. 脑小动脉严重痉挛致脑水肿

B. 血黏稠致脑血栓形成 （脑血栓形成）

C. 脑血管内压高而破裂 （脑出血）

D. 脑肿瘤

E. 外来血栓堵塞脑动脉 （脑栓塞）

56. 继发性化脓性腹膜炎的病原菌最多见的是（ A ）

A. 大肠埃希菌

B. 链球菌

C. 葡萄球菌

D. 铜绿假单胞菌

E. 变形杆菌

① 原发性化脓性腹膜炎：溶血性链球菌。
② 口诀：圆圆的球。

57. 慢性肾衰竭伴发心力衰竭的原因，一般不包括（ D ）

A. 水钠潴留

B. 高血压

C. 严重贫血

D. 消化道出血

E. 尿毒症性心肌病变

① A、C 项可导致心脏的前（容量）负荷过重。
② B 项可导致心脏的后（压力）负荷过重。
③ E 项可导致心脏本身的病变。

58. 窦性心动过缓不发生于（ B ）

A. 病态窦房结综合征者

B. 甲状腺功能亢进症者 （可出现心动过速）

C. 运动员

D. 洋地黄中毒者

E. 甲状腺机能减退症者

59. 急性感染性多发性神经根炎患者发病前多有（ C ）

A. 糖尿病

B. 短暂性脑缺血发作

C. 感染史

D. 高血压

E. 肥胖

急性感染性多发性神经根炎（吉兰-巴雷综合征），是一种由自身免疫介导的迟发性超敏反应性自身疾病，其发病因素有：感染因素（病前数周有病毒或细菌感染）、免疫因素、遗传因素。

60. 成人颅内压增高是指颅内压持续高于（ E ）

A. 50 mmH_2O

B. 70 mmH_2O

C. 100 mmH_2O

D. 150 mmH_2O

E. 200 mmH_2O

① 成人颅内压增高为 70~200 mmH_2O。
② "三主征"：头痛（最常见）、呕吐和视神经乳头水肿。
③ Cushing 反应：血压升高、脉搏慢、呼吸慢。

61. 下列关于月经周期调节激素的周期性变化，说法不正确的是（ D ）

A. FSH 在月经来潮前达到最低水平

B. LH 在月经来潮前达到最低水平

C. LH 在排卵 24 小时前达到高峰

D. 雌激素在月经来潮前达到高峰 → 雌激素于排卵前、排卵后 7~8 天有两个高峰。

E. 孕激素在月经来潮前降至最低水平

62. 小儿头围与胸围两者几乎相等的年龄是（ D ）

A. 5 个月

B. 7 个月

C. 9 个月

① 出生时胸围比头围小 1~2 cm。
② 1 岁时头围、胸围相等，1 岁以后胸围超过头围。
③ 1 岁至青春前期胸围超过头围的厘米数约等于小儿岁数减 1。

D. 12 个月

E. 13 个月

63. 下列不属于人体散热主要方式的是（E）

A. 蒸发　　B. 辐射

C. 对流　　D. 传导

E. 呼吸　A、B、C、D 项均为人体散热方式。

64. 急性呼吸窘迫综合征最基本的病理改变是（C）

A. 低氧血症

B. 酸中毒

C. 肺泡内及间质水肿

D. 血管通透性增高

E. 肺泡表面活性物质缺失

①我国最主要的危险因素：重症肺炎。
②表现：呼吸窘迫、顽固性低氧血症和呼吸衰竭。
③检查：$PaO_2 \leq 60$ mmHg；ARDS 时，$PaO_2/FiO_2 \leq 300$ mmHg。
④治疗：呼气末正压给氧（PEEP）。

65. 患者，男，40 岁。近几年来怕热、多汗，心率 110 次 / 分，食量大，但逐渐消瘦，检查发现 FT_4 及 FT_3 增高，昨天体温突然达 40 ℃，心率 150 次 / 分，恶心、呕吐、腹泻、大汗淋漓、昏睡，诊为甲状腺功能亢进症伴甲状腺危象，考虑甲状腺危象发生的原因是（D）

A. 甲状腺素大量破坏

B. 机体消耗大量甲状腺素

C. 腺垂体功能亢进

D. 大量甲状腺素释放入血

E. 下丘脑功能亢进

①诱因：应激、感染、^{131}I 治疗反应、手术准备不充分等。
②表现：$T \geq 39$ ℃、心率 ≥ 140 次 / 分、恶心、呕吐、腹泻、大汗、休克。

66. 患儿，女，10 岁。给宠物犬洗澡后即出现咳嗽、咳痰伴喘息发作，诊断为哮喘，引起该患儿哮喘发作最可能的过敏原是（C）

A. 花粉　　B. 尘螨

C. 毛屑　　D. 病毒感染

E. 细菌感染

67. 患者，女，40 岁。近月来发现有少量鲜血从乳头溢出，但乳房内未触及明显肿块，亦无疼痛，考虑诊断为（D）

A. 乳腺纤维腺瘤 → 质似硬橡皮球，光滑。

B. 乳腺囊性增生病 → 月经前期症状加重，月经过后缓解（乳房胀痛 + 肿块）。

C. 乳腺炎症 → 红、肿、热、痛。

D. 乳管内乳头状瘤

E. 乳腺癌 → 早期无痛性肿块，质硬，边界清，表面不光滑；酒窝征、橘皮样改变。

68. 下列关于良性肿瘤的描述不正确的是（C）

A. 生长缓慢

B. 不浸润周围组织

C. 常发生恶变

D. 术后很少复发

E. 不发生转移

①良性肿瘤：分化程度高，异型性小、生长缓慢、呈膨胀性生长。
②恶性肿瘤：分化程度低，异型性大、生长较快、呈浸润性生长。

69. 健康查体，小儿已萌出乳牙 18 颗，头围 48 cm，估计其最可能的年龄是（B）

A. 3 岁

B. 2 岁

C. 18 个月

D. 12 个月

E. 10 个月

出生 ⟹ 33~34 cm
1 岁 ⟹ 46 cm
2 岁 ⟹ 48 cm
5 岁 ⟹ 50 cm
2 岁以内乳牙 ⟹ 月龄减（4~6）

70. 患者，男，46岁。乙肝10年。今进食后突然呕血 600 mL。查体：右上腹部压痛，腹水征（+），肝质硬，体积变小，边缘锐利，表面有小结节。患者呕血最可能的原因是（E）

A. 应激性溃疡

B. 消化性溃疡

C. 肝癌结节破裂出血 → 突然剧烈腹痛，急性出血和腹膜炎表现。

D. 急性糜烂性胃炎

E. 食管-胃底静脉破裂（肝硬化进食后出现）

71. 容易引起急性肾功能损伤的外伤是（C）

A. 脑挫伤

B. 前臂开放性骨折

C. 严重挤压伤

D. 严重裂伤

E. 颅底骨折

①肾前性急性肾衰竭——肾血流量减少引起，如血容量不足等。
②肾性急性肾衰竭——肾脏本身疾病引起，最常见于急性挤压伤引起急性肾小管坏死。
③肾后性急性肾衰竭——尿路梗阻引起。

72. 患者，女，44 岁。胆石症患者。今餐后 1 小时突发恶心、呕吐、腹痛、抽搐。腹痛位于上腹正中，为持续性刀割样，阵发性加剧，向腰背部呈带状放射，弯腰抱膝可使疼痛减轻。查血淀粉酶 680 U/L，患者抽搐的原因最可能是（B）

A. 低血糖

B. 低血钙

C. 高血糖

D. 高血钾

E. 低血氯

该患者为急性胰腺炎，血钙发病后 2 日开始下降，以第 4~5 日后为显著，可引起低钙性抽搐。

73. 临床上新生儿颅内出血的最主要原因是（A）

A. 缺氧、产伤

B. 脑血管先天畸形

C. 脑膜炎

D. 血友病

E. 输注高渗液体

新生儿颅内出血是新生儿期常见的一种严重的脑损伤性疾病，主要由缺氧或产伤引起，早产儿发病率较高，预后较差。

74. 患者，男，52 岁。近年出现左小腿发凉，间歇性跛行，应考虑为（D）

A. 脉管炎坏疽期

B. 下肢大隐静脉曲张

C. 下肢小隐静脉曲张

D. 脉管炎局部缺血期

E. 脉管炎营养障碍期

血栓闭塞性脉管炎：①好发：下肢中小动静脉，以动脉多见。②病因：吸烟、寒冷与潮湿 ③分类：局部缺血期（间歇性跛行）、营养障碍期（静息痛）、组织坏死期。

75. 病变主要在肾脏，临床表现主要在膀胱的疾病是（C）

A. 肾肿瘤

B. 肾结石

C. 肾结核

D. 急性肾盂肾炎

E. 慢性肾盂肾炎

肾结核 = 病灶在肾，病变在膀胱 + 尿频最早出现 + 血尿 + 脓尿（洗米水样）+ 结核中毒症状。

76. 成人蛋白尿是指（C）

A. 24 小时尿蛋白定量持续超过 500 mg

B. 24 小时尿蛋白定量持续超过 100 mg

大量蛋白尿 >3.5 g/d。

C. 24 小时尿蛋白定量持续超过 150 mg

D. 24 小时尿蛋白定量持续超过 200 mg

E. 24 小时尿蛋白定量持续超过 300 mg

77. 患者，男，50 岁。夜间上腹烧灼痛发作 2 月余。进食或服阿托品后迅速缓解，诊断为十二指肠溃疡，进食后疼痛缓解的机制是（B）

A. 交感神经兴奋

B. 胃酸被中和

C. 胃酸增多

D. 平滑肌松弛

E. 迷走神经张力增加

①胃溃疡：餐后痛。②十二指肠溃疡：饥饿痛、空腹痛。

78. 患者，男，35 岁。因利器损伤胸部导致血胸。胸腔穿刺抽出不凝固血，是因为（D）

A. 出血量太大

B. 弥散性血管内凝血

C. 凝血因子减少

D. 心、肺、膈肌活动产生的去纤维蛋白作用

E. 胸腔内渗出液的稀释作用

小量血胸（<500 mL）、中等量血胸（500~1 000 mL）、大量血胸（>1 000 mL）。

79. 患者，男，55 岁。被车从下腹部碾过导致骨盆骨折。来院时面色苍白，腹痛，P124 次 / 分、BP 65/30 mmHg，腹肌紧张，腹腔穿刺抽出不凝血，无小便，此时不恰当的处理是（D）

A. 建立静脉通道

B. 给氧

C. 抽取血标本备血

D. 搬动患者拍 X 线片检查（可加重出血）

E. 保暖

80. 患者，女，48 岁。主诉经期延长。平常月经规律，近 4 个月来月经期长达 10 天，且出血量多，妇科检查未见异常，诊断为功能失调性子宫出血，此种情况最佳的止血方法是（D）

A. 止血药

B. 雌激素

患者处于绝经前后，且出血量多，应采用刮宫术止血，刮宫是立即有效的止血措施，而且刮出物送检可明确诊断以排除子宫内膜恶性病变。

C. 雄激素

D. 刮宫术及送病理检查

E. 中草药

81. 患儿，男，3岁。自1岁起出现活动后气促、乏力，常喜下蹲位，发绀，胸骨左缘第2～4肋间闻及Ⅲ级收缩期杂音，可见杵状指，最可能的原因是（C）

A. 房间隔缺损

B. 室间隔缺损

C. 法洛四联症→肺动脉狭窄、右心室肥厚、主动脉骑跨和室间隔缺损。

D. 动脉导管未闭

E. 右位心

82. 患者，男，61岁。风心病伴二尖瓣狭窄6年，伴心房颤动5年。1小时前无明显原因突然出现意识障碍来诊，最可能的原因是（D）

A. 心脏骤停

二尖瓣狭窄并发房颤—左心房内附壁血栓脱落—动脉栓塞。

B. 发生室颤

C. 心排出量减少，脑供血不足

D. 心房血栓脱落，脑栓塞

E. 脑血栓形成

83. 患者，女，32岁。患有甲状腺功能亢进症，近2周来，眼球突出，眼裂增宽，瞬目减少，突眼度18 mm，辐辏反射减弱，双眼聚合不良，出现上述表现的原因最可能是（E）

A. 眶内继发肿瘤

B. 球后组织水肿

C. 球后淋巴细胞浸润

D. 上、下睑肌麻痹

E. 眼外肌和上睑肌张力增高

①单纯性突眼(良性突眼)见，由交感神经兴奋性增加，肌群及上睑肌张力增高所致，治疗可恢复。眼球向前突出，突眼度≤18 mm；瞬目减少；上睑挛缩，眼裂增宽。
②浸润性突眼(恶性突眼)：眼球后组织水肿和浸润，突眼度>18 mm，畏光，复视，视力减退；角膜外露引起充血、水肿，易继发感染，重则失明。

B1型题（84～100题）

答题说明：以下提供若干组考题，每组考题共用A、B、C、D、E五个备选答案。请从中选择一个与问题关系最密切的答案。某个备选答案可能被选择一次、多次或不被选择。

（84～85题共用备选答案）

A. 草酸盐结石

B. 磷酸盐结石

C. 尿酸盐结石

D. 碳酸盐结石

E. 胱氨酸结石

84. 易在碱性尿液中形成的结石是（B）

磷酸钙及磷酸镁铵结石在碱性尿中形成，尿酸结石和胱氨酸结石在酸性尿中形成。

85. X线不能显影的泌尿系统结石是（C）

①草酸盐结石、磷酸盐结石等密度高，能显影，称“阳性结石”或“不透光性结石”。
②尿酸盐、胱氨酸结石含钙量较低，但胱氨酸结石绝大部分显影良好，密度均匀，似毛玻璃状。
③只有尿酸盐结石在X线下不能显影。

（86～87题共用备选答案）

A. 稀薄泡沫状白带

B. 脓性白带

C. 豆渣样白带

D. 血性白带

E. 黄水状白带

86. 滴虫阴道炎的典型症状是（A）口诀：虫子吹泡泡。

87. 外阴阴道假丝酵母菌感染患者白带的性状是（C）

口诀：白色豆腐渣工程。

（88～90题共用备选答案）

A. 1～2个月

B. 3～4个月

C. 4～6个月

D. 7 ~ 9个月

E. 10 ~ 12个月

88. 添加面条的月龄是（E）

89. 添加蛋黄的月龄是（C）

90. 添加肉末的月龄是（D）

①4~6个月泥状食物，如蛋黄、菜泥、水果泥等。
②7~9个月：末状食物，如粥烂面条肉末全蛋等。
③10~12个月：碎食物，如面条、馒头、碎肉、碎菜等。
④口诀：汁泥末碎。

（91 ~ 93题共用备选答案）

A. 交替脉

B. 水冲脉

C. 短绌脉 → 在同一单位时间内，脉搏少于心率。心律完全不规则，心率快慢不一，心音强弱不等。

D. 奇脉

E. 缓脉 → 少于60次/分，颅内压增高、房室传导阻滞、甲减等。

91. 脉搏骤起骤落，急促有力是指（B）

92. 平静吸气时脉搏明显减弱或消失是指（D）

93. 脉搏强弱交替出现，但节律正常是指（A）

（94 ~ 95题共用备选答案）

A. 清宫术

B. 引产

C. 药物流产

D. 手术切除子宫

E. 化疗

94. 一旦发现葡萄胎，应尽快行（A）

95. 治疗侵蚀性葡萄胎的主要方式是（E）

①葡萄胎为良性滋养细胞肿瘤，一经确诊应及时清除宫腔内容物。
②侵蚀性葡萄胎及绒毛膜癌为恶性滋养细胞肿瘤，以化疗为主，手术和放疗为辅。

（96 ~ 97题共用备选答案）

A. 微动脉、微静脉收缩（微循环收缩期）

B. 血液处于高凝状态（微循环衰竭）

C. 静脉回心血量增加

D. 组织灌注量增加

E. 毛细血管后括约肌收缩（微循环扩张期）

96. 微循环扩张期表现为（E）

97. 微循环衰竭期表现为（B）

（98 ~ 100题共用备选答案）

A. 挤压伤

B. 休克

C. 高蛋白饮食

D. 双肾结石

E. 头皮撕脱伤

98. 引起急性肾衰竭的肾前性因素是（B）

99. 引起急性肾衰竭的肾性因素是（A）

100. 引起急性肾衰竭的肾后性因素是（D）

①肾前性——肾血流量减少引起，如血容量不足等。
②肾性——肾脏本身疾病引起，最常见于急性挤压伤引起急性肾小管坏死。
③肾后性——尿路梗阻引起如输尿管结石、尿道梗阻、膀胱颈梗阻等。

◎PART 01　基础知识

速度卷：高分必做题（四）

A1/A2 型单项选择题（1 ~ 84 题）

答题说明：以下每道考题下面都有 A、B、C、D、E 五个备选答案。请从中选择一个最佳答案。

1. 在与消化性溃疡发病相关的损害性因素中，占主导地位的是（E）重要的发病原因。
   A. 幽门螺杆菌感染　　B. 饮食失调
   C. 吸烟　　D. 精神因素
   E. 胃酸、胃蛋白酶

2. 乙肝疫苗初次接种的年龄是（A）
   A. 出生后 24 小时内
   B. 3 个月以上
   C. 2 岁以上
   D. 6 个月以上
   E. 12 个月以上

   乙肝疫苗接种按“0.1.6”进行肌内注射。

3. 骨髓造血开始于（D）
   A. 胚胎第 3 周
   B. 胚胎第 6 周
   C. 胚胎第 8 周
   D. 胚胎第 5 个月
   E. 出生后

   ①造血器官有：骨髓、胸腺、肝、脾和淋巴结。
   ②起源于卵黄囊的中胚层造血干细胞，在胚胎期 24 周前，胎肝为主要造血器官。
   ③出生后，肝、脾造血功能迅速停止，红骨髓成为主要造血器官。

4. 在我国，肝硬化的主要病因是（B）
   A. 血吸虫病　　B. 病毒性肝炎
   C. 胆石症　　D. 胆道蛔虫病
   E. 胃溃疡

   三部曲：肝炎—肝硬化—肝癌。

5. 膀胱癌组织类型中最多见的是（B）
   A. 单纯癌
   B. 移行细胞癌
   C. 鳞癌
   D. 腺癌
   E. 硬癌

   ①最常见的泌尿系统肿瘤。
   ②好发部位：膀胱三角区和侧壁。
   ③主要转移途径：淋巴转移。
   ④表现：血尿（最常见和最早出现的症状，多为无痛性间歇性全程肉眼血尿）、膀胱刺激征。

6. 子宫峡部的上端是（D）
   A. 组织学外口
   B. 组织学内口
   C. 解剖学外口
   D. 解剖学内口
   E. 鳞柱状上皮交界处

   ①子宫峡部上端：解剖学内口。
   ②子宫峡部下端：组织学内口。
   ③口诀：上厕所解手，地下组织。

7. 儿童 5 岁时的体重按公式粗略估计为（E）
   A. 13 kg
   B. 14 kg
   C. 15 kg
   D. 16 kg
   E. 18 kg

   出生时 =3.25 kg
   3~12 月 =[年龄(月)+9]/2
   1~6 岁 = 年龄(岁) ×2+8
   7~12 岁 =[年龄(岁) ×7-5]/2

8. 小儿尿路感染最主要的感染途径为（A）
   A. 上行感染　　B. 直接感染
   C. 下行感染　　D. 血源感染
   E. 淋巴感染（致病菌：大肠埃希菌）

9. 原位癌的癌变范围是（E）
   A. 到达肌层
   B. 到达浆膜层
   C. 突破基膜
   D. 突破浆膜
   E. 局限于上皮层内

   原位癌和浸润癌的区别：
   ①原位癌局限于上皮层里面，没有上皮的基底膜，浸润癌局部穿透了基底膜向基底膜的深层进行浸润。
   ②原位癌属于超早期阶段，手术即可治愈，浸润癌需要通过手术和放、化疗杀死潜藏的癌细胞，提高存率。
   ③原位癌一般不发生转移，浸润癌率较高。

10. 子宫颈癌的好发部位是（B）

A. 宫颈阴道部

B. 宫颈鳞柱状上皮交界处

C. 子宫颈管内

D. 子宫峡部

E. 子宫颈外口

①最常见的妇科恶性肿瘤，由HPV感染。②组织学：鳞状细胞癌（最多见）。③表现：接触性出血。

11. 慢性肾衰竭患者贫血的最主要原因是（B）

A. 铁缺乏

B. 促红细胞生成素缺乏

C. 叶酸缺乏

D. 营养不良

E. 消化道出血

肾脏可分泌促红细胞生成素，肾衰竭时促红细胞生成素缺乏，红细胞水平下降。

12. 下列关于钾盐代谢的叙述，不正确的是（C）

A. 是维持神经-肌肉组织功能的关键

B. 临床补钾，尿液须在 40 mL/h 以上

C. 成人每日须补钾 3 ~ 5 mg（→2 ~ 3 mg）

D. 高血钾可导致心搏骤停

E. 钾盐由肾脏排出

13. 患者，男，60 岁。突发左下肢动脉栓塞，该栓子最可能来源于（C）

A. 大动脉

B. 大静脉

C. 心脏

D. 小动脉

E. 小静脉

下肢动脉栓塞大多为心源性栓子脱落、风湿性心脏病、房颤等。

14. 下面关于功能性子宫出血的说法，不正确的是（A）

A. 黄体萎缩不全，月经周期缩短

B. 常见于无排卵性功血

C. 妇检生殖器无器质性病变

D. 排卵性功血多发生于生育年龄妇女

E. 由神经分泌机制紊乱造成

黄体萎缩不全，周期正常、经期延长。

①无排卵性功血：见于青春期与绝经过渡期，月经周期、经期、月经量异常。
②有排卵性功血：见于生育年龄妇女，分为黄体功能不全（周期缩短、月经频发）和黄体萎缩不全（又称子宫内膜不规则脱落，周期正常、经期延长）。

15. 急性肾小球肾炎属于（A）

A. 细菌感染后免疫反应性疾病

B. 细菌直接感染肾脏

C. 病毒直接感染肾脏

D. 单侧肾脏化脓性炎症

E. 双侧肾脏化脓性炎症

①病因：β溶血性链球菌感染引起的一种免疫复合物性肾小球肾炎。
②表现：血尿（必有）、蛋白尿、水肿（首先累及眼睑及颜面）、高血压（水、钠潴留所致）。

16. 新生儿硬肿症最先出现硬肿的部位是（D）

A. 面颊

B. 上肢

C. 躯干

D. 小腿

E. 臀部

硬肿发生顺序为：小腿→大腿外侧→整个下肢→臀部→面颊→上肢→全身。

17. 患者，女，30 岁。2 年来排尿次数增多，伴尿急、尿痛。夜间有低热、盗汗。尿检查：酸性尿，镜下见大量红细胞及白细胞，尿抗酸杆菌培养阳性。该致病菌是（D）

A. 大肠埃希菌　　B. 破伤风杆菌

C. 真菌　　D. 结核分枝杆菌

E. 铜绿假单胞菌

考虑为肾结核，因此该致病菌是结核分枝杆菌。

18. 直肠肛管周围脓肿常继发于（D）

A. 肛裂

B. 肛瘘

C. 血栓性外痔

D. 肛腺炎

E. 直肠息肉继发感染

①病因：肛窦炎、肛腺感染。
②分类：肛门周围脓肿、坐骨肛管间隙脓肿、骨盆直肠间隙脓肿。

19.《备急千金要方》所云“……见彼苦恼，若己有之……一心赴救，无作功夫形迹之心”体现的临床基本道德原则是（A）

A. 生命至上原则

B. 知情同意原则

C. 最优化原则

D. 医疗保密原则

E. 双重效益原则

20. 维持子宫呈前倾的韧带是（A）

A. 圆韧带　　B. 阔韧带

C. 主韧带　　D. 骶结节韧带

E. 宫骶韧带

口诀：前圆正阔主垂宫间。

21. 大多数婴儿会叫“爸爸”“妈妈”的时期是（C）

A. 3 ~ 4个月

B. 5 ~ 6个 月

C. 7 ~ 8个月

D. 10 ~ 12个月

E. 1.5 岁

婴儿 3~4 个月即能发音，7~8 个月能发“爸爸”“妈妈”等语音，8~9 个月时喜欢模仿成人的口唇动作练习发音。

22. 铺无菌巾应下垂超过手术床边（B）

A. 20 cm　　B. 30 cm

C. 40 cm　　D. 50 cm

E. 60 cm

铺在台面上的无菌巾共 6 层，无菌巾应下垂至少 30 cm。

23. 出现方肩畸形的原因是（C）

A. 锁骨骨折

B. 肱骨干骨折

C. 肩关节脱位

D. 肱三头肌撕裂伤

E. 肱骨外科颈骨折

口诀：方肩畸形杜加征，足蹬复位双三定。

24. 尿瘘是指生殖道和泌尿道之间形成的异常通道，产生的主要原因是（C）

A. 感染

B. 生殖系统晚期癌症

C. 产伤

D. 放射治疗

E. 长期放置子宫托

泌尿生殖瘘的病因很多，以产伤和妇科手术损伤为主，其他原因引起者罕见。

25. 下列各项中，导致急性糜烂性胃炎的病因是（C）

A. 幽门螺杆菌感染

B. 自身免疫反应

C. 长期服用非甾体类抗炎药

D. 细菌感染

E. 进食过冷、过热食物

长期服用某些药物可破坏胃黏膜而发生糜烂、出血。如非甾体类抗炎药可直接损伤胃黏膜上皮层，抑制胃黏膜生理性前列腺素的产生；某些抗肿瘤药物对胃肠道黏膜细胞产生明显的细胞毒性作用。

26. 发生心绞痛的最主要原因是（D）

A. 主动脉瓣狭窄

B. 主动脉痉挛

C. 全身小动脉痉挛

D. 冠状动脉粥样硬化

E. 肺动脉痉挛

① 部位：胸骨体中段或上段为主，射，波及心前区。
② 性质：压迫、发闷、紧缩感。
③ 诱因：体力劳动、情绪激动、饱冷、吸烟、心动过速、休克等。
④ 持续时间：3~5 分钟，一般不超过 15 分钟。
⑤ 缓解方式：休息或舌下含服硝油后缓解。

27. 急性腹膜炎后最常见的残余脓肿为（A）

A. 盆腔脓肿 → 盆腔位置最低，炎性积液容易积聚在此。

B. 膈下脓肿 → 呃逆 + 脓肿部位持续钝痛。

C. 肝脓肿

D. 肾脓肿

E. 脾周围脓肿

28. 水痘的传播途径是（D）

A. 食物传播　　B. 虫媒传播

C. 土壤传播　　D. 呼吸道传播

E. 消化道传播

水痘 = 四世同堂是水痘 + 奇痒无比向心长 + 皮肤感染最常见。

29. 再生障碍性贫血急性型易引起死亡的原因是（D）

A. 贫血

B. 肾衰竭

C. 缺氧

D. 严重感染

E. 心力衰竭

① 病因：氯霉素、苯。
② 确诊：骨髓象（正细胞性贫血）
③ 分类：重型（出血、感染为主）、非重型（贫血为主）。

30. 慢性肺心病发病的关键环节是（D）

A. 气管阻塞

B. 肺泡膨大

C. 右心室肥大

D. 肺动脉高压

E. 右心房肥大

缺氧 → 肺小血管收缩痉挛 → 肺动脉高压 → 右心室后负荷增大 → 右心室扩大 → 右心衰竭。

31. 护理人员能够在医疗机构执业的基本条件是（C）

A. 持有护理院校毕业证书

B. 通过护士执业资格考试

C. 经过卫生行政部门注册

D. 通过医疗机构考核面试

E. 经过医疗机构系统培训

32. 急性脓胸多为继发性感染，最主要的原发病灶来自（B）

A. 支气管　　B. 肺部

C. 胸腔　　D. 纵隔

E. 食管　致病菌：金黄色葡萄球菌。

33. 下列对胎盘的描述，错误的是（B）

A. 妊娠 12 周基本形成

B. 胎盘重 600 ~ 1 000 g → 450 ~ 650 g。

C. 母面暗红而粗糙

D. 子面光滑，呈灰白色，表面为羊膜

E. 由羊膜、叶状绒毛膜和底蜕膜组成

34. 下列有关胎盘早剥的叙述，正确的是（C）

A. 多发生于妊娠 28 周后 → 20 周后或分娩期。

B. 是指前置胎盘在胎儿娩出后，从子宫壁剥离

C. 是指正常位置的胎盘在胎儿娩出前，从子宫壁剥离

D. 分娩期不易发生

E. 对孕妇无影响 → 孕妇可出现失血性休克。

35. 婴儿手足搐搦症主要死亡原因是（C）

A. 脑水肿

B. 心力衰竭

C. 喉痉挛 → 由于喉部肌肉痉挛而出现呼吸困难，重者可致窒息死亡。

D. 呼吸衰竭

E. 手足搐搦

36. 主动脉瓣关闭不全时，出现（A）

A. 左心室前负荷加重（二尖瓣主动脉瓣关闭不全）

B. 右心室后负荷加重（肺动脉狭窄 / 高压）

C. 左心室后负荷加重（高血压、主动脉狭窄）

D. 右心室前负荷加重（房 / 室间隔缺损、动脉导管未闭）

E. 左、右心室前负荷加重（甲亢、慢性贫血、妊娠）

37. 最能反映小儿体格生长和营养状况的指标是（C）

A. 身长

B. 头围

C. 体重

D. 胸围

E. 皮下脂肪

① 体重：近期营养指标。
② 身长(高)：远期营养指标。
③ 头围：反映脑和颅骨的发育。
④ 胸围：1 岁时胸围 = 头围(46 cm)。

38. 孕妇血容量增加的最高峰在（E）

A. 妊娠 20 ~ 22 周

B. 妊娠 23 ~ 25 周

C. 妊娠 26 ~ 28 周

D. 妊娠 29 ~ 31 周

E. 妊娠 32 ~ 34 周

最易心衰时期：妊娠 32~34 周、分娩期、产后 3 天。

39. 肾病综合征患儿突发腰痛、肉眼血尿、少尿，可能的原因是（A）

A. 肾静脉血栓

C. 血压增高

E. 肾衰竭

B. 急性肾衰竭

D. 感染加重

肾病综合征患儿常处于高凝状态，易发生血栓。

40. 消化性溃疡患者出现黑便，估计其每日出血量至少为（D）

A. 20 mL

B. 30 mL

C. 40 mL

D. 50 mL

E. 80 mL

① 粪便隐血试验阳性 >5 mL。
② 黑便 50~70 mL。
③ 呕血 250~300 mL。
④ 出现全身症状超过 400~500 mL。
⑤ 周围循环衰竭超过 1000 mL。

41. 患者，女，30 岁，产后 3 周，母乳喂养。1 天前出现右乳胀痛，伴畏寒、发热，白细胞计数为 13×10^9/L，其感染的致病菌最可能是（A）

A. 金黄色葡萄球菌

B. 溶血性链球菌

C. 大肠埃希菌

D. 破伤风杆菌

E. 白色念珠菌

急性乳腺炎：
① 好发：产后 3~4 周，以初产妇多见。
② 处理：患乳停止哺乳，排空乳汁，局部热敷或理疗；脓肿形成后，及时切开引流。

42. 骨折愈合过程中的第二期为（B）

A. 骨痂改造塑形期

B. 原始骨痂形成期

C. 血肿机化演进期

D. 骨性愈合期

E. 纤维愈合期

提示：①第一期：C 项又称 E，2~3 周。②第二期：B 项又称临床愈合期，12~24 周。③第三期：A 项又称 D 项，1~2 年。

43. 肾盂肾炎最常见的致病菌是（B）

A. 变形杆菌

B. 大肠埃希菌

C. 葡萄球菌

D. 厌氧菌

E. 粪链球菌

①感染途径：上行感染。②急性肾盂肾炎 = 尿频、尿急、尿痛 + 腰痛、肾区叩击痛，肋脊角有压痛。

44. 下列属于构成骨髓微环境的细胞是（C）

A. 浆细胞　　B. 巨核细胞

C. 巨噬细胞　　D. 单核细胞

E. 造血干细胞　　记忆题

45. 甲状腺功能亢进患者在甲状腺大部切除术后出现呼吸困难的常见原因是（C）

A. 一侧喉返神经损伤

B. 双侧喉上神经内支损伤

C. 伤口内出血或喉头水肿

D. 双侧喉上神经外支损伤

E. 甲状腺危象　　口诀：单嘶双失内呛外调。

46. 门静脉与腔静脉之间的交通支不包括（A）

A. 胃 -脾静脉

B. 前腹壁交通支　　口诀：一前一后两下

C. 腹膜后交通支

D. 胃底、食管下段交通支

E. 直肠下端、肛管交通支

47. 患者，女，29 岁。产后未复经，哺乳期妊娠。检查显示子宫底于脐上 1 指，估计孕周为（C）

A. 12 周末

B. 18 周末

C. 24 周末

D. 28 周末

3 个月：耻骨联合上 2~3 指。
9 个月：剑突下 2 指，剩下都与脐相关。
4 个月：脐耻之间。
5 个月：脐下 1 指。
6 个月：脐上 1 指。
7 个月：脐上 3 指。
8 个月：脐剑之间。

E. 30 周末

48. 左向右分流型先天性心脏病最易并发（B）

A. 脑脓肿

B. 肺炎

C. 体格发育障碍

D. 脑血栓形成

E. 亚急性细菌性心内膜炎

①左向右分流型：肺炎。②右向左分流型：脑血栓形成。

49. 系统性红斑狼疮属于（A）

A. 自身免疫性疾病

B. 变态反应性疾病

C. 细菌感染性疾病

D. 病毒感染性疾病

E. 支原体感染性疾病

系统性红斑狼疮是累及多个系统的自身免疫病，大量自身抗体的产生是根本原因。

50. 艾森门格综合征最多见于的先天性心脏病是（D）

A. 卵圆孔未闭

B. 房间隔缺损

C. 肺动脉狭窄

D. 室间隔缺损

E. 动脉导管未闭

自左向右分流，一般无青紫。哭闹时，右心室压力增加，分流变为自右向左，出现暂时性青紫，当肺动脉高压显著，产生自右向左分流时，临床出现持久性青紫，即艾森门格综合征。

51. 小儿营养性缺铁性贫血多见于（C）

A. 胎儿期　　B. 新生儿期

C. 婴幼儿期　　D. 学龄前期

E. 学龄期　　小儿缺铁性贫血：摄入不足

52. 临床死亡期限一般认为是（B）

A. 2 ~ 3 分钟

B. 5 ~ 6 分钟

C. 6 ~ 8 分钟

D. 8 ~ 10 分钟

E. 10 ~ 15 分钟

死亡分为三期：濒死期、临床死亡期及生物学死亡期。临床死亡期一般持续 5~6 分钟，若得到及时有效的抢救治疗，生命有复苏的可能。

53. 胃癌最主要的转移途径是（B）

A. 直接蔓延

B. 淋巴转移

C. 血行转移

①好发部位：胃窦部（胃窦小弯处）。②早期无明显症状，半数病人较早出现上腹隐痛。③确诊：胃镜活检。

D. 腹腔内种植

E. 盆腔内种植

54. 肝脏的营养供应来源是（B）

A. 肝动脉

B. 肝动脉和门静脉→双重供血，25%~30% 来自肝动脉，70%~75% 来自门静脉。

C. 肝静脉

D. 门静脉

E. 下腔静脉

55. “医乃至精至微之事”所蕴含的医疗卫生职业的内在要求是（A）

A. 严谨求实，精益求精

B. 廉洁自律，恪守医德

C. 爱岗敬业，团结协作

D. 优质服务，医患和谐

E. 乐于奉献，热心公益

医者要有精湛的医术，医道是“至精至微之事”，习医之人必须“博极医源，精勤不倦”。

56. 与乳腺癌发生有直接关系的激素是（D）

A. 己烯雌酚

B. 绒毛膜促性腺激素

C. 促肾上腺皮质激素

D. 雌酮

E. 肾上腺皮质激素

①病理：淋巴转移，常见于同侧腋窝，好发于外上象限。
②表现：酒窝征、橘皮样改变。

57. 提示哮喘患者病情严重的情况是（E）

A. 大汗淋漓

B. 张口呼吸

C. 出现奇脉

D. 发绀

E. 哮鸣音减弱或消失→寂静胸或沉默肺。

58. 某护士在执行医嘱时，发现主治医生的处方有问题，该护士正确的做法是（C）

A. 继续执行医嘱

B. 立刻告诉护士长

C. 立刻告诉主治医生

D. 立刻告诉患者

E. 立刻告诉患者家属

59. 患儿，男，8 岁。诊断为原发性肺结核，经治疗后其病理转归最可能是（A）

A. 吸收好转→最常见。

B. 产生空洞→支气管内膜结核或干酪性肺炎。

C. 血行播散

D. 淋巴播散→急性粟粒型肺结核。

E. 病灶蔓延扩大

60. 患者，男，23 岁。全身高度水肿 4 周。实验室检查：血浆清蛋白降低，血脂增高，尿蛋白（+++），尿红细胞（+）。患者水肿最主要的原因是（E）

A. 继发醛固酮增多

B. 抗利尿激素增多

C. 全身毛细血管扩张

D. 肾小球滤过率下降

E. 血浆胶体渗透压降低

肾病综合征：
①大量蛋白尿（>3.5 g/d）。
②低白蛋白血症（<30 g/L）。
③水肿（血浆胶体渗透压降低）。
④高脂血症。

61. 患者，男，56 岁。急性化脓性阑尾炎。行阑尾切除术后 3 天，腹胀，伴溢出性呕吐。检查：全腹均匀膨胀，肠鸣音减弱，考虑肠梗阻。其肠梗阻的类型是（D）

A. 绞窄性肠梗阻

B. 血运性肠梗阻

C. 痉挛性肠梗阻

D. 麻痹性肠梗阻

E. 机械性肠梗阻

患者化脓性阑尾炎术后 3 天出现腹胀、呕吐、全腹均匀膨胀、肠鸣音减弱等体征，最可能出现麻痹性肠梗阻。

62. 患儿，男，2 岁。因“发热、犬吠样咳嗽、声嘶 1 天，夜间症状较重”就诊。查体可见三凹征，吸气性喉鸣，咽部充血，最可能的诊断是（B）

A. 急性支气管炎　　B. 急性感染性喉炎

C. 咽结合膜热　　D. 疱疹性咽峡炎

E. 毛细支气管炎

喉炎典型表现是吸气性喉鸣，犬吠样咳嗽。

63. 属于弥散性血管内凝血继发性纤溶期特点的是（A）

A. 血小板计数降低

B. 凝血时间缩短 →延长

C. 鱼精蛋白副凝固试验（3P）早期阴性 →阳性

D. 纤溶酶原正常或代偿性增加→降低

E. 纤维蛋白原不变→降低

64. 配制好的营养液应放置于 4 ℃以下的冰箱内存放，并于多长时间内用完（E）

A. 4 小时　　B. 10 小时

C. 8 小时　　D. 12 小时

E. 24 小时 记忆题

65. 患者，女，23 岁。生长在高原缺碘区，一年前发现有颈前部结节状肿物，现肿物变化不大，无任何不适，最可能的诊断是（C）

A. 甲状腺腺瘤

B. 甲状腺癌

C. 单纯性甲状腺肿

D. 甲状腺功能亢进

E. 桥本甲状腺肿

生长在高原缺碘区的年轻女性出现颈部结节状肿块，生长缓慢，无任何不适，首先考虑单纯性甲状腺肿。

66. 新生儿，胎龄 35 周。出生时体重 2 000 g，该新生儿分类应属于（D）

A. 足月儿 →37~42 周。

B. 足月小样儿

C. 正常体重儿

D. 低出生体重儿

E. 极低出生体重儿 口诀：58 词城超级低。

67. 患儿，男，18 个月。发热、流涕 3 天。今日外耳道流出少量脓性分泌物，考虑为中耳炎，其易患中耳炎的原因是（D）

A. 后鼻道狭窄

B. 鼻腔相对较小

C. 鼻窦口相对较大

D. 咽鼓管宽、短、直→咽鼓管与中耳相连。

E. 喉部较长，呈漏斗状

68. 患者，男，30 岁。胸部以下大面积烧伤 6 小时入院，入院时 CVP 4 cmH_2O，BP 80/60 mmHg，尿量 20 mL/h，四肢厥冷，呼吸急促，提示（A）

A. 血容量不足

B. 心力衰竭

C. 肾衰竭

D. 呼吸衰竭

E. 输液量过多

① CVP 低 BP 低：血容量严重不足，应充分补液。
② CVP 低 BP 正常：血容量不足，适当补液。
③ CVP 高 BP 低：心功能不全，给强心药减慢输液。

69. 患儿，男，8 个月。11 月中旬入院，其入院前 2 天出现发热、咳嗽症状，随后呕吐 3 次，大便呈黄色水样，10 余次 / 天，黏液少，无腥臭。体检：T39℃，精神萎靡，前囟及眼窝凹陷，哭泪少，皮肤弹性略差，咽稍充血，心肺检查无异常，大便检查（-）。引起腹泻的病原体最可能是（A）

A. 轮状病毒

B. 铜绿假单胞菌

C. 白色假丝酵母菌

D. 金黄色葡萄球菌

E. 致病性大肠埃希菌

① 秋冬多为轮状病毒感染（秋季腹泻）大便无臭味、蛋花汤样。
② 夏季腹泻多见于大肠埃希菌感染，便有臭味、黏液脓血便。
③ 口诀：秋天的车轮上拉着蛋花很香

70. 患儿，男，8 个月。单纯母乳喂养，诊断为营养性巨幼红细胞性贫血，其主要病因是（D）

A. 铁摄入不足

B. 锌摄入不足

C. 食物中缺少维生素

D. 维生素 B_{12} 及叶酸供给不足

E. 葡萄糖-6-磷酸脱氢酶缺乏

① 缺铁贫：缺铁，小细胞低色素。
② 巨幼贫：缺维生素 B_{12} 及叶酸，大细胞性贫血。

71. 不属于女性内生殖器官邻近器官的是（E）

A. 膀胱

B. 直肠

C. 尿道

D. 阑尾

E. 乙状结肠

女性生殖器官的邻近器官：尿道、膀胱、输尿管、直肠、阑尾。

72. 患者，男，57 岁。急性肾衰竭无尿期，出现呼吸困难、头痛、轻度腹胀，心电图示 T 波高尖、QT 间期延长，应考虑（ B ）

A. 低钾血症→<3.5 mmol/L、T波降低、出现U波、碱中毒。

B. 高钾血症→>5.5 mmol/L、T波高尖、酸中毒。

C. 水中毒

D. 尿毒症

E. 酸中毒

73. 母乳中糖的主要类型是（ C ）

A. 甲型乳糖

B. 葡萄糖

C. 乙型乳糖→占碳水化合物总量的90%，可促进双歧杆菌和乳酸杆菌的生长，抑制大肠埃希菌繁殖，使婴儿很少发生腹泻。

D. 半乳糖

E. 果糖

74. 患者，男，32 岁。昨晚与朋友饮酒后突发上腹部持续剧烈疼痛，并向腰背部放射，伴恶心、呕吐，呕吐物为胃内容物，吐后腹痛不缓解，来医院就诊。实验室检查：血清淀粉酶 650 U/L。初步诊断为急性胰腺炎，最可能的病因是（ B ）

A. 胆管结石

B. 酗酒和暴饮暴食

C. 胰管结石

D. 十二指肠液反流

E. 急性胆囊炎

患者有饮酒及暴饮暴食史，血清淀粉酶升高，最可能是酗酒和暴饮暴食诱发的急性胰腺炎。

75. 患者，男，67 岁。以慢性支气管炎并发慢性阻塞性肺疾病入院。于一阵干咳后突感左上胸剧烈刺痛，出现明显呼吸困难，不能平卧，听诊左肺呼吸音明显减弱，应考虑为（ A ）

A. 自发性气胸

B. 急性心肌梗死

C. 急性肺炎

D. 渗出性胸膜炎

E. 肺栓塞

慢性阻塞性肺疾病(COPD)并发症：
① 慢性呼吸衰竭。
② 自发性气胸。
③ 肺心病。

76. 患儿，男，7 岁。3 天前右中指被竹签刺伤，今诉手指疼痛。检查见右中指红肿明显，原刺伤部位中间发白，手指无法弯曲，患儿体温 38 ℃，最可能的诊断是（ E ）

A. 蜂窝织炎　　B. 痈

C. 疖　　D. 甲沟炎

E. 指头炎→有中指外伤史，目前应该行切开减压和引流术。

77. 某孕妇，28 岁。孕 33 周。触诊胎头在腹部右侧，胎臀在腹部左侧，胎心在脐周听到，则胎先露为（ B ）

A. 枕先露

B. 肩先露

C. 面先露

D. 足先露

E. 臀先露

① 听诊：胎心音(110~160 次 / 分)。
② 枕先露：脐下左或右。
③ 肩先露：脐部下方。
④ 臀先露：脐上左或右。

78. 患者，男，52 岁。因为“胸痛、痰中带血 1 个月”入院。X 线检查显示右肺上叶有一个不规则肿块，为明确诊断最可能的检查是（ E ）

A. CT 检查

B. 核磁共振检查

C. 痰细胞学检查

D. 癌相关抗原检查

E. 纤维支气管镜检查

肺癌 = 老烟民 + 刺激性干咳 + 痰中带血 + X线块状阴影，边缘不清或呈分叶状周围有毛刺。

79. 某孕妇，34 岁。孕 29 周，G_1P_0，主诉“胎动感觉不清 1 周”入院。经人工破膜及催产素静脉滴注娩出一死婴后即开始出现大量阴道出血，经人工剥离胎盘及使用宫缩剂后仍无效果，出血不止，无血凝块，其出血原因可能是（ E ）

A. 软产道损伤→胎儿娩出后立即阴道流血，色鲜红，能自凝。

B. 胎盘残留→胎儿娩出后阴道大量流血，色暗红。

C. 产后宫缩乏力→最常见，胎盘娩出后阴道出血不止，暗红色，可凝固，子宫轮廓不清，松软如袋状。

D. 子宫腔内感染

E. 凝血功能障碍→出血不凝、不易止血，全身多部位出血。

80. 患者，男，30 岁。胸部损伤，多根肋骨多处骨折，出现反常呼吸，其原因为（B）

A. 疼痛

B. 胸壁软化

C. 肋间神经损伤

D. 气胸

E. 血胸

多根多处肋骨骨折造成胸壁软化，出现反常呼吸，呼吸时两侧胸腔压力不均衡造成纵隔扑动，对呼吸循环有较大影响。

81. 患者，男，25 岁。颅脑外伤手术后转入 ICU。心电监护仪器突现心电机械分离心电图，应立即进行（D）

A. 气管插管

B. 体外电除颤

C. 人工呼吸

D. 胸外按压

E. 鼻导管吸纯氧

心电机械分离常为临终的表现，亦为猝死的一种形式。

82. 患者，女，26 岁。头部撞伤疼痛 15 小时。神志清，眼睑青紫，眼结膜下出血，嗅觉丧失，有淡红色液体从鼻腔流出，最可能的诊断是（B）

A. 眼外伤

B. 颅前窝骨折→熊猫眼征、兔眼征和鼻漏。

C. 颅中窝骨折→乳突区瘀斑、耳鼻漏。

D. 颅后窝骨折→耳后及枕下部、咽后壁瘀斑、无脑脊液漏。

E. 面部软组织损伤

83. 实施营养疗法的适应证是患者近期体重下降超过（B）

A. 5%

B. 10%

C. 15%

D. 20%

E. 25%

营养疗法的适应证：
①近期体重下降超过正常体重的 10%。
②血清白蛋白 <30 g/L。
③连续 7 日以上不能正常进食。
④已确诊为营养不良。
⑤可能发生高分解代谢的应激状态病人。

84. 患者，男，45岁。因车祸致脾破裂入院。患者烦躁不安，皮肤苍白，四肢湿冷。查体：血压 60/30 mmHg，脉搏 126 次/ 分，紧急建立静脉通路。输液应首选（D）

A. 生理盐水

B. 5% 葡萄糖溶液

C. 5% 碳酸氢钠溶液

D. 平衡盐溶液→先晶后胶、先盐后糖、先快后慢，胶、晶液体交替输入。

E. 5% 葡萄糖盐水溶液

B1 型题（85 ~ 100 题）

答题说明：以下提供若干组考题，每组考题共用 A、B、C、D、E 五个备选答案。请从中选择一个与问题关系最密切的答案。某个备选答案可能被选择一次、多次或不被选择。

（85 ~ 86 题共用备选答案）

A. 大脑　　B. 肝脏

C. 肾脏　　D. 脾脏

E. 肺脏

85. 一氧化碳中毒最先受损的部位是（A）

CO 中毒时，脑、心对缺氧最敏感，常最先受损。

86. 系统性红斑狼疮最常受损的部位是（C）

几乎所有狼疮患者均有肾脏损害。

（87 ~ 88 题共用备选答案）

A. 特发性血小板减少性紫癜（ITP）

B. 过敏性紫癜

C. 各种血友病

D. 白血病

E. 再生障碍性贫血

87. 由血小板破坏增加引起的出血性疾病是（A）

一种自身免疫性出血性综合征，也称自身免疫性血小板减少性紫癜。

88. 由血管脆性增加引起的出血性疾病是（B）
过敏性紫癜是一种较常见的血管变态反应性疾病。

（89 ~ 90 题共用备选答案）

A. 基础体温测定　　B. 卵巢活检
C. 阴道脱落细胞检查　　D. 子宫内膜诊刮
E. 宫颈黏液检查

89. 常用于闭经的辅助检查不包括（B）
闭经分为下丘脑、垂体、卵巢和子宫性闭经四类。子宫功能检查包括诊断性刮宫、子宫输卵管碘油造影、子宫镜检查及药物撤退试验等。卵巢功能检查包括基础体温测定、阴道脱落细胞检查、宫颈黏液检查等。垂体功能检查包括PRL、FSH、LH放射免疫测定，垂体兴奋试验，影像学检查等。不做卵巢活检。

90. 对功能失调性子宫出血患者具有诊断和治疗双重作用的措施是（D）
子宫内膜诊刮既可诊断也可治疗。

（91 ~ 92 题共用备选答案）

A. 痉挛型　　B. 混合型
C. 共济失调型　　D. 手足徐动型
E. 肌张力低下型

91. 锥体系受累引起的脑瘫为（A）
痉挛型脑瘫是最常见的中枢性瘫痪类型，占50%~60%，主要因锥体系受累引起。

92. 小脑受累引起的脑瘫为（C）

（93 ~ 94 题共用备选答案）

A. 衔接　　B. 下降
C. 俯屈　　D. 内旋转
E. 复位

93. 能使枕额径变为枕下前囟径的动作是（C）

94. 能使胎头的矢状缝和中骨盆及出口后径一致的动作是（D）
下降：贯穿整个产程。
俯屈：枕额径——→枕下前囟径。
内旋转：矢状缝与出口前后径一致。

（95 ~ 96 题共用备选答案）

A. 硫糖铝　　B. 氢氧化铝
C. 西咪替丁　　D. 雷尼替丁
E. 奥美拉唑

95. 目前被认为最强的胃酸分泌抑制剂是（E）

96. 属于保护胃黏膜的药物是（A）
保护胃黏膜的药物有：①硫糖铝；②枸橼酸铋钾；③米索前列醇。

（97 ~ 98 题共用备选答案）

A. 间歇脉　　B. 缓脉
C. 丝脉　　D. 绌脉
E. 速脉

97. 房室传导阻滞患者的脉搏是（B）

98. 心房颤动患者的脉搏是（D）
脉搏短绌：在同一单位时间内，脉搏少于心率，表现为脉搏细速、极不规则，听诊心律完全不规则，心率快慢不一，心音强弱不等，常见于心房纤维颤动的病人。

（99 ~ 100 题共用备选答案）

A. A 期　　B. B 期
C. C1 期　　D. C2 期
E. D 期

99. 大肠癌癌肿已穿透肠壁但无淋巴结转移，在 Dukes 分期中属于（B）

100. 大肠癌癌肿已穿透肠壁，肠系膜根部淋巴结肿大，在 Dukes 分期中属于（D）
大肠癌分期：
① A期：局限于肠壁，无转移。
② B期：已穿透肠壁但无淋巴结转移。
③ C1期：转移仅限于癌肿附近。
④ C2期：转移到系膜根部。
⑤ D期：广泛转移。

◎ PART 01　基础知识

方向卷：高分必做题（五）

A1/A2 型单项选择题（1 ~ 90 题）

答题说明：以下每道考题下面都有 A、B、C、D、E 五个备选答案。请从中选择一个最佳答案。

1. 乳果糖在治疗肝性脑病中的机制是（D）

A. 抑制肠内细菌生长，促进乳酸杆菌繁殖 → 甲硝唑、新霉素。

B. 与游离氨结合，从而降低血氨 → 谷氨酸钾或谷氨酸钠。

C. 与氨合成尿素和鸟氨酸，从而降低血氨 → 精氨酸。

D. 被细菌分解成乳酸和醋酸，使肠内呈酸性

E. 纠正氨基酸代谢不平衡，抑制假性神经递质形成 → 支链氨基酸。

2. 支气管哮喘反复发作的关键因素是（E）

A. 缺氧

B. 感染

C. 免疫缺陷

D. 精神紧张

E. 气道变应性炎症

①本质：多种炎性细胞介导的气道慢性炎症。②表现：发作性呼气性呼吸困难伴有哮鸣音。

3. 食管癌患者出现吞咽水剧烈呛咳是由于癌肿侵入（C）

A. 喉返神经 → 声音嘶哑。

B. 主动脉 → 大量呕血。

C. 气管 → 可形成食管气管瘘，出现吞咽水或食物时剧烈呛咳。

D. 肋间神经

E. 肝

①高度阻塞：食物反流，引起进食呛咳及肺部感染。②持续胸痛或背痛为晚期症状，表示癌肿已侵犯食管外组织。

4. 患者，女，68 岁。因外伤造成左侧胸部 4 ~ 7 肋骨多处骨折，呼吸时患处可能出现（E）

A. 呼气时外凸，吸气时正常

B. 吸气和呼气时均外凸

C. 吸气时外凸，呼气时内陷 → 正常呼吸。

D. 吸气和呼气时均内陷

E. 吸气时内陷，呼气时外凸 → 多根多处肋骨骨折造成胸壁软化，出现反常呼吸。

5. 高血压、脑出血最常见的诱因是（A）

A. 情绪激动、剧烈活动

B. 睡眠状态

C. 头部创伤

D. 使用抗凝药物

E. 寒冷

脑出血 = 高血压 + 情绪激动 + CT 高密度影。

6. 骨肉瘤的好发人群是（A）

A. 儿童及年轻人

B. 老年人

C. 孕产妇

D. 成人

E. 营养不良者

①发病年龄：10~20 岁青少年。②好发部位：长管状骨干骺端。③转移：血行转移，最常见的部位是肺。④表现：逐渐出现持续性剧烈疼痛，夜[illegible] ⑤皮温高，静脉怒张。⑥ X 线：Codman 三角 / 日光射线现象 ⑦口诀：三个男人在日光下吃肉。

7. 病毒性脑炎最常见的病原体是（A）

A. 肠道病毒 → 80% 由肠道病毒引起（如柯萨奇病毒、埃可病毒）

B. 乙脑病毒

C. EB 病毒

D. 腺病毒

E. 疱疹病毒

8. 上消化道出血最常见的病因是（A）

A. 消化性溃疡

B. 急性糜烂性胃炎

C. 胃癌

D. 贲门黏膜撕裂综合征

E. 食管 - 胃底静脉曲张破裂出血

上消化道出血表现：呕血和黑便。

9. 肾癌发生于（D）

A. 肾乳头

①病因：吸烟是唯一的危险因素。②起源于肾小管上皮细胞，多累及一侧肾脏，淋巴转移的首站是肾蒂淋巴结。

B. 肾大盏 ③最常见的组织学类型：透明细胞癌。

C. 肾小球 ④最常见的转移器官：肺。

D. 肾小管 ⑤表现：血尿、肿块、腰痛。

E. 肾小盏

10. 引起秋季小儿腹泻的病原体主要是（C）

A. 致病性大肠埃希菌

B. 金黄色葡萄球菌

C. 轮状病毒

D. 变形杆菌

E. 柯萨奇病毒

口诀：秋天的车轮上拉着蛋花很香。

11. 膀胱癌的好发部位是（C）

A. 膀胱前壁

B. 膀胱后壁

C. 膀胱三角区

D. 膀胱底部

E. 膀胱顶部

和侧壁。①膀胱癌是最常见的泌尿系统肿瘤。②最常见的组织学类型移行细胞癌。③主要转移途径：淋巴转移。④表现：血尿（无痛性间歇性全程肉眼血尿）、膀胱刺激征。

12. 羊水栓塞一般不出现的病理生理改变是（A）

A. 急性左心衰竭

B. 肺动脉高压

C. 过敏性休克

D. 弥散性血管内凝血

E. 急性肾衰竭

由于羊水进入母体血液循环，而引起的肺动脉高压、低氧血症、循环衰竭、弥散性血管内凝血（DIC）、过敏性休克以及多器官功能衰竭等一系列病理生理变化的过程。

13. 正常枕先露分娩机制的顺序是（D）

A. 下降、衔接、内旋转、俯屈、仰伸、复位、外旋转

B. 衔接、俯屈、内旋转、下降、仰伸、复位、外旋转

C. 下降、俯屈、衔接、内旋转、仰伸、复位、外旋转

D. 衔接、下降、俯屈、内旋转、仰伸、复位、外旋转

E. 衔接、下降、内旋转、俯屈、仰伸、复位、外旋转

口诀：府内养（仰）府外。

14. 下列属于乙类传染病的是（A）

A. 流脑 B. 流行性腮腺炎

C. 风疹 D. 鼠疫

E. 手足口病

B、C、E 项为丙类，D 项为甲类。

15. 下列关于婴儿期辅食添加原则的叙述，错误的是（B）

A. 由少到多 B. 由粗到细

C. 由稀到稠 D. 由单一到多种

E. 循序渐进

①辅食添加由细到粗。②生长发育：由粗到细。

16. 产妇，28 岁。产后 3 天，一直坚持母乳喂养，现乳头红、皲裂，哺乳时疼痛，其最可能的原因是（D）

A. 乳汁过多

B. 新生儿吸吮次数过多

C. 新生儿吸吮用力过大

D. 产前乳房护理不足

E. 乳汁过少

如果孕期乳房护理不足，产后喂养时容易出现乳头损伤。

17. 产褥感染的原因是（E）

A. 医务人员不遵守无菌操作

B. 胎盘残留

C. 胎膜早破

D. 产道损伤

E. 以上都正确

任何削弱产妇生殖道和全身防御能力的因素均可成为产褥感染的诱因。

18. 低渗性脱水的病理改变不包括（E）

A. 失钠比例多于失水

B. 细胞外液呈低渗状态

C. 细胞内液渗透压相对高

D. 水分向细胞内转移

E. 细胞内脱水

低渗性脱水时，失钠多于失水，细胞外液为低渗，水分向细胞内转移，造成细胞水肿。

19. 泌尿系梗阻的早期病理改变是（B）

A. 肾积水

B. 梗阻以上的尿路扩张

C. 肾实质萎缩

D. 菌血症

E. 肾功能损害

其他选项为晚期改变。

20. 全身麻醉后，患者出现呼吸道梗阻的原因不包括（B）

A. 舌后坠　　B. 气管插管后

C. 极度肥胖　　D. 喉痉挛

E. 误吸

A、C、D、E 项为呼吸道梗阻的原因，而气管插管后即可缓解。

21. 中骨盆平面狭窄的孕妇，最容易发生的异常是（B）

A. 胎头跨耻征阳性

B. 持续性枕后位或枕横位

C. 胎膜早破

D. 胎儿过小

E. 胎先露入盆受阻

中骨盆及骨盆出口平面狭窄。

入口平面狭窄。

22. 慢性肺心病发生的关键环节是（A）

A. 肺动脉高压

B. 左心室肥厚

C. 右心室扩大

D. 体循环淤血

E. 心功能不全

缺氧→肺小血管收缩痉挛→肺动脉高压→右心室后负荷增大→右心室扩大→右心衰竭。

23. 肾蒂损伤最严重的临床表现是（B）

A. 血尿

B. 休克

C. 肿块

D. 疼痛

E. 排尿困难

肾蒂包括肾动脉、肾静脉、肾盂、淋巴管和神经。肾蒂损伤，血管断裂，引起失血性休克。

24. 下列关于呼吸系统结构的叙述，错误的是（D）

A. 胸膜腔为潜在的密闭腔隙

B. 肺泡是气体交换的场所

C. 直径小于 2 mm 的细支气管为小气道

D. 呼吸道以环甲膜为界，分为上、下呼吸道

E. 气管在隆突处分为左、右主支气管

25. 肺炎球菌肺炎患者的热型是（A）

A. 稽留热

B. 弛张热

C. 间歇热

D. 不规则热

E. 波状热

体温达 39~40℃，持续数日或数周，24 小时内温差<1℃，常见于伤寒、肺炎球菌肺炎等。

>39℃，24 小时内温差>1℃，最低仍高于正常，见于败血症、风湿热、肝脓肿。

高热与正常体温交替出现，温差较大，见于疟疾。

变化不规则，持续时间不定，见于肺结核、流行性感冒、癌性发热。

26. 最常见的心脏瓣膜病是（B）

A. 联合瓣膜病变

B. 二尖瓣狭窄

C. 三尖瓣狭窄

D. 主动脉瓣病变

E. 肺动脉瓣病变

①病因：风湿热。②致病菌：A组乙型溶血性链球菌。③确诊：超声心动图检查。④二尖瓣狭窄听诊：心尖部舒张期隆隆样杂音。

27. 小儿前囟晚闭最常见于（C）

A. 脑萎缩

B. 脑炎

C. 佝偻病

D. 小头畸形

E. 先天性颅骨发育异常

①前囟早闭或过小见于小头畸形。②前囟晚闭或过大见于佝偻病、先天性甲状腺功能减退症患儿。③前囟饱满反映颅内压增高，见于脑积水、脑肿瘤、脑出血等疾病。④前囟凹陷见于脱水或极度消瘦者。

28. 内痔好发于截石位的（E）

A. 3、5、9 点

B. 4、8、11 点

C. 4、7、11 点

D. 5、9、12 点

E. 3、7、11 点

内痔位于齿状线以上，表面覆盖直肠黏膜，好发于直肠下端的左侧、右前或右后方（截石位 3、7、11 点），截石位变换为胸膝位时，体位变换 180°（9、1、5）。

29. DIC 最常见的原因是（B）

A. 休克

B. 感染

C. 严重创伤

D. 恶性肿瘤

E. 中毒

①DIC 病理特征：微循环内广泛性微血栓形成。②DIC 早期：抗凝治疗（越早用越好），常用药物有肝素。

30. 下列关于感染性休克，说法正确的是（A）

A. 常继发于以革兰氏阴性杆菌为主的感染

B. 治疗以同时抗休克、抗感染为主

C. 又叫内毒素性休克

D. 其发生的病理生理基础与低血容量性休克不同

E. 应早期应用血管收缩药升高血压，保证重要器官灌注

感染性休克包括内毒素性休克、外毒素性休克

经补充血容量休克未见好转时，可考虑使用扩血管药。

31. 患者，女，40 岁。于夜宴时暴饮暴食，醉酒后腹部

突然剧烈疼痛，伴恶心、呕吐，急诊入观察室，确诊为急性胰腺炎，引发本病最可能的原因是（ E ）

A. 大肠埃希菌

B. 免疫反应

C. 结核杆菌

D. 幽门螺杆菌

E. 自体消化

①病因：胆石症。②表现：腹痛(最主要和首发)、带状放射恶心呕吐(剧烈且频繁，吐后腹痛不缓解)。③检查：血淀粉酶(超过正常值3倍)。④治疗：禁食、胃肠减压。

32. 下列各项中不是脑血栓形成较常见病因的是（ C ）

A. 动脉硬化　　B. 风湿病

C. 脑血管畸形　　D. 红斑性狼疮性动脉炎

E. 结节性动脉周围炎

脉硬化、风湿病、红斑性狼疮性动脉炎、结节性脉周围炎是脑血栓形成较常见的病因。

33. 某人误服有机磷农药约 100 mL，不久出现昏迷，双侧瞳孔缩小，呼吸困难，满肺湿啰音，原因是（ B ）

A. 动眼神经兴奋　　B. 迷走神经持久兴奋

C. 急性气管炎　　D. 急性胃炎

E. 急性肺炎

瞳孔缩小、呼吸困难、满肺湿啰音碱样症状的表现，为乙酰胆碱M受体致平滑肌兴奋的结果。

34. 急性心肌梗死患者发生休克是因为（ E ）

A. 房颤

B. 疼痛应激

C. 心脏前负荷加重

D. 心脏后负荷加重

E. 左心室排血量下降

因冠状动脉供血急剧减少或中断，使相应的心肌严重而持久地缺血导致心肌坏死。心脏收缩力持续减弱，心排血量持久下降可致患者发生休克。

35. 下列属于稳定性骨折的是（ C ）

A. 螺旋形骨折

B. 斜行骨折

C. 横行骨折

D. T 形骨折

E. Y 形骨折

稳定性骨折：骨折端不易移位或复位后不易再移位的骨折，如不完全性骨折及横行骨折、压缩骨折、嵌插骨折。

36. 初孕妇，妊娠 28 周。近日自感头晕、头痛，产检时发现血压 158/110 mmHg，尿蛋白（++）、水肿（++），诊断为子痫前期重度，其基本的病理变化是（ D ）

A. 水肿

B. 蛋白尿

C. 高血压

D. 全身小动脉痉挛

E. 宫腔内张力过高

妊娠期高血压疾病分类：
①妊娠期高血压：BP ≥ 140/90 mmHg。
②轻度子痫前期：BP≥140/90 mmHg，尿蛋白≥0.3 g/24 h。
③重度子痫前期：BP≥160/110 mmHg，尿蛋白≥2.0 g/24 h。
④子痫：抽搐。

37. 颈椎病的基本病因是（ E ）

A. 妊娠

B. 遗传因素

C. 先天性颈椎管狭窄

D. 急性或慢性损伤

E. 颈椎间盘退行性变

①神经根型：最常见，颈、肩部疼痛，上肢牵拉试验及压头试验为阳性。②脊髓型：上下肢麻木，行走不稳，有踩棉花感，Hoffmann 征(+)。③椎动脉型：眩晕，突然摔倒。④交感神经型：面部麻木，痛觉迟钝；易出汗或无汗，心悸。⑤口诀：痛经、贪睡(瘫髓)、炫迈(眩脉)交心

38. 急性肠梗阻易导致（ C ）

A. 水中毒

B. 低渗性脱水

C. 等渗性脱水

D. 高钠血症

E. 低钠血症

①血清钠135~150 mmol/L，病因为急性腹膜炎、急性肠梗阻和大量呕吐及大面积烧伤等，外科疾病最为常见。②口诀：别着急，等等我。

39. 凹陷性骨折引起颅内压增高的原因是（ D ）

A. 颅内容物体积增加

B. 颅内容物体积减小

C. 颅内新生的展位性病变

D. 颅内容量缩小

E. 颅腔容量增加

凹陷性骨折时颅内容量缩小，引起颅内压增高。

40. 女，28 岁，已婚，经常饮酒、吸烟，近半年来频发不明原因低热，近端指间关节肿痛，经医院检查疑是 SLE，女性多患此病的原因是（ C ）

A. 与吸烟有关

B. 与饮食有关

C. 与女性激素有关

D. 与饮酒有关

E. 与婚姻有关

系统性红斑狼疮(SLE)的病因有：①遗传性；②环境因素，包括阳光中紫外线的照射、药物、微生物等；③雌激素，女性患者明显比男性患者好发，在更年期前为9:1，儿童和老年人为3:1。

41. 初产妇上产床待产应在宫口开大（ E ）

A. 3 cm

B. 4 cm

C. 6 cm

D. 8 cm

初产妇一般在宫口开全(10 cm)进入第二产程时上产床待产；经产妇宫口开大3~4 cm且宫缩好，可送入产房。

E. 10 cm

42. 晚期肺癌病人出现一侧眼睑下垂，瞳孔缩小，眼球内陷，额部与胸部少汗的原因是癌肿致（D）

A. 上腔静脉受压

B. 膈神经受压

C. 喉返神经受压

D. 交感神经受压

E. 侵犯胸膜

上叶顶部肺癌可以侵入纵隔和压迫位于胸廓上口的器官或组织，如第1肋间、锁骨下动静脉、臂丛神经、颈交感神经等，而产生剧烈胸肩痛、上肢静脉怒张、上肢水肿、臂痛和运动障碍，同侧上眼睑下垂瞳孔缩小、眼球内陷、面部无汗等颈交感神经综合征。

43. 小脑幕切迹疝出现意识障碍，其损害的部位是（B）

A. 延髓

B. 中脑

C. 脑桥

D. 丘脑

E. 大脑皮层

①小脑幕切迹疝：进行性意识障碍，患侧瞳孔先缩小后增大病变对侧肢体瘫痪。
②口诀：由小到大真是个奇迹，枕骨大孔疝大问题。
③小脑幕切迹疝出现意识障碍时，会压迫中脑的大脑脚。

44. 患者，男，37岁。平素体健，淋雨后突发寒战、高热、咳嗽，咳铁锈色痰，X线胸片示右肺中叶呈均匀一致的致密阴影，引发患者肺部病变最可能的病原体是（B）

A. 病毒

B. 细菌

C. 真菌

D. 衣原体

E. 支原体

肺炎链球菌肺炎 = 受凉、淋雨 + 稽留热 + 患侧胸痛 + 铁锈色痰 + 语颤增强。

45. 出生时存在，且永不消失的神经反射是（E）

A. 吸吮反射

B. 拥抱反射

C. 觅食反射

D. 握持反射

E. 吞咽反射

A.B.C.D 项均为出生时存在，长大后消失的反射。

46. 食管癌最好发的部位是（C）

A. 食管与胃交界处

B. 胸部上段

C. 胸部中段

D. 胸部下段

E. 食管中下段

①早期：症状多不明显，偶有咽下食物哽噎感、停滞感或异物感。
②中晚期：典型症状为进行性吞咽困难。

47. 除肾脏外的移植器官在常温下缺氧时间不宜超过（A）

A. 30 分钟

B. 60 分钟

C. 90 分钟

D. 120 分钟

E. 180 分钟

器官移植要求移植有活力的器官，在常温下器官耐受缺氧时间很短，超过30分钟(肾超过60~90分钟)器官即可发生不可逆损害，失去活力。

48. 基础护理的宗旨是（C）

A. 为患者创造一个最直接的医患沟通平台

B. 为患者创造一个最舒适的环境

C. 为患者创造一个接受治疗的最佳身心状态

D. 为患者创造一个恢复最快的训练方法

E. 为患者创造一个花钱最少的方法

达到恢复健康、促进健康的最终目的。

49. 深Ⅱ度烧伤的深处可达（C）

A. 皮下脂肪层

B. 皮肤全层

C. 真皮深层

D. 真皮浅层

E. 表皮

①Ⅰ度：表皮浅层。
②浅Ⅱ度：生发层及真皮乳头层(真皮浅层)。
③深Ⅱ度：真皮深层。
④Ⅲ度：全层皮肤。

50. 慢性子宫颈炎症临床最常见的病理类型是（A）

A. 宫颈柱状上皮异位

B. 宫颈肥大

C. 宫颈息肉

D. 宫颈腺体囊肿

E. 宫颈细胞非典型增生

51. 关于外阴癌的病因，可能与下列哪项无关（D）

A. HPV 感染

B. 外阴尖锐湿疣

B. 外阴硬化性苔藓

D. 长期使用乳胶避孕套

E. 慢性前庭大腺炎

①鳞状细胞癌常见。
②病理改变：2/3 发生于大阴唇，余1/3发生于小阴唇、阴蒂、会阴道等部位。
③表现：外阴瘙痒是最常见症状，持续时间较长。

52. 全身麻醉期间，对于有高血压史患者，诊断其低血压并发症的标准是（ C ）

A. 血压下降超过术前血压的 10%

B. 血压下降超过术前血压的 20%

C. 血压下降超过术前血压的 30%

D. 血压下降超过术前血压的 40%

E. 血压下降超过术前血压的 50%

53. 肺结核的主要传播途径是（ A ）

A. 飞沫传播

B. 血液传播

C. 直接接触传播

D. 间接接触传播

E. 生物媒介传播

肺结核主要经呼吸道传播，也可通过污染的食物或食具感染。飞沫传播属于呼吸道传播。

54. 患者，女，40 岁。与家人争执后服敌敌畏 100 mL，出现呼吸困难，瞳孔缩小，视力模糊，肌肉颤动，其发病机制是（ C ）

A. 谷丙转氨酶过多

B. 去甲肾上腺素过多

C. 胆碱酯酶失活

D. 肾上腺素过多

E. 乙酰胆碱失活

有机磷农药中毒 = 有机磷农药接触史 + 典型症状和体征 + 特殊大蒜气味 + 全血胆碱酯酶活力测定。

55. 苍白密螺旋体感染所致的疾病是（ D ）

A. 生殖器疱疹

B. 尖锐湿疣 → 人乳头瘤病毒(HPV)。

C. 宫颈癌 → 人乳头瘤病毒(HPV)。

D. 梅毒 → 苍白密螺旋体(口诀：白梅大侠)。

E. 淋病 → 革兰氏阴性淋病奈瑟菌。

56. 硬脑膜外血肿最常见的出血来源是（ C ）

A. 颅骨板障静脉破裂

B. 挫裂伤的组织血管破裂

C. 脑膜中动脉破裂

D. 静脉窦出血

E. 脑实质血管出血

硬脑膜外血肿：中间清醒期(昏迷—清醒—昏迷)。

57. 正常血性恶露的主要成分是（ E ）

A. 表皮细胞

B. 宫腔渗出液

C. 白细胞

D. 宫颈黏液

E. 血液

① 血性：3~4 天，红细胞，鲜红。
② 浆液：持续 10 天左右，坏死组织，淡红。
③ 白色：持续 3 周，白细胞，白色。
④ 口诀：正常恶露腥不臭，血性恶露 3~4 天，浆液恶露有 10 天，白色恶露持 3 周。

58. 下列有关临终关怀护理的内容，叙述正确的是（ A ）

A. 尽量满足患者生理、心理上的需求

B. 组织各种丰富的体育活动，以提高患者临终的生活质量

C. 尽可能地减少临终患者的治疗费用

D. 可以通过暗示等办法告诉患者病情严重和所剩时日不多的事实

E. 虽然患者的病情很重，但仍要以大剂量的针对性的积极治疗为主

59. 患者，男，57 岁。胃大部切除术后出现头晕、乏力，查 Hb80 g/L，其贫血的原因是（ B ）

A. 铁需要量增加

B. 铁吸收不良

C. 铁利用障碍

D. 铁损失过多

E. 铁摄入不足

① 婴儿是摄入不足。
② 手术是铁吸收不良。
③ 缺铁性贫血最常见的人群是成人，由慢性失血导致。

60. 属于临界性骨肿瘤的是（ E ）

A. 尤文瘤

B. 骨肉瘤

C. 骨软骨瘤

D. 肺癌骨转移

E. 骨巨细胞瘤

骨巨细胞瘤是我国常见的潜在恶性骨肿瘤，好发于股骨下端和胫骨上端，20~40 岁多见。

61. 化脓性关节炎不可逆的病理变化是（ A ）

A. 纤维性或骨性强直　　B. 充血、水肿

C. 浆液渗出　　D. 脓性渗出液

E. 纤维蛋白沉积

化脓性关节炎发展到脓性渗出期，炎症侵入软骨下骨质关节软骨和滑膜破坏，脓性渗出液使周围组织发生炎性改变，关节粘连和被破坏导致纤维性或骨性强直，这不可逆的变化使关节功能严重受损，必定留下后遗症。

62. 反复感染可引起风湿性心脏瓣膜病的病原菌是（E）

A. 铜绿假单胞菌

B. 流感嗜血杆菌

C. 肺炎链球菌

D. 金黄色葡萄球菌

E. A 组乙型溶血性链球菌

猩红热、丹毒、蜂窝织炎、急性肾炎、风湿热均与 E 项有关。

63. 急诊护士安排严重颅脑外伤昏迷患者优先就诊检查，所遵循的原则是（A）

A. 效用原则　　B. 公正原则

C. 双重效应原则　　D. 知情同意原则

E. 自主原则

强调行为实际效果价值的普遍性。

64. 属于绞窄性梗阻的是（D）

A. 蛔虫性肠梗阻

B. 粘连性肠梗阻→常在腹腔内手术后发生。

C. 肠套叠→<2 岁突发剧烈阵发性腹痛、果酱样便、腊肠形肿块、杯口状阴影。

D. 肠扭转→青壮年饱食后剧烈运动。

E. 麻痹性肠梗阻→均匀全腹胀，呕吐呈溢出性。

65. 胰岛的 D 细胞分泌的是（D）

A. 促胃液素

B. 胰岛素

C. 胰高糖素

D. 生长抑素

E. 促胰酶素

胰岛 D 细胞分泌生长抑素。

66. 频发室性期前收缩是指至少每分钟超过（D）

A. 15 个

B. 10 个

C. 8 个

D. 5 个

E. 3 个

偶尔出现期前收缩称偶发性期前收缩。
1 个窦性搏动 +1 个期前收缩 = 二联律
2 个窦性搏动 +1 个期前收缩 = 三联律
1 个窦性搏动 +2 个期前收缩 = 成对期前收缩

67. 以下病毒性肝炎不会引起肝硬化的是（E）

A. 慢性肝炎　　B. 丁型肝炎

C. 丙型肝炎　　D. 乙型肝炎

E. 甲型肝炎

急性肝炎（甲肝、戊肝）一般不引起慢性肝炎。

68. 引起病毒性心肌炎的病原体是（E）

A. 轮状病毒

B. 埃可病毒

C. 柯萨奇病毒 A 组

D. 腺病毒 3 型、7 型

E. 柯萨奇病毒 B

① 柯萨奇 A 组病毒——疱疹性咽峡炎。
② 柯萨奇 B 组病毒——病毒性心肌炎。
③ 口诀：科比得了心肌炎。

69. 体液中各部分之间渗透压关系是（E）

A. 细胞内高于细胞外

B. 细胞内低于细胞外

C. 血浆低于组织间液

D. 组织间液低于细胞内液

E. 细胞内外液基本相等

在正常情况下如果以总渗透量压计算细胞内外液的渗透压仍基本上相等。

70. 甲状腺肿块的临床检查特征是（B）

A. 肿块突出　　B. 随吞咽移动

C. 颈部压迫感　　D. 有压痛

E. 质地较硬

甲状腺肿块表面光滑、质软，随吞咽上下活动。

71. 患者，男，32 岁。1 周前左足底被铁钉刺伤，自行包扎，昨夜突感胸闷、紧缩感。晨起张口困难、抽搐，诊断为破伤风，引发症状的直接原因是（B）

A. 破伤风杆菌的菌体蛋白作用

B. 破伤风杆菌产生的外毒素作用

C. 破伤风杆菌在体内迅速繁殖

D. 患者免疫力低下

E. 破伤风杆菌侵入机体

外毒素包括痉挛毒素和血毒素。痉挛毒素可引起肉痉挛，最先累及咀嚼最严重的是呼吸肌痉挛致窒息而死亡。

72. 4 个月婴儿，母乳喂养，家长述说婴儿除喂奶外，已加喂鱼肝油、菜水及米面糊，现应指导家长再添的辅食为（D）

A. 馒头

B. 饼干

C. 碎肉

D. 蛋黄

E. 面条

① 4~6 个月泥状食物，如蛋黄、菜泥、水果泥等。
② 7~9 个月末状食物，如粥、烂面条、肉末、全蛋等。
③ 10~12 个月碎食物，如面条、馒头、碎肉、碎菜等。
④ 口诀：汁泥末碎。

73. 胎膜早破预防性使用抗生素应在破膜后（D）

A. 4 小时

B. 6 小时

C. 8 小时

D. 12 小时

E. 24 小时

胎膜早破采取头低足高左侧卧位，防止脐带脱垂。

74. 支气管哮喘的发生与气道的变态反应性炎症有关，参与此过程的细胞不包括（C）

A. T 淋巴细胞

B. 中性粒细胞

C. 吞噬细胞

D. 嗜酸性粒细胞

E. 肥大细胞

①本质：多种炎症细胞介导的气道慢性炎症。
②表现：发作性呼气性呼吸困难，伴有哮鸣音。
③口诀：酸菜肥肉，能提中气。

75. 患者，女，27 岁。近日感外阴痒、阴道分泌物增多而就诊。妇科检查：白带呈豆渣样，阴道黏膜红肿并附有白膜。考虑感染的病原体是（C）

A. 淋病奈瑟菌　　B. 阴道毛滴虫

C. 假丝酵母菌　　D. 苍白密螺旋体

E. 支原体

真菌感染：白色豆腐渣工程。

76. 与原发性肝癌的发生关系最密切的是（D）

A. 肝脏良性肿瘤

B. 血吸虫性肝硬化

C. 酒精后肝硬化

D. 肝炎后肝硬化

E. 肝脏良性肿瘤胆道感染

三部曲：肝炎—肝硬化—肝癌。

77. 患者，男，50 岁。持续性剧烈腹痛 2 小时，伴恶心、呕吐。触诊腹部有压痛、反跳痛和腹肌较紧张。患者有脉搏增快、呼吸急促等表现，腹部立位平片显示膈下新月形阴影，该患者可能发生了（D）

A. 胰腺损伤

B. 肝破裂

C. 膀胱破裂

D. 胃穿孔

E. 脾破裂

①实质脏器破裂＝失血性休克＋腹痛＋轻微腹膜刺激征＋诊断性穿刺不凝血。
②空腔脏器破裂＝腹膜刺激征＋膈肌下游离气体。

78. 子宫内膜最适宜受精卵着床的时期是（B）

A. 增殖期

B. 分泌期

C. 月经期

D. 月经前期

E. 月经后期

①增生期：月经周期的第 5~14 天。
②分泌期：月经周期的第 15~28 天。（分泌糖原，为受精卵着床做准备）。
③月经期：月经周期的第 1~4 天。

79. 2 岁以上小儿的收缩压计算公式为（A）

A. 年龄 ×2+80 mmHg

B. 年龄 ×2+70 mmHg

C. 年龄 ×3+70 mmHg

D. 年龄 ×5+70 mmHg

E. 年龄 ×5+80 mmHg

①1 岁以内的婴儿收缩压为 70~80 mmHg。
②小儿的舒张压＝收缩压×2/3。

80. 下列哪种母子血型关系可引起新生儿溶血（E）

A. 母亲为 B 型，新生儿为 O 型

B. 母亲为 A 型，新生儿为 O 型

C. 母亲为 AB 型，新生儿为 O 型

D. 母亲为 AB 型，新生儿为 A 型

E. 母亲为 O 型，新生儿为 A 型

口诀：母亲怀孕圆圆大肚子。

81. 患者，女，40 岁。横行骨折，经复位基本达到复位要求，石膏外固定 3 个月后，X 线复查骨折尚未愈合，外伤致右胫、腓骨中 1/3横行骨折。其原因可能是（D）

A. 外固定不牢固

B. 年龄偏大

C. 周围组织严重损失

D. 骨折段血液供应差

E. 骨折复创接触面不理想

骨折愈合的先决条件：足够接触面、牢固的固定、充分的血供（最重要）。

82. 正常足月妊娠时，羊水量约为（B）

A. 600 mL

B. 800 mL

C. 1 500 mL

D. 2 500 mL

E. 3 000 mL

①正常：约为 800 mL。
②过多 >2 000 mL。
③过少 <300 mL。

83. 慢性肾小球肾炎的病因主要是（B）

A. 急性肾炎迁延演变

B. 免疫介导炎症

C. 细菌直接侵袭

D. 钩虫直接侵犯

E. 血吸虫直接侵犯

84. 心源性呼吸困难的主要原因是（B）

A. 组织液聚集

B. 肺淤血

C. 肺泡内二氧化碳分压升高 口诀：左肺右体。

D. 肺泡内氧分压降低

E. 呼吸中枢受抑制

85. 肱骨干骨折有可能致（E）

A. 闭孔神经损伤

B. 股神经损伤

C. 正中神经损伤或尺神经损伤

D. 坐骨神经损伤

E. 桡神经损伤

①尺神经损伤。②猿手：正中神经损伤。③垂腕：桡神经损伤。

86. 低钾血症可出现呼吸衰竭的原因是（E）

A. 中枢神经功能障碍

B. 左心衰竭导致肺水肿

C. 引起失调

D. 引起阻塞性通气不足

E. 引起限制性通气不足

出现低钾血症时，神经-肌肉兴奋性降低，可出现明显的松弛无力，当累及呼吸肌时，胸廓的扩张受到限制，可出现通气功能不足，动脉血氧分压降低，二氧化碳分压升高，严重时可引起限制性通气功能障碍性呼吸衰竭。

87. 机械性肠梗阻见于（B）

A. 肠系膜血栓

B. 异物堵塞肠腔

C. 急性弥漫性腹膜炎

D. 肠道功能紊乱

E. 水电解质紊乱

机械性肠梗阻是肠梗阻最常见类型。

88. 以下均是特异性感染病菌，除了（C）

A. 结核分枝杆菌

B. 破伤风杆菌

C. 大肠埃希菌

D. 产气荚膜梭菌

E. 炭疽杆菌

①A、B、D、E项均为特异性感染病菌。②口诀：结核伤风败俗真气人。

89. 抗甲状腺药物的作用机制是（C）

A. 抑制甲状腺细胞摄取碘

B. 抑制甲状腺组织释放碘

C. 抑制甲状腺过氧化物酶，阻断甲状腺激素合成

D. 抑制甲状腺组织释放 TH

E. 增加甲状腺激素的降解

90. 稳定性好、不易脱位的关节是（E）

A. 手关节

B. 颞下颌关节

C. 寰枢关节

D. 膝关节

E. 髋关节

髋关节由股骨头和髋臼构成，两者结合紧密，结构牢固，只有在强大的暴力下才能发生脱位，以后脱位多见。

B1 型题（91 ~ 100 题）

答题说明：以下提供若干组考题，每组考题共用 A、B、C、D、E 五个备选答案。请从中选择一个与问题关系最密切的答案。某个备选答案可能被选择一次、多次或不被选择。

（91 ~ 92 题共用备选答案）

A. 麻疹　B. 伤寒
C. 流脑　D. 水痘
E. 猩红热

91. 发热后第 1 天出疹的是（D）

92. 发热后 3 ~ 4 天出疹的是（A）

麻疹 = 发热 + 柯氏斑 + 疹间皮肤正常 + 有色素沉着。
水痘 = 四世同堂是水痘 + 奇痒无比向心长 + 皮肤感染最常见。
猩红热 = 杨梅舌、苍白圈、帕氏线 + 疹间无正常皮肤。

（93 ~ 94 题共用备选答案）

A. 前上方移位　B. 后上方移位
C. 内收外旋移位　D. 掌侧移位
E. 背侧和桡侧移位

93. 屈曲型肱骨髁上骨折患者的骨折远端向（A）

94. 伸直型肱骨髁上骨折患者的骨折远端向（B）

记忆题

（95 ~ 96 题共用备选答案）

A. 青春期　B. 2 岁以下
C. 年长儿　D. 3 个月 ~ 3 岁
E. 6 个月以内

95. 维生素 D 缺乏性佝偻病多见于（B）

由于体内维生素 D 缺乏导致钙、磷代谢紊乱，造成的一种以骨骼病变为特征的全身慢性营养性疾病。

96. 维生素 D 缺乏性手足搐搦症多见于（E）

由于维生素 D 缺乏，血钙降低导致神经肌肉兴奋性增高，出现惊厥、喉痉挛或手足抽搐等症状，多见于 6 个月以内的婴儿。

（97 ~ 98 题共用备选答案）

A. 先天铁储存不足　B. 铁丢失过多
C. 生长发育慢　D. 新生儿溶血
E. 铁转运障碍

97. 孕母患缺铁性贫血可致胎儿出生后（A）

98. 用未加热的牛奶喂养婴儿可能导致（B）

因蛋白过敏而发生少量肠出血，易患肠息肉、膈疝、钩虫病等，也可因慢性小量肠出血，致铁丢失过多。

（99 ~ 100 题共用备选答案）

A. 神经损伤　B. 疼痛
C. 出血性休克　D. 骨筋膜室综合征
E. 脂肪栓塞

99. 骨盆骨折易导致（C）

100. 前臂或小腿骨折易导致（D）

骨筋膜室综合征是指骨筋膜室内压力增高，导致软组织血液循环障碍，肌肉、神经急性缺血而出现的一系列早期症状和体征，常见于前臂或小腿骨折。

◎ PART 02 相关专业知识

基础卷：高分必做题（一）

A1/A2 型单项选择题（1～90 题）

答题说明：以下每道考题下面都有 A、B、C、D、E 五个备选答案。请从中选择一个最佳答案。

1. 做冠状动脉造影术检查前，必须做好（C）

A. 凝血试验

B. 抗生素过敏试验

C. 造影剂过敏试验

D. 心电图监测

E. 血压监测

冠状动脉造影术需使用含碘造影剂，术前应做碘过敏试验。

2. 下肢静脉曲张的病因不包括（B）

A. 静脉壁薄弱

B. 下肢肌肉收缩减退

C. 静脉瓣膜缺陷

D. 浅静脉压力升高

E. 长期负重工作致腹压增高

病因：
①先天因素：静脉瓣膜缺陷和静脉壁薄弱。
②后天因素：浅静脉压力升高，如长期站立、重体力劳动、妊娠、慢性咳嗽、习惯性便秘等。

3. 适宜滴虫生长的阴道 pH 是（C）

A. 3.5～4.2

B. 4.4～5.0

C. 5.2～6.6

D. 6.8～7.4

E. 7.5～8.0

滴虫阴道炎：
①表现：稀薄的泡沫状白带。
②冲洗液：1% 乳酸或 0.1%～0.5% 醋酸。
③口诀：虫子吹泡泡。

4. 患者，女，39 岁，经产妇。一年来月经量增多，经期持续 4～14 天。妇科检查：子宫如妊娠 3 个月大小，凹凸不平，双附件无异常。血红蛋白 90 g/L。诊断为子宫肌瘤。恰当的处理为（B）

A. 随访观察

B. 手术治疗

C. 放射治疗

D. 中药治疗

E. 激素治疗

①子宫如妊娠 3 个月大小，首选处理方法是手术治疗。
②肌瘤小且无症状者随访观察。
③小于 2 个月妊娠子宫大小，症状不明显或较轻可考虑药物治疗。

5. 患者，女，35 岁。右上腹阵发性绞痛伴恶心、呕吐 5 小时，Murphy 征阳性。进一步检查应首选（B）

A. 腰部 CT

B. 腹部 B 超

C. 腹部 MRI

D. 腰部 X 线平片

E. 经皮肝穿刺造影

急性胆囊炎：
①病因：胆道感染（胆囊管梗阻、菌感染）。
②表现：常在饱餐、进食油腻食后或夜间发作，右上腹阵发性绞痛可放射至右肩及右肩下部。
③检查：B 超检查（首选）。

6. 治疗产褥感染选择抗生素的依据是（D）

A. 感染部位、程度

B. 患者全身症状

C. 阴道分泌物性质

D. 细菌培养和药敏试验结果

E. 分娩方式

采取半坐位。

7. 应用 β_2 受体激动剂控制哮喘发作时，首选的给药方法是（C）

A. 口服法

B. 静脉滴注法

C. 吸入法

D. 肌内注射法

E. 舌下含化法

β_2 受体激动剂是控制哮喘症状的首选药，如沙丁胺醇、特布他林，用药方法首选吸入法。

8. 腹部空腔脏器中最容易损伤的是（C）

A. 胆囊

B. 胃

①开放性损伤中依次是肝、小肠、胃、结大血管等最容易受损。
②闭合性损伤中依次是脾、肾、小肠、肝系膜等最容易受损。
③腹部空腔脏器最容易受损的是小肠其占据中、下腹大部分空间，受外伤机会较

C. 小肠

D. 结肠

E. 大肠

9. 预防运动和过敏原诱发的哮喘最有效的药物是（E）

A. 氨茶碱　　B. 异丙基阿托品

C. 沙丁胺醇　　D. 乙胺丁醇

E. 色甘酸钠 →口诀：预防色酸。

10. 胰腺癌最常见的辅助诊断和随访项目是（B）

A. 血尿淀粉酶

B. 糖类抗原 19-9

C. 血清胆红素

D. 氨基转移酶

E. 血糖与尿糖值

①糖类抗原19-9(CA19-9)最常用于胰腺癌的辅助诊断和术后随访。
②口诀：九姨太。

11. 妊娠合并病毒性肝炎的辅助检查不包括（E）

A. 肝功能检查　　B. 肝炎病毒检测

C. 凝血功能检查　　D. 胎盘功能

E. 血 HCG 检查 →查早孕反应。

12. 过敏性紫癜首发症状是（A）

A. 皮肤紫癜

B. 关节炎

C. 腹痛

D. 血尿

E. 蛋白尿

分型
①紫癜型(单纯型)：最常见，表现为皮肤瘀点、瘀斑，多位于下肢及臀部，对称分布。
②腹型(易误诊)：紫癜+腹痛、呕吐、腹泻、便血等消化系统症状。
③关节型：紫癜+关节痛肿胀发热。
④肾型(最重)：一般多在紫癜发生后1周出现蛋白尿、血尿或管型尿。
⑤混合型：两种以上并存。

13. 类风湿关节炎患者进行关节功能锻炼的最佳时期是（A）

A. 恢复期　　B. 急性期

C. 症状前期　　D. 病变后期

E. 晨僵期

①恢复期——活动。
②急性期——制动。

14. 下列关于结核病药物的治疗原则，不正确的叙述是（D）

A. 早期治疗

B. 剂量适宜

C. 联合用药

D. 酌情停药

E. 规律用药

早期、联合、适量、规律、全程。
(口诀：早联适当规劝)

15. 支气管扩张症合并咯血时治疗一般不主张应用（C）

A. 抗生素

B. 止血药

C. 镇咳药

D. 镇静药

E. 支气管舒张药

镇咳药直接抑制咳嗽反射，易使脓痰、血块堵塞气道而发生窒息。

16. 肝破裂的腹腔穿刺液性质为（E）

A. 黄色浑浊液体

B. 有粪臭味的血性渗液

C. 棕褐色脓液

D. 稀薄白色脓性液

E. 不凝固血液

实质性脏器破裂出血后，由于腹膜的去纤维化作用，腹腔穿刺液为不凝固血液。

17. 产妇发生产褥感染时，应采取的最佳体位是（B）

A. 平卧位

B. 半卧位 →促进恶露引流，炎症局限。

C. 侧卧位

D. 截石位

E. 头低脚高位

18. 对开放性损伤进行清创术的时限，一般不得超过伤后的（C）

A. 1 ~ 2 小时　　B. 3 ~ 5 小时

C. 6 ~ 8 小时　　D. 9 ~ 10 小时

E. 11 ~ 16 小时　记忆题

19. 系统性红斑狼疮特异性的检查是（A）

A. 抗 Sm 抗体

B. 抗 DNA 抗体

C. 狼疮细胞

D. 抗核抗体

E. 白细胞总数

①抗核抗体(ANA)：筛查。
②抗Sm抗体：特异性抗体，可确诊系统性红斑狼疮(SLE)，与活动性无关。
③抗双链DNA：确诊SLE，判断狼疮活动性指标。

20. 患者，女，27 岁。已婚，既往月经规律，因月经过期 10 天而就诊。要求明确是否怀孕，对确诊帮助最

大的检查是（B）

A. 超声多普勒 → 最早出现在妊娠 7 周时。

B. 免疫法测定 HCG → HCG 在受精后 10 天左右（即停经 25 天左右）即可从母体血清中测出。

C. 测宫底高度

D. 测孕激素

E. 宫颈黏液涂片镜检

21. 血小板正常值为（D）

A.（10～30）×10^9/L

B.（40～60）×10^9/L

C.（50～100）×10^9/L

D.（100～300）×10^9/L

E.（300～500）×10^9/L

① 血红蛋白 Hb：男（120～160g/L，女 110～150g/L。
② 白细胞 WBC：(4～10) ×10^9/L。

22. 2 型糖尿病患者最主要的死因是（C）

A. 糖尿病足

B. 肾脏病变

C. 心脑血管病变

D. 糖尿病视网膜病变

E. 神经病变

① 1 型糖尿病：胰岛素绝对缺乏，与自身免疫有关，青少年及儿童多见，典型的"三多一少"，易发生酮症酸中毒，胰岛素治疗，死因是糖尿病肾病。
② 2 型糖尿病：胰岛素相对不足，与遗传有关，40 岁以上成人，饮食 + 运动 + 口服降糖药，少数病人需要胰岛素，血管病变所致心、脑、肾等严重并发症是糖尿病病人的主要死亡原因。

23. 下列关于肾病综合征患者的饮食指导，不正确的是（C）

A. 水肿时应低盐

B. 足够热量

C. 多进食富含饱和脂肪酸的食物

D. 摄入富含氨基酸的优质蛋白

E. 高度水肿而尿量少者应严格控制液体入量

肾病综合征患者为减轻高脂血症，应少进食富含饱和脂肪酸的食物（如动物油脂），多吃富含不饱和脂肪酸的食物（如植物油及鱼油）。

24. 冠心病外科治疗必须进行的辅助检查是（E）

A. 心脏 CT

B. 心血管造影

C. 心导管检查

D. 心脏彩色 B 超

E. 选择性冠状动脉造影

① 首选：心电图。
② 确诊：冠脉造影。

25. 以非手术治疗为主的乳房疾病是（E）

A. Ⅰ期乳癌

B. Ⅱ期乳癌

C. 乳腺纤维腺瘤

D. 乳管内乳头状瘤

E. 乳腺囊性增生病

月经前期症状（乳房胀痛 + 肿块）加重，月经过后缓解，中药治疗为主。

26. 确诊甲状腺功能亢进的化验是（B）

A. 三酰甘油（甘油三酯）增高

B. 三碘甲状腺原氨酸增高

C. β1 微球蛋白增高

D. 磷酸肌酸激酶减少

E. 谷丙转氨酶减少

① 血清总 T_3、T_4：基本筛选试验。
② 游离 FT_3/FT_4 升高：诊断甲亢的首选指标。
③ 促甲状腺素 TSH 降低：最敏感的指标。

27. 患者，女，60 岁。子宫脱垂Ⅰ度轻型。下列治疗原则正确的是（D）

A. 加强运动　　B. 手术治疗

C. 放射治疗　　D. 使用子宫托

E. 增强腹压

① Ⅰ度可以保守治疗，选择使用子宫托。
② Ⅱ度及以上采取手术治疗。

28. 原发性肝癌最有效的治疗方法是（E）

A.TACD

B. 免疫治疗

C. 放射性治疗

D. 冰冻治疗

E. 手术治疗

除了小细胞肺癌、白血病、绒癌、侵蚀性葡萄胎首选化疗其他一般首选手术。（口诀：小白猫吃葡萄）

29. 低钾血症最早出现的临床表现是（A）

A. 肌无力

B. 肠麻痹

C. 心律失常

D. 意识模糊或情感淡漠

E. 腱反射减退或消失

① 低钾血症：<3.5 mmol/L，T 波降低，出现 U 波、碱中毒。
② 高钾血症：>5.5 mmol/L，T 波高尖、酸中毒。

30. 有机磷农药中毒的诊断不包括（C）

A. 特殊大蒜气味

B. 典型症状与体征

C. 胃肠道钡餐检查

D. 有机磷农药接触史

E. 全血胆碱酯酶活性测定

有机磷农药中毒 = 有机磷农药接触史 + 典型症状和体征 + 特殊大蒜气味 + 全血胆碱酯酶活性测定。

31. 慢性呼吸衰竭患者出现的最早最突出的症状是（B）

A. 发绀→缺氧的典型表现是发绀。

B. 呼吸困难

C. 精神神经症状

D. 其他器官损害

E. 心血管系统症状

32. 新生儿窒息复苏步骤不包括（E）

A. 清理呼吸道、建立呼吸

B. 维持正常循环

C. 药物治疗

D. 评价

E. 预防感染

新生儿窒息抢救步骤：①开放气道 ②人工呼吸 ③胸外按压 ④药物治疗 ⑤评价

33. 少尿是指 24 小时尿量少于（D）

A.100 mL

B. 200 mL

C. 300 mL

D. 400 mL

E. 500 mL

①正常尿量：1 000～2 000 mL/24 h。②多尿：24 小时 >2 500 mL。③少尿：<400 mL/24 h，或尿量 <17 mL/h。④无尿或尿闭：<100 mL/24 h 或 <100 mL/12 h 无尿。

34. 心搏骤停患者最重要的诊断依据是（C）

A. 无意识动作

B. 意识突然丧失

C. 颈动脉搏动消失

D. 血压下降

E. 两侧瞳孔不等大

判断心搏骤停最重要的诊断依据是大动脉（颈动脉、股动脉等）搏动消失。

35. 对放射疗法最敏感的肺癌类型是（C）

A. 黏液癌　　B. 大细胞癌

C. 小细胞癌　　D. 腺癌

E. 鳞癌

小细胞癌恶性程度最高，但对放射疗法最敏感。

36. 长期高血压易导致脏器出现相关并发症，常累及的脏器是（A）

A. 心、脑、肾

B. 心、肺、脑

C. 心、肝、肾

D. 肝、肾、脑

E. 肝、肾、肺

①长期高血压引起心脏改变，主要是心室肥厚、扩大，引起的全身小动脉改变主要是管腔内径缩小、壁腔比值增加，导致心、脑、肾等靶器官缺血。②高血压最重要的发病机制是高级神经中枢功能失调。

37. 甲状腺大部分切除术后，引起抽搐是因为损伤（A）

A. 甲状旁腺→术中损伤甲状旁腺造成低钙性抽搐。

B. 单侧喉返神经

C. 喉上神经外侧支

D. 双侧喉返神经

E. 喉上神经内侧支

口诀：单嘶双失，内呛外调。

38. 确诊中毒型细菌性痢疾最有价值的检查是（C）

A. 粪便镜检

B. 血白细胞计数

C. 粪便细菌培养

D. 咽拭子细菌培养

E. 血清特异性抗体检查

①便常规：首选，黏液脓血便。②便培养：分离出痢疾杆菌是确诊的最直接的证据。尽早选取新鲜黏液脓血部分多次送检，以提高检出率。

39. 下列不属于营养疗法适应证的是（B）

A. 近期体重下降超过正常体重的 10%

B. 血清白蛋白＜ 50 g/L → 血清白蛋白应小于 30 g/L。

C. 连续 7 天以上不能正常进食者

D. 已确诊为营养不良者

E. 可能发生高分解代谢的应激状态患者

40. 急性感染性多发性神经根神经炎患者脑脊液的典型改变是（E）

A. 压力增高　　B. 均匀血性

C. 氯化物减少　　D. 糖明显增多

E. 蛋白-细胞分离

蛋白质明显增高，而细胞数正常。

41. 软组织急性化脓性感染，在出现波动前需早期切开引流的是（D）

A. 疖

B. 面部疖肿

C. 转移性脓肿

D. 脓性指头炎→脓性指头炎出现搏动性跳痛，应及早在末节患指侧面切开，不可待波动感出现后才手术，以免发生末节指骨坏死。

E. 急性蜂窝织炎

42. 患者，男，40 岁。突然出现头晕、心悸、乏力、脉速，呕吐咖啡样胃内容物。为明确病因首选的检查是（ C ）

A. 选择性动脉造影　　B. X 线钡餐检查

C. 胃镜检查　　D. B 超显像

E. 吞棉线试验

43. 骨与关节结核的主要感染途径是（ A ）

A. 血液传播

B. 淋巴传播

C. 接触感染

D. 呼吸道传播

E. 临近结合组织蔓延

结核分枝杆菌经血液循环到达骨、关节血运丰富的部位，如骨干的干骺端、脊椎等部位。

44. 小儿肥胖症主要的治疗手段是（ C ）

A. 不控制食物总量的摄入

B. 培养良好的饮食习惯

C. 控制饮食，进行有效的运动　管住嘴迈开腿。

D. 解除患儿的心理负担

E. 多吃饱腹感明显的食物

45. 原发性肾病综合征复发的主要原因是（ B ）

A. 血栓

B. 感染

C. 动脉粥样硬化

D. 肾衰竭

E. 血液高凝状态

感染是常见并发症，与蛋白丢失、免疫力降低及免疫抑制剂应用有关，是导致肾病综合征复发及疗效不佳的主因之一。

46. 治疗系统性红斑狼疮的首选药物是（ C ）

A. 氯丙嗪

B. 避孕药

C. 泼尼松

D. 肼屈嗪

E. 普鲁卡因胺

系统性红斑狼疮(SLE)、ITP、哮喘都属于自身免疫性疾病，首选药物为糖皮质激素。

47. 患儿，男，5 岁。幼儿园老师反映上课时不停摇椅，多跑动，不专心，不能完成手工作业，但智力正常。最可能的诊断是（ B ）

A. 脑性瘫痪　　B. 注意缺陷与多动障碍

C. 多发性神经根神经炎　　D. 癫痫小发作

E. 大脑发育不全

48. 风湿热的主要表现不包括（ D ）

A. 心肌炎

B. 环形红斑

C. 舞蹈病

D. 关节畸形

E. 多发性关节炎

风湿热一般不会引起关节畸形。类风湿性关节炎才会有关节畸形。

49. 患者，男，50 岁。在田间劳动时不慎敌百虫农药中毒，立即被送急诊。抢救时禁用的措施为（ B ）

A. 清水洗胃

B. 2% 碳酸氢钠洗胃

C. 1 : 5 000 高锰酸钾洗胃

D. 1% 盐水洗胃

E. 硫酸钠导泻

敌百虫与碳酸氢钠结合会变成毒性更强的敌敌畏。(口诀：禁止氢敌)

50. 骨筋膜室综合征的主要治疗措施是（ A ）

A. 彻底切开筋膜减压

B. 密切观察有无肾功能损害

C. 应用扩血管药物

D. 手术探查血管

E. 抬高患肢

骨筋膜室内压力增高，使软组织液循环障碍，肌肉、神经急性血而出现的一系列早期症状体征。常见于前臂或小腿骨折旦发生应立即切开筋膜减压，止肌肉和神经发生缺血性坏

51. 对于腹内脏器损伤诊断阳性率可达 90% 的检查是（ A ）

A. 诊断性腹腔穿刺和腹腔灌洗术

B. B 超检查

C. X 线检查

D. CT 检查

E. 腹腔镜检查

实质性脏器损伤可抽出不凝固血液。

52. 乳腺癌淋巴转移的最常见部位是（ A ）

A. 腋窝

B. 锁骨下

C. 锁骨上

D. 胸骨旁

E. 肝脏

乳腺癌：
① 病因：雌酮及雌二醇。
② 病理：淋巴转移，常见于同侧腋窝，好发于外上象限。
③ 表现：酒窝征、橘皮样改变。

53. 外阴鳞状细胞癌最常发生的部位是（D）

A. 阴阜

B. 阴蒂

C. 阴道

D. 大阴唇

E. 小阴唇

①2/3 发生于大阴唇，其余 1/3 发生于小阴唇、阴蒂、会阴、阴道等部位。②外阴瘙痒是最常见症状，且持续时间较长。③具有转移早、发展快的特点，途径以直接浸润、淋巴转移为主，血运转移常发生在晚期。

54. 确诊缺铁性贫血的化验项目是（E）

A. 网织红细胞

B. 红细胞总数

C. 血红蛋白

D. 血清铁

E. 血清铁蛋白

缺铁性贫血血清铁蛋白降低，血清铁降低，总铁结合力增高，转铁蛋白饱和度降低。血清铁蛋白能反映体内贮铁量。

55. 患者，女，29 岁。患支气管扩张 10 年，咳嗽，咳脓性痰，痰量 50 mL/ 天。下列处理不正确的是（C）

A. 体位引流

B. 加强营养

C. 长期应用抗生素 → 长期使用抗生素，可造成菌群失调。

D. 给予祛痰剂

E. 给予雾化吸入

56. 口服补盐液（ORS）溶液的张力为（A）

A. 1/2 张

B. 1/3 张

C. 2/3 张

D. 1/4 张

E. 1/5 张

口服补盐液由氯化钠 2.6 g，枸橼酸钠 2.9 g，氯化钾 1.5 g，葡萄糖 13.5 g 加水至 1 000 mL 配制而成。其张力为 1/2 张。

57. 患儿，男，1 岁。高热惊厥入院，治疗 1 周痊愈出院。出院前对其家长进行健康教育的重点是（C）

A. 合理的喂养方法

B. 体格锻炼的方法

C. 惊厥预防及急救措施

D. 预防接种的时间

E. 门诊复查的时间

当患儿局部或全身肌群出现强直性或阵挛性抽动可出现窒息。

58. 患者，男，72 岁。既往有排尿困难史多年，近日受凉感冒后下腹胀痛，不能排尿，直肠指诊前列腺肥大。该患者首要的处理措施是（B）

A. 止痛

B. 导尿

C. 抗感染

D. 急诊前列腺切除术

E. 急诊耻骨上膀胱造瘘术

前列腺肥大的患者出现尿潴留，首选导尿。导尿失败的患者，应行急诊耻骨上膀胱造瘘术。

59. 可能引起脑性瘫痪的母体方面因素不包括（E）

A. 高血压

B. 糖尿病

C. 腹部外伤

D. 接触放射线

E. 核黄疸 → 出生后患儿的因素造成的。

60. 患儿，女，3 岁。出生时曾接种卡介苗，最近 PPD 试验局部皮肤红肿，硬结直径为 21 mm。下列情况可能性较大的是（C）

A. 卡介苗接种后反应

B. 曾经有结核感染

C. 有活动性结核

D. 皮肤局部感染

E. 皮肤激惹反应

硬结直径 ≥ 20 mm 为强阳性（+++），提示患儿有活动性结核病。

61. 某孕妇，25 岁。G_1P_0，早孕出现较重的呕吐。现妊娠 8 周，皮肤黏膜苍白，毛发干燥无光泽，活动无力，易头晕。实验室检查：血红蛋白 70 g/L，血细胞比容 0.15，血清铁 6.0 μmol/L。下列孕期健康宣教内容，错误的是（C）

A. 给予心理支持，减少心理应激

B. 重点评估胎儿宫内生长发育状况

C. 如果服用铁剂时胃肠道反应较轻，则不需同服维生素 C 及稀盐酸 → 维生素 C 及稀盐酸可促进铁剂吸收。

D. 重点监测胎心率变化

E. 应列为高危妊娠，加强母儿监护

62. 患者，男，28 岁。车祸伤后 1 小时。当时昏迷约 10 分钟，来院后出现头痛、恶心，未呕吐。右鼻孔可见血性液体持续流出。此时的护理措施，错误的是（B）

A. 迅速建立静脉通路，密切观察生命体征变化

B. 用无菌棉球堵塞鼻腔，防止液体持续流出

C. 按照医嘱应用抗生素和破伤风

D. 给予面罩氧气吸入

E. 患者取半卧位

不可堵塞、冲洗、从鼻腔吸痰滴药，防止感染。

63. 患者，男，30 岁。在硬膜外麻醉下行腹股沟疝修补术后 4 小时。查体：耻骨上膨隆，扪及囊样包块，听诊呈实音。下列处置不妥的是（E）

A. 协助患者取适当体位

B. 听流水声

C. 温水冲洗会阴

D. 针刺三阴交穴

E. 立即行导尿术

患者为尿潴留，A、B、C、D 项处置恰当。若都无效可行导尿术。

64. 双胎妊娠在分娩期，第一个胎儿娩出后由于子宫腔突然缩小，容易发生（B）

A. 前置胎盘

B. 胎盘早剥

C. 胎膜早破

D. 胎儿畸形

E. 产程缩短

当第一个胎儿娩出后，宫腔容积突然缩小，致使胎盘附着面也随之缩小，容易发生胎盘早剥。（剧痛，子宫硬如板状）

65. 患者，女，50 岁。频繁呕吐多日，不能饮食，出现脱水、低血钾，补液时家属心急，私自将补液速度加快，发生了高血钾。此时治疗应选用（E）

A. 硫酸镁

B. 氯化铵

C. 2% 碳酸氢钠

D. 乳酸钠

E. 葡萄糖酸钙

钙离子对抗钾离子对心肌的抑制作用。

66. 患者，男，68 岁。患心脏瓣膜病、房颤 20 年，服用地高辛 5 年。近 3 天突然出现恶心、呕吐，同时伴有心悸、头痛、头晕、视物模糊。心电图示室性期前收缩二联律。患者可能出现了（E）

A. 消化性溃疡

B. 心力衰竭

C. 低血压

D. 高血压

E. 洋地黄类药物中毒

洋地黄中毒表现：
①胃肠道表现最常见，食欲下降、恶心、呕吐。
②神经系统表现：视力模糊、视绿视、头痛等。
③心血管系统表现：最严重的……性反应，室早二联律最为常见。

67. 患者，男，30 岁。因急性肠梗阻入院，现患者出现明显腹膜刺激征。X 线检查显示孤立、胀大的肠袢，且不受体位和时间的影响。应首先考虑的诊断是（D）

A. 粪石性肠梗阻

B. 麻痹性肠梗阻

C. 痉挛性肠梗阻

D. 绞窄性肠梗阻

E. 粘连性肠梗阻

①粘连性：常在腹腔内手术后发生……
②肠扭转：青壮年饱食后剧烈运……
③肠套叠：<2 岁突发剧烈阵发性……果酱样便、腊肠形肿块、杯口状阴影。
④绞窄性：呕吐或大便均为血性。

68. 行肛瘘切除术后，每日需行温水坐浴和换药的患者，合理的安排是（E）

A. 清晨先换药

B. 先温水坐浴

C. 先排便，再换药，后坐浴

D. 先坐浴，再换药，后排便

E. 先排便，再坐浴，后换药

便后伤口被粪便污染，应立即用 1:5 000 高锰酸钾溶液坐浴，然后再换药。

69. 患儿，男，3 岁。体重超过同龄儿童 50%，所需热量较理想体重至少应减少（C）

A. 10%　　B. 20%

C. 30%　　D. 40%

E. 50%

记忆题

70. 器械护士和巡回护士的共同责任是（E）

A. 静脉输液

B. 管理器械台

C. 传递器械

手术前、术中关体腔前以及缝合切口前、术毕器械护士与巡回护士应共同清点各种器械数目。

D. 核对病人姓名

E. 清点器械、敷料

71. 良性前列腺增生患者最主要的症状是（E）

A. 血尿

B. 尿频

C. 尿急

D. 尿痛

E. 进行性排尿困难

①尿频是最初表现（夜尿明显）。②进行性排尿困难是典型表现。③长期的排尿困难，会导致肾积水、肾衰竭。

72. 对于开放性气胸的患者首要的处理措施是（C）

A. 抽气减压

B. 清创

C. 封闭伤口

D. 剖胸探查

E. 纠正休克

开放性气胸纵隔扑动导致呼吸循环衰竭，应封闭伤口（变开放性为闭合性气胸处理）引流，抗感染。

73. 对血液病诊断最有价值的实验室检查方法是（D）

A. CT

B. B 型超声

C. X 线检查

D. 骨髓检查

E. 肝功能检查

诊断血液病最有价值的实验室检查方法是骨髓检查。

74. 患儿，男，5 岁。发热伴腮腺肿大 2 天，诊断为“流行性腮腺炎”。该患儿适宜的护理措施是（A）

A. 给予易消化的半流质饮食

B. 禁用盐水漱口

C. 进食可口的酸辣食物

D. 少饮水

E. 局部热敷

护理措施：①因张口及咀嚼困难应给予高营养、易消化的半流质或软食，忌酸辣硬而干燥的食物。②可采取局部冷敷减轻疼痛。③温盐水漱口或多饮水，保持口腔清洁。

75. 下列关于新生儿坏死性小肠结肠炎的临床表现，不正确的叙述是（A）

A. 常无窒息史

B. 以腹痛起病

C. 腹胀

D. 呕吐

E. 便血

急性坏死性小肠结肠炎：病变以空肠为主。①痛：起病急，脐周或上腹部持续性钝痛伴阵发性加重。②吐：呕吐物多为胃内容物，严重吐咖啡样物。③便：水样或黏液稀便，继而出现赤豆汤样血水便或红色果酱样便粪便有特殊腥臭味。④腹部：病初肠鸣音亢进，腹胀严重时，肠鸣音消失；不固定的压痛。

76. 中心静脉压正常值的范围是（E）

A. 2 ~ 3 cmH_2O　　B. 3 ~ 4 cmH_2O

C. 4 ~ 5 cmH_2O　　D. 5 ~ 6 cmH_2O

E. 5 ~ 12 cmH_2O　记忆题

77. 抗甲状腺药物治疗的不良反应中最危险的是（C）

A. 肝功能受损

B. 胃肠道反应

C. 粒细胞缺乏

D. 白细胞减少

E. 药疹

抗甲状腺药物的不良反应主要是粒细胞减少及药疹，其中粒细胞缺乏最危险，需定期复查血常规，当白细胞 $<3.0\times10^9/L$ 或中性粒 $<1.5\times10^9/L$ 时应停药。

78. 与尖锐湿疣有关的病毒是（D）

A. 风疹病毒

B. 腮腺炎病毒

C. 带状疱疹病毒

D. 人乳头瘤病毒（宫颈癌、尖锐湿疣）

E. 人类免疫缺陷病毒（艾滋病）

79. 患者，女，54 岁。手术前行腰麻，当麻醉穿刺注药后，血压立即下降。其主要原因是（C）

A. 麻药注入过缓

B. 麻醉平面过低

C. 交感神经抑制

D. 穿刺部位出血

E. 缺氧

腰麻患者血压下降的原因是局麻药抑制了交感神经，引起血管扩张。严重的血压下降要考虑是否发生了全脊髓麻醉。

80. 慢性支气管炎急性发作期患者的主要治疗是（B）

A. 吸氧　　B. 控制感染

C. 卧床休息　　D. 祛痰

E. 镇咳

急性发作期主要治疗是控制感染。

81. 下列关于慢性肾盂肾炎的治疗，正确的叙述是（D）

A. 常规使用长程抑菌疗法

B. 长期使用足量的抗生素

C. 抗生素使用至尿常规转阴性时停药

D. 寻找易感因素，提高机体免疫力

E. 能否缓解症状是判断治疗成功与否的关键

慢性肾盂肾炎：大多数因急性肾盂肾炎治疗不彻底发展而来。临床表现多不典型，病程长，迁延不愈，反复发作。部分病人仅有低热、乏力，多次尿细菌培养阳性，称为“无症状性菌尿”。

82. 患者，女，50 岁。近 1 年月经周期缩短，经期延长，此次月经量多且持续 10 日。查体：子宫稍大，稍软。此时首先考虑的止血措施是（A）

A. 给予雌激素

B. 立即给予缩宫素

C. 给予氨甲苯酸

D. 给予大量黄体酮

E. 给予大量丙酸睾酮

患者处于围绝经期，月经缺发，首选的止血措施是激素替代治疗，主要为雌激素，常同时使用孕激素。

83. 有些结肠位于腹膜后，受伤后常导致严重的（C）

A. 腹膜炎

B. 腹痛

C. 腹腔后感染

D. 腹腔内积气

E. 腹腔内出血

结肠位于腹膜后，受伤后容易漏诊，常常导致严重的腹膜后感染。

84. 患者，女，16 岁。青春期功能失调性子宫出血，医生给予性激素调整月经周期。护士给患者进行健康指导，正确的是（A）

A. 按时按量服用性激素

B. 如感冒可暂时停服

C. 血止后药量每天递减

D. 应调整 2 个月经周期

E. 每次减量不超过原剂量 1/2

无排卵性功血：
①青春期：止血、调经、促排卵。
②绝经过渡期：止血、调经、防腆变。

85. 患者，男，36 岁。溃疡病合并瘢痕性幽门梗阻，为减轻黏膜水肿，术前应（E）

A. 持续胃肠减压

B. 灌肠

C. 胃液分析

D. 输血

E. 每晚温等渗盐水洗胃

可消除胃黏膜水肿，促进术后吻合口愈合。

86. 初产妇，剖宫产术后 10 天，突然阴道大量流血 4 小时，入院时血压 80/85 mmHg，心率 110 次 / 分，血红蛋白 60 g/L。此时必要的处理原则是（C）

A. 加强宫缩

B. 预防感染

C. 抢救休克

D. 静脉滴注缩宫素

E. 按摩子宫

患者出现失血性休克，首先应进行休克抢救。

87. 患者，女，28 岁。甲状腺功能亢进病史半年，妊娠 3 个月，甲状腺功能亢进症状加重。此时治疗宜选用（C）

A. 甲状腺次全切除术

B. 放射性 ^{131}I 治疗

C. 丙硫氧嘧啶

D. 普萘洛尔

E. 碘剂

术前抗甲状腺药物治疗常用硫脲类和咪唑类。适应证有症状轻、甲状腺较小、20 岁以下、妊娠（以丙硫氧嘧啶为宜）、年老体弱等不宜手术者。

88. 患者，女，35 岁。因觉心悸到医院行心电图检查。心电图结果为窦性心律、心率 125 次 / 分。诊断为心律失常。此患者的心律失常为（B）

A. 窦性心动过缓

B. 窦性心动过速 → 心率 100~150 次 / 分，可高达 200 次 / 分。

C. 窦性心律不齐

D. 室性期前收缩

E. 房性期前收缩

89. 应立即收治 ICU 的是（C）

A. 肾挫伤患者

B. 冠心病患者

C. 呼吸衰竭患者 → 病情严重随时可发生变化。

D. 轻度脱水患者

E. 阑尾切除术后患者

90. 患儿，男，8 岁。食欲缺乏，8 小时后右耳周围肿痛，同学中有类似患者。查体：肿大以右耳垂为中心，皮肤发热，触之坚韧有弹性，疼痛，张口及咀嚼时加重。最可能的诊断是（D）

A. 麻疹

B. 化脓性中耳炎

C. 急性淋巴结炎

D. 流行性腮腺炎

E. 急性上呼吸道感染

腮腺肿大是首发体征，肿以耳垂为中心，向前、后、下发边缘不清，表面发热但不红，张口、咀嚼特别是食酸性食物时胀痛加剧。
并发症：急性胰腺炎、睾丸炎（宜带托起消肿）、脑膜脑炎。

B1 型题（91～100 题）

答题说明：以下提供若干组考题，每组考题共用 A、B、C、D、E 五个备选答案。请从中选择一个与问题关系最密切的答案。某个备选答案可能被选择一次、多次或不被选择。

（91 ～ 93 题共用备选答案）

A. B 超

B. 多排螺旋 CT

C. 磁共振层显像

D. X 线胸片

E. 正电子发射体层显像

91. 具有软组织分辨率高、直接多平面成像等优点的检查是（C）

磁共振成像(MRI)主要特点是软组织分辨率高。

92. 具有更高的扫描速度和图像分辨率的检查是（B）

CT 具有无创伤、分辨率高、定位准确、安全迅速等优点。

93. 可以客观描述人脑生理和病理代谢活动图像的检查是（E）

（94 ～ 95 题共用备选答案）

A. 甲胎蛋白增高

B. 癌胚抗原增高

C. 淀粉酶增高

D. 碱性磷酸酶增高

E. 酸性磷酸酶增高

94. 对原发性肝癌诊断有价值的化验检查是（A）

甲胎蛋白(AFP)是诊断肝细胞癌特异性的标志物。

95. 对急性胰腺炎诊断有价值的化验检查是（C）

血淀粉酶和尿淀粉酶增高与胰腺炎的发病有一定的关系。

（96 ～ 98 题共用备选答案）

A. 吸宫不全

B. 术后感染

C. 子宫穿孔

D. 羊水栓塞

E. 人工流产综合征

96. 人工流产术中，受术者出现面色苍白、出汗、心率缓慢，应考虑为（E）

人工流产综合征指手术时疼痛或局部刺激，使受术者在术中或术毕出现恶心、呕吐、心动过缓、心律不齐、面色苍白、头昏、胸闷、大汗淋漓，严重者甚至出现血压下降、昏厥、抽搐等迷走神经兴奋症状。

97. 人工流产术中，受术者感到下腹部撕裂样疼痛，术者探测宫腔有"无底"感觉，应考虑为（C）

宫腔有"无底"感提示子宫穿孔。

98. 人工流产术后 2 周仍有阴道流血，量较多，应考虑为（A）

（99 ～ 100 题共用备选答案）

A. –10%

B. +10%

C. +20% ～ +30%

D. +30% ～ +60%

E. ＞ +60%

99. 轻度甲亢基础代谢率是（C）

100. 重度甲亢基础代谢率是（E）

正常 BMR: -10%~+15%。
轻度甲亢: +20%~+30%。
中度甲亢: +30%~+60%。
重度甲亢: >+60%。

◎PART 02 相关专业知识

进阶卷：高分必做题（二）

A1/A2 型单项选择题（1 ~ 88 题）

答题说明：以下每道考题下面都有 A、B、C、D、E 五个备选答案。请从中选择一个最佳答案。

1. 治疗慢性再生障碍性贫血的首选药物是（D）

A. 糖皮质激素

B. 免疫抑制剂

C. 造血因子

D. 雄激素

E. 雌激素

①病因：氯霉素；苯。
②确诊：骨髓象（正细胞贫血）。
③分类：重型（出血、感染为主）、非重型（贫血为主）。
④雄激素为首选药物，作用机制是刺激肾脏产生红细胞生成素，对骨髓有直接刺激红细胞生成作用。

2. 意识全部丧失，所有反射均消失的状态称为（E）

A. 嗜睡　　B. 昏睡

C. 意识模糊　　D. 浅昏迷

E. 深昏迷

疼痛有反应浅昏迷，疼痛无反应深昏迷。

3. 肝炎患者眼结膜黄染的原因是（D）

A. 血中胆固醇增高

B. 血中二氧化碳增高

C. 血中氧含量增高

D. 血中胆红素增高 → 肝脏疾病使部分肝细胞发生变性、坏死，血液直接胆红素增多，导致皮肤、眼结膜黄染，尿色加深。

E. 红细胞破坏增多

4. 下列有关老年高血压患者用药，正确的是（B）

A. 大剂量开始

B. 可联合用药

C. 降压宜快

D. 间断用药

E. 可自行调整剂量

老年高血压患者用药应从小剂量开始，个体化、联合用药，降压宜平缓，须连续规范用药，不可自行调整剂量。（口诀：小个脸长）

5. 对肝硬化具有确诊价值的检查是（D）

A. X 线检查

B. 肝功能检查

C. 免疫学检查

D. 肝穿刺活检 → 肝脏正常结构为肝小叶，若穿刺出假小叶可确诊为肝硬化。

E. 血生化检查

6. 诊断糖尿病的标准是空腹血糖值不低于（C）

A. 5.0 mmol/L

B. 6.0 mmol/L

C. 7.0 mmol/L

D. 8.0 mmol/L

E. 9.0 mmol/L

糖尿病的诊断标准为：
①空腹血糖 ≥ 7.0mmol/L 和(或)餐后 2 小时血糖 ≥ 11.1mmol/L。
②糖化血红蛋白(HbA1c)测定可反映取血前 8~12 周的血糖水平。
③(OGTT)血糖高于正常范围而又未达到诊断标准或疑为糖尿病。

7. 皮肤出现蜘蛛痣见于（D）

A. 肺炎

B. 再生障碍性贫血

C. 缺铁性贫血

D. 严重肝硬化

E. 肾盂肾炎

①肝掌、蜘蛛痣是肝功能减退导致灭活雌激素水平下降所致。
②蜘蛛痣多出现在上腔静脉分布的区域内，见于急、慢性肝炎及肝硬化患者。

8. 决定心脏病患者是否妊娠，最重要的依据是（D）

A. 生育史

B. 家族史

C. 心脏病的种类

D. 心功能分级

E. 治疗情况

①心功能Ⅰ~Ⅱ级者可选择阴道分娩。
②心功能Ⅲ~Ⅳ级者以择期剖宫产为宜。

9. 自我监测胎儿安危最适宜的方法是（B）

A. 定期查尿妊娠试验

B. 胎动计数

C. 尿雌三醇测定

D. 胎心电子监护

E. 自测宫高和腹围

10. 镜下血尿指每高倍视野中红细胞至少为（B）

A. 2 个 B. 3 个

C. 7 个 D. 9 个

E. 10 个 口诀：红 3 白 5。

11. 下列属于急性心肌梗死 24 小时内禁用的药物是（E）

A. 呋塞米（速尿）

B. 硝酸甘油

C. 尿激酶

D. 利多卡因

E. 洋地黄

洋地黄禁忌证：
①严重房室传导阻滞。
②肥厚性梗阻型心肌病。
③急性心肌梗死24小时内不宜使用。
④洋地黄中毒或过量者为绝对禁忌证。
（口诀：慢、肥、死、中毒）

12. 可能与原发性癫痫有关的是（A）

A. 遗传

B. 外伤

C. 脑部肿瘤

D. 脑血管病

E. 尿毒症

大脑神经元异常放电。
检查：脑电图最重要、最有价值的诊断方法。
癫痫临床表现以短暂性、刻板性、反复发作性为特征。（无周期性）

13. 脐疝非手术治疗适用于（B）

A. 1 岁以下患儿

B. 2 岁以下患儿

C. 8 岁以下患儿

D. 7 岁以下患儿

E. 6 岁以下患儿

2 岁前，除非嵌顿，可观察等待，采用非手术疗法促使自愈。

14. 应用 TAT 治疗破伤风的机制是（C）

A. 杀灭破伤风杆菌

B. 解痉

C. 中和游离毒素

D. 提高人体免疫力

E. 消除毒素来源

TAT 为破伤风抗毒素，外伤患者注射 TAT 主要是中和游离毒素。

15. 患者，女，40 岁。因严重感染入院。查体：T 39.5℃，P 90 次/分，BP 116/80 mmHg。血气分析：PaO_2 55 mmHg，$PaCO_2$ 30 mmHg。首先考虑为（B）

A. 急性肾衰竭

B. 急性呼吸窘迫综合征

C. 弥散性血管内凝血

D. 急性肝衰竭

E. 急性心力衰竭

①我国最主要的危险因素重症肺炎。
②表现：呼吸窘迫、顽固性低氧血症和呼吸衰竭。
③检查：动脉血氧分压（PaO_2）≤ 60 mmHg；ARDS 时氧合指数 PaO_2/FiO_2 ≤ 300 mmHg。
④治疗：呼气末正压给氧（PEEP）。

16. 行胎头吸引术应具备的条件不包括（B）

A. 活胎

B. 头盆不称

C. 宫口开大 10cm

D. 胎头已入盆

E. 胎膜已破

胎头吸引术的条件：宫颈口必须开全；胎头必须“衔接”，胎头的位置越低，手术越安全；胎膜未破者，应在手术前破膜；必须为活胎儿，死胎应及时促使胎儿和胎盘排出。

17. 足月儿，出生 9 天后，黄疸加重，体温不升，拒奶，呕吐，精神萎靡，前囟平，面色发灰，心肺检查未见异常，脐带已脱落，脐窝有少许脓性分泌物，肝肋下 2 cm，质软，脾肋下 1 cm，为明确诊断，最有意义的检查是（D）

A. 血型

B. 血常规

C. 尿常规

D. 血培养

E. 血清胆红素

该患儿考虑为新生儿败血症，所以最有意义的检查为血培养。

18. 下列不属于巨幼细胞贫血血象特征的是（D）

A. 红细胞数减少比血红蛋白量减少更明显

B. 红细胞胞体变大

C. 中央淡染区不明显

D. 中性粒细胞核分叶减少 → 贫血是红细胞与血红蛋白不成比例的减少，与白细胞（中性粒细胞）无关。

E. 多见异性靶形红细胞

19. 法洛四联症 X 线检查可见（B）

A. 肺动脉段突出

B. 心影呈“靴型”

C. 肺门血管影增粗

D. 肺纹理增多

E. 透光度减弱

①右向左分流型（持续青紫型）。
②喜蹲踞，如突发昏厥、抽搐考虑为脑缺氧发作，应取膝胸位、吸氧、吗啡镇静。
③血液黏稠易并发血栓栓塞，注意防止脱水加重血液黏稠。
④口诀：法国人喜欢蹲着穿靴子。

20. 成人结核最常见的类型是（C）

A. 原发性肺结核——小儿结核最常见

B. 血行播散型肺结核

C. 继发性肺结核——成人结核最常见

D. 结核性胸膜炎

E. 肺外结核

21. 原发性肝癌非手术治疗的首选方法是（C）

A. 放射治疗

B. 化学治疗

C. 肝动脉化疗栓塞治疗

D. 中药治疗

E. 免疫治疗

肝动脉化疗栓塞(TACE)治疗可作为非手术治疗肝癌的首选方法。

22. 患者，女，42 岁。因在高热环境下持续工作而产生头痛、头晕、全身乏力、多汗等症状，不久后体温迅速升高到 41℃，并出现颜面潮红、昏迷、休克。最宜采用的降温措施是（D）

A. 乙醇擦浴

B. 应用赖氨酸阿司匹林（来比林）静推

C. 冬眠合剂

D. 物理降温 + 药物降温

E. 冰盐水灌肠

热射病(中暑高热)：高热、无汗、意识障碍。
高热伴休克：动脉快速推注 4℃ 5% 葡萄糖盐水。

23. 肾结核的临床表现不包括（C）

A. 血尿

B. 发热、盗汗

C. 排尿困难、排尿中断——膀胱结石

D. 尿频、尿急、尿痛

E. 脓尿

肾结核 = 病灶在肾病变在膀胱 + 尿频最早出现 + 血尿 + 脓尿(洗米水样) + 结核中毒症状。

24. 触觉语颤增强见于（A）

A. 大叶性肺炎

B. 阻塞性肺不张

C. 肺气肿

D. 气胸

E. 大量胸膜腔积液

语颤增强见于两种情况：
① 肺实变，主要病因为大叶性肺炎。
② 肺空洞，主要为肺结核形成的直径超过 4cm，且贴近体表的空洞。

25. 为缓解类风湿关节炎患者的关节疼痛，常选用的药物是（A）

A. 阿司匹林

B. 甲氨蝶呤

C. 雷公藤

D. 青霉胺

E. 泼尼松

阿司匹林、吲哚美辛、布洛芬为非甾体类抗炎药，有镇痛抗炎作用，是改善关节炎症状的常用药。

26. 下列关于采集血液标本的注意事项，不妥的叙述是（E）

A. 避开输液侧肢体

B. 采血器具应清洁干燥

C. 不能从输液针头处采血

D. 尽量缩短止血带压迫血管的时间

E. 采血后针头贴试管壁缓缓注入试管内

采血后应从注射器上取下针头，将血液沿试管壁缓缓注入试管内。

27. 白血病诊断的重要检查依据是（B）

A. 血象检查　　B. 骨髓检查

C. 免疫学检查　　D. 细胞化学染色

E. 染色体和基因检查

血液病诊断主要依靠骨髓检查。

28. 尿道损伤无法插入导尿管，膀胱胀满者应行（A）

A. 膀胱穿刺造瘘术——尿潴留不宜导尿或未能立即手术者，可行膀胱穿刺造瘘术。

B. 膀胱切开造瘘术

C. 尿道造瘘术

D. 尿道会师牵引术

E. 尿道断端吻合术

29. 冲洗气性坏疽创口的溶液是（B）

A. 3% 碘酊

B. 3% 过氧化氢

C. 5% 盐水

D. 0.9% 生理盐水

E. 10% 硝酸银溶液

① 病因：梭状芽孢杆菌(厌氧菌)。
② 表现：气性坏疽伤口肿胀进行性加重，皮下坏死有积气、可触及有捻发音，皮肤大理石花纹。
③ 治疗：急诊清创，首选青霉素高压……
④ 术后用 3% 过氧化氢溶液冲洗湿敷。

30. 下列不能反映胎盘功能的检查是（B）

A. 胎动计数

B. 血和尿中 HCG 测定——查早孕。

C. 孕妇尿雌三醇（E3）测定

D. 血清胎盘生乳素测定

E. B 超

31. 胸廓饱满，前后径与横径约相等，肋间隙加宽是属于（ C ）

A. 胸廓膨隆 → 胸腔积液。

B. 扁平胸 → 瘦长体型者或慢性消耗性疾病。

C. 桶状胸

D. 鸡胸

E. 漏斗胸

（D、E → 佝偻病。）

32. 肝性脑病患者并发上消化道出血时，应避免输入的血液制品为（ A ）

库存血含氨量高，易诱发、加重肝性脑病。

A. 库存血　　B. 新鲜血

C. 白蛋白　　D. 血浆

E. 血小板

33. 我国对食管癌采取的一种简便易行的普查筛选诊断方法是（ B ）

A. 食管吞钡 X 线双重对比造影

B. 脱落细胞学检查

C. 纤维食管镜检查

D. CT 检查

E. 超声内镜检查

简便易行的普查筛选：食管脱落细胞学检查。诊断食管癌：食管镜。

34. 能对肾功能进行检测的是（ A ）

A. 血尿素氮

B. 黄疸指数

C. 中心静脉压

D. 凝血酶原时间

E. 3P 试验

常用肾功能检查方法：内生肌酐清除率、血尿素氮和血肌酐测定、尿浓缩与稀释功能试验。

35. 过敏性紫癜的辅助检查表现为（ E ）

A. 血小板减少

B. 出血时间延长

C. 凝血时间延长

D. 血块退缩试验阳性

E. 毛细血管脆性试验阳性

过敏性紫癜是一种常见的血管变态反应性出血性疾病，其检查中血小板计数、出血和凝血时间、血块退缩试验和骨髓检查均正常，可有毛细血管脆性试验（束臂试验）阳性。

36. 患者，男，49 岁。有肝硬化病史，近半个月来肝区疼痛明显。有助于确诊的检查是（ B ）

A. 血沉

B. 甲胎蛋白 → 甲胎蛋白（AFP）是肝癌早期诊断的重要方法之一。

C. 尿胆红素

D. 血三酰甘油

E. 血清球蛋白

37. 现场抢救一氧化碳中毒者的首选措施是（ B ）

A. 给予吸氧

B. 将患者转移到空气新鲜处

C. 使其平卧

D. 给予脱水治疗

E. 开放气道

CO 中毒 = 煤气炉 + 口唇樱桃红 + 碳氧血红蛋白（COHb）↑。

38. 正常会阴侧切切口拆线时间为产后（ C ）

A. 1 ~ 2 天　　B. 2 ~ 3 天

C. 3 ~ 5 天　　D. 5 ~ 6 天

E. 7 天

会阴侧切术后采取健侧卧位。

39. 新生儿寒冷损伤综合征复温的原则是（ D ）

A. 迅速复温

B. 先快后慢

C. 自然复温

D. 逐步复温

E. 4 ~ 8 小时内体温恢复正常

原则：循序渐进，逐步复温。①轻、中度 >30 ℃：放入 30~34 ℃暖箱中，6~12 h 复温。②重度 <30 ℃：置于比肛温高 1~2 ℃的暖箱中逐步提高温度，1~1.5 ℃/h，不超过 34 ℃，12~24 h 复温。

40. 胰腺癌的影像学检查中，可以同时进行活检的是（ D ）

A. B 超

B. CT

C. MRI

D. ERCP → ERCP 可直接观察十二指肠乳头部的病变，并能同时进行活检。

E. PTC

41. 诊断肺结核的方法中，最可靠的是（ E ）

A. 胃液分析

B. 胸部 X 线片

C. 结核菌素试验

①痰结核菌检查：是确诊肺结核最特异的方法。②胸部 X 线：早期诊断肺结核的主要方法。③结核菌素试验（PPD 试验）：3 岁以下强阳性反应者，应视为有新近感染的活动性结核病。

D. 红细胞沉降率检查

E. 痰结核分枝杆菌检查

42. 对 ARDS 的诊断和病情判断有重要意义的检查是（ ）

A. 肾功能监测

B. 血流动力学监测

C. 血气分析

D. X 线检查

E. 心电图监测

43. 下列不属于颅内压增高的早期临床表现是（ ）

A. 头痛

B. 呕吐

C. 脉搏增快

D. 意识障碍

E. 血压升高

44. 腰椎间盘突出症患者的临床表现不包括（ ）

A. 腰痛

B. 腰部活动受限

C. 拾物试验阳性

D. 会阴部感觉迟钝

E. 直腿抬高试验阳性

45. 下列关于急性乳腺炎的治疗，错误的是（ ）

A. 停止哺乳

B. 排空乳汁

C. 局部冷敷

D. 应用抗生素

E. 理疗

46. 不需做造影剂过敏试验的检查是（ ）

A. 静脉胆道造影

B. 静脉肾盂造影

C. 胃肠钡餐造影

D. 心血管造影

E. 支气管造影

47. 被动体位见于以下哪类病人（ ）

A. 支气管哮喘

B. 瘫痪

C. 肺气肿

D. 下肢水肿

E. 肺淤血

48. 单纯性疱疹病毒性脑炎首选的治疗药物是（ ）

A. 吗啉胍　　B. 干扰素

C. 利巴韦林　　D. 阿糖胞苷

E. 阿昔洛韦

49. 对系统性红斑狼疮最具有特异性的检查是（ ）

A. 血沉增快

B. 抗核抗体阳性

C. 血或骨髓中发现狼疮细胞

D. C3 补体显著升高

E. 抗 Sm 抗体阳性

50. 急性肾衰竭患者可选择的抗生素是（ ）

A. 磺胺类药物　　B. 卡那霉素

C. 链霉素　　D. 青霉素

E. 阿米卡星

51. 骨肉瘤患者的 X 线检查可见（ ）

A. 鹿角状或血丘状骨性突起

B. “日光射线”现象

C. “葱皮样”骨膜反应

D. 肥皂泡样骨质破坏

E. 蒂状骨性突起

52. 问诊时避免使用的语言为（ ）

A. 里急后重

B. 大便带血

C. 咳嗽

D. 头痛

E. 心慌

53. 肾脏损伤患者进行非手术治疗后，下列护理措施不正确的是（ D ）

A. 严密监测生命体征

B. 严密观察血尿变化

C. 止痛、止血

D. 尽早下床活动 → 非手术治疗需绝对卧床休息 2~4 周，即使血尿消失，仍需继续卧床休息至预定时间。过早离床活动有可能再度发生出血。

E. 应用抗生素

54. 葡萄胎卵巢黄素化囊肿在葡萄胎清除后自然消失的时间是（ B ）

A. 1 个月内

B. 2 ~ 4 个月内 → 卵巢黄素化囊肿在葡萄胎清除后，随着 HCG 水平下降于 2~4 个月内自然消失。

C. 5 个月内

D. 半年内

E. 1 年 内

55. 患者，女，40 岁。局麻下行背部脂肪瘤切除术，手术刚开始，患者不安、烦躁，很快呼吸急促，脉快，首要工作是（ A ）

A. 停止再用麻药　　B. 用镇痛药

C. 肌注苯巴比妥钠　　D. 给予地西泮

E. 加速输液

考虑为局麻药中毒反应，应立即停止再用局麻药。

56. 呼吸衰竭最主要的诊断依据是（ E ）

A. 原发病史

B. 呼吸困难

C. 缺氧症状明显

D. 临床经验

E. 血气分析

① Ⅰ型呼吸衰竭（急性）：$PaO_2<60$ mmHg。
② Ⅱ型呼吸衰竭（慢性）：$PaO_2<60$ mmHg 时伴有 $PaCO_2>50$ mmHg。

57. 治疗梅毒的首选药物是（ C ）

A. 阿奇霉素

B. 红霉素

C. 青霉素

D. 万古霉素

E. 克林霉素

① 病因及感染途径：苍白密螺旋体；传染源：梅毒患者；传播途径：性交传播（最主要）。
② 表现：早期主要表现为皮肤黏膜损害，晚期能侵犯心血管、神经系统等重要脏器，造成劳动力丧失甚至死亡。
③ 治疗：首选青霉素，用药足量，疗程规则。

58. 诊断早期胃癌最可靠的辅助检查是（ B ）

A. 超声胃镜检查

B. 纤维胃镜检查 → 胃炎、胃溃疡、胃癌均可通过胃镜确诊。

C. 四环素荧光试验

D. 胃脱落细胞检查

E. X 线气钡双重造影检查

59. 排卵性功血的治疗原则是（ B ）

A. 防止子宫内膜病变

B. 恢复黄体功能

C. 积极止血

D. 调整周期

E. 促排卵

分类：
黄体功能不全：周期缩短、月经频发。
黄体萎缩不良（子宫内膜不规则脱落）：周期正常、经期延长。

60. 患者，男，42 岁。排尿时常出现中断，变换体位后方可继续排尿，同时伴有膀胱刺激症状及终末血尿。应考虑为（ D ）

A. 尿道结石

B. 肾结石

C. 输尿管结石

D. 膀胱结石

E. 膀胱肿瘤

A 项排尿困难、点滴状排尿和尿痛，甚至造成急性尿潴留。
BC 项与活动有关的疼痛和血尿，肾区疼痛、肋脊角叩痛、肾绞痛，放射性。
E 项全程无痛性间歇性肉眼血尿。

61. 患儿，男，日龄 2 天。上颌中线和齿龈部有黄白色斑点，称为“马牙”，护理的方法是（ D ）

A. 挑破

B. 用软布擦净

C. 抗感染治疗

D. 不需处理，可自行消失 → 为新生儿正常生理现象

E. 用制霉菌素甘油

62. 治疗高钾血症最有效的方法是（ E ）

A. 10% 葡萄糖酸钙溶液静滴

B. 碳酸氢钠溶液静滴

C. 禁食含钾食物

D. 禁用含钾的药物

E. 透析疗法

① 禁钾。
② 抗钾：10% 葡萄糖酸钙溶液，对抗钾离子对心肌的抑制作用。
③ 转钾：碱化细胞外液，使钾转入细胞内。
④ 排钾：透析疗法是最有效的方法。

63. 患者，女，G_3P_0，孕 37 周。阴道出血 3 天，无腹痛，出血量似月经量。为明确出血原因，入院后应立即行的检查是（ C ）

A. 肛门检查

B. 阴道内诊检查

C. B 超检查

D. 超声多普勒

E. 基础体温测定

妊娠 8 周后出现无诱因无痛性阴道流血考虑为前置胎盘，应做 B 超检查。

64. 诊断肝性脑病最有价值的实验室检查是（ A ）

A. 血氨　　B. 血糖

C. 血胆红素　　D. 血转氨酶

E. 血淀粉酶

氨代谢紊乱引起氨中毒是肝性脑病十分重要的发病机制。

65. 下列关于对 ARDS 患者的治疗要点，不正确的是（ B ）

A. 加强营养支持

B. 加大补液量 → 肺部疾病防止液体过量及肺水肿发生。

C. 使用有效抗生素

D. 延长机械通气时间

E. 选用呼气末正压通气

66. 提示狼疮活动的指标是（ B ）

A. 补体增高

B. 补体降低

C. IgA 降低

D. 丙种球蛋白降低

E. γ 球蛋白增高

系统性红斑狼疮以存在多种抗核抗体为特征，免疫复合物增加及补体 C3、C4、CH50 降低有助于 SLE 诊断，并提示狼疮活动。

67. 患者，男，65 岁。肝硬化病史 2 年，近日出现持续肝区疼痛。急诊入院行超声检查示腹腔大量腹水，肝脏增大伴弥漫性改变，肝右叶可见多个大小不等的强回声光团。最可能的诊断是（ A ）

A. 肝硬化癌变　　B. 肝硬化失代偿期

C. 肝肾综合征　　D. 肝硬化腹水

E. 肝硬化、肝囊肿

肝炎—肝硬化—肝癌（肝区疼痛、强回声团）。

68. 腹部触诊有“腹壁柔韧感”提示（ C ）

A. 急性胃穿孔

B. 肝硬化腹水

C. 结核性腹膜炎

D. 急性胰腺炎

E. 急性胃扩张

结核性腹膜炎 = 低热、盗汗 + 腹痛（脐周、下腹或全腹部）+ 腹胀便秘 + 腹泻 + 腹壁柔韧感
腹水为渗出型。

69. 患儿，男，4 个月。人工喂养，睡眠时常烦躁哭闹，难以入眠。查体：体重 6 kg，体温 37.9℃，有枕秃及颅骨软化，诊断为“佝偻病”。给予维生素 D，30 万 IU 肌内注射后突然发生全身抽搐 3 次，每次 20 ~ 60 秒，发作停止后精神如常。查血清离子钙为 1.0 mmol/L，血清总钙为 1.8 mmol/L。该患儿发生抽搐的原因是（ D ）

A. 酸中毒

B. 热性惊厥

C. 癫痫发作

D. 血清钙减少 → 血钙 < 1.75 mmol/L 可发生低钙抽搐

E. 缺乏维生素 D

70. 下列关于女性生殖道感染的防御机制，正确的叙述是（ E ）

A. 阴道 pH 在 4.5 ~ 5.5 → 阴道 pH 在 3.8~4.

B. 外阴与阴道毗邻

外阴是阴道口以外的位置，与阴道不是毗邻关系。

C. 输卵管的细长解剖结构 → 输卵管黏膜上皮细胞的纤向子宫腔方向摆动及输卵蠕动，都有利于阻止病原体入。

D. 外阴皮肤为柱状上皮

外阴皮肤为鳞状上皮。

E. 子宫颈黏液栓的形成

71. 过敏性紫癜主要累及的部位不包括（ E ）

A. 皮肤　　B. 消化道

C. 关节　　D. 肾脏

E. 心脏 → 过敏性紫癜病变主要累及皮肤、黏膜、胃肠、关节及肾脏等部位的毛细血管壁。

72. 对肾病综合征有确诊价值的尿检结果是（ D ）

A. 脓尿

B. 肉眼血尿

C. 管型尿

D. 24 小时尿蛋白定量 > 3.5 g

E. 镜下血尿

肾病综合征：
① 大量蛋白尿（>3.5g/d）。
② 低白蛋白血症（<30g/L）。
③ 水肿（血浆胶体渗透压降低
④ 高脂血症。

73. 属于急性特发性血小板减少性紫癜病人骨髓象变化的是（B）

A. 巨核细胞数量减少

B. 巨核细胞数量正常或增加

C. 巨核细胞浆退行性变

D. 巨核细胞多数为成熟型

E. 巨核细胞明显增多

骨髓巨核细胞数量增多或正常，形成血小板的巨核细胞减少，巨核细胞出现成熟障碍。

74. 做尿常规检查，应留取（A）

A. 清晨新鲜尿液

B. 12 小时尿液

C. 12 小时尿液，检查前低蛋白饮食 1 天

D. 24 小时尿液，加入防腐剂

E. 24 小时尿液，检查前低蛋白饮食 1 天

尿常规一般取晨起首次中段尿液送检。其他选项是定量检查。

75. 患者，男，18 岁。闭合性腹部损伤 2 小时，腹痛，呕吐，精神紧张，面色苍白，四肢湿冷，无尿，血压 70/50 mmHg，脉搏 120 次 / 分，腹腔抽出不凝固血液。其根本处理措施是（D）

A. 镇静止痛

B. 补充血容量

C. 应用利尿剂

D. 抗休克，同时剖腹探查

E. 禁饮食，持续胃肠减压

该患者腹部闭合性损伤后出现休克，伴有腹腔内出血，最根本的处理措施是抗休克的同时剖腹探查。

76. 为避免术后乳腺癌复发，应指导患者避免妊娠的期限是（E）

A. 1 年

B. 2 年

C. 3 年

D. 4 年

E. 5 年

乳腺癌：
① 病因：雌酮及雌二醇。
② 病理：淋巴转移，常见于同侧腋窝，好发于外上象限。
③ 表现：酒窝征、橘皮样改变。

77. 冠状动脉粥样硬化性心脏病确诊的依据是（E）

A. 心电图　　B. 心脏彩超

C. X 线检查　　D. 动态心电图

E. 冠状动脉造影

首选：心电图。
确诊：冠脉造影。

78. 血肌酐增高应考虑（C）

A. 肺功能不全

B. 心功能不全

C. 肾功能不全

D. 甲亢

E. 类风湿关节炎

血肌酐主要由肾脏排泄，其升高反映肾功能不全。

79. 患者，女，30 岁，因不慎跌倒导致外阴裂伤，右侧大阴唇裂口长约 3 cm，活动性出血，下列处理措施中错误的是（D）

A. 建立静脉通道

B. 给予止血药物

C. 给予抗感染药物

D. 阴道内塞纱止血 → 受伤的部位为大阴唇，无须向阴道内塞纱止血。

E. 给予止痛药物

80. 患者，女，28 岁。3 天前出现肛周肿胀，持续性跳痛。查体：局部红肿、触痛，肿物质软，有波动感。首选的治疗方法是（E）

A. 抗生素治疗　　B. 热水坐浴

C. 局部理疗　　D. 局部涂止痛膏

E. 手术切开排脓

肛周脓肿出现波动感说明已形成脓肿，应及时切开引流。

81. 经产妇，3 年前自然分娩一男婴，体重 3 700 g，无难产史。现孕 40 周，2 小时前开始规律宫缩。妇科检查：宫缩持续 40～50 秒，间歇期 2～3 分钟，胎心率 130 次 / 分，头先露，宫口开 4 cm。此时最恰当的处理是（E）

A. 入待产室观察

B. 温肥皂水灌肠

C. 给予人工破膜

D. 静脉滴注缩宫素

E. 急送产房准备分娩

初产妇宫口开全至 10 cm，经产妇宫口开大 3~4 cm 且宫缩好，应送入产房准备接生。

82. 原发性肾病综合征首选的治疗药物是（C）

A. 抗生素

B. 螺内酯

系统性红斑狼疮（SLE）、ITP、肾病综合征都属于自身免疫性疾病，首选药物为糖皮质激素。

C. 糖皮质激素

D. 白蛋白

E. 环孢素

83. 革兰阴性菌感染的特点不包括（ E ）

A. 间歇发热

B. 肢体湿冷

C. 低血压

D. 体温不升

E. 形成转移性脓肿

革兰阴性菌感染表现为全身寒战或间歇发热和“三低”现象(体温不升、低血白细胞计数、低血压)，一般不引起转移性脓肿。

84. 下列关于损伤性血胸患者维持呼吸功能的护理措施，不正确的是（ A ）

为避免导致大出血而加重呼吸困难，不可立即拔出异物。

A. 胸部有较大异物者，应及时拔除

B. 密切观察呼吸形态、频率、呼吸音变化

C. 根据病情给予吸氧，观察氧饱和度变化

D. 生命体征平稳时，可取半卧位，以利于呼吸

E. 及时清除呼吸道分泌物

85. 毕Ⅱ式胃大部切除术后近期的严重并发症是（ E ）

A. 胃排空延迟

B. 吻合口破裂

C. 吻合口梗阻

D. 胃出血

E. 十二指肠残端破裂

一般发生在术后 3~6 日，表现为右上腹突发剧痛和局部明显压痛、腹肌紧张等急性弥漫性腹膜炎症状。一旦发生应立即手术处理。

86. 行胃肠钡餐检查前至少需禁食（ C ）

A. 6 小时　　B. 8 小时

C. 10 小时　　D. 12 小时

E. 14 小时　记忆题

87. 患者，男，40 岁。肝硬化病史 2 年，高蛋白饮食后出现睡眠障碍，定向力减退，脑电波异常。下列治疗措施中，不正确的是（ C ）

A. 限制蛋白饮食

B. 硫酸镁导泻

C. 弱碱性溶液灌肠

D. 乳果糖口服

E. 精氨酸滴注

禁用碱性溶液灌肠，因碱性溶液使氨离子弥散入肠黏膜进入血循环至脑组织，使肝性脑病加重。

88. 患者，女，38 岁。咳嗽、咳痰 5 年余。近 1 个月来咳嗽、咳痰加重，伴有多次咯血，咳嗽在晨起或夜间卧床时加重，痰量多时可达 400 mL，静置后可分为三层。该患者典型的 X 线表现为（ E ）

A. 两肺透亮度增加

B. 肺纹理增多、紊乱

C. 边界毛糙的结节状阴影

D. 肺段或肺叶淡薄、均匀阴影

E. 不规则蜂窝状透亮阴影或沿支气管的卷发状阴影

考虑为支气管扩张。支气管扩张典型的 X 线表现为不规则蜂窝状透亮阴影或沿支气管的卷发状阴影。

B1 型题（89 ~ 100 题）

答题说明：以下提供若干组考题，每组考题共用 A、B、C、D、E 五个备选答案。请从中选择一个与问题关系最密切的答案。某个备选答案可能被选择一次、多次或不被选择。

（89 ~ 91 题共用备选答案）

A. 血尿　　B. 蛋白尿

C. 乳糜尿　　D. 脓尿

E. 少尿或无尿

89. 急性肾盂肾炎常见的尿液特点为（ D ）

每个高倍视野下超过 5 个白细胞称为脓尿。

90. 慢性肾小球肾炎常见的尿液特点为（ B ）

急性肾炎必有血尿，慢性肾炎必有蛋白尿。

91. 慢性肾衰竭常见的尿液特点为（ E ）

肾衰竭患者尿量减少，可出现少尿或无尿。

（92 ~ 93 题共用备选答案）

A. 有肝转移的直肠癌患者

B. 出现肠梗阻的晚期直肠癌患者

C. 距齿状线 5 cm 以上的直肠癌患者

D. 距齿状线 5 cm 以内的直肠癌患者

E. 不能行一期切除吻合的直肠癌患者

92. 经腹直肠癌切除术（Dixon 术）适用于（C）

口诀：Dixon 术——多了手术，所以癌肿离肛门远。

93. 经腹会阴联合直肠癌根治术（Miles 术）适用于（D）

口诀：Miles 术——（肛门）没了手术，所以癌肿离肛门近。

（94 ~ 95 题共用备选答案）

A. 单纯脾切除术

B. 肝移植术

C. 脾 - 肾静脉分流术

D. 门 - 腔静脉分流术

E. 贲门周围血管离断术

94. 对门静脉高压症所致上消化道大出血首选的急诊手术方法是（E）

贲门周围血管离断术结扎容易出血的血管，同时切除了脾脏，出血机会明显减少，具有较好的止血效果。

95. 对门静脉高压症所致顽固性腹水效果较好的手术方法是（B）

顽固性腹水最有效的方法是肝移植。

（96 ~ 98 题共用备选答案）

A. 脑震荡　　B. 脑挫伤

C. 脑裂伤　　D. 硬脑膜外血肿

E. 硬脑膜下血肿

96. 头部受到撞击后，发生一过性神经功能障碍，无肉眼可见的神经病理变化，显微镜下，神经组织结构紊乱。判断为（A）

脑震荡是一过性神经功能障碍，无器质性病变。

97. 暴力作用头部后，脑组织受到破坏较轻，软脑膜尚完整。判断为（E）

如果软脑膜也被破坏为脑裂伤。

98. 脑实质血管破裂，会导致（E）

（99 ~ 100 题共用备选答案）

A. 输血

B. 脾切除

C. 雄激素治疗

D. 糖皮质激素治疗

E. 免疫抑制剂治疗

99. 特发性血小板减少性紫癜患者治疗首选（D）

系统性红斑狼疮（SLE）、ITP、肾病综合征都属于自身免疫性疾病，首选药物为糖皮质激素。

100. 重型再生障碍性贫血患者治疗首选（E）

① 病因：氯霉素；苯。
② 确诊：骨髓象（正细胞贫血）。
③ 分类：重型（出血、感染为主）、非重型（贫血为主）。
④ 雄激素为治疗慢性再生性障碍性贫血首选药物，作用机制是刺激肾脏产生红细胞生成素，对骨髓有直接刺激红细胞生成作用。

◎ PART 02　相关专业知识

高分卷：高分必做题（三）

A1/A2 型单项选择题（1 ~ 87 题）

答题说明：以下每道考题下面都有 A、B、C、D、E 五个备选答案。请从中选择一个最佳答案。

1. 患儿，男，1 岁又 8 个月。腹泻 2 天，大便为蛋花汤样带黏液，有霉臭味，无尿 7 小时，眼窝凹陷，四肢厥冷，诊断为腹泻病，遵医嘱给予补液治疗，首先应考虑选择的液体为（D）

脱水的程度：
轻度：稍、略（3%~5%）。
中度：明显（5%~10%）。
重度：无尿无泪、极（>10%）。

A. 1 : 1 液 20 mL/kg

B. 1 : 3 液 20 mL/kg

C. 2 : 3 液 20 mL/kg

D. 2 : 1 液 20 mL/kg → 患儿为重度脱水，首先快速静脉补液，即 2 : 1 等张含钠液 20 mL/kg。

E. 2 : 3 : 1 液 20 mL/kg

2. 治疗重度妊娠高血压疾病，首选的药物是（E）

A. 异戊巴比妥

B. 苯巴比妥

C. 氯丙嗪

D. 异丙嗪

E. 硫酸镁

硫酸镁可缓解血管痉挛又可控制抽搐，故为该病首选解痉药。静滴硫酸镁滴速以 1~1.5g/h 为宜，不超过 2g/h，每日维持用量 15~20g。

3. 腹膜炎术后胃管拔除、开始进食的指征是（E）

A. 腹痛减轻或消失

B. 血压平稳

C. 有饥饿感

D. 体温恢复正常

E. 肠鸣音恢复，肛门排气

肠蠕动恢复，肛门排气后可拔除胃管，逐步恢复经口饮食。

4. 下列泌尿系统检查，需要做碘过敏试验的是（B）

A. 尿路平片　　B. 静脉肾盂造影

C. 磁共振尿路成像　　D. B 超

E. 膀胱镜检查

对接受含碘造影剂检查的患者需做碘过敏试验。

5. 糖尿病酮症酸中毒的患者呼出的气味是（B）

A. 氨臭味

B. 烂苹果味

C. 粪臭味

D. 恶臭味

E. 刺激性酸味

糖尿病酮症酸中毒时，血 PH 降低，酮体产生增加，故呼吸深大而快，带有烂苹果味。（口诀：破铜烂铁）

6. 对实体肿瘤最有效的治疗方法是（A）

A. 手术切除

B. 放射治疗

C. 化疗

D. 内分泌治疗

E. 中医中药治疗

除了小细胞肺癌、白血病、绒癌、侵蚀性葡萄胎首选化疗，其他一般首选手术。（口诀：小白猫吃葡萄）

7. 宫颈息肉的最佳治疗方法是（D）

A. 激光

B. 局部应用消炎药

C. 宫颈锥切

D. 息肉摘除术 → 宫颈息肉最好的治疗方法是手术。

E. 中药治疗

8. 双侧瞳孔不等大见于（D）

A. 视神经萎缩

B. 吗啡中毒

C. 阿托品中毒

D. 颅内病变

E. 农药中毒

① 双侧瞳孔散大：颅内高压、颅脑损伤、颠茄类药物中毒（阿托品、山莨菪碱）。
② 双侧瞳孔不等大：脑疝早期（小脑幕切迹疝）。
③ 双侧瞳孔缩小：有机磷中毒、氯丙嗪、吗啡等药物中毒（口诀：小绿飞机）。

9. 经治疗，子痫病情得以控制但仍未临产者，应在孕妇清醒后多长时间内引产（D）

A. 2～4 小时　　B. 8～10 小时

C. 12～24 小时　　D. 24～48 小时

E. 48～72 小时

10. 厌氧菌感染伤口换药，应选用（A）

A. 3% 过氧化氢

B. 优琐溶液

C. 1∶1 000 新洁尔灭

D. 等渗盐水

E. 5% 氯化钠

记忆题 浅表肉芽伤口：①生长健康：外敷等渗盐水纱布或凡士林纱布。②生长过度：剪平后以棉球压迫。③肉芽水肿：3%～5% 氯化钠溶液湿敷。④脓液多而稀：0.1% 依沙吖啶或 0.02% 呋喃西林纱布湿敷。⑤脓液稠厚而多：硼酸溶液（优琐）等湿敷。

11. 用于胆道疾病检查的首选方法是（A）

A. B 超 → B 型超声检查是胆道疾病的首选检查方法。

B. CT

C. MRI（磁共振）

D. PTC（经皮肝穿刺胆管造影）

E. ERCP（逆行胆胰管造影）

12. Apgar 评分的判断项目包括（B）

A. 呼吸、心率、神经反射、皮肤温度、喉反射

B. 呼吸、心率、肌张力、喉反射、皮肤颜色

C. 呼吸、心率、肌张力、神经反射、皮肤温度

D. 呼吸、心率、肌张力、喉反射、皮肤温度

E. 呼吸、心率、神经反射、皮肤颜色、四肢张力

…gar（阿普加）…分 …：8～10 分。…度窒息（青紫…）：4～7 分。…度窒息（苍白窒…）0～3 分。

13. 血清总胆固醇增高见于（C）

A. 肺心病

B. 风心病

C. 冠心病 → 血清胆固醇增高是动脉粥样硬化的危险因素之一，常见于冠心病。

D. 心肌炎

E. 心包炎

14. 控制小儿高热惊厥的首选药物为（D）

A. 苯巴比妥　　B. 水合氯醛

C. 苯妥英钠　　D. 地西泮

E. 氯丙嗪

新生儿：苯巴比妥。（芭比娃娃）
妊高症：硫酸镁。（美女怀孩子）

15. 需立即进行剖宫产术的征象是出现（B）

A. 生理性缩复环

B. 病理性缩复环 → 病理性缩复环提示先兆子宫破裂，需要立即行剖宫产。

C. 痉挛性狭窄环

D. 协调性宫缩乏力

E. 不协调性宫缩乏力

先兆子宫破裂：病理性缩复环、下腹部压痛胎心率改变血尿。

16. 患儿，男，5 岁。单纯性肾病，诱导缓解的首选药物是（D）

A. 抗生素

B. 利尿剂

C. 低分子右旋糖酐

D. 强的松 → 肾上腺糖皮质激素是治疗小儿单纯性肾病的首选药物。

E. 环磷酰胺

17. 适用于处理肉芽过度增生的药物是（A）

A. 20% 硝酸银

B. 3% 氯化钠

C. 5% 氯化钠

D. 0.1% 依沙吖啶

E. 3% 过氧化氢

浅表肉芽伤口：①生长健康：外敷等渗盐水纱布或凡士林纱布。②生长过度：剪平后以棉球压迫。③肉芽水肿：3%～5% 氯化钠溶液湿敷。④脓液多而稀：0.1% 依沙吖啶或 0.02% 呋喃西林纱布湿敷。⑤脓液稠厚而多：硼酸溶液（优琐）等湿敷。

18. 对心室颤动患者进行心肺复苏术的首选药物是（C）

A. 碳酸氢钠　　B. 阿托品

C. 利多卡因　　D. 肾上腺素

E. 氯化钙

利多卡因是抗心律失常的首选药物，能抑制心室的异位室颤。

19. 大隐静脉曲张术后早期活动的主要目的是防止（D）

A. 患肢淤血

B. 患肢僵直

C. 术后复发

D. 血栓形成

E. 血管痉挛

下肢深静脉血栓是大隐静脉术后最危险的并发症，术后早期下床活动有利于静脉、淋巴液的回流。

20. 自体游离皮片移植属于（B）

A. 细胞移植 → 如输注全血或浓缩红细胞治疗失血或贫血。

B. 组织移植 → 如皮肤、筋膜、肌腱、软骨、骨、血管或皮肌瓣移植术。

C. 器官移植 → 如肾移植。

D. 同质移植 →同卵双生：如人—人。

E. 同种移植→异种异体移植：如猪—人。

21. 乳癌引起局部皮肤“橘皮样”变，是因为癌细胞侵犯（B）

A. 血管

B. 淋巴管→橘皮样改变——侵犯皮下淋巴管。

C. 乳腺导管

D. Cooper 韧带→口诀：OO 圆圆的酒窝。

E. 乳腺小叶

22. 水痘患儿注射丙种球蛋白的主要作用是（A）

A. 缩短病程

B. 防止继发感染

C. 预防后遗症

D. 防止复发

E. 防止并发症

23. 产妇最佳的会阴侧切时机是（A）

A. 胎头着冠时

B. 胎头棘下 1 指

C. 胎头棘下 2 指

D. 宫缩间歇时

E. 胎头拔露

当胎头双顶径越过骨盆出口，宫缩间歇期时胎头也不再回缩，称胎头着冠。会阴切开的时机是胎头着冠时。

24. 风湿热最严重的临床表现是（E）

A. 环形红斑

B. 舞蹈病

C. 腹痛

D. 关节炎

E. 心肌炎

致病菌：A 组溶血性链球菌。
表现：发热 + 关节炎（最典型）+ 心肌炎（最严重）+ 环形红斑 + 皮下结节 + 舞蹈病。

25. 高血压病的治疗药物卡托普利最常见的副作用是（E）

A. 心率减慢

B. 头痛

C. 乏力

D. 心率增快

E. 刺激性干咳

卡托普利属于 ACEI 类降压药，可抑制血管紧张素酶的活性，副作用是刺激性干咳。（口诀：卡壳）

26. 当患者出现脑疝时，不宜做的检查是（B）

A. CT 检查

B. 腰椎穿刺

C. MRI 检查

D. 脑血管造影

E. 颅脑多普勒检查

明显颅内压升高及脑疝发生后应禁止腰椎穿刺，会进一步加重脑疝。

27. 必须尽早切开引流的急性感染是（E）

A. 疖

B. 急性淋巴管炎

C. 急性蜂窝织炎

D. 颈部急性淋巴结肿大

E. 脓性指头炎→脓性指头炎出现搏动性跳痛，应及早在末节患指侧面切开，不可待波动感出现后才手术，以免发生末节指骨坏死。

28. 怀疑新生儿为脑室周围-脑室内出血时，首选的检查手段是（C）

A. 脑脊液检查

B. CT 扫描

C. 头颅 B 超

D. 脑电图

E. 磁共振

头颅 B 超对颅脑中心部位病变分辨率高。

29. 体外循环结束时为中和肝素应选择的药物是（B）

A. 维生素 K_1

B. 鱼精蛋白→鱼精蛋白能与强酸性肝素钠形成稳定的盐而使肝素失去抗凝作用，作用迅速。

C. 止血芳酸

D. 酚磺乙胺

E. 白蛋白

30. 下列关于血栓闭塞性脉管炎患者的治疗要点，不正确的是（E）

A. 止痛

B. 戒烟

C. 防止受冷

D. 患肢锻炼

E. 热疗

防止受冷、受潮和外伤，但不应使用热疗，热疗会增加耗氧量，组织需氧量增加会加重症状。
血栓闭塞性脉管炎。
好发：下肢中小动静脉，以动脉多见。
病因：吸烟、寒冷与潮湿。
分类：局部缺血期（间歇性跛行）、营养障碍期（静息痛）、组织坏死期。

31. 下列不能通过心电图检查反映的是（E）

A. 心律失常

B. 心肌供血不足

C. 血钾升高

D. 束支传导阻滞

E. 瓣膜病变 → 瓣膜病常用超声心动图检查来明确诊断和判断狭窄程度。

32. 青春期甲状腺Ⅱ度肿大的最佳的治疗方法是（D）

A. 口服碘剂

B. 放射性碘治疗

C. 甲状腺次全切除术

D. 口服小剂量甲状腺素片

E. 多食含碘食物

→对 20 岁以下患有弥漫性甲状腺肿的青少年，一般不宜采取手术治疗，(因肿块)多在青春期后自行缩小，可给予小量甲状腺素或优甲乐，以抑制腺垂体 TSH 分泌，缓解甲状腺的增生和肿大。

33. 贮存铁的指标是（D）

A. 总铁蛋白

B. 血红蛋白

C. 转铁蛋白

D. 血清铁蛋白

E. 骨髓含铁血黄素

34. 闭合性肾损伤使用抗生素的原则是（B）

A. 一般不使用

B. 应常规早期使用 → 闭合性肾损伤可以使用广谱抗生素以预防感染。

C. 有膀胱刺激征时使用

D. 有镜下血尿时使用

E. 发现脓尿时使用

35. 断肢再植现场急救不包括（C）

断肢保存：
① 干燥冷藏 4℃ 左右。
② 现场不做无菌处理 + 严禁冲洗、浸泡、涂药 + 避免离断肢体直接与冰块接触(冻伤)。
③ 断肢仍卡在机器中，将机器拆卸后取出断肢。
④ 力争 6 小时内进行手术。

A. 止血包扎

B. 抢救休克

C. 立即无菌处理

D. 干燥冷藏保存

E. 快速运转

36. 肺炎支原体肺炎的特点是（D）

A. 咳嗽轻

B. 肺部体征明显

C. 青霉素治疗有效

D. 血清冷凝集试验呈阳性

E.1 岁以内婴儿多见

肺炎支原体肺炎 = 学龄期儿童 + 刺激性干咳、冷凝集试验阳性、症状与体征不成比例 + 大环内酯类(红霉素、罗红霉素、阿奇霉素)。

37. 患者，女，57 岁。从楼梯摔下，神志清醒，可见颅盖有一处 8 cm 长的头皮裂伤。为了解有无颅骨骨折，首选的辅助检查是（D）

A. 颅脑核磁共振

B. 颅脑 CT

C. 颅脑 B 超

D. 颅脑 X 线摄片

E. 脑脊液检查

颅盖线形骨折依靠头颅正侧位，需做 X 线摄片才能发现。

38. 诊断急性心肌梗死特异性最高的心肌酶是（C）

A. CPK-MM 和 LDH1

B. CPK-MM 和 LDH2

C. CPK-MB 和 LDH1 → CPK 同工酶中，MB 在急性心肌梗死中特异性最高；急性心肌梗死时 LDH1 增高明显大于 LDH2。

D. CPK-MB 和 LDH2

E. CPK-BB 和 LDH1

39. 患者，女，18 岁。月经周期紊乱，本次月经 10 余天未止，量多，测基础体温呈单相型，诊断为功能失调性子宫出血，首选治疗要点是（B）

A. 诊断性刮宫

B. 调整周期

C. 恢复黄体功能

D. 促进排卵

E. 增加营养

无排卵性功血特点是：月经周期紊乱，经期长短不一，出血量时多时少。治疗原则：以止血、调整周期为原则，有生育要求者需促排卵治疗。

40. 诊断小儿心搏骤停的依据不包括（E）

A. 心音消失

B. 意识丧失、瞳孔散大

C. 颈动脉、桡动脉搏动消失，血压测不到

D. 心电图示心室颤动或心电活动消失

E. 持续昏迷

41. 心力衰竭患者长期服用噻嗪类利尿剂最易出现的是（D）

A. 低血钙

B. 低血糖

C. 高尿酸

① 排钾利尿剂：氢氯噻嗪、呋塞米——低钾血症（乏力、腹胀、肠鸣音减弱）。(口诀：塞外)
② 保钾利尿剂：螺内酯、氨苯蝶啶——高钾血症。(口诀：保罗、保安)

D. 低血钾

E. 高血镁

42. 通常对开放性损伤进行清创的时间不宜晚于（C）

A. 立即进行

B. 伤后 3 ~ 5 小时

C. 伤后 6 ~ 8 小时

D. 伤后 12 小时

E. 伤后 24 小时

开放性伤口清创术的时机，一般应争取在伤后6~8小时以内进行清创。清创时间越早越好。

43. 吸气性呼吸困难见于（C）

A. 气胸

B. 肺气肿

C. 气管异物

D. 胸膜腔积液

E. 支气管哮喘

①吸气性呼吸困难：喉头水肿、痉挛，与气管异物、气管受压引起的上呼吸道狭窄梗阻有关。②呼气性呼吸困难：小支气管痉挛、肺气肿、支气管哮喘。③混合性呼吸困难：气胸、胸膜腔积液。

44. 患者，女，28 岁。有风湿性心脏病二尖瓣狭窄病史 3 年，平时不用药，爬至三楼无明显不适。孕 5 个月起，活动时常有轻度心慌、气促。现孕 38 周，因心悸、咳嗽，夜间不能平卧，心功能Ⅲ级而急诊入院。在制订治疗计划时，最佳的方案是（A）

A. 积极控制心力衰竭后终止妊娠

B. 积极控制心力衰竭，同时行剖宫产术

C. 积极控制心力衰竭，同时行引产术

D. 适量应用抗生素后继续妊娠

E. 纠正心功能，等待自然临产

心功能Ⅲ级以上不宜哺乳，建议产后1周行绝育术。

45. 口服甲氨蝶呤片治疗类风湿关节炎患者，通常服药频次为（E）

A. 每日 1 次　　B. 每日 2 次

C. 每日 3 次　　D. 隔日 1 次

E. 每周 1 次

记忆题

46. 由于盆腔内邻近器官炎症经过直接蔓延导致盆腔炎的病原体主要是（D）

A. 淋病奈瑟菌

B. 沙眼衣原体

C. 梅毒螺旋体

D. 大肠埃希菌

E. 结核杆菌

阑尾炎、腹膜炎等可经过直接蔓延导致盆腔炎，其致病菌以大肠埃希菌为主。

47. 产妇，35 岁，第一胎，剖宫产术后 2 周诊断为重症产后抑郁症，下列处理措施错误的是（E）

A. 减轻生活中的应激压力

B. 改善家庭生活环境

C. 提供心理咨询

D. 减少或避免不良刺激

E. 不需要特别治疗

重症产后抑郁或精神病病人需住院给予抗抑郁、抗精神分裂等治疗。

48. 用于肺癌普查的是（E）

A. 胸腔积液检查

B. CT 检查

C. 支气管镜检查

D. 痰细胞学检查

E. 胸部 X 线检查

肺癌 = 老烟民 + 刺激性干咳 + 痰中带血 + X线块状阴影，边缘不清或呈分叶状，周围有毛刺。

49. 下列关于原发性高血压辅助检查的描述，正确的是（D）

A. 心电图检查可见病理性 Q 波

心电图检查可见左心室肥厚、劳损。

B. 超声心动图检查常可见右心室肥厚

超声心动图检查可见左心室和室间隔肥厚，左心房和心室腔增大。

C. 胸部 X 线检查可见右心扩大

胸片X线检查可见左心扩大。

D. 眼底检查有助于了解高血压的严重程度

E. 动态血压监测一般测定 12 小时的血压变化

动态血压监测可测定24小时的血压动态变化。

50. 胆囊结石的治疗要点是（B）

A. 胆囊切开取石

B. 胆囊切除

C. 体外震波碎石

D. 溶石疗法

E. 胆囊造口

胆囊结石的治疗要点是手术切除病变的胆囊。因为胆石可刺激黏膜导致炎症，如嵌顿在颈部或胆囊管后可引起继发性感染；慢性炎症刺激还可导致胆囊癌。

51. 心搏骤停患儿现场急救首先应采取的措施是（C）

A. 开放气道　　B. 建立呼吸

C. 胸外心脏按压　　D. 应用复苏药物

E. 心电监测

除溺水及新生儿首选清理呼吸道外，皆首选胸外心脏按压。

52. 类风湿关节炎中，因为侧韧带从近端指间关节两侧滑脱及痉挛而导致的畸形是（B）

A. 天鹅颈　　B. 纽扣花

C. 技工手　　D. 望远镜手

E. 扳机手

53. 属于ICU 基础监护的内容是（B）

A. 瞳孔大小，对光反射

B. 持续心电图、心率、呼吸频率监测

D. 出凝血时间

E. 血尿素氮测定

54. 下列对急腹症患者的处理，错误的是（C）

A. 禁饮食，按需要实施胃肠减压

B. 积极应用抗生素抗感染

C. 便秘者行低压灌肠

D. 禁用吗啡等强镇痛剂

E. 及时纠正体液失衡

四禁：禁食、禁用镇痛药、禁热敷、禁导泻灌肠。

55. 绞窄性疝的处理原则是（D）

A. 试行手法复位

B. 对症治疗

C. 支持疗法，严密观察病情变化

D. 立即手术探查 → 绞窄性疝常会并发肠坏死、腹膜炎，必须及早手术解除梗阻。

E. 抗感染治疗

56. 脓肿形成后首要的处理是（C）

A. 全身支持　　B. 理疗热敷

C. 切开引流　　D. 外敷消炎膏

E. 应用抗生素

57. 患者，男，34 岁。脑胶质瘤术后 1 年，间断服用丙戊酸钠，今又复发四肢抽搐，小便失禁，意识丧失已 40 分钟，应立即采取的措施是（D）

A. 口服丙戊酸钠

B. 肌注地西泮

C. 肌注苯巴比妥钠

D. 静推地西泮 → 患者意识丧失时间为 40 分钟，判断其属于癫痫持续状态，此时首先静脉推注地西泮，以达到快速控制抽搐的目的。

E. 冬眠疗法

58. 患者，女，45 岁。发热、咳嗽、胸痛，呼吸急促，怀疑急性脓胸。最有确诊意义的是（D）

A. 胸痛

B. 肋间隙饱满

C. 呼吸音减弱

D. 胸膜腔穿刺抽出脓液 → 最有确诊意义。

E. X 线胸片可见大片阴影

59. 对急性化脓性骨髓炎具有早期诊断意义的检查方法是（E）

A. X 线检查

B. CT 检查

C. 血常规检查

D. 关节穿刺检查

E. 局部脓肿分层穿刺检查 → 早期局部脓肿分层穿刺，若抽出脓性浑浊液可确诊，有早期诊断意义。

急性血源性骨髓炎 = 小孩大腿疼（关节上下不含关节）。化脓性关节 = 关节红肿热痛 + 寒战 / 高热 + 浮髌试验阳性。

60. 对小肠破裂患者应采取的治疗措施为（E）

A. 胃肠减压　　B. 应用广谱抗生素

C. 积极补充血容量　　D. 休息与阵痛

E. 立即手术治疗 → 小肠破裂一旦确诊应立即手术，避免继发性腹膜炎。

61. 下肢静脉曲张检查时，患者平卧，下肢抬高排空静脉，在大腿上 1/3 处绑扎止血带，患者站立，立即松开止血带，若曲张静脉迅速充盈，提示（C）

A. 深静脉不通畅

B. 小隐静脉瓣功能正常

C. 大隐静脉瓣功能异常

D. 交通静脉瓣功能正常

E. 小隐静脉瓣功能异常

① 若曲张静脉自上而下迅速充盈，提示大隐静脉瓣膜功能不全。② 若活动后浅静脉更明显，提示深静脉不通畅。

62. 患者，女，36 岁。重型颅脑损伤行“血肿清除术”后 20 小时，患者清醒后，继而出现呕吐，意识障碍，GCS 评分 11 分。急诊 CT 检查，见右颞顶不规则阴影。患者可能出现了（C）

A. 颅内感染

B. 颅内急性脓肿

C. 颅内血肿 → CT 示右颞顶不规则阴影，提示再次出血，形成血肿，考虑为颅内血肿。

D. 皮下血肿

E. 帽状腱膜血肿

63. 脓尿是指每高倍视野含有脓细胞不少于（E）

A.10 个　　B. 8 个

C. 7 个　　D. 6 个

E. 5 个 口诀：红 3 白 5。

64. 过敏性紫癜的治疗要点不包括（D）

A. 止血

B. 控制感染

C. 激素和免疫抑制剂

D. 输血

E. 脱敏

治疗要点：① 应用糖皮质激素与免疫抑制剂；② 止血、脱敏等对症处理。

65. 患者，男，36 岁。突发高热，严重贫血及皮肤广泛瘀斑，最有助于确诊的检查是（D）

A. 大便潜血　　B. CT

C. 尿化验　　D. 骨髓象

E. B 超

血液系统疾病最有助于确诊的检查是骨髓象。

66. 在十二指肠溃疡治疗方案的选择中，最具指导意义的检查是（C）

A. 胃镜检查 → 胃炎、胃溃疡、胃癌确诊靠胃镜检查。

B. X 线钡餐检查

C. 幽门螺杆菌检测 → 幽门螺杆菌感染是消化性溃疡的主要发病原因，检测结果对疾病治疗方案的选择具有指导意义。

D. 粪便隐血试验

E. 血清学检查

67. 与蜘蛛痣形成相关的因素是（E）

A. 严重感染

B. 凝血机制障碍

C. 毛细血管脆性增加

D. 血小板减少

E. 血中雌激素增加

① 肝掌、蜘蛛痣是肝功能减退导致灭活雌激素水平下降所致。② 蜘蛛痣多出现在上腔静脉分布的区域内，见于急、慢性肝炎及肝硬化患者。

68. 对急性非淋巴细胞白血病目前常用的标准化疗诱导缓解方案是（C）

A. VAP 方案

B. VP 方案

C. DA 方案

D. VADP 方案

E. VDP 方案

① 急淋：VP 方案。② 急非淋：DA 方案。③ 中枢神经系统白血病：甲氨蝶呤鞘内注射。④ 慢粒：羟基脲。

69. 细菌性肝脓肿与阿米巴性肝脓肿最主要的临床鉴别依据是（C）

A. 血液学检查

B. 大便常规

C. 脓肿穿刺

D. B 超

E. CT

① 细菌性肝脓肿：黄白色脓液。② 阿米巴性肝脓肿：棕褐色脓液。

70. 诊断慢性胃炎最可靠的方法是（A）

A. 纤维胃镜检查 → 胃炎、胃溃疡、胃癌确诊靠胃镜检。

B. 病史及临床表现

C. 血清抗体测定

D. 钡餐检查

E. 胃液酸碱度分析

71. 患者，男，38 岁。木刺刺伤右中指末端，当即挑出木刺未出血，5 天后右中指肿胀，剧痛，搏动性疼痛，彻夜难眠，诊为脓性指头炎。首要的处理是（C）

A. 使用抗生素

B. 应用止痛药

C. 切开引流 → 脓性指头炎出现搏动性跳痛，应及早在末节患指侧面切开，不可待波动感出现后才手术，以免发生末节指骨坏死。

D. 局部敷药

E. 穿刺抽脓

72. 患者，女，65 岁。阴道分泌物增多伴出血 3 个月。经宫颈病理等检查临床诊断为宫颈鳞状细胞癌Ⅰa 期。应行（B）

A. 全身化学治疗

B. 手术治疗 → 手术治疗主要适用于Ⅰa～Ⅱa 的早期。

C. 宫颈物理治疗

D. 宫颈局部用药

E. 肿瘤细胞减灭术

73. 乳腺纤维腺瘤可行（B）

A. 单纯乳房切除术

B. 乳腺肿块切除术

C. 乳癌根治术

D. 乳房切开引流术

E. 乳腺区段切除术

乳腺纤维腺瘤特点：病人常无明显自觉症状，仅是发现肿块，具有质似硬橡皮球的弹性感，表面光滑，易于推动，增大缓慢。因其有癌变的可能，故手术切除是治疗乳房纤维腺瘤的唯一有效办法。常用的是乳腺肿块切除术。

74. 纠正 CO 中毒最有效的方法是（A）

A. 高压氧舱→高压氧治疗，可加速碳氧血红蛋白解离，促进一氧化碳排出。

B. 利尿治疗

C. 强心治疗

D. 兴奋呼吸

E. 改善循环

CO 中毒 = 煤气炉 + 口唇樱桃红 + 碳氧血红蛋白(COHb)↑。

75. 患者，男，21 岁。淋雨后突然寒战、高热，咳嗽。查血 WBC 总数 18×10^9/L，中性粒细胞 90%。其原因是（D）

A. 病毒感染

B. 阿米巴感染

C. 结核菌感染

D. 细菌感染

E. 幽门螺杆菌感染

肺炎链球菌肺炎 = 受凉、淋雨 + 稽留热 + 患侧胸痛 + 铁锈色痰 + 语颤增强。

76. 初产妇，33 岁，妊娠 39 周。不规律宫缩 3 小时。B 超检查：胎头双顶径为 10 cm。该孕妇最适合的分娩方式是（A）

提示巨大儿，建议剖宫产。

A. 剖宫产

B. 自然分娩

C. 胎头吸引

D. 产钳助产

E. 会阴侧切

77. 患者，女，52 岁。单位体检发现子宫肌瘤。妇科检查：子宫小于 2 个月妊娠大小，患者无不适主诉。考虑最佳的处理方法是（B）

A. 药物治疗

B. 定期随访

C. 子宫肌瘤切除术

D. 次全子宫切除术

E. 行全子宫切除术

围绝经期子宫肌瘤患者若子宫小于 2 个月妊娠大小，患者无不适，可定期随访，绝经后伴随雌激素的下降，子宫及子宫肌瘤会萎缩。

78. 患者，男，31 岁。头痛、乏力 5 个月，视物模糊 5 天。查体：血压 180/100 mmHg，尿蛋白（++），尿红细胞 20 个 /HP，眼底视网膜动脉痉挛，黄斑部有渗出和出血，视神经盘无水肿，B 超示双肾体积缩小。最可能的诊断是（B）

A. 肾性高血压→肾性高血压包括肾实质性高血压和肾血管性高血压，范围较大，故不选。

B. 肾动脉狭窄

C. 急进性肾炎→急进性肾炎起病迅速，短期内出现氮质血症。

D. 原发性高血压肾损害→原发性高血压肾损害发病年龄一般较大，病程进展缓慢。

E. 恶性高血压肾损害→恶性高血压患者舒张压≥130 mmHg，肾、眼损害突出。

79. 获得性免疫缺陷综合征常用的治疗药物不包括（D）

A. 抗病毒药物

B. 干扰素

C. 免疫刺激剂

D. 性激素

E. 抗生素

获得性免疫缺陷综合征常用的治疗药物为抗病毒药物、干扰素、免疫刺激剂。对感染的特异性治疗与性激素无关。

80. 患儿，男，20 个月。其母主诉夜间多哭闹、多汗、易惊，近日频发手足肌肉痉挛成弓状，昨夜间突然意识不清、四肢抽动，两眼上翻，持续 10 秒左右。下列处理措施中，错误的是（D）

A. 补充维生素 D

B. 增加户外活动，多晒太阳

C. 应用水合氯醛抗惊厥

D. 静脉注射钙剂时需快速推注→患儿发生了低钙惊厥，控制惊厥选择镇静剂的同时缓慢静脉注射钙剂。

E. 保持呼吸道通畅

81. 体温每下降 1℃可使耗氧率下降（A）

A. 5% ~ 6%　　B. 7% ~ 8%

C. 4% ~ 5%　　D. 3% ~ 4%

E. 6% ~ 7%　记忆题

82. 肝硬化的腹水属于（A）

A. 漏出液　肝硬化的腹水为漏出液，若合并炎症为渗出液。

B. 渗出液

C. 血性

D. 脓性

E. 乳糜性

断肢保存：
① 干燥冷藏 4℃左右。
② 现场不做无菌处理 + 严禁冲洗、浸泡、涂药 + 避免离断肢体直接与冰块接触（冻伤）。
③ 断肢仍卡在机器中，将机器拆卸后取出断肢。
④ 力争 6 小时内进行手术。

83. 断离肢体的现场保护方法是（B）

A. 无菌敷料包裹后冷冻

B. 无菌或清洁敷料包裹后干燥冷藏

C. 无菌生理盐水冲洗后用无菌敷料包扎冷藏

D. 肝素盐水灌注后用无菌敷料包裹冷冻

E. 无菌处理后浸润于 4 ℃左右的生理盐水中

84. 患者，女。停经 42 天，突发右下腹撕裂样疼痛 1 小时，伴肛门坠胀感。查体：BP80/40 mmHg，全腹压痛，反跳痛，以右侧为主，移动性浊音阳性，宫颈举痛，后穹窿饱满触痛，子宫扪诊不满意，右附件区压痛明显。最简单可靠的诊断方法（B）

A. 妊娠试验

B. 阴道后穹窿穿刺 → 根据题意该患者为异位妊娠，阴道后穹窿穿刺是诊断异位妊娠一种简单可靠的方法。

C. B 超检查

D. 腹腔镜检查

E. 诊断性刮宫

85. 下列关于胆道蛔虫病的治疗，错误的是（A）

A. 解痉、止痛用吗啡 → 禁用吗啡，以免引起 Oddi 括约肌痉挛，加重疼痛。

B. 利胆、驱虫

C. 控制感染

D. 支持疗法

E. 非手术疗法无效可手术治疗

胆道蛔虫病的治疗要点为解痉，镇痛，利胆，驱虫，控制感染，纠正水电解质失调。

86. 羊水过多合并胎儿畸形的处理原则为（A）

A. 终止妊娠

B. 抽取羊水

C. 保胎治疗

D. 期待疗法

E. 观察

① 羊水过多合并胎儿畸形者应及时终止妊娠。② 羊水过多但为正常胎儿者，症状严重者可经腹行羊膜腔穿刺放出适量羊水，缓解压迫症状。

87. 各型甲状腺癌的基本治疗方式是（A）

A. 手术切除

B. 药物治疗为主

C. 手术治疗为辅

D. 放射性核素治疗为主

E. 放射外照射治疗为主

除了小细胞肺癌、白血病、绒癌、侵蚀性葡萄胎首选化疗，其他一般首选手术。（口诀：小白猫吃葡萄）

B1 型题（88 ~ 100 题）

答题说明：以下提供若干组考题，每组考题共用 A、B、C、D、E 五个备选答案。请从中选择一个与问题关系最密切的答案。某个备选答案可能被选择一次、多次或不被选择。

（88 ~ 89 题共用备选答案）

A. 给予镇静剂

B. 行剖宫产术

C. 立即人工破膜

D. 静脉滴注缩宫素

E. 等待产程自然进展

88. 不协调性宫缩乏力的首要处理措施是（A）

不协调性宫缩乏力又称为高张性子宫收缩乏力，处理原则是调节子宫收缩，恢复其正常节律性和极性。给予适当的镇静剂，使产妇充分休息后恢复为协调性子宫收缩。

89. 明显头盆不称的处理措施是（B）

不可试产，直接剖宫产。

（90 ~ 91 题共用备选答案）

A. 静脉肾盂造影　　B. 肾动脉造影

C. X 线检查　　D. B 超检查

E. 膀胱镜检查

90. 诊断膀胱癌最直接、可靠的检查是（E）

最常见的泌尿系统肿瘤。
好发部位：膀胱三角区和侧壁。
最常见的组织学类型：移行细胞癌。
主要转移途径：淋巴转移。
表现：血尿（无痛性间歇性全程肉眼血尿）、膀胱刺激征。

91. 用于早期诊断肾癌的常用检查是（D）

① 病因：吸烟是唯一的危险因素。
② 起源于肾小管上皮细胞，多累及一侧肾脏，淋巴转移的首站是肾蒂淋巴结。
③ 最常见的组织学类型：透明细胞癌。
④ 最常见的转移器官：肺。
⑤ 表现：血尿、肿块、腰痛。

（92 ~ 93 题共用备选答案）

A. 钾盐　　B. 叶酸

C. 铁剂　　D. 钙剂

E. 蛋白质

92. 小儿营养性缺铁性贫血应主要补充（C）

缺铁性贫血主要是缺铁导致血红蛋白含量降低，治疗应主要补充铁剂。

93. 小儿营养性巨幼细胞贫血应主要补充（B）

营养性巨幼细胞贫血是缺乏叶酸和维生素 B_{12}，导致细胞分裂障碍，治疗主要补充叶酸和维生素 B_{12}。

（94 ~ 96 题共用备选答案）

A. 抗感染治疗　　B. 降压治疗

C. 糖皮质激素治疗　　D. 手术治疗

E. 透析治疗

94. 慢性肾小球肾炎的首要治疗措施为（B）

休息、控制血压、减少尿蛋白和生活饮食的调理。

95. 肾病综合征的最主要治疗措施为（C）

糖皮质激素可抑制免疫反应，减轻、修复滤过膜损害，并有抗炎、抑制醛固酮和抗利尿激素等作用。

96. 急性肾衰竭最有效的治疗方式为（E）

急性肾衰竭保守治疗无效后主张早期透析。

（97 ~ 98 题共用备选答案）

A. 月经周期正常，但经期延长

B. 月经间隔时间正常，经期流血时间长

C. 周期、经期、月经量都不正常

D. 突然大量出血，并发痛经

E. 月经周期无规律

97. 子宫内膜不规则脱落表现为（A）

子宫内膜不规则脱落又称黄体萎缩不全，表现为月经周期正常，但经期延长。

98. 无排卵性功血表现为（C）

无排卵性功血特点是：月经周期紊乱，经期长短不一，出血量时多时少。（三乱）

（99 ~ 100 题共用备选答案）

A. 复合维生素　　B. 止咳糖浆

C. 硝酸甘油　　D. 磺胺类

E. 胃酶合剂

99. 服用后宜多饮水的药物是（D）

磺胺类药物由肾脏排出，尿少时易析出结晶，使肾小管堵塞。因此，服用后宜多饮水。

100. 服用后不宜饮水的药物是（B）

止咳糖浆对呼吸道黏膜起安抚作用，服用后不宜饮水，以免冲淡药物。

◎PART 02　相关专业知识

速度卷：高分必做题（四）

A1/A2 型单项选择题（1 ~ 83 题）

答题说明：以下每道考题下面都有 A、B、C、D、E 五个备选答案。请从中选择一个最佳答案。

1. 新生儿破伤风发作时，最先受累的肌肉是（A）

A. 咀嚼肌

B. 面肌

C. 上肢肌

D. 下肢肌

E. 呼吸肌

破伤风，厌氧菌：伤口深，易入侵；潜伏期，一星期：咀嚼肌，先受累；张口难，先出现：呼吸肌，易痉挛。

2. 肺炎链球菌肺炎首选的治疗药物是（C）

A. 头孢菌素

B. 可待因

C. 青霉素

D. 氯霉素

E. 红霉素

肺炎链球菌肺炎 = 受凉、淋雨 + 稽留热 + 患侧胸痛 + 铁锈色痰 + 语颤增强 + 青霉素。

3. 肾源性水肿一般最先发生的部位是（A）

A. 眼睑及面部

B. 骶尾部

C. 心包

D. 胸腔

E. 双下肢

①肾源性水肿：从眼睑、颜面开始而延及全身。
②心源性水肿：从身体低垂部位开始。

4. 能明确诊断糖尿病的检查是（E）

A. 尿糖

B. 随时血糖

C. 葡萄糖耐量试验

D. 糖化血红蛋白

E. 餐后 2 小时血糖

糖尿病的诊断标准为：
①空腹血糖 ≥7.0 mmol/L 和(或)餐后 2 小时血糖 ≥11.1 mmol/L。
②糖化血红蛋白(HbA1c)测定可反映取血前 8~12 周的血糖水平。
③口服葡萄糖耐量试验(OGTT)血糖高于正常范围而又未达到诊断标准或疑为糖尿病。

5. 硫酸镁中毒时应立刻（E）

A. 使孕妇半卧位

B. 注射尼可刹米

C. 注射肾上腺素

D. 注射地塞米松

E. 注射 10% 葡萄糖酸钙溶液

①硫酸镁中毒表现：膝腱反射消失(最早)、呼吸 <16 次/分、尿量 <400 mL/天或 <17 mL/小时。
②处理：立即给予 10% 葡萄糖酸钙缓慢静推。

6. 治疗猩红热首选的药物是（D）

A. 糖皮质激素

B. 红霉素

C. 利巴韦林

D. 青霉素

E. 维生素 D

猩红热 = 杨梅舌、苍白圈、帕氏线 + 疹间无正常皮肤（口诀：大猩猩拿着白手帕里面包着杨梅）。

7. 淋病治疗的首选药物是（D）

A. 链霉素

B. 利复星

C. 庆大霉素

D. 头孢曲松

E. 阿米卡星

淋病：
①革兰氏阴性淋病奈瑟菌（简称淋菌）引起。
②发病率居我国性传播疾病之首。
③性交直接传播，以子宫颈管最多见。
④间接传播是通过接触污染的衣物、便器等传播。

8. 最严重的心律失常是（D）

A. 窦性心律失常

B. 室性二联律

C. 心房颤动

D. 心室颤动

E. 室性三联律

心室完全丧失射血能力。一旦发生表现为迅速意识丧失、抽搐、发绀，继而呼吸停止，甚至死亡。

9. 鉴别肱骨髁上骨折与肘关节脱位，主要检查（ C ）

A. 有无肿胀

B. 有无畸形

C. 肘后三角关系是否正常→肱骨髁上骨折，肘后三角关系正常，而肘关节脱位的肘后三角关系失常。

D. 有无肱动静脉损伤

E. 有无桡神经损伤

10. 协助拍背的手法是（ C ）

A. 五指握拳，用力叩打

B. 五指并拢，稍向内合拳，由上向下，由外向内地轻拍背部

C. 五指并拢，稍向内合拳，由下向上，由外向内地轻拍背部→将痰拍到大气道上，然后咳出。

D. 五指并拢，稍向内合拳，由下向上，由内向外地轻拍背部

E. 五指并拢，稍向内合拳，由上向下，由内向外地轻拍背部

11. 控制哮喘症状的首选药物是（ A ）

A. β_2 受体激动剂

B. 茶碱类药物

C. 抗胆碱药物

D. 糖皮质激素

E. 色甘酸钠

哮喘用药口诀：杀鸡急症，抗炎松糖。解喘饮茶，预防色酸。

12. 治疗休克的基本措施是（ B ）

A. 治疗原发病

B. 补充血容量→休克的本质是血容量不足引起的组织灌注不足。

C. 应用血管活性药物

D. 纠正代谢紊乱

E. 增强心功能

13. 闭合性多根多处肋骨骨折患者首要的急救措施是（ E ）

A. 镇静、止痛

B. 吸氧

C. 输液

D. 应用抗生素

E. 局部加压包扎固定→多根多处肋骨骨折造成胸壁软化，出现反常呼吸，呼吸时两侧胸腔压力不均衡造成纵隔扑动，对呼吸循环有较大影响。

14. 能提示肾衰竭早期的化验是（ B ）

A. 酚红排泄试验

B. 内生肌酐清除率试验→可反映肾小球滤过功能。

C. 血尿素氮测定试验

D. 血肌酐测定试验

E. 夜尿量测定试验

15. 关于滴虫阴道炎的治疗，不宜口服灭滴灵的时期是（ A ）

A. 哺乳期→甲硝唑能通过乳汁排泄，哺乳期妇女在用药期间及用药后24小时内不宜哺乳。

B. 老年期

C. 性成熟期

D. 青春期

E. 产褥期

16. 感染伤口的处理原则是（ A ）

A. 控制感染，加强换药→伤口有渗出液、脓液、坏死组织等，不可缝合，须经抗感染、换药逐渐愈合。

B. 控制感染，立即缝合

C. 彻底清创，择期植皮

D. 控制感染，立即植皮

E. 局部制动、理疗

17. 下肢急性丹毒首选的抗生素为（ E ）

A. 红霉素

B. 庆大霉素

C. 四环素

D. 氨苄青霉素

E. 青霉素

网状淋巴管炎即为丹毒。致病菌为溶血性链球菌，起病急、进展快，先有畏寒、发热、头痛，继之局部出现片状红疹，颜色鲜红，中央较淡、边界清楚并略隆起。

18. 肿瘤的定性检查方法是（ D ）

A. 磁共振　　B. CT 扫描

C. B 型超声　　D. 病理检查

E. 核素检查　A、B、C、E 项为定位检查。

19. 结核菌素试验强阳性（+++）的表现是（ E ）

A. 平均直径为 0~5 mm

结核菌素试验经 72 小时测皮肤硬结直径：
① <5 mm 或无反应为阴性(-)。
② 5~9 mm 为弱阳性(+)。
③ 10~19 mm 为中度阳性(++)。
④ >20 mm 或局部出现双圈、水疱、坏死或淋巴管炎为强阳性(+++)。

B. 红硬，平均直径为 5~9 mm

C. 红硬，平均直径为 10~19 mm

D. 红硬，平均直径≥15 mm

E. 局部出现双圈、水疱、坏死或淋巴管炎

20. 以下哪项不是颅内压增高所致头颅 X 线平片的特点（B）

A. 颅缝裂开　　B. 枕骨大孔扩大

C. 脑回压迹加深　　D. 蝶鞍扩大

E. 蛛网膜颗粒压迹加深

枕骨大孔周边没有缝隙，所以不会扩大。

21. 壶腹部癌的辅助检查，可直接窥视并可活检的方法是（D）

A. 胃肠钡餐造影检查

B. 放射性核素扫描

C. 十二指肠引流

D. ERCP

E. PTC

内镜逆行性胰胆管造影术(ERCP)是指将十二指肠镜插至十二指肠降部，找到十二指肠乳头，由活检管道内插入造影导管至乳头开口部，注入造影剂后 X 线摄片，并可直接取活检。

22. 下列关于股疝的叙述中不正确的是（D）

A. 多见于 40 岁以上的妇女

不易嵌顿：直疝、切口疝、脐疝。(口诀：直切脐橙)

B. 疝环为股管的上口

C. 容易发生嵌顿和绞窄

D. 非手术治疗即可 → 因股疝极易嵌顿、绞窄，确诊后，应及时手术治疗。

E. 包块位置在耻骨结节下外腹股沟韧带下方

23. 下列关于腹膜炎的手术原则，不正确的是（A）

A. 缓解疼痛 → 非手术治疗包括：禁食、胃肠减压、补充营养、静脉输液、缓解疼痛。

B. 探查明确病因

C. 处理原发病灶

D. 清除腹腔污染物

E. 腹腔引流

24. 在治疗局麻药物毒性反应时，首选的药物是（B）

A. 巴比妥类药物

B. 苯二氮䓬类药物 → 如地西泮，有抗焦虑作用。

C. 异丙嗪

D. 阿托品

E. 吗啡

25. 孕妇羊水生化测定，反映胎儿肺成熟度的指标是（D）

A. 肌酐测定 → 肾脏功能

B. 胆红素测定 → 肝脏功能

C. 乳酸脱氢酶测定

D. 磷脂与鞘磷脂的比值 → 分娩前抽取羊水测磷脂和鞘磷脂(S)的比值，如低于 2:1，提示胎儿肺发育不成熟

E. 尿素氮测定 → 肾脏功能。

26. 长期卧床的慢性心功能不全患者，其水肿的分布特点是（D）

A. 以踝内侧明显

B. 以胫前部明显

C. 以颜面部明显

D. 以腰背部、骶尾部明显

E. 以四肢明显

① 肾源性水肿从眼睑、颜面开始而延及全身。
② 心源性水肿从身体低垂部位开始。

27. 急性左心衰竭治疗药物中不包括（E）

A. 吗啡

B. 毛花苷 C（西地兰）

C. 氨茶碱

D. 呋塞米

E. 沙丁胺醇 → 沙丁胺醇为 β_2 受体激动剂，为哮喘急性发作首选药。

急性左心衰竭治疗：端坐位腿下垂，强心利尿打吗啡，吸氧平喘扩血管，四肢轮扎来减压。

28. 确诊下肢静脉疾病最可靠的检查方法是（D）

A. 深静脉通畅试验

B. 多普勒超声检查

C. 下肢静脉压测定

D. 下肢静脉造影 → 造影可了解有无深静脉血栓形成，深静脉和浅静脉交通支瓣膜是否健全。

E. 交通支瓣膜功能试验

29. 急性支气管炎的 X 线检查可出现（B）

A. 肺纹理呈柱状或梭状扩张

B. 肺纹理增粗及肺门阴影加深

C. 肺部斑片状阴影

D. 肺纹理模糊及肺透明度降低

E. 肺纹理增多及大片致密阴影

① 表现：初为干咳，以后…体检可闻及不固定的散在湿啰音。
② 治疗：一般不用镇咳…镇静剂，以免抑制咳嗽…影响痰液咳出。

①急性白血病：起病急、进展快、病程短，骨髓和周围血中以原始细胞及早期幼稚细胞为主，原始细胞一般超过 30%。

②慢性白血病：病情发展缓慢，病程相对较长，骨髓及外周血中以异常的成熟细胞为主，伴有幼稚细胞，原始细胞常不超过 10%~15%。

30. 急性白血病患者的骨髓象是（A）

A. 多为原始细胞和幼稚细胞

B. 多为中性核和中性分叶核细胞

C. 多为淋巴细胞和巨幼细胞

D. 以淋巴细胞为主，少数幼稚淋巴细胞

E. 多为中幼、晚幼粒和杆状粒细胞

31. 肾结核晚期合并膀胱挛缩时，可出现的是（C）

A. 全程血尿

B. 尿痛

C. 尿失禁

D. 尿急

E. 遗尿

肾结核 = 病灶在肾，病变在膀胱 + 尿频最早出现 + 血尿 + 脓尿（洗米水样）+ 结核中毒症状。

32. 对胃酸抑制作用最强的是（B）

A. 硫糖铝

B. 奥美拉唑

C. 氢氧化铝

D. 西咪替丁

E. 枸橼酸铋钾

临床常用抑酸药：
① H_2 受体拮抗剂（西咪替丁、雷尼替丁、法莫替丁等）。
② 质子泵抑制剂（奥美拉唑、兰索拉唑等），其中质子泵抑制剂抑制胃酸分泌作用最强，作用更持久。

33. 肝脾破裂出血导致低血容量性休克，遵医嘱应快速输入（E）

A. 营养液

B. 利尿剂

C. 镇静剂

D. 强心剂

E. 晶体胶体液

补液原则：先晶（首选平衡盐液，次选用等渗盐水）后胶（首选血浆），先盐后糖，先快后慢，胶、晶液体交替输入。

34. 患儿，男，2 岁。重度营养不良，清晨起床后突然出现大汗，面色苍白，体温下降，神志不清，脉搏减慢。对其进行急救处理，应选择静脉推注（A）

A. 葡萄糖溶液

B. 甘露醇

C. 生理盐水

D. 肾上腺素

E. 葡萄糖酸钙溶液

重度营养不良患儿清晨容易出现低血糖，可静脉注射 25% 的葡萄糖溶液。

35. 子宫肌瘤小，无症状或已接近绝经期的患者应（A）

A. 随访观察 → 每 3~6 个月定期复查，加强随访观察。

B. 全子宫切除术

C. 放疗

D. 化疗

E. 全子宫及双附件切除术

36. 下列各种心脏病中红细胞绝对增多的是（D）

A. 病毒性心肌炎

B. 贫血性心脏病

C. 急性心肌梗死

D. 肺源性心脏病 → 慢性缺氧性疾病（如法四、肺心病）可引起机体继发性红细胞增多。

E. 心律失常

37. 维生素 D 缺乏性手足搐搦症患儿口服氯化钙多久改为葡萄糖酸钙（C）

A. 1 天　　B. 2 天

C. 5 天　　D. 7 天

E. 10 天　记忆题

38. 确定新生儿颅内出血部位最有效的辅助检查是（D）

A. 脑脊液检查

B. 脑电图检查

C. B 超检查

D. CT 检查 → 脑 CT 检查可明确脑出血部位和范围。

E. X 线检查

39. 治疗产褥感染，选择抗生素的依据是（D）

A. 感染部位、程度

B. 患者全身症状

C. 阴道分泌物性质

D. 细菌培养和药敏试验结果

E. 分娩方式

① 病因：混合感染为主（厌氧菌为主）。
② 表现：发热、寒战等感染症状；下腹部疼痛、恶露有异味等，严重者出现腹膜刺激征。
③ 处理：采取半卧位或抬高床头，促进恶露引流。

40. 治疗食管癌的首选方法是（E）

A. 化疗

B. 中药治疗

除了小细胞肺癌、白血病、绒癌、侵蚀性葡萄胎首选化疗，其他一般首选手术。（口诀：小白猫吃葡萄）

C. 放疗

D. 内镜治疗

E. 手术治疗

41. 感染性休克患者补液应首选（ C ）

A. 5% 葡萄糖液

B. 5% 碳酸氢钠溶液

C. 平衡盐溶液

D. 血浆制品

E. 新鲜血浆

补液原则：先晶（首选平衡盐液，次选用等渗盐水）后胶（首选血浆）、先盐后糖、先快后慢，胶、晶液体交替输入。

42. 对轻症中暑者应给予（ D ）

A. 静脉注射生理盐水

B. 物理降温

C. 药物降温

D. 阴凉通风处休息，饮清凉饮料

E. 吸氧 3 ～ 5 L/min

重症中暑：热衰竭、热痉挛、日射病、热射病。

43. 抗结核标准化疗方案的疗程一般为（ C ）

A. 3 ～ 6 个月

B. 6 ～ 9 个月

C. 9 ～ 12 个月

D. 12 ～ 18 个月

E. 18 ～ 36 个月

长期疗法是 12~18 个月。
短期疗法是 6~9 个月。
标准疗法是 9~12 个月。

44. 难免流产一旦确诊，应采取的正确措施是（ D ）

A. 卧床休息，减少刺激

B. 应用危害小的镇静剂

C. 清除宫腔残留组织

D. 促使胚胎及胎盘组织完全排出

E. 及时进行凝血功能检查

难免流产：子宫大小与孕周基本相符或略小，宫颈口扩张，胎囊或胚胎组织堵塞宫颈口，妊娠产物尚未排出。

45. 患者，女，20 岁。未婚，18 岁初潮，经量少，周期 3 ～ 6 个月一次，LMP：8 个月前。追问病史，不食肉，每日饭量 2 ～ 3 两及少量蔬菜。查体：身体消瘦，乳房发育不良，阴毛稀少，外阴未婚型，子宫稍小，双侧附件正常。对该患者的治疗首选（ D ）

A. 雌激素周期治疗

B. 孕激素周期治疗

C. 用 HCG 诱发排卵

D. 纠正全身健康状况

E. 补充多种维生素

该患者为闭经，首先要排除精神和环境因素的影响，改善全身健康状况及心理状态，给予相应激素治疗，达到治疗目的。

46. 肾移植供、受者淋巴细胞毒性试验要求是（ C ）

A. ＜30%

B. ＜40%

C. ＜10% 或为阴性

D. ＜20%

E. ＜50%

淋巴细胞毒性试验必须小于 10% 或者为阴性才能实施肾移植手术，防止出现排斥反应。

47. 急性呼吸窘迫综合征患者使用机械通气时，PEEP 应（ B ）

A. 从 1 ～ 3 cmH_2O 开始逐步增加

B. 从 3 ～ 5 cmH_2O 开始逐步增加

C. 从 6 ～ 7 cmH_2O 开始逐步增加

D. 从 8 ～ 9 cmH_2O 开始逐步增加

E. 从 10 ～ 15 cmH_2O 开始逐步增加

PEEP 应从 3~5 cmH_2O 开始逐步增加，以 5~15 cmH_2O 为宜。

48. 患儿，男，8 岁。左髋部疼痛，跛行，伴低热，盗汗，食欲缺乏 3 周。查体：体温 37.6 ℃，左髋部活动受限，Thomas 征（+），髋关节 X 线片见关节间隙略窄，边缘性骨破坏。下列处置不恰当的是（ C ）

A. 抗结核药物治疗

B. 固定制动

C. 加强功能锻炼

D. 支持疗法

E. 局部用药

该患者为髋关节结核，目前应卧床休息，减少局部活动，待术后视患者病情和体力，循序渐进地进行功能锻炼。

49. 滴虫阴道炎患者用自助冲洗器灌洗阴道时，醋酸冲洗液的浓度应配制为（ A ）

A. 0.5%

B. 1.5%

C. 2.5%

D. 3.5%

E. 4.5%

滴虫阴道炎的局部治疗：先用 0.5% 醋酸或 1% 乳酸或 1：5 000 高锰酸钾溶液阴道灌洗。
白带：稀薄的泡沫状。（口诀：虫子吹泡泡）

50. 输尿管结石绞痛发作时，最重要的处理措施是（C）

A. 大量饮水

B. 应用抗菌药

C. 解痉止痛

D. 立即手术治疗

E. 跳跃运动

肾和输尿管结石(上尿路)：与活动有关的疼痛和血尿、肾区疼痛、肋脊角叩痛。

51. 洋地黄中毒引起的心电图改变是（C）

A. ST 段压低

B. ST 段抬高

C. ST 段出现鱼钩样改变

D. T 波倒置

E. 出现 Q 波

洋地黄中毒表现：
①胃肠道：最常见，食欲下降、恶心、呕吐。
②神经系统：视力模糊、黄视绿视、头痛等。
③心血管系统：最严重的毒性反应，室早二联律最为常见。

52. 胸腔闭式引流采用单瓶水封式系统时，水封瓶长玻璃管没入水中的长度为（C）

A. 1 ~ 2 cm

B. 2 ~ 3 cm

C. 3 ~ 4 cm

D. 4 ~ 6 cm

E. 6 ~ 8 cm

①长管应在水面下 3~4 cm，且保持直立。
②水封瓶置于病人胸部水平下 60~100 cm。
③正常的水柱上下波动 4~6 cm。

53. 用途广、存活率高、愈后功能好的游离植皮是（B）

A. 表层皮片

B. 中厚皮片

C. 全厚皮片

D. 点状植皮

E. 带真皮下血管网植皮

①表层皮片：表皮及少量真皮乳头层，成活率高用于消灭肉芽创面但因过薄，愈合后不耐磨。
②中厚皮片：含表皮及部分真皮层，用途最广，存活率高，愈合后功能好。
③全厚皮片：包括全层皮肤，但不可含有皮下组织，需在新鲜创面上移植，愈合后功能好。
④点状植皮：用针挑起皮肤后削取，故皮片边缘薄而中央厚（含真皮），皮片面积小，很易存活。

54. 患儿，男，6 岁，实测体重 23 kg。其体重较平均正常值（D）

A. 偏少 1 kg

B. 偏多 1 kg

C. 偏少 3 kg

D. 偏多 3 kg

E. 偏多 5 kg

出生时 =3.25 kg
3~12 月 =[年龄(月)+9]/2
1~6 岁 = 年龄(岁)×2+8=20(kg)
23 kg-20 kg=3 kg

55. 患者，女，28 岁。甲状腺功能亢进症病史 1 年，因感染出现意识模糊。查体：体温 39.2 ℃，心率 180 次 / 分。诊断为甲状腺危象，治疗应首选（B）

A. 甲巯咪唑

B. 丙硫氧嘧啶

C. 卡比马唑

D. 普萘洛尔

E. 放射性 ^{131}I

甲状腺危象：
①原因：大量 T_3、T_4 释放入血。
②诱因：应激、感染、^{131}I 治疗反应、手术准备不充分等。
③表现：T≥39℃、心率≥140 次 / 分、恶心、厌食、呕吐、腹泻、大汗、休克。神情焦虑、烦躁、嗜睡或谵妄、昏迷。可合并心衰、肺水肿等。

56. 患儿，女，1 周。因呕吐、腹泻导致轻度脱水。在实际补液中，对患儿腹泻丢失体液引起脱水的补液量总计为（D）

A. 30 ~ 50 mL/kg

B. 50 ~ 70 mL/kg

C. 50 ~ 100 mL/kg

D. 90 ~ 120 mL/kg

E. 120 ~ 150 mL/kg

①轻度脱水：90~120 mL/kg。
②中度脱水：120~150 mL/kg。
③重度脱水：150~180 mL/kg。

57. 患儿，女，4 岁。2 天前出现发热，伴头痛、乏力，体温 39.0 ℃。今日起周身出现针尖大小皮疹，疹间无正常皮肤，触之有砂纸感。护士考虑该患儿可能是（D）

A. 麻疹

B. 水痘

C. 带状疱疹

D. 猩红热

E. 风疹

①麻疹 = 发热 + 柯氏斑 + 疹间皮肤正常 + 有色素沉着。
②水痘 = 四世同堂是水痘 + 奇痒无比向心长 + 皮肤感染最常见。
③猩红热 = 杨梅舌、苍白圈、帕氏线 + 疹间无正常皮肤(口诀：大猩猩拿着白手帕里面包着杨梅)。

58. 风湿性心脏病患者，卧床 4 个月，每日做下肢被动活动和按摩，其目的是（E）

A. 防止肢体肌肉萎缩

B. 防止足部发生压疮

C. 使患者舒适促进睡眠

D. 促进末梢循环减少回心血量

E. 防止下肢静脉血栓形成

①防止血栓形成——可活动和按摩(促进血液循环)。
②一旦形成血栓——不可活动和按摩(防止栓子脱落)。

59. 下肢深静脉回流是否通畅的检查试验是（A）

波氏试验：绑大腿中部，踢腿20次（若曲张静脉充盈度减轻则通畅，若加重则不通畅，不可手术）。

A. 波氏试验→又称深静脉通畅试验。（口诀：深波）

B. 屈氏试验Ⅰ→又称大隐静脉瓣膜功能。

C. 屈氏试验Ⅱ→又称交通静脉瓣膜功能。

D. 下肢静脉测压

E. 直腿抬高试验→检查腰椎间盘突出症。

60. 符合阻塞性肺气肿的肺功能检查结果是（D）

A. 潮气量增加

B. 肺活量增加

C. 肺总量减少

D. 残气量增加

E. 第 1 秒用力呼气量增加

肺总量（TLC）、功能残气量（FRC）和残气量（RV）增高，肺活量（VC）降低，表明肺过度充气，只有残气量、肺总量升高，其他都低。

61. 患者，男，40 岁。腹膜炎术后 5 天，突然出现寒战、发热、出汗等全身中毒症状，伴有上腹痛、呃逆以及季肋部压痛、叩击痛等。此时应考虑是（B）

A. 肠袢间脓肿

B. 膈下脓肿

C. 盆腔脓肿

D. 腹膜炎

E. 败血症

① 膈下脓肿：呃逆（刺激膈肌）+脓肿部位持续钝痛。
② 盆腔脓肿：直肠或膀胱刺激症状 + 指诊可触及波动感肿块。
③ 肠间脓肿：粘连性肠梗阻表现及腹胀、腹痛。

62. 患儿，女，出生后 2 天。出现吃奶少，反应差，皮肤巩膜有黄染等表现。体格检查：体温 35℃，精神萎靡，心肺正常，脐部可见少量脓性分泌物。产前孕母有胎膜早破史。该患儿最可能发生了（E）

A. 新生儿化脓性脑膜炎

B. 新生儿破伤风

C. 新生儿黄疸

D. 新生儿硬肿症

E. 新生儿败血症

产前、产时感染一般发生在出生 3 天内，产后感染发生在出生 3 天以后。早期表现为精神欠佳、哭声减弱、体温异常等，进而精神萎靡、嗜睡、拒乳、不哭、不动、体温不升，出现病理性黄疸并随着病情进展而加深，严重者可惊厥、昏迷、出血、休克、呼吸异常等。

63. 肘关节脱位的正确治疗是（D）

A. 手法复位，肘部绷带包扎

B. 手法复位，石膏固定

C. 手法复位，石膏托固定，屈肘 90°，固定 6 周

D. 手法复位，石膏托固定，屈肘 90°，固定 2 ~ 3 周

E. 手法复位次日即开始局部按摩治疗

① 骨折和脱位的治疗要点均为复位、固定、功能锻炼。
② 肘关节脱位：肘后三角关系失常。

64. 急性重症胆管炎的有效治疗方法是（D）

A. 抗休克

B. 止痛

C. 手术

D. 抗休克，同时手术

E. 抗感染

急性重症胆管炎又称急性梗阻性化脓性胆管炎（Reynolds 五联症）：夏柯氏（Charcot）三联症（腹痛、寒战高热、黄疸）+ 休克 + 神经精神症状。

65. 米泔水样便常见于（A）

A. 霍乱

B. 伤寒

C. 肠炎

D. 阿米巴痢疾

E. 肝炎

① 柏油样便：上消化道出血。
② 暗红色便：下消化道出血。
③ 陶土色便：胆道阻塞。
④ 果酱样便：阿米巴痢疾 / 肠套叠。
⑤ 鲜血便：肛裂 / 痔疮。
⑥ 白色"米泔水"样便：霍乱 / 副霍乱。
⑦ 粘液脓血便：溃疡性结肠炎和急性细菌性痢疾。

66. 可以判断腹泻患儿脱水性质的检查是（B）

A. 血钾测定

B. 血钠测定

C. 血糖测定

D. 血清蛋白测定

E. CO_2 结合力测定

① 低渗性脱水：血钠 <130 mmol/L。
② 等渗性脱水：血钠 130~150 mmol/L
③ 高渗性脱水：血钠 >150 mmol/L。

67. 支气管肺炎的 X 线特点是（C）

A. 粟粒状阴影→急性粟粒性肺结核。

B. 多发小脓肿→金黄色葡萄球菌性肺炎。

C. 斑片状阴影

D. 网状结节样阴影

E. 小玻璃片状阴影

68. 初筛大肠癌的检查方法是（A）

A. 大便隐血检查

B. X 线气钡造影

C. 直肠检查

D. 肠镜检查

E. CT 检查

① 大肠癌最早出现：排便习惯及粪便习惯改变。
② 直肠癌最简便易行、最重要的首选检查方法：直肠指检。
③ 大肠癌普查首选：大便潜血试验。
④ 大肠癌确诊首选：内镜取活组织病理检查。
⑤ 癌胚抗原（CEA）测定：对预测大肠癌的预后、监测术后复发有一定价值

69. 对不孕症进行诊断性刮宫的时间为（ C ）

A. 月经来潮 24 小时内

B. 月经来潮 48 小时内

C. 月经来临前

D. 月经末期

E. 排卵期

①为确定卵巢排卵功能或了解子宫内膜增生程度，宜在经期前或月经来潮6 h内刮宫。
②子宫内膜不规则脱落在月经第5~7 d诊刮。

70. 患者，男，32 岁。鼻唇沟处有一感染化脓灶。以下治疗方法中错误的是（ C ）

A. 口服抗生素

B. 局部换药处理

C. 局部湿热敷

D. 局部冷疗

E. 肌内注射抗生素

面部危险三角区的感染不可挤压或热敷。因为该处血管丰富，又无静脉瓣，且与颅内海绵窦相通，热疗能使血管扩张，血流加快，细菌及毒素会进入血液循环，导致炎症扩散，造成颅内感染和败血症。

71. 患儿，男，8 个月。呕吐、腹泻 3 天入院。烦躁、口渴，前囟明显凹陷，口唇黏膜干燥，皮肤弹性较差，尿量明显减少。血清钠 135 mmol/L。第一天补液宜用（ B ）

A. 2 : 1 液

B. 2 : 3 : 1 液

C. 4 : 3 : 2 液

D. ORS 液

E. 生理盐水

①轻、中度脱水无严重呕吐者：ORS液。
②中、重度脱水或吐泻严重或腹胀：静脉补液。
③该患儿为中度等渗性脱水。第1天补液等渗性脱水选用1/2张液体。

72. 尿沉渣出现蜡样管型提示（ D ）

A. 慢性肾炎

B. 膀胱结石

C. 急性肾炎

D. 慢性肾衰竭

E. 慢性肾盂肾炎

①急性肾炎：红细胞管型。
②急性肾盂肾炎：白(或脓)细胞管型。
③慢性肾衰竭：蜡样管型。

73. 患者，男，35 岁。下腹外伤，可疑膀胱破裂，简单有效的检查方法是（ D ）

A. 耻骨上膀胱穿刺

B. 下腹部 X 线平片

C. 膀胱造影

D. 膀胱注水试验

E. 腹腔穿刺

①膀胱造影：确诊。
②导尿检查：膀胱破裂时导尿管可顺利插入膀胱(尿道损伤不易插入)，但仅流出少量血尿或无尿流出。
③膀胱注水试验：从导尿管注入灭菌生理盐水200 mL若液体进出量差异很大，提示膀胱破裂。

74. 心脏按压的部位为（ A ）

A. 胸骨中下 1/3

B. 胸骨中 1/3

C. 胸骨下 1/3

D. 胸骨中段

E. 胸部左侧

①按压部位：胸骨中下1/3交界处。
②按压频率：100~120次/分。
③成人按压深度：5~6 cm。
④按压与放松比为1:1。
⑤胸外心脏按压与人工呼吸之比为30:2。

75. 患者，女，20 岁。发现背部肿块 1 周，伴疼痛。查体：背部可见直径约 3 cm 大小肿块，表面红肿，有压痛，触摸有波动感。应采取的处理方法是（ E ）

A. 先抗感染，再手术切除

B. 口服消炎药物

C. 手术切除

D. 放射治疗

E. 切开引流

该患者为背痈，触之有波动感，提示脓肿已形成，应尽快切开引流排脓。

76. 急性肾盂肾炎正确的治疗措施是（ C ）

A. 口服环丙沙星 3 天

B. 口服复方磺胺甲基异恶唑 7 天

C. 根据细菌药物敏感试验选用有效的抗生素治疗 2 周

D. 联合应用 2 种以上抗生素进行治疗

E. 应用中药治疗

泌尿系统感染：
①膀胱炎(最常见)：尿急、尿频、尿痛。
②急性肾盂肾炎：尿频、尿急、尿痛＋发热可达40 ℃＋腰痛，肾区叩击痛，肋脊角有压痛。
③慢性肾盂肾炎：不典型，病程长，迁延不愈，反复发作。低热、乏力，多次尿细菌培养阳性，称为“无症状性菌尿”。

77. 孕妇产前检查时，护士测量腹围部位，正确的测量位置是（ E ）

A. 测量耻骨联合到剑突长度

B. 测量肋弓下缘平面绕腹周长

C. 测量髂前上嵴平面绕腹周长

D. 测量耻骨联合至宫底长度

E. 腹部最膨隆处绕腹周长

78. 患者，男，53 岁。巩膜轻度黄疸 1 周。 近 2 个月来感觉上腹部不适及隐痛，食欲减退和消瘦明显。血清胆红素 368 μmol/L，碱性磷酸酶升高。

B 超示胰头部有一 3 cm×2 cm 包块，胆总管轻度扩张。CT 示胰头部占位。经充分术前准备行胰十二指肠切除术。术后护理措施错误的是（D）

A. 保持各种引流管通畅，观察引流液的量和颜色

B. 给予高蛋白质、高糖、高维生素、低脂饮食

C. 密切观察腹部体征变化，防止吻合口瘘

D. 持续氧气吸入，鼓励患者腹式呼吸

腹部手术，不鼓励进行腹式呼吸。

E. 严格记录出入量，维持水、电解质平衡

79. 使用呼吸机的患者，说明通气量不足的表现是（E）

A. 两侧胸廓运动不对称

B. 双肺无对称呼吸音

C. 血压降低

D. 颜面苍白

E. 脉搏加速

①通气量不足：因二氧化碳潴留，可出现烦躁、多汗、皮肤潮红、血压升高、脉搏加速、表浅静脉充盈消失。②通气过度：昏迷、抽搐等碱中毒表现。

80. 患者，女，28 岁。因一氧化碳中毒送入院，护士观察病情时，应特别警惕的并发症是（B）

A. 水电解质紊乱

B. 迟发性脑病

C. 昏迷

D. 脑水肿

E. 肺水肿

① CO 中毒 = 煤气炉 + 口唇樱桃红 + 碳氧血红蛋白（COHb）↑。② 急性 CO 中毒病人苏醒后，应该休息观察 2 周，以防迟发性脑病的发生。

81. 患者，男，57 岁。肝硬化病史 10 年。近 3 天来大便不畅，逐渐出现嗜睡、幻觉。脑电图出现异常，节律变慢，出现 δ 波。医生给予弱酸性溶液灌肠，其目的是（D）

A. 减少氨的吸收

B. 减少血氨形成

C. 促进体内尿素形成

D. 减少肠道氨的形成

E. 取代脑中假性神经传导介质

该患者为肝性脑病，给予弱酸性溶液灌肠，可清除肠内含氨物质或积血，另一方面也可酸化肠道，减少肠道内氨的生成和吸收。

82. 急性蜂窝织炎患者应用抗生素治疗，选择抗生素最理想的依据是（C）

A. 感染发生部位

B. 感染的严重程度

C. 药物敏感试验结果

D. 患者的抵抗力

E. 病菌的类型

①致病菌：溶血性链球菌。②部位：皮下、筋膜下、肌肉、阑尾……③诊断：局部红肿热痛 + 红肿边界不清楚（暗红）。④治疗：青霉素；厌氧菌感染：3% 过氧化氢溶液冲洗 + 甲硝唑；形成脓肿应切开引流，口底颌下尽早切开减……⑤记忆：交织不清。

83. 初产妇，28 岁。24 小时前行会阴侧切术分娩一男婴，会阴水肿明显。护理措施错误的是（E）

A. 会阴擦洗

B. 评估会阴切口

C. 95% 酒精湿热敷

D. 50% 硫酸镁湿热敷

E. 会阴切口患侧卧位 → 会阴切口健侧卧位。

B1 型题（84 ~ 100 题）

答题说明：以下提供若干组考题，每组考题共用 A、B、C、D、E 五个备选答案。请从中选择一个与问题关系最密切的答案。某个备选答案可能被选择一次、多次或不被选择。

（84 ~ 85 题共用备选答案）

A. 伊马替尼

B. 长春新碱

C. 三尖杉碱

D. 氟达拉滨

E. 糖皮质激素

84. 治疗慢性粒细胞白血病首选的药物是（A）

慢粒首选伊马替尼，其次羟基脲。

85. 治疗慢性淋巴细胞白血病首选的药物是（D）

①急淋：VP 方案。②急非淋：DA 方案。③中枢神经系统白血病：甲氨蝶呤鞘内注射。④慢粒：羟基脲（口诀：慢慢尿）。

（86 ~ 87 题共用备选答案）

A. 地图舌

B. 共济失调

C. 肝脾肿大

D. 匙状甲

E. 杵状指

86. 上述体征中，符合缺铁性贫血临床表现的是（D）

匙状甲是缺铁性贫血患者组织缺铁的临床表现。

87. 上述体征中，符合维生素 B_{12} 缺乏所致巨幼细胞贫血临床表现的是（B）

维生素 B_{12} 缺乏所致巨幼细胞贫血可有神经精神症状，如共济失调或步态不稳。(又黄又呆)

（88 ~ 89 题共用备选答案）

A. 钙通道阻滞剂

B. β 受体阻滞剂

C. 膜稳定作用为主的药物

D. 延长动作电位时程为主的药物

E. 兴奋迷走神经药物

88. 胺碘酮抗心律失常的作用机理是（D）

胺碘酮抑制心脏多种离子通道，降低窦房结、普肯耶纤维的自律性和传导性，明显延长心肌细胞动作电位时程和有效不应期。由于复极过度延长，心电图有 Q-T 间期延长及 T 波改变。

89. 维拉帕米抗心律失常的作用机理是（A）

（90 ~ 91 题共用备选答案）

A. 声音嘶哑　　B. 大量呕血

C. 食管气管瘘　　D. 呛咳及肺部感染

E. 食物反流

90. 食管癌肿侵入气管，可形成（C）

91. 食管癌肿侵入主动脉，溃烂破裂，可引起（B）

① 侵犯喉返神经⟶声音嘶哑。(反思)

② 侵入主动脉，溃烂破裂⟶大量呕血。

③ 侵入气管⟶食管气管瘘。

④ 高度阻塞⟶食物反流⟶进食时呛咳及肺部感染。

⑤ 侵犯食管外组织⟶持续胸痛或背痛。

（92 ~ 93 题共用备选答案）

A. 脑电图　　B. CT 和 MRI

C. B 超　　D. 脑脊液检查

E. 免疫学检查

92. 为明确癫痫诊断应做的检查是（A）

癫痫指脑神经元异常放电，可做脑电图检查。

93. 为明确癫痫病因应做的检查是（B）

CT 和 MRI 可发现脑部器质性病变，占位性病变、脑萎缩等表现。有助于明确病因。

（94 ~ 96 题共用备选答案）

A. 脱离过敏原　　B. 沙丁胺醇

C. 高浓度茶碱　　D. 色甘酸钠

E. 糖皮质激素

94. 预防运动引发的哮喘治疗药物是（D）

95. 防治哮喘最有效的抗炎药物是（E）

96. 控制哮喘急性发作的首选药物是（B）

哮喘用药口诀：
杀鸡急症，抗炎松糖，
解喘饮茶，预防色酸。

（97 ~ 98 题共用备选答案）

A. 子宫出现病理缩复环，血尿

B. 产后宫底逐渐升高，随后大量血液自阴道流出

C. 产妇突然感到下腹部剧痛，随即子宫收缩停止

D. 产后突然发生寒战，呼吸困难，发绀

E. 胎儿娩出后，阴道间歇性流出暗红色血液，胎盘娩出延迟

97. 先兆子宫破裂的表现是（A）

先兆子宫破裂：病理性缩复环、下腹部压痛、胎心率改变、血尿。

98. 子宫破裂的表现是（C）

① 不完全性子宫破裂表现不明显。

② 完全性子宫破裂表现为产妇突感下腹一阵撕裂样剧痛，子宫收缩骤然停止。

（99 ~ 100 题共用备选答案）

A. 从胎儿娩出到胎盘娩出 (第三产程)

B. 从宫颈口开全到胎儿娩出

C. 从有规律性宫缩到宫口开全

D. 从有规律性宫缩到胎儿娩出

E. 从有规律性宫缩到胎儿胎盘娩出

99. 第一产程指（C）

100. 第二产程指（B）

◎ PART 02 相关专业知识

方向卷：高分必做题（五）

A1/A2 型单项选择题（1 ~ 90 题）

答题说明：以下每道考题下面都有 A、B、C、D、E 五个备选答案。请从中选择一个最佳答案。

1. 治疗急性肺水肿不恰当的是（B）

A. 取坐位，两腿下垂

B. 口服地高辛 → 口服效果太慢，用毛花苷 0.4 mg 缓慢静脉注射。

C. 高流量吸氧

D. 静脉滴注氨茶碱

E. 皮下注射吗啡

端坐位腿下垂，强心利尿打吗啡，吸氧平喘扩血管，四肢轮扎来减压。

2. 颅内压增高的病因不包括（C）

A. 高碳酸血症

B. 颅内血肿

C. 颅中窝骨折 → 颅中窝骨折为线形骨折，不会引起颅内压增高。

D. 颅骨凹陷性骨折

E. 颅内肿瘤

3. 休克患者在补充足够液体后，血压偏低，中心静脉压正常，应给予（A）

A. 强心药

B. 利尿剂

C. 血管扩张药

D. 血管收缩药

E. 大量皮质激素

① CVP及BP均低，提示血容量不足。
② CVP低，BP正常，提示心收缩功能良好，血容量相对不足。
③ CVP高，BP低，提示心输出量降低，而血容量相对过多。
④ CVP高，BP正常或高，提示容量血管过度收缩，循环阻力增加。
⑤ CVP正常，BP低，提示心输出量减少，容量血管收缩过度，血容量不足，应使用强心药。

4. 大便呈柏油样常见于（B）

A. 痢疾

B. 上消化道出血

C. 直肠癌

D. 霍乱

E. 胰腺炎

① 柏油样便：上消化道出血。
② 暗红色便：下消化道出血。
③ 陶土色便：胆道阻塞。
④ 果酱样便：阿米巴痢疾 / 肠套叠。
⑤ 鲜血便：肛裂 / 痔疮。
⑥ 白色米泔水样便：霍乱 / 副霍乱。
⑦ 黏液脓血便：溃疡性结肠炎和急性细菌性痢疾。

5. 病毒性脑炎患儿急性颅内压升高有脑疝先兆时，首先使用的药物是（A）

A. 20% 甘露醇静脉注射 → 快速静脉注射脱水，降低颅内压。

B. 50% 葡萄糖静脉注射

C. 呋喃苯胺酸肌内注射

D. 50% 甘油口服

E. 地塞米松静脉注射

6. 水痘患儿出现皮疹的时间通常是（A）

A. 发热后 1 ~ 2 天

B. 发热后 5 天

C. 与发热同时

D. 发热后 3 天

E. 发热后 10 天

水痘 = 四世同堂是水痘 + 奇痒无比向心长 + 皮肤感染最常见。

7. 前尿道结石的治疗，最常用的方法是（E）

肾和输尿管结石(上尿路)：
① 自行排石：结石 <0.6 cm。
② 体外冲击波碎石(ESWL)：结石 <2… 两次治疗间隔时间大于 10~14 天。
③ 手术：结石 >2 cm，经皮肾镜取石或碎…

A. 多饮水、运动排石

B. 体外震波碎石

C. 尿道切开取石

D. 中药排石

E. 经尿道钩取或钳出结石 → 前尿道结石在注入液状石蜡…用手将结石推向尿道外口，再用…子或镊子将结石夹出。

8. 治疗不及时会引发慢性骨髓炎的是（C）

A. 滑囊炎

B. 痈

C. 脓性指头炎 → 脓性指头炎一旦出现指头跳痛、明显肿胀，应及时切开减压引流。如不及时治疗，常可引起指骨缺血性坏死，形成慢性骨髓炎。

D. 急性蜂窝织炎

E. 皮肤轻微擦伤

9. 患者，男，67岁。呼吸衰竭，血气分析显示患者存在呼吸性酸中毒，其主要治疗措施是（C）

A. 补充液体

B. 治疗原发病

C. 改善通气

D. 使用激素

E. 提高吸氧浓度

呼吸性酸中毒是各种原因造成的肺泡通气功能减弱，是 CO_2 蓄积引起的，纠正的主要措施是改善通气，加速 CO_2 排出。

10. 急性心肌梗死患者变化最早的心肌酶是（A）

A. 肌酸磷酸激酶 → 肌酸磷酸激酶是出现最早恢复最早的酶。（口诀：鸡起得最早）

B. 丙氨酸氨基转移酶

C. 乳酸脱氢酶

D. 转肽酶

E. 胆碱酯酶

11. 可能引起窦性心动过缓的因素是（E）

A. 缺氧

B. 发热

C. 失血性贫血

D. 甲亢

E. 高钾

A、B、C、D 项可导致窦性心动过速。早期缺氧——窦性心动过速。严重缺氧——窦性心动过缓。

12. 诊断子宫肌瘤最常用的辅助检查是（A）

A. B 超

B. CT

C. X 线

D. 病理检查

E. 子宫及输卵管 X 线造影

①女性中最常见的良性肿瘤。②病因：可能与雌激素有关。③分类：肌壁间（最常见）、浆膜下、黏膜下。④表现：月经异常最常见与生长部位最密切，表现为经量增多、经期延长；腹部肿块（多见于浆膜下肌瘤）；一般无疼痛，当肌瘤红色变性或蒂扭转剧烈腹痛。

13. 小细胞低色素性贫血最重要的治疗措施是（C）

A. 补充维生素

B. 给予叶酸

C. 补充铁剂

D. 输入鲜血

E. 增加蛋白质

小细胞低色素性贫血为缺铁性贫血，病因治疗是根治缺铁性贫血的关键所在。

14. 门腔静脉吻合术的主要目的是（B）

A. 减少腹水形成

B. 降低门静脉压力

C. 消除脾功能亢进

D. 改善肝功能

E. 阻断侧支循环

使压力较高的门静脉系血液直接分流到腔静脉中去，降低门静脉压力。

15. 属于肩关节周围炎早期症状的是（B）

A. 关节僵硬

B. 肩部疼痛

C. 废用性肌萎缩

D. “方肩”

E. 皮下瘀斑

①早期：肩部疼痛，逐渐加重，可放射至颈部和上臂中部，夜间明显，影响睡眠。②后期：肩关节僵硬，逐渐发展，直至各个方向均不能活动。

16. 易致泌尿系统感染的检查是（B）

A. 酚红排泄试验

B. 逆行肾盂造影 → 逆行肾盂造影是经膀胱将输尿管导管插入输尿管，注入造影剂，使肾盏、肾盂、输尿管显影的试验方法，容易导致泌尿系上行感染。

C. 膀胱 B 超检查

D. 静脉肾盂造影

E. 放射线核素检查

17. 尖锐湿疣最常见的部位是（A）

A. 外阴部

B. 阴道

C. 宫颈

D. 尿道

E. 肛门

①病原体：人乳头瘤病毒。②性交是主要直接传播途径。③表现：疾病部位为外阴、大阴唇、阴道、子宫颈、尿道口、肛门周围，局部瘙痒、烧灼痛，可见微小散在的乳头状疣，质软，粉红色或污灰色。

18. 高钾血症患者心电图的典型表现是（B）

A. P 波高尖

B. T 波高尖

C. U 波突出

D. ST 段降低

E. P-R 间期缩短

①低钾血症：<3.5 mmol/L、T 波降低，出现 U 波、碱中毒。②高钾血症：>5.5 mmol/L、T 波高尖、酸中毒。

19. 下列关于异位妊娠腹部及盆腔检查的叙述不正确的是（C）

A. 叩诊有移动性浊音

B. 下腹部有压痛、反跳痛

C. 子宫略大质硬 → 子宫稍大而软。

D. 阴道后穹窿饱满

E. 子宫呈漂浮感

20. 肝硬化腹水患者，每日进水量限制在（B）

A. 1 500 mL　　B. 1 000 mL

C. 800 mL　　D. 500 mL

E. 300 mL

限制水、钠摄入：钠 <2.0 g/天，水 <1000 mL/天。

21. 维持正常循环功能的三个因素是（B）

A. 血容量、脉压、周围血管张力

B. 周围血管张力、血容量、心功能

C. 血容量、肾功能、心功能

D. 心功能、肾功能、脉压

E. 心功能、周围血管张力、血压

足够的血流灌注、有效的心排血量、周围血管功能的正常是维持正常血液循环的3个重要因素。

22. 下列关于胎盘早剥时的处理，叙述正确的是（D）

A. 纠正休克，缓慢补液 → 迅速补充血容量。

B. 出现胎儿窘迫征象者，可经阴道分娩 → 胎儿窘迫应行剖宫产术

C. 经阴道分娩者，不宜破膜 → 阴道分娩适用于患者一般情况良好，病情较轻以外出血为主，宫口已扩张者。

D. 产妇情况恶化，不论胎儿是否存活，均应及时行剖宫产术

E. 应用肝素治疗凝血功能障碍 → 在 DIC 的高凝阶段应慎用肝素治疗凝血功能障碍。

胎盘早剥（剧痛）①病因：妊高症、腹部撞击。②表现：主要病理改变是底蜕膜出血，妊娠晚期突然发生的腹部持续性疼痛，子宫硬如板状，伴有或不伴阴道出血，胎盘含促凝物质，可发生 DIC。

23. 患者，男，35 岁。4 天来频繁呕吐，不能进食，神志淡漠，肌肉无力，腹胀，膝腱反射减弱。如果做心电图检查，最有确诊意义的是（E）

A. T 波双向

B. T 波倒置

C. ST 段降低

D. QT 间期延长

E. 出现 U 波

患者呕吐频繁导致钾丢失过多而出现低钾血症。
① 低钾血症：<3.5 mmol/L、T 波降低，出现 U 波、碱中毒。
② 高钾血症：>5.5 mmol/L、T 波高尖、酸中毒。

24. 猩红热患儿进行病原学检查时，在治疗前多用（C）

A. 大便培养

B. 尿培养

C. 咽拭子培养

D. 血培养

E. 皮肤渗出物培养

病因：A 组乙型溶血性链球菌。猩红热 = 杨梅舌、苍白圈、帕氏线 + 疹间无正常皮肤。（口诀：大猩猩拿着白手帕里面包着杨梅）

25. 患者，女。停经 9 周，少量阴道流血 3 天，无腹痛，子宫符合孕月，宫口未开。B 超检查：宫内妊娠，可见胎心搏动。入院后主要的治疗原则是（A）

A. 保胎治疗

B. 尽快清宫

C. 止血补血

D. 间断吸氧

E. 预防感染

该孕妇为先兆流产，首选治疗方案为保胎治疗。

26. 患者吞咽困难 2 个月余，首选的辅助检查项目是（D）

A. 腹腔穿刺

B. 纤维结肠镜

C. 核素扫描

D. 胃肠造影

E. 磁共振

消化道肿瘤病程进展时常表现为吞咽困难，胃肠造影可明确病变的部位，对诊断有重要意义。

27. 下列关于维生素 D 缺乏性佝偻病激期辅助检查结果的叙述正确的是（E）

A. 血钙明显降低 → 血钙稍降低。

B. 血磷升高 → 血磷明显降低。

C. 钙磷乘积正常 → 钙磷乘积降低。

D. 碱性磷酸酶正常 → 碱性磷酸酶明显升高。

E. 骨骼 X 线示临时钙化带消失

28. 下肢深静脉血栓患者最主要的治疗方法是（A）

A. 抗凝疗法 → 抗凝疗法是目前急性深静脉血栓形成最主要的治疗方法。

B. 卧床休息

C. 穿弹力袜或弹力绷带

D. 溶栓疗法

E. 手术取栓

29. 妊娠合并心脏病者产后行绝育术的适宜时间是（C）

A. 产后 24 小时内

B. 产后 3 天左右

C. 产后 1 周左右 → 心功能Ⅲ级或以上者不宜再妊娠者，建议产后 1 周行绝育术。

D. 产后 1 个月内

E. 产后一个半月内

30. 治疗慢性肾衰患者骨软化症首选的药物是（A）

A. 骨化三醇　B. 重组红细胞生成素

C. 碳酸钙　D. 叶酸

E. α-酮酸　记忆题

31. 患者，男，45 岁。因头部受撞击后出现球结膜下出血，鼻孔流出血性脑脊液，最可能的诊断为（C）

A. 颅后窝骨折

B. 颅中窝骨折

C. 颅前窝骨折

D. 鼻骨骨折

E. 颅盖骨骨折

①颅前窝骨折：熊猫眼征、兔眼征和鼻漏。
②颅中窝骨折：乳突区瘀斑、耳鼻漏。
③颅后窝骨折：耳后及枕下部、咽后壁瘀斑、无脑脊液漏。

32. 典型的胆结石 B 超图像是（D）

A. 低回声光团，有声影

B. 不均匀强回声光团，无声影

C. 强回声光团，无声影

D. 强回声光团，有声影→

E. 低回声光团，无声影

典型的胆结石B超检查显示胆囊增大，囊壁增厚，大部分病人可见到胆囊结石影像，有强回声光团并伴声影。

33. 处理甲状腺危象时，为迅速减少甲状腺素合成并抑制外周组织中 T_4 转化为 T_3，应首选（A）

A. 丙硫氧嘧啶

B. 甲巯咪唑

C. 碘化钠

D. 卢戈氏碘液

E. 糖皮质激素

甲状腺危象：
①原因：大量 T_3、T_4 释放入血。
②诱因：应激、感染、131I 治疗反应、手术准备不充分等。
③表现：T≥39 ℃、心率≥140 次/分、恶心、厌食、呕吐、腹泻、大汗、休克、神情焦虑、烦躁、嗜睡或谵妄、昏迷。可合并心衰、肺水肿等。

34. 复查血象见白细胞核左移，应考虑是（E）

A. 正常表现

B. 病已痊愈

C. 急性粒细胞白血病

D. 缺氧严重

E. 炎症严重→

核左移伴有白细胞总数增高，表示机体的反应性强，常见于感染。

35. 患儿，女，12 岁。由背痈引起脓血症。血细菌培养，取血应在（D）

A. 出现新转移脓肿时

B. 用过抗生素后

C. 退热后

D. 寒战高热时→

E. 任何时间

一般在寒战高热时取血培养，亚急性感染性心内膜炎不需寒战高热时取血。

36. 新生儿缺氧缺血性脑病，惊厥发作时首选的药物是（A）

A. 苯巴比妥

C. 苯妥英钠

E. 丙戊酸钠

B. 地西泮

D. 5% 水合氯醛

新生儿：苯巴比妥（芭比娃娃）。
妊高症：硫酸镁（美女怀孩子）。
一般：地西泮。

37. 证明肠瘘存在的简便检查方法是（E）

A.B 超　B. X 线

C. CT　D. MRI

E. 口服或胃管注入亚甲蓝→

若从瘘口排出可以证明存在肠瘘。

38. 慢性肺源性心脏病患者发生右心衰竭水肿时，运用利尿药物正确的是（B）

A. 不能使用

B. 短疗程、小剂量使用

C. 宜用速效排钾利尿药

D. 全程全量使用

E. 绝对禁忌使用排钾利尿药

肺心病用药：
利尿药：缓慢、小量、间歇。
洋地黄：快速、小剂量。
（口诀：小黄快跑）

39. 早期食管癌的病变范围是（A）

A. 仅限于黏膜层→

B. 侵入或浸透肌层

C. 远处淋巴结转移

D. 肝转移

E. 病变长度超过 5 cm

食管癌早期病变多限于黏膜（原位癌），表现为黏膜充血、糜烂、斑块或乳头状，少见肿块。

40. 磺脲类降糖药主要适用于下列哪类患者（E）

A. 饮食控制无效的糖尿病患者

B. 1 型糖尿病伴眼底病变患者

C. 糖尿病酮症酸中毒患者

D. 1 型糖尿病伴肾病变患者

糖尿病用药口诀：
①瘦子餐前去厕所释放一下。
②胖子要吃瓜，外面的瓜好甜，餐中餐后来点瓜。
③"啊"张嘴吃饭。

E. 2型糖尿病患者 → 磺脲类降糖药直接刺激胰岛B细胞，释放胰岛素，餐前半小时服用。

41. 急性盆腔炎的主要治疗手段是（D）

A. 物理疗法

B. 手术治疗

C. 卧床休息

D. 抗生素治疗

E. 活血化瘀和清热解毒

①病因:淋病奈瑟菌沙眼衣原体。②表现:脓性白带(主)、腰酸、下腹坠痛，尿频;体温升高。③治疗:全身抗生素治疗，同时禁止性生活。

42. 患者，女，52岁。感染性休克，处于DIC早期，行肝素抗凝治疗。在用药前后要测定（A）

A. 凝血时间

B. 出血时间

C. 白细胞计数

D. 红细胞计数

E. 血细胞比容

①对DIC早期:抗凝治疗(越早用越好)，常用肝素，肝素用药前、用药后2小时测定凝血时间。②如凝血时间<12分钟，提示肝素剂量不足;>30分钟提示过量;20分钟左右表示剂量合适。③使用过量可致出血，若大出血不止，可用等量的鱼精蛋白拮抗。

43. 下列关于小儿肺炎的治疗要点，描述不正确的是（D）

A. 早期、联合、足量、足疗程使用抗生素

B. 中毒症状明显可应用糖皮质激素

C. 抗病毒可选用利巴韦林

D. 抗生素的用药时间为持续至临床症状消失后5～7天

E. 脓胸和脓气胸者应及时进行穿刺引流

抗生素用药:①成人:一般疗程为5~7天或热退后3天。②小儿:热退后5~7天或临床症状消失后3~5天。

44. 急性梗阻性化脓性胆管炎的治疗要点是（C）

A. 先抗休克，后手术

B. 抢救休克，忌手术

C. 抗休克同时手术

D. 应用大量抗生素

E. 先控制炎症后手术

急性重症胆管炎又称急性梗阻性化脓性胆管炎(Reynolds五联症):Charcot三联症(腹痛、寒战高热、黄疸)+休克+神经精神症状。

45. 严重低渗性脱水时，首先输入（A）

A. 5%葡萄糖盐水

B. 10%葡萄糖液

C. 11.2%乳酸钠液

D. 3%～5%氯化钠溶液

E. 低分子右旋糖酐液

低渗性脱水<135 mmol/L
病因:频繁呕吐、严重腹泻、长期胃肠减压、肠瘘或大面积烧伤、创面大量渗液等。
表现:不口渴、恶心、呕吐、乏力;站立时易晕倒，休克。
补液:轻者等渗盐水，重度先等渗盐水后胶体再高渗盐水(3%~5%氯化钠溶液)。

46. 脑缺血患者使用钙拮抗药的目的不包括（C）

A. 防止脑血管痉

B. 抑制血小板聚集

C. 防止心律失常 → 脑缺血患者使用钙拮抗药不能防止心律失常。

D. 阻断自由基危害

E. 减少钙离子流入脑细胞

47. 烧伤患者补液首选的晶体溶液是（A）

A. 平衡盐溶液

B. 5%葡萄糖盐水

C. 10%葡萄糖盐水

D. 生理盐水

E. 血浆

补液原则:先晶(首选平衡盐液，次选用等渗盐水)后胶(首选血浆)，先盐后糖、先快后慢，胶、晶液体交替输入。

48. 急性腹膜炎患者行腹腔穿刺检查，以下哪项说法是错误的（C）

A. 胃、十二指肠急性穿孔时穿刺液呈黄色、浑浊状、无臭味

B. 急性阑尾炎穿孔穿刺液呈稀薄脓性，略有臭味

C. 绞窄性肠梗阻可抽出草绿色透明腹水，臭味重

绞窄性肠梗阻时抽出液为血性、臭味重，草绿色透明腹水见于结核性腹膜炎。

D. 若是血性渗出液，且胰淀粉酶含量高，提示可能是坏死性胰腺炎

E. 若抽出不凝固血液，说明腹腔内有实质性脏器或大血管破裂

49. 未婚青年女性滴虫阴道炎首选的治疗是（D）

A. 阴道内塞入乙酰胂胺

B. 阴道内塞入甲硝唑

C. 阴道内塞入咪康唑

D. 口服甲硝唑片 → 未婚青年女性治疗以全身治疗为主。

E. 口服曲古霉素

滴虫阴道炎的局部治疗:先用0.5%醋酸或1%乳酸或1:5000高锰酸钾溶液阴道灌洗。
白带:稀薄的泡沫状。(口诀:虫子吹泡

50. 下列对于重型胎盘早期剥离的处理错误的是（D）

A. 一旦确诊应迅速终止妊娠

B. 不能短期内分娩者，应行剖宫产

C. 术时见子宫胎盘卒中需先处理，必要时再行子宫切除术

D. 胎儿已死，不宜行剖宫产术 → 若胎儿已死，应及时行剖宫产术。

E. 出现胎儿窘迫而需抢救者应行剖宫产

51. 尿道损伤的患者首选的检查是（D）

A. B 超

B. CT

C. MRI

D. 尿道 X 线摄片

E. 逆行尿道造影

尿道损伤患者首先进行尿道 X 线摄片，查看是否有骨盆骨折；然后进行逆行尿道造影可显示尿道损伤部位及程度。

52. 静脉滴注 10% 葡萄糖溶液 200 mL，其中加入 10% 氯化钾的最大量为（E）

A. 2 mL

B. 3 mL

C. 4 mL

D. 5 mL

E. 6 mL

钾浓度不宜超过 0.3%，即 100 mL 液体最多只能加 3 mL 氯化钾，那么 200 mL 液体最多只能加 6 mL 氯化钾。

53. 早产儿，孕 36 周出生。于出生后 12 h 出现进行性呼吸困难，面色青紫，出现三凹征，偶有呼吸暂停。血气分析示 PaO_2 下降。胃液振荡试验阴性。紧急抢救的措施是（E）

A. 小流量间断吸氧

B. 纠正酸中毒

C. 应用抗生素

D. 立即止血

E. 持续正压吸氧

该新生儿为呼吸窘迫综合征，此时应及早并持续气道正压给氧，可在呼气末保持正压，增加功能残气量，改善氧合。

54. 预测直肠癌预后及监测复发的免疫学检查是（B）

A. 甲种胎儿球蛋白（AFP）测定

B. 癌胚抗原（CEA）测定

C. 癌抗原-125（CA-125）测定

D. 组织多肽抗原（TPA）测定

E. 癌抗原-50（CA-50）测定

④糖类抗原(CA19-9)：胰腺癌。⑤人绒毛膜促性腺激素(HCG)：葡萄胎、侵葡、绒毛膜癌。⑥前列腺特异抗原(PSA)：前列腺癌。

55. 患儿，男，1.5 岁。出现肋骨串珠、O 形腿、出牙延迟来院就诊，诊断为维生素 D 缺乏性佝偻病，因腹泻后突发惊厥，应采取的急救措施是（A）

A. 应用镇静药同时给钙 → 患儿惊厥时可出现窒息或外伤，首先止痉、补钙、补维生素 D。

B. 静脉注射葡萄糖酸钙

C. 静脉注射葡萄糖

D. 肌内注射硫酸镁

E. 肌内注射维生素 D

56. 下列心力衰竭的治疗措施中，不能减轻心脏负担的是（D）

A. 身心休息

B. 低盐饮食

C. 应用利尿剂

D. 应用洋地黄类药物

E. 应用扩血管药物

洋地黄类药物具有正性肌力和减慢心率作用，在增加心肌收缩力的同时，不增加心肌耗氧量，而不是通过降低心脏前后负荷来治疗心力衰竭。

57. 下列关于糖尿病对孕妇的影响，不正确的是（A）

A. 受孕率相对高 → 糖尿病妇女的受孕率低，流产率相对增高。

B. 流产率相对高

C. 妊娠期高血压疾病发生率相对高

D. 手术产率相对高

E. 羊水过多发生率高

分娩后 24 小时内胰岛素减至原用量的 1/2，48 小时减少到原用量的 1/3。

58. 重型胎盘早剥，胎盘的剥离面积为（E）

A. 超过胎盘面积的 1/6

B. 超过胎盘面积的 1/5

C. 超过胎盘面积的 1/4

D. 超过胎盘面积的 1/3

E. 超过胎盘面积的 1/2

Ⅰ级(轻度)<1/3，Ⅱ级(中度)1/3~1/2，Ⅲ级(重度)>1/2。

59. DIC 患者使用肝素做抗凝治疗，提示抗凝治疗过量的凝血时间为（E）

A. > 5 分钟

B. > 10 分钟

C. > 20 分钟

D. > 25 分钟

E. > 30 分钟

①对 DIC 早期：抗凝治疗(越早用越好)，常用肝素，肝素用药前、用药后 2 小时测定凝血时间。②如凝血时间 <12 分钟，提示肝素剂量不足。③ >30 分钟提示过量；20 分钟左右表示剂量合适。④使用过量可致出血，若大出血不止，可用等量的鱼精蛋白拮抗。

60. 早期 ARDS 患者的肺部 X 线检查结果是（B）

A. 完全正常

B. 无明显改变 → ARDS 患者 X 线片早期无异常或呈肺纹理增多，继之出现双肺部分或大部分斑片状阴影，后期出现双肺广泛大片致密阴影。

C. 呈条状阴影

D. 双肺致密阴影

E. 双肺部分斑块状阴影

61. 患者诊断为痈时，最可能出现哪项血常规检查结果（E）

① 痈：金黄色葡萄球菌。② 颈部、背部，局部红肿热痛，多个毛囊的化脓性炎症 + 红肿痛的小硬结 + 严重蜂窝状。③ 早期红肿：涂 2% 碘酒；皮肤呈紫褐色或已破溃流脓：静脉麻醉下手术切开排脓，"+"形切口切开引流，切口线应超出病变边缘，唇部的痈不可切开。④ 化脓性海绵状静脉窦炎。

A. 嗜酸粒细胞增加

B. 淋巴细胞计数增加

C. 网织红细胞计数增加

D. 早幼粒细胞计数增加

E. 中性粒细胞比例增加

62. 结核性脑膜炎最可靠的诊断依据是（B）

A. 脑脊液的外观呈毛玻璃状

B. 脑脊液中查到结核分枝杆菌 ← 最可靠的诊断依据是脑脊液检查中见结核分枝杆菌。

C. 脑脊液静置 24 小时有薄膜形成

D. 脑脊液中细胞数增多，淋巴细胞占大多数

E. 脑脊液有典型的结脑改变，糖和氯化物同时降低

63. 容易引起出血性膀胱炎而导致血尿的化疗药物为（E）

副作用：① 长春新碱：末梢神经炎，手足麻木感。② 柔红霉素、高三尖杉酯碱类药物：心肌及心脏传导损害。③ 甲氨蝶呤：口腔黏膜溃疡。④ 环磷酰胺：脱发及出血性膀胱炎所致血尿。

A. 阿糖胞苷

B. 甲氨蝶呤

C. 柔红霉素

D. 长春新碱

E. 环磷酰胺

64. 患儿，男，8 个月。5 天前发热，随后出现指、趾关节呈梭形肿胀，指、趾端膜状脱屑，下列符合该疾病的是（A）

川崎病是一种以变态反应性全身血管炎为主要病理改变的急性发热出疹。① 发热为最早出现的症状，呈稽留热或弛张热，抗生素治疗无效。

A. 超声心动图示冠状动脉扩张

B. 毛细血管脆性试验阳性

C. 血象红细胞大小不等

D. X 线示关节腔变窄，关节面融合

E. 血淀粉酶升高

② 皮肤黏膜：呈向心性、多形性，全身荨麻疹样皮疹，肢端变化为本病特征，手足皮肤广泛硬性水肿；发热 3 天颈部淋巴结非化脓性肿大。
③ 双眼球结膜充血，唇红、干燥、皲裂等，"杨梅舌"。
④ 心肌梗死：主要死因，心血管表现少见，最严重表现。

65. 适用于肾功能衰竭病人的肠内营养制剂是（D）

A. 大分子聚合物

B. 自制匀浆膳

C. 高支链氨基酸配方

D. 必需氨基酸配方 → 必需氨基酸配方含足够能量和必需氨基酸，只含少量脂肪和电解质，适用于肾衰的病人。

E. 组件配方

66. 患儿，3 个月。腹泻 2 日，呈黄绿色稀便，有奶瓣和泡沫，为纠正轻度脱水，应选择（D）

A. 少量多次饮温开水

B. 少量多次给予糖水

C. 静脉补充林格液

D. 少量多次喂服 ORS 液

E. 静脉补充 10% 葡萄糖溶液

① 轻、中度脱水无严重呕吐者：ORS 液。② 中重度脱水或吐泻严重或腹胀：静脉补液。

67. 诊断直肠癌最重要且简便易行的方法为（B）

A. 大便隐血试验

B. 直肠指检

C. 内镜检查

D. 腔内 B 超检查

E. 血清癌胚抗原测定

① 大肠癌最早出现：排便习惯及粪便性状改变。② 直肠癌最简便易行、最重要的首选检查方法：直肠指检。③ 大肠癌普查首选：大便潜血试验。④ 大肠癌确诊首选：内镜取活组织病理检查。⑤ 癌胚抗原(CEA)测定：对预测大肠癌的预后、监测术后复发有一定价值。

68. 脾大、脾功能亢进的门静脉高压症患者，血液生化检查正确的是（D）

A. 血白细胞及血小板计数升高

B. 白、球蛋白比例正常

C. 凝血酶原时间缩短 → 凝血酶原时间延长。

D. 血白细胞及血小板计数减少 → 脾功能亢进时，全血计数减少，以血白细胞、血小板计数减少最为明显。

E. 血清白蛋白降低和球蛋白下降 → 血清白蛋白降低而球蛋白升高，白球蛋白比例倒置。

69. 患者，男，35 岁。1 个月前出现腹痛、上腹部饱胀、嗳气，幽门螺杆菌检查结果阳性，给予抗生素最适宜的是（E）

A. 四环素

B. 红霉素

C. 庆大霉素

D. 头孢菌素

E. 阿莫西林

四联方案：即 1 种质子泵抑制剂(PPI)+2 种抗生素（如阿莫西林、克拉霉素、替硝唑等）和 1 种铋剂。

70. 休克患者在体液补足以后，血压偏低，中心静脉压低，应给予（C）

A. 强心药

B. 血管收缩药

C. 充分补液

D. 大量皮质激素

E. 利尿剂

① CVP 低 BP 低：血容量严重不足，应充分补液。② CVP 低 BP 正常：血容量不足，适当补液。③ CVP 高 BP 低：心功能不全，给强心药减慢输液。④ CVP 高 BP 正常：容量血管过度收缩，舒张血管。⑤ CVP 正常 BP 低：心功能不全或血容量不足，给强心药，补液试验。

71. 骨盆骨折合并尿道损伤和休克时，处理顺序应是（C）

A. 骨盆牵引固定、抗休克、处理尿道损伤

B. 骨盆牵引固定、处理尿道损伤、抗休克

C. 抗休克、处理尿道损伤、骨盆牵引固定

D. 抗休克、骨盆牵引固定、处理尿道损伤

E. 处理尿道损伤、骨盆牵引固定、抗休克

先处理危及病人生命的休克，其次应处理尿道损伤，最后处理骨盆骨折。

72. 下列检查中既能明确先天性心脏病的诊断又是无创性的检查项目是（B）

A. 常规心电图　　B. 超声心动图

C. 动态心电图　　D. 心导管检查

E. 心血管造影

73. 患者，女，29 岁。哺乳期，右乳房肿痛 2 天，体格检查：右乳房胀痛，内侧象限有压痛，无波动感，应采取的措施是（C）

A. 切开皮肤引流→无波动感说明脓肿尚未形成。

B. 预防性应用抗生素→抗生素应早期、足量应用。

C. 局部热敷 + 物理治疗→以促进炎症的消退。

D. 吸乳器吸出乳汁哺乳婴儿→排空乳汁，停止哺乳。

E. 穿刺细胞学检查

74. 患者，女，33 岁。G_1P_0，孕 38 周。妊娠期高血压疾病，子痫前期。突感剧烈腹痛，伴阴道出血而就诊。查体：子宫孕足月大，质硬，压痛，胎心 110 次 / 分。应考虑的诊断是（D）

A. 完全性前置胎盘

B. 羊水过多

C. 先兆早产

D. 胎盘早剥

E. 先兆子宫破裂

胎盘早剥（剧痛）① 病因：妊高症、腹部撞击。② 表现：主要病理改变是底蜕膜出血，妊娠晚期突然发生的腹部持续性疼痛，子宫硬如板状，伴有或不伴阴道出血，胎盘含促凝物质，可发生 DIC。

75. 患者，男，35 岁。汽车撞伤左上腹 4 小时，P 120 次 / 分，BP 70/40 mmHg，全腹压痛、反跳痛、肌紧张，肝浊音界存在，肠鸣音减弱。进一步的检查是（C）

A. 腹部 CT 检查

B. 多普勒超声检查

C. 诊断性腹腔穿刺→考虑脾破裂，进一步的检查首选诊断性腹腔穿刺抽出不凝血。

D. 腹部立位 X 线平片

E. 胃肠钡餐造影检查

76. 患者，男，18 岁。自儿童时期起哮喘即反复发作，昨天上午因受凉感冒而致哮喘再次发作。目前控制哮喘发作最有效的抗炎药是（D）

A. 茶碱类

B. 色甘酸钠

C. 抗胆碱能药

D. 糖皮质激素

E. β_2 受体激动剂

哮喘用药口诀：杀鸡急症，抗炎松糖，解喘饮茶，预防色酸。

77. 患者，男，51 岁。体检发现脉压增大。可能的疾病是（C）

A. 缩窄性心包炎

B. 心包积液

C. 主动脉瓣关闭不全

D. 低血压

E. 主动脉瓣狭窄

① 脉压增大：主动脉瓣关闭不全、发热、贫血、甲亢等。② 脉压减小：A、B、D、E 项。③ 口诀：大不全，小心窄。

78. 患儿，女，出生 2 天。体温38.1 ℃，吃奶好，精神萎靡。血常规：白细胞25×10^9/L，诊断为新生儿败血症。对于该患儿的治疗正确的是（E）

A. 做血培养，等待结果，然后选用抗生素

B. 选用一种抗生素，避免发生菌群失调

C. 血培养阴性，病情好转即可停药

D. 血培养阳性，疗程至少需要 5 ~ 7 天

E. 若患儿出现并发症，则需治疗 3 周以上

怀疑为败血症的新生儿，不必等血培养结果即应使用抗生素。

79. 患儿，女，6 个月。高热，中毒症状明显。呻吟，双肺有中细湿啰音，诊断为支气管肺炎。其抗生素应用至体温正常后（C）

A. 1 ~ 2 天

B. 3 ~ 4 天

C. 5 ~ 7 天

D. 8 ~ 10 天

E. 11 ~ 14 天

抗生素用药：
① 成人：一般疗程为 5~7 天或热退后 3 天。
② 小儿：热退后 5~7 天或临床症状消失后 3~5 天。

80. 患者，女，53 岁。因“腰椎间盘突出”拟行“腰椎间盘突出物摘除术”。术前护理措施不妥的是（B）

A. 绝对卧硬板床

B. 抬高床尾 20°，屈膝，放松背部肌肉 → 卧床时，应抬高床头 20°，屈膝，放松背部肌肉，增加舒适感。

C. 保持有效牵引

D. 避免弯腰、长期站立或上举重物

E. 可戴腰围下床活动

81. 血清白蛋白显著降低应考虑（A）

A. 肝硬化 → 肝脏合成白蛋白，血清白蛋白显著降低，应考虑肝硬化。

B. 肺炎

C. 支气管炎

D. 哮喘

E. 贫血

82. 下列对子宫内膜癌治疗有效的是（A）

A. 孕激素　　B. 雌激素

C. 雄激素　　D. 甲状腺激素

E. 肾上腺激素　子宫内膜癌：绝经后阴道流血。

83. 患儿，男，5 岁。幼儿园老师反映其上课时不停摇椅，多跑动，不专心，不能完成手工作业，但智力正常。其治疗药物为（A）

A. 神经兴奋剂

B. 神经抑制剂

C. M 受体激动剂

D. 完全拟胆碱药

E. 抗胆碱酯酶药

① 注意缺陷多动障碍有效的药物为神经兴奋剂，如哌甲酯（利他林）、苯丙胺、匹莫林。
② 用药从小剂量开始，白天早餐后顿服，节假日停药，6 岁以下及青春期以后原则上不用药。

84. 患者，男，42 岁。体检时 B 超发现膀胱内结石，直径 1 ~ 2 cm，请问应采取哪种治疗方案（A）

A. 膀胱镜机械碎石

B. 体外冲击波碎石

C. 继续观察

D. 膀胱切开取石

E. 中药排石

肾和输尿管结石（上尿路）：
① 自行排石：结石 <0.6 cm。
② 体外冲击波碎石（ESWL）：结石 <2 cm；两次治疗间隔时间大于 10~14 天。
③ 手术：结石 >2 cm，经皮肾镜取石或碎石术。

85. 结核性腹膜炎的治疗要点包括（A）

A. 早期适量、规律、全程 → 早期、联合、适量、规律、全程。（口诀：早联适当规劝）

B. 早期适量、规律、短期

C. 早期适量、规律、间歇

D. 早期半量、规律、全程

E. 早期半量、规律、间歇

86. 治疗中枢神经系统白血病的常用药物是（D）

A. 羟基脲

B. 柔红霉素

C. 环磷酰胺

D. 甲氨蝶呤

E. 三尖杉酯碱

① 急淋：VP 方案。
② 急非淋：DA 方案。
③ 中枢神经系统白血病：甲氨蝶呤鞘内注射。
④ 慢粒：羟基脲。（口诀：慢慢尿）

87. 患者，男，48 岁。腰椎间盘突出症病史 2 年，并逐年加重，已严重影响生活及工作，且出现大小便功能障碍。其治疗方法应选择（E）

A. 按摩　　B. 理疗

C. 牵引　　D. 用药

E. 手术 → 腰椎间盘突出患者出现马尾神经症状（尿便障碍）首选手术。

88. 患者，男，25 岁。因咳嗽、咳痰 3 个月，咯血 1 周就诊。查体：背部可闻及固定且持久的局限性粗湿啰音，X 线显示双下肺纹理增粗，可见气道壁增厚。患者的初步诊断是（A）

A. 支气管扩张 → 咳、痰、血 + 固定且持久的局限性粗湿啰音。

B. 支气管炎

C. 支气管哮喘

D. 肺炎

E. 肺结核

89. 定位诊断直径 0.5 cm 的小肝癌的最佳检查方法是（D）

A. CT 检查→CT 和 MRI 可查出直径 1 cm 左右的小肝癌。

B. 肝穿刺针吸细胞检查→确诊。

C. AFP 测定→普查。

D. 选择性肝动脉造影→定位诊断直径 0.5 cm 的小肝癌的最佳检查方法是选择性肝动脉造影。

E. B 超检查

90. 陈旧性肛裂的治疗要点为（A）

A. 手术切除→陈旧性肛裂常需手术切除，术后创口不缝合，经坐浴、换药直至愈合。

B. 早期使用抗菌药物

C. 在溃疡基底封闭注射

D. 热水坐浴

E. 局部理疗

B1 型题（91 ～ 100 题）

答题说明：以下提供若干组考题，每组考题共用 A、B、C、D、E 五个备选答案。请从中选择一个与问题关系最密切的答案。某个备选答案可能被选择一次、多次或不被选择。

（91 ～ 92 题共用备选答案）

A. CVP

B. PAWP

C. MAP

D. PCWP

E. MPAP

91. 能判定左心室功能，反映血容量是否充足的指标是（B）

PAWP 是肺动脉楔压，能判定左心室功能。

92. 测定上、下腔静脉或右心房内的压力，评估血容量的指标是（A）

CVP 是中心静脉压，用于测定上、下腔静脉或右心房内的压力，评估血容量。

（93 ～ 94 题共用备选答案）

A. 2% 碳酸氢钠

B. 1 : 5 000 高锰酸钾

C. 清水或生理盐水

D. 鸡蛋清、牛奶

E. 10% 活性炭

93. 敌百虫（美曲膦酯）中毒洗胃禁用（A）

敌百虫(美曲膦酯)中毒洗胃禁用 2% 碳酸氢钠，敌百虫与碳酸氢钠结合会变成毒性更强的敌敌畏。(口诀：禁止氢敌)

94. 对硫磷洗胃忌用（B）

对硫磷洗胃忌用 1∶5 000 高锰酸钾，否则可以变成毒性更大的毒物。

（95 ～ 96 题共用备选答案）

A. 泌尿系统监测指标

B. 肝功能监测指标

C. 凝血功能监测指标

D. 呼吸功能监测指标

E. 循环系统监测指标

95. 血尿素氮属于（A）

血尿素氮是肾功能主要指标之一。

96. 血气分析属于（D）

血气分析是医学上用于判断机体是否存在酸碱平衡失调以及缺氧和缺氧程度等的检验手段。

（97 ～ 98 题共用备选答案）

A. 胰腺癌

B. 胃、十二指肠溃疡

C. 门静脉高压症

D. 胆总管结石

E. 急性胰腺炎

97. 测定血淀粉酶有助于诊断的疾病是（E）

急性胰腺炎时，血清和尿淀粉酶常明显升高，血清（胰）淀粉酶起病后 2~12 小时开始升高，48 小时下降，持续 3~5 日，血清（胰）淀粉酶超过正常值 3 倍可确诊为本病。

98. 常用 CA19-9 检查进行辅助诊断和随访的疾病是（A）

CA19-9 是胰腺癌最常用的辅助诊断和随访项目。（口诀：九姨太）

（99 ~ 100 题共用备选答案）

A. 三腔两囊管压迫止血

B. 洛赛克

C. 甲氧氯普胺

D. 丙谷胺

E. 硫糖铝

99. 肝硬化食管-胃底静脉曲张破裂出血的首选治疗方法是（A）

100. 消化性溃疡引起的上消化道出血的首选治疗方法是（B）

质子泵抑制剂为抑制胃酸分泌作用最强的药物，常用的有奥美拉唑（洛赛克）。

◎ PART 03　专业知识

基础卷：高分必做题（一）

A1/A2 型单项选择题（1～74 题）

答题说明：以下每道考题下面都有 A、B、C、D、E 五个备选答案。请从中选择一个最佳答案。

1. 大咯血发生窒息时，首要的护理措施是（B）

A. 给予输血

B. 保持气道通畅

C. 给予吸氧

D. 给予止血

E. 应用呼吸机

少量咯血，<100 mL/天。
中量咯血，100～500 mL/天。
大量咯血，>500 mL/天或>100 mL/次。
大咯血窒息：头低足高位。
咯血未窒息：患侧卧位。

2. 肾性水肿患者进食蛋白应选用（A）

A. 优质蛋白

B. 高蛋白

C. 任意蛋白

D. 以植物蛋白为主

E. 大量豆浆

口诀：肝吃素，肾吃荤。
（肝脏疾病吃植物蛋白，肾脏疾病吃动物蛋白）

3. 急性白血病引起出血的主要原因是（C）

A. 小血管破裂

B. 进行性贫血

C. 血小板减少

D. 纤维素溶解

E. 血管内凝血

① 贫血——首发症状，红细胞生成减少。
② 发热——主要原因是感染，成熟粒细胞缺乏。
③ 出血——血小板减少，颅内出血最严重，表现为头痛、恶心、呕吐、颈强直、意识障碍等。

4. 慢性肾衰竭患者皮肤瘙痒的原因是（B）

A. 久不洗浴　　B. 尿素刺激

C. 皮肤发炎　　D. 汗液刺激

E. 末梢神经炎

5. 类风湿关节炎活动期的标志是（C）

A. 自发病

B. 梭状指

C. 晨僵

D. 压痛

E. 畸形

活动期的指标：晨僵、类风湿结节、血沉增快、C 反应蛋白增高。

6. 胃炎患者，有少量出血，恰当的饮食是（C）

A. 高热量高纤维饮食

B. 无特别禁忌

C. 牛奶、米汤等温凉流质饮食

D. 易消化、营养丰富饮食

E. 少渣、半流质饮食

① 急性期：无渣、半流质的温热饮食，如少量出血给予牛奶、米汤以中和胃酸。剧烈呕吐、呕血应禁食，静脉营养。
② 恢复期：高热量、高蛋白、高维生素。定时进餐、少量多餐。

7. 重度一氧化碳中毒时，患者全血的碳氧血红蛋白浓度是（E）

A. ＞10%

B. ＞20%

C. ＞30%

D. ＞40%

E. ＞50%

CO 中毒 = 煤气炉 + 口唇樱桃红 + 碳氧血红蛋白（COHb）↑。
① 轻度中毒：10%～30%。
② 中度中毒：30%～50%。
③ 重度中毒：>50%。

8. 产妇临产后，助产士应每 2～4 h 嘱其排尿一次，其目的是避免（B）

A. 膀胱充盈影响宫口扩张

B. 膀胱充盈影响宫缩 ——→ 及胎先露下降。

C. 下降的胎头压迫膀胱

D. 充盈的膀胱过早地引起屏气

E. 过度充盈使膀胱受损

9. 休克时体温降低，应予以保暖，一般室内温度应保持在（B）

A. 15 ℃左右　　B. 20 ℃左右

C. 22 ℃左右　　D. 24 ℃左右

E. 25 ℃左右

休克患者切记用热水袋、电热毯加热。

10. 有机磷农药中毒时瞳孔缩小是由于（B）

A. 交感神经兴奋

B. 毒蕈碱样作用

C. 迷走神经抑制

D. 烟碱样作用

E. 甲状腺素过多

出现最早，副交感神经兴奋、腺体分泌增加、平滑肌痉挛、多汗流涎、瞳孔缩小。

常先从眼睑、面部、舌肌开始，逐渐发展至四肢，全身肌肉抽搐。

11. 会阴热敷治疗时，热敷面积一般是病损范围的（C）

A. 相等大小

B. 1 倍大小

C. 2 倍大小

D. 3 倍大小

E. 4 倍大小

湿热敷的温度一般为 41~48℃，热敷面积一般为病损范围的 2 倍。

12. 对低钾患者静脉补钾，最重要的参考指标是（C）

A. 给药速度

B. 药液浓度

C. 患者尿量

D. 用药总量

E. 患者精神状态

补钾“五不宜”：
① 不宜静脉推注：口服补钾。
② 不宜过早：尿量 >40 mL/h。
③ 不宜过多：3~6 g/d。
④ 不宜过浓：≤ 0.3%。
⑤ 不宜过快：<60 滴/分。

13. 使用双气囊三腔管时，正确的护理措施是（C）

A. 先向食管注气，再向胃囊注气（应先胃后食管）

B. 食管囊和胃囊各注气约 30 mL（100 mL　150~200 mL）

C. 置管期间每隔 12~24 h 放气 1 次（应12~24 h 放气 1 次。）

D. 出血停止后即可拔管

E. 拔管后 24 h 仍须严密观察

出血停止后，放出囊内气体继续观察 24 h，未再出血可拔管。

14. 下列关于慢性肾小球肾炎患者健康指导的叙述，错误的是（D）

A. 进行适当锻炼

B. 禁烟酒

C. 注意保暖，预防感冒

D. 为避免劳累，应停止工作

E. 避免一切加重疾病或其复发的因素

若无严重的高血压及肾功能损害，可以从事轻工作。

15. 判断口对口人工呼吸有效的指标主要是（E）

A. 发绀减轻

B. 瞳孔缩小

C. 抽搐停止

D. 心跳恢复

E. 胸廓起伏

A、B、D 项是心脏按压的有效指标。

16. 慢性肾衰竭患者发生贫血的主要原因是（B）

A. 铁缺乏

B. 肾脏产生红细胞生成素减少

C. 叶酸缺乏

D. 代谢产物抑制骨髓造血

E. 红细胞寿命缩短

① 肾性骨病（骨酸痛 + 行走不便），1α-羟化酶↓。
② 肾性高血压：与水钠潴留有关。

17. 下列对毒性弥漫性甲状腺肿患者甲状腺肿大的描述，错误的是（C）

A. 柔软

B. 双侧对称

C. 压痛明显（无压痛）

D. 可有震颤

E. 能随吞咽运动

可触及震颤，闻及血管杂音，为本病重要体征。

18. 小儿泌尿道感染的主要途径是（A）

A. 上行感染　　B. 血源性感染

C. 直接蔓延　　D. 外伤后感染

E. 尿路畸形和梗阻

主要致病菌：大肠埃希菌。

19. 类风湿关节炎常见临床表现不包括（D）

A. 晨僵

B. 关节痛与畸形

C. 肺间质病变

D. 蛋白尿

E. 高热

程度和持续时间可作为判断病情活动期的指标。

① 关节疼痛和肿胀最早出现，常见于腕、掌指关节、近端指关节。② 畸形多见于较晚期病人，节肿胀呈梭形（梭状指）、天鹅纽扣花。

很少累及肾脏。

20. 肝性脑病患者昏迷期的饮食最适宜（C）

A. 高热量、高维生素、高碳水化合物、低蛋白质饮食

为减少氨的生成，应暂停蛋白质的摄入。

B. 高热量、高糖、低盐、低脂肪、低蛋白质饮食

C. 高热量、高糖、高维生素、无蛋白质流质饮食

D. 高热量、高糖、高维生素、少纤维素饮食

E. 高热量、高糖、高维生素、低脂肪、少量蛋白质饮食

21. 胃大部切除术适宜的麻醉方式是（B）

A. 表面麻醉

B. 全身麻醉

C. 硬膜外麻醉

D. 局部浸润麻醉

E. 蛛网膜下隙麻醉

A、D 项属于局部麻醉，C、E 项属于椎管内阻滞麻醉，胃大部切除应采取全身麻醉。

22. 护士夜间巡视病房，发现患者烦躁不安，患者主诉胸闷、心慌、咳嗽、咳白色泡沫样痰。体检：双肺底有湿啰音，可考虑为（D）

A. 尿毒症性肺炎

B. 尿毒症性胸膜炎

C. 尿毒症心包炎

D. 尿毒症引起的心力衰竭

E. 尿毒症所致心律失常

左心衰肺淤血：
① 最早劳力性呼吸困难。
② 最典型的阵发性夜间呼吸困难。
③ 晚期端坐呼吸、咳嗽，咳白色泡沫痰，双肺底有湿啰音。

23. 阻塞性肺气肿的并发症不包括（E）

A. 自发性肺气肿

B. 肺部急性感染

C. 慢性肺源性心脏病

D. 呼吸衰竭

E. 急性左心衰竭

COPD → 缺氧 → 肺动脉高压 → 右心室后负荷增大 → 右心室扩大 → 右心衰竭。

24. 自发性气胸典型的临床表现是（B）

A. 咳嗽、咳痰、咯血

B. 胸痛、干咳、呼吸困难

C. 胸痛、干咳、咯血

D. 咳痰、咯血、呼吸困难

E. 伴有哮鸣音的呼气性呼吸困难

胸膜腔压力增加 → 胸膜腔破裂 → 胸痛、干咳 → 气体进入胸膜腔 → 肺被压缩 → 呼吸困难。

25. 肝性脑病患者须限制的食物是（C）

A. 水果

B. 蔬菜

C. 肉类

D. 米饭

E. 面食

口诀：肝吃素，肾吃荤。
（肝脏疾病吃植物蛋白，肾脏疾病吃动物蛋白）

26. 中毒型细菌性痢疾最早出现的症状是（D）

A. 腹泻

B. 呕吐

C. 黑便

D. 高热

E. 循环衰竭

中毒型细菌性痢疾是急性细菌性痢疾的危重型，起病急骤，高热甚至超高热，反复惊厥，迅速出现呼吸衰竭和循环衰竭，肠道症状轻微甚至阙如。

27. 心搏呼吸骤停复苏成功后，观察期间应使（B）

A. 血压维持略高水平，不必吸氧

B. 血压维持略高水平，常规吸氧

C. 血压维持略低水平，不必吸氧

D. 血压维持略低水平，常规吸氧

E. 血压不考虑，常规吸氧

28. 符合器官移植后慢性排斥反应特点的是（D）

A. 突发寒战、高热

B. 移植器官功能迅速衰竭

C. 移植器官肿大，局部疼痛

D. 可发生在移植后数月至数年

E. 组织学表现为移植器官的间质弥漫性水肿

① 超急性：移植手术后 24 h 内或更短时间内发生。
② 急性：移植后第 5 日至第 6 个月。
③ 慢性：移植后数月至数年内。
A、C 项为急性，B 项为超急性。

29. 发生大咯血时，患者应当（D）

A. 咳嗽

B. 屏气

C. 少量流质饮食

D. 绝对卧床

E. 多交谈

禁食，不要屏气，以免诱发喉头痉挛，造成窒息。应尽量减少咳嗽，避免诱发咯血。

30. 原发性高血压最严重的并发症是（A）

A. 脑出血

B. 充血性心力衰竭

C. 肾功能衰竭

D. 冠心病

E. 糖尿病

31. 化疗副反应中最常见、最严重的是（ ）

A. 造血功能障碍

B. 消化道反应

C. 皮肤黏膜损伤

D. 肝肾功能损伤

E. 周围神经毒性

32. 多器官功能障碍综合征的普遍特征不包括（ ）

A. 与创伤、休克关系密切

B. 持续高代谢

C. 耗能途径异常

D. 原本健康器官迅速受累

E. 低动力型循环

33. 上消化道大出血伴休克时首要的护理措施是（ ）

A. 迅速建立静脉通路

B. 按医嘱采用止血措施

C. 准备急救药品

D. 稳定患者情绪

E. 迅速配血

34. 下列关于胸腔闭式引流患者的护理措施，叙述错误的是（ ）

A. 引流瓶低于引流平面 60 ~ 100 cm

B. 水封瓶长玻璃管没入水中 3 ~ 4 cm

C. 水柱上下波动 4 ~ 6 cm 为正常

D. 搬动患者时，双重夹闭引流管

E. 在患者呼气末屏气时迅速拔管

35. 系统性红斑狼疮的患者，皮肤护理不正确的是（ ）

A. 常用温水清洗

B. 忌用碱性肥皂

C. 忌用化妆品

D. 避免阳光暴晒

E. 每天 3 次用冷水局部湿敷

36. 最能反映贫血程度的实验室指标是（ ）

A. 红细胞计数

B. 红细胞沉降率

C. 血清蛋白总量

D. 血红蛋白定量

E. 网织红细胞计数

37. 急性肾盂肾炎患者最重要的护理措施是（ ）

A. 卧床休息、多饮水

B. 分散注意力

C. 观察药物毒副作用

D. 每天查尿常规

E. 每天尿培养一次

38. 患儿出现以下哪种畸形时会呈现持续发绀（ ）

A. 室间隔缺损（VSD）

B. 动脉导管未闭（PDA）

C. 房间隔缺损（ASD）

D. 肺动脉瓣狭窄（PS）

E. 法洛四联症（TOF）

39. 体外循环结束时为中和肝素应选择的药物是（ ）

A. 维生素 K

B. 鱼精蛋白

C. 氨甲苯酸

D. 酚磺乙胺

E. 白蛋白

40. 下列关于超声雾化吸入的目的，正确的叙述是（ ）

A. 抑制细胞活性改善通气

B. 减少局部血液改善通气

C. 降低神经细胞兴奋性改善通气

D. 刺激神经末梢改善通气

E. 解除呼吸道痉挛改善通气

41. 患者术前肌内注射哌替啶和阿托品的目的不包括（D）

A. 减少唾液的分泌

B. 降低胃的运动功能

C. 提供平稳的麻醉诱导

D. 减少忧虑

E. 预防麻醉药毒性反应

A、B项为阿托品的目的。
C、E项为哌替啶的目的。
D. 减少忧虑→为镇静催眠药的作用。

42. 金属音调咳嗽提示的疾病是（D）

A. 支气管哮喘

B. 慢性支气管炎

C. 肺气肿

D. 肺癌

E. 心脏病

金属音调咳嗽可由纵隔肿瘤、主动脉瘤或支气管癌等直接压迫气管所致。
肺癌＝老烟民＋刺激性干咳＋痰中带血＋X线块状阴影，边缘不清或呈分叶状，周围有毛刺。

43. 下列不属于肺癌的肺外表现的是（A）

A. 女性闭经

B. 重症肌无力

C. 库欣综合征

D. 骨关节病综合征

E. 多发性肌肉神经痛

肺癌所产生的某些特殊活性物质(包括激素、抗原、酶等)，导致一种或多种肺外症状出现，包括B、C、D、E项。

44. 易合并脓胸的肺炎是（E）

A. 支原体肺炎

B. 腺病毒肺炎

C. 白色假丝酵母菌肺炎

D. 呼吸道合胞病毒肺炎

E. 金黄色葡萄球菌肺炎

易合并脓胸，表现为高热不退、呼吸困难加重、患侧呼吸运动受限、呼吸音减弱或消失。

45. 患者女性，26岁，右乳外上象限有一直径约2cm大小圆形肿块，边界清楚，表面光滑，可移动，不痛。此肿块最可能是（D）

A. 乳腺癌

B. 乳腺增生症

C. 乳管内乳头状瘤

D. 乳腺纤维腺瘤

E. 乳腺炎症性肿块

乳腺纤维腺瘤高发年龄是20~25岁，好发于乳房外上象限，病人常无明显自觉症状，仅是发现肿块，质似硬橡皮球的弹性感，表面光滑易于推动增大缓慢。

46. 患儿，男，1岁。外伤致颅内出血。前囟隆起，喷射性呕吐，浅昏迷，提示该患儿可能发生脑疝的表现是（D）

A. 血压下降

B. 肌张力降低

C. 由浅昏迷转为烦躁

D. 双侧瞳孔不等大→提示小脑幕切迹疝。

E. 呼吸加快

47. 患者，男，35岁。服用吲哚美辛后胃痛，今晨呕吐咖啡渣样胃内容物约250 mL来就诊，既往无胃病史，首选的检查是（E）

A. 胃液分析

B. X线钡餐检查

C. 幽门螺杆菌检查

D. 血清胃泌素测定

E. 急诊胃镜→一般在出血后24~48 h进行急诊内镜检查。

48. 患者，男，32岁。咳嗽、咳脓痰1年，间断咯血，量少。查体：背部可闻及湿性啰音，有杵状指。首先考虑的诊断应是（B）

A. 肺结核

B. 支气管扩张→咳、痰、血＋固定而持久的局限性啰音。

C. 肺癌

D. COPD

E. 肺脓肿

49. 患者，女，26岁。下楼梯时右脚踝关节不慎扭伤，24 h之内的正确处理是（B）

A. 热敷

B. 冷敷→24 h内采取制动、抬高患肢、冷敷，24 h之后可热敷。

C. 先热敷30 min，再冷敷30 min

D. 先冷敷12 h，再热敷12 h

E. 热敷和冷敷交替进行

50.患儿，女，6个月。诊断化脓性脑膜炎。经正规治疗后，脑脊液正常，但头围进行性增大，该患儿可能合并了（A）

A. 脑积水

B. 脑出血

C. 脑室管膜炎

D. 中毒性脑病

E. 慢性脑膜炎

并发症常见硬脑膜积液、脑积水、脑室管膜炎等，会伴有头围进行性增大，硬脑膜积液及脑室管膜炎常会伴有体温升高，脑积水一般不伴有发热。

51.脑脊液漏患者禁忌耳鼻冲洗的目的是避免（D）

A. 脑疝

B. 头痛

C. 颅内压下降

D. 颅内继发感染

E. 昏迷

禁忌堵塞鼻腔、耳道，禁忌冲洗和滴药，脑脊鼻漏者严禁经鼻腔插胃管、吸痰或鼻导管给氧。

52. 典型的急性心肌梗死与典型心绞痛患者在症状上最大的区别是（C）

A. 疼痛的放射部位　B. 疼痛的部位

C. 疼痛的持续时间　D. 疼痛的性质

E. 伴随症状

	心绞痛	心肌梗死
诱因	体力劳动、情绪激动	不明显
性质	压迫、紧缩或发闷感	难以忍受的压榨窒息或烧灼样濒死感
部位	胸骨体中上段之后，可波及心前区	与心绞痛相似
持续时间	3~5 min，一般≤15 min	数小时或数天
缓解方式	休息或含服硝酸甘油后几分钟内缓解	含服硝酸甘油不缓解

53. 胃大部切除术患者，术前饮食要求为（D）

A. 普食

B. 流质饮食 1 周

C. 流质饮食 3 天

D. 流质饮食 2 天

E. 禁食 1 天

涉及胃肠道手术者，术前1~2 天进流质饮食，有幽门梗阻的患者，须在术前进行洗胃，涉及直肠、结肠手术者，术前 3 天进流质饮食。

54. 热射病"三联征"是指（A）

A. 高热、无汗、意识障碍

B. 高热、烦躁、嗜睡

C. 高热、烦躁、无汗

D. 高热、疲乏、眩晕

E. 高热、多汗、心动过速

治疗：

①降温：物理降温 + 药物降

②对症：抽搐——肌注地西

10 mg 或 10% 水合氯醛保留

肠；高热伴休克——动脉快推注 4℃ 5% 葡萄糖盐水。

55. 为促进非手术治疗尿路结石患者排出结石，最适宜的运动方式是（A）

A. 跳跃

B. 散步

C. 气功

D. 游泳

E. 长跑

肾和输尿管结石(上尿路)：

①非手术治疗：直径 <0.6 cm。

②体外冲击波碎石(ESWL)：直径 ≤ 2 cm，两次间隔大于 10~14 天。

③手术治疗：直径 ≥ 2 cm。

56. 某患者有进食后上腹痛史，每年冬季加剧，近 1 周出现柏油样便提示（D）

A. 慢性消化不良

B. 服用铁剂药物

C. 吃绿色蔬菜过多

D. 上消化道出血

E. 胰腺炎症

①柏油样便：上消化道出血。

②暗红色便：下消化道出血。

③陶土色便：胆道阻塞。

④果酱样便：阿米巴痢疾 / 肠

⑤鲜血便：肛裂 / 痔疮。

⑥白色"米泔水"样便：霍乱

霍乱。

⑦黏液脓血便：溃疡性结肠

急性细菌性痢疾。

57. 金属音调咳嗽见于（C）

A. 声带发炎

B. 喉返神经麻痹

C. 纵隔肿瘤

D. 喉炎

E. 喉结核

金属音调咳嗽见于纵隔肿瘤、支气管肿物。A、B、D、E 项可出现嘶哑性咳嗽。

58. 急性坏死性小肠结肠炎患儿粪便为（A）

A. 赤豆汤样血水便

B. 陶土色便→胆道梗阻。

C. 柏油样便→上消化道出血。

D. 脓血样便→溃疡性结肠炎和急性细菌性痢疾。

E. 墨绿色便→12 h 内排胎便。

59. 患者，男，50岁。肺癌术后化疗。化疗期间，白细胞降至 $3\times10^9/L$ 时，首要的处理是（E）

A. 加强营养

B. 减少化疗药量

C. 少量输血

D. 服生血药

E. 暂停化疗，通知医生

化疗最严重的不良反应为骨髓抑制，白细胞计数 < $3.5\times10^9/L$ 或血小板 < $80\times10^9/L$ 时，应该暂停化疗，并给予升血细胞药物。

60. 主动脉瓣关闭不全患者的异常脉搏类型为（A）

A. 水冲脉→主动脉瓣关闭不全、甲亢、动脉导管未闭。

B. 交替脉→左心衰。

C. 奇脉→心包积液缩窄性心包炎。

D. 缓脉→颅内压增高、黄疸、甲减、病态窦房结综合征。

E. 速脉→发热、贫血、甲亢、心功能不全。

61. 慢性子宫颈炎的主要症状是（E）

A. 不孕

B. 外阴瘙痒

C. 下腹坠痛

D. 外阴灼热感

E. 阴道分泌物增多

①病因：多由急性宫颈炎治疗不彻底转变而来。
②表现：分泌物增多(主)、性交后出血宫颈柱状上皮异位肥大。
③治疗：物理治疗(最常用)。

62. 关于妊娠期妇女的健康指导，正确的是（A）

A. 妊娠初3个月及末3个月出现尿频不必处理

B. 妊娠期如果出现便秘时，可随便使用轻泻剂 不可

C. 需要补充铁剂的孕妇，应在餐前半小时服用 ← 两餐之间或餐后服用

D. 早孕反应明显的孕妇，应经常保持空腹状态 ← 少食多餐

E. 妊娠期白带增多，孕妇应每天阴道冲洗 ← 保持清洁即可

63. 患者，女，38岁。子宫内膜异位症病史1年，该患者最主要的临床表现是（A）

A. 痛经

B. 腹泻

C. 性交痛

D. 月经淋漓不尽

E. 持续性下腹部疼痛

①最常见位置：卵巢。
②症状：继发性、进行性加重的痛经，巧克力囊肿，子宫后倾固定。
③检查：腹腔镜(最佳)。

64. 应用异烟肼进行预防性化疗的疗程是（C）

A. 1 ~ 3个月

B. 3 ~ 6个月

C. 6 ~ 9个月　异烟肼不良反应：周围神经炎。

D. 9 ~ 12个月

E. 12 ~ 18个月

65. 在第一次产程时，若要了解宫口开大的情况，一般方法是（B）

A. 腹部检查

B. 阴道检查→第一产程中可了解宫口扩张及胎儿下降情况。

C. 骨盆检查

D. 胎心监护

E. 双合诊

66. 消化性溃疡患者的饮食护理正确的是（A）

A. 忌食生冷食物

B. 少量出血时可进食热流质→可进温凉流质饮食。

C. 忌食高热量、高营养食物

D. 进食含纤维多的蔬菜水果

E. 急性发作期患者应给予普食→以少食多餐为宜。

67. 类风湿关节炎所造成的关节痛性质是（A）

A. 多呈对称性、持续性，但时轻时重

B. 多呈对称性、持续性，逐渐加重

C. 多呈不对称性、持续性，时轻时重

D. 多呈不对称性、间断性，逐渐加重

E. 多呈不对称性、间断性，时轻时重

类风湿关节炎是一种慢性全身性自身免疫性疾病，关节痛往往是最早的关节症状，最常为腕掌指、近端指间关节，大关节亦常受累。

68. 关于产后沮丧的临床表现，正确的是（D）

A. 产妇出现行为紊乱

B. 产妇出现自我伤害

C. 产妇常有幻觉出现

D. 表现为焦虑、疲劳

E. 产妇常有意识障碍

①依赖期：1~3天。
②依赖－独立期：3~14天(容易抑郁)。
③独立期：2周~1个月。

69. 子宫破裂的先兆是（C）

A. 宫缩乏力

B. 宫缩过强

C. 病理性缩复环

D. 跨耻征阳性

E. 胎膜早破

先兆子宫破裂：病理性缩复环、下腹部压痛、胎心率异常及血尿。

70. 敌敌畏中毒的临床表现特点是（A）

A. 瞳孔缩小，肺水肿

B. 瞳孔正常，肺水肿

C. 瞳孔放大，肺水肿

D. 血压下降，流涎

E. 四肢抽搐

有机磷农药中毒 = 有机磷农药接触史 + 典型症状和体征 + 特殊大蒜气味 + 全血胆碱酯酶活力测定。

71. 患者，女，35 岁。单位体检发现可疑子宫肌瘤，到医院就诊。妇科检查：子宫处可扪及有蒂与子宫相连球状物，质地较硬。此患者的子宫肌瘤最可能是（C）

A. 肌壁间肌瘤

B. 黏膜下肌瘤

C. 浆膜下肌瘤

D. 子宫颈肌瘤

E. 阔韧带肌瘤

女性中最常见的良性肿瘤：
① 分类：肌壁间（最常见）、浆膜下、黏膜下。
② 表现：月经异常（与生长部位最密切，表现为经量增多经期延长）、腹部肿块（多见于浆膜下肌瘤）、疼痛（肌瘤红色变性或蒂扭转出现剧烈腹痛）。

72.患儿，男，7个月。因肺炎住院，应用抗生素治疗2周，近2日见患儿口腔黏膜有白色乳凝状物，不易擦去，考虑为鹅口疮，其护理措施错误的是（D）

A. 用 2% 碳酸氢钠溶液口腔护理

B. 局部可涂制霉菌素

C. 涂药前应先清洗口腔

D. 食具等用后应煮沸消毒 → 奶瓶用后先用 5% 碳酸氢钠浸泡 30 min 后再煮沸消毒。

E. 护理患儿前后应洗手

73. 患者，女，43 岁。铁钉刺伤足底 8 h，伤口深约 10 cm，入院时出血已止，伤口污染较重，创缘肿胀，下列处理正确的是（E）

A. 冲洗、消毒后包扎

B. 清创后不予包扎

C. 清创后一期缝合

D. 清创后油纱条填塞

E. 清创后注射破伤风抗毒血清

破伤风为厌氧菌感染，伤口不可包扎、缝合、填塞，A、B、C、D 项均错。

74. 不符合甲状腺危象的表现是（E）

A. 高热达 39 ℃

B. 心率快，≥ 140 次 / 分

C. 患者烦躁、焦虑、嗜睡或谵妄

D. 厌食、恶心、呕吐、腹泻

E. 血白细胞降低

A3/A4 型选择题（75 ~ 90 题）

答题说明：以下提供若干个案例，每个案例下设若干道考题，请根据所提供的信息，在每一道考试题下面的A、B、C、D、E五个备选答案中选择一个最佳答案。

（75 ~ 76 题共用题干）

患者，男，41岁。因车祸伤致颅内血肿，深昏迷，脑疝形成。实施颅内血肿清除，去骨瓣减压手术，术中输血3 600 mL，术后转入ICU，患者出现皮肤紫斑，切口部位有出血。

75. 应首先考虑的诊断是（A）

A. 弥散性血管内凝血（DIC）

B. 多器官衰竭

C. 肾功能衰竭

D. 呼吸功能衰竭

E. 循环功能衰竭

① DIC 基本病理变化：微血栓形成。
② 最常见的原因：感染。

76. 在抢救过程中应及时使用（D）

A. 止血剂

B. 抗生素

C. 升压药

D. 抗凝剂 → 肝素首选，使用时注意观察出血情况，定期测凝血时间以指导用药，肝素过量导致出血可用鱼精蛋白对抗。

E. 利尿剂

（77 ~ 78 题共用题干）

患者，男，24 岁。左侧肺部被匕首刺伤 1 h，有胸痛、呼吸困难。查体：意识清楚，口唇发绀，脉搏 120 次 / 分，血压 80/60 mmHg，左胸壁伤口有血性泡沫，气管健侧移位，叩诊呈鼓音，听诊呼吸音消失。

77. 该患者应首先考虑（B）

A. 闭合性气胸 → 肺萎陷 30% 以下者，多无明显症状。

B. 开放性气胸 → 纵隔扑动，可听见空气进出胸膜腔的嘶嘶声，须封闭伤口（变开放性为闭合性处理）。

C. 张力性气胸 → 极度呼吸困难、紫绀、休克，颈静脉怒张，皮下气肿，高度鼓音；最危急，紧急排气减压。

D. 损伤性气胸

E. 张力性气胸和血胸

78. 对该患者首要的处理是（D）

A. 立即吸氧　　B. 镇静止痛

C. 机械通气　　D. 封闭伤口

E. 开胸检查

（79 ~ 80 题共用题干）

患儿，女，2 岁。发热、盗汗，食欲缺乏、消瘦、无力来诊。胸部 X 线片见两侧肺野有分布均匀、大小一致粟粒状阴影，结核菌素试验阳性。

79. 该患儿正确的诊断是（B）

A. 浸润型肺结核

B. 急性粟粒型肺结核

C. 支气管淋巴结核

D. 原发性肺结核

E. 结核性胸膜炎

80. 该患儿抗结核治疗的总疗程至少是（D）

A. 6 个月　　B. 9 个月

C. 1 年　　D. 1 年半

E. 2 年

（A. 6 个月 →）强化治疗阶段为 2 个月，维持治疗阶段为 4 个月。

（81 ~ 82 题共用题干）

患者，女，30 岁。因房屋倒塌造成严重多发伤，心跳呼吸骤停，经紧急复苏后，送往 ICU 进一步抢救治疗。两天后，患者出现口鼻腔、伤口、消化道及注射部位出血，诊断为 DIC。

81. 对该患者进行早期心肺复苏，错误的操作是（A）

A. 心肺复苏使胸骨下陷 2 ~ 3 cm → 至少 5 cm。

B. 胸外按压与人工呼吸的比例为 30 ∶ 2

C. 人工呼吸频率为 10 ~ 12 次 / 分

D. 按压频率 100 ~ 120 次 / 分

E. 胸外按压的部位在胸骨下段

82. 该患者的实验室检查结果不包括（B）

A. 出、凝血时间延长

B. 3P 试验（血浆鱼精蛋白副凝试验）阴性 → 3P 试验阳性：DIC 早期或中期、血栓性疾病、溶栓治疗期、血液高凝状态等。

C. 凝血酶原时间延长

D. 血小板减少

E. 纤维蛋白原减少

（83 ~ 85 题共用题干）

患者，男，45 岁。慢性咳嗽、咳痰 3 年多，冬重夏轻，3 天前咳嗽加重，咳黄痰。查体：双肺散在干、湿啰音，心脏正常。实验室检查：WBC（白细胞计数）11×10^9/L。胸片：双肺中下肺野纹理增强。

83. 最可能的诊断是（B）

A. 支气管哮喘 → 发作性呼气性呼吸困难伴有哮鸣音。

B. 慢性支气管炎 → 咳、痰、喘。

C. 支气管扩张 → 咳、痰、血。

D. 细菌性肺炎

E. 支气管肺癌 → 肺癌 = 老烟民 + 刺激性干咳 + 痰中带血 + X 线块状阴影，边缘不清或呈分叶状，周围有毛刺。

84. 目前最重要的护理措施是（A）

A. 有效控制呼吸道感染→慢性支气管炎急性加重期最主要的治疗措施是控制感染。

B. 合理用氧

C. 协助患者护理训练

D. 注重患者营养摄入

E. 注意患者的心理护理

85. 最常发生的并发症是（D）

A. 呼吸衰竭

B. 支气管扩张

C. 慢性肺源性心脏病

D. 慢性阻塞性肺气肿→慢性阻塞性肺疾病（COPD）= 咳、痰、喘 + 逐渐加重的呼吸困难（气短）

E. 肺间质纤维化

（86 ~ 87 题共用题干）

患者，男，68岁。既往偶有心绞痛，含服硝酸甘油有效。现因工作过累，发生心前区剧烈疼痛已4 h余，含服硝酸甘油无效，来医院急诊。

86. 护士接待时应先做的检查是（C）

A. 超声心动图

B. 查 24 h 血压

C. 心电图

D. 心肌酶检查

E. 心肺 X 线检查

心电图：
① 面向坏死区，出现宽而深的异常 Q 波。
② 面向坏死区、周围损伤区，出现 ST 段抬高呈弓背向上。
③ 面向损伤区、周围心肌缺氧区，出现 T 波倒置。

87. 针对该患者的护理措施，错误的是（A）

A. 病情平稳后扶入病房→患者考虑为急性心肌梗死，急性期应绝对卧床休息。

B. 静脉注射硝酸甘油

C. 给予持续吸氧

D. 给予哌替啶止痛

E. 给予镇静剂

（88 ~ 90 题共用题干）

新生儿，女。出生时全身皮肤苍白，呼吸微弱，心率 30 次 / 分，四肢略屈曲，弹足底无反应。

88. Apgar 评分为（B）

A. 1 分

B. 3 分

C. 5 分

D. 7 分

E. 8 分

Apgar 评分：皮肤颜色 0 分、呼吸 1 分、心率 1 分、肌张力 1 分、弹足底或插鼻管反应 0 分。

89. 该患儿的窒息程度为（D）

A. 无窒息

B. 轻度窒息

C. 中度窒息

D. 重度窒息

E. 极重度窒息

① 8~10 分：正常新生儿。
② 4~7 分：轻度（青紫）窒息。
③ 0~3 分：重度（苍白）窒息。

90. 最紧急的处理措施为（E）

A. 人工呼吸

B. 吸氧

C. 肌内注射呼吸中枢兴奋剂

D. 心脏按压

E. 清理呼吸道

新生儿重度窒息需要按 A、B、C、D、E 项程序进行复苏，首要的措施为清理呼吸道。

B1 型题（91 ~ 100 题）

答题说明：以下提供若干组考题，每组考题共用 A、B、C、D、E 五个备选答案。请从中选择一个与问题关系最密切的答案。某个备选答案可能被选择一次、多次或不被选择。

（91 ~ 93 题共用备选答案）

A. 面色苍白、大汗、四肢湿冷

B. 头部温度高，体温基本正常

C. 面色潮红、多汗、口唇呈樱桃红色

D. 早期多汗，体温可达 40 ℃以上，继而无汗干热

E. 皮肤苍白、出冷汗、血压下降、体温基本正常

91. 属于 CO 中毒的临床表现是（C）

CO 中毒 = 煤气炉 + 口唇樱桃红 + 碳氧血红蛋白(COHb)↑。

92. 属于热射病的临床表现是（D）

热射病三联征:高热、无汗、意识障碍。

93. 属于日射病的临床表现是（B）

烈日暴晒或强烈热辐射作用于头部，引起脑组织充血、水肿；头温高，体温正常。(口诀:日头高)

（94 ~ 96 题共用备选答案）

A. 上臂三角肌肌内注射

B. 左上臂三角肌上端外缘皮下注射

C. 左上臂三角肌下端外缘皮内注射

D. 左前臂掌侧中、下 1/3 交界处皮内注射

E. 左前臂掌侧中、上 1/3 交界处皮内注射

94. 卡介苗的接种方法是（C）

95. 结核菌素试验的方法是（E）

96. 乙肝疫苗的接种方法是（A）

出生乙肝卡介苗，二月脊灰炎正好，三四五月百白破，8 月麻疹和乙脑。

（97 ~ 98 题共用备选答案）

A. 去枕平卧位

B. 平卧侧头位

C. 低半坐卧位

D. 头高脚低位

E. 斜坡卧位

97. 腹部手术后采用的体位是（C）

低半坐卧位可以松弛腹肌，减轻腹部切口缝合处的张力，缓解疼痛。

98. 全麻未清醒患者多采用的体位是（B）

应平卧头偏向一侧，防误吸。

（99 ~ 100 题共用备选答案）

A. 1 年

B. 3 年

C. 4 年

D. 5 年

E. 5 年以上

99. 葡萄胎的避孕时间是（A）

葡萄胎避孕 1 年，首选阴茎套或阴道隔膜。

100. 宫颈癌术后随访时间是（E）

宫颈癌：最常见的妇科恶性肿瘤，接触性出血，需要终身随访。

进阶卷：高分必做题（二）

A1/A2 型单项选择题（1 ~ 73 题）

答题说明：以下每道考题下面都有 A、B、C、D、E 五个备选答案。请从中选择一个最佳答案。

1. 癫痫患者可进行的日常活动项目是（B）

A. 游泳

B. 太极拳

C. 开汽车

D. 单独外出

E. 登高

A、C、D、E 项太危险。脑电图是其最重要、最有价值的诊断方法。癫痫以短暂性、刻板性、反复发作性为特征(无周期性)。

2. 气管切开后最重要的护理措施是（B）

A. 清洁伤口

B. 湿化气道

C. 取半卧位

D. 重建沟通方式

E. 预防并发症

气管切开后相当于空气未经过鼻的加温湿化功能直接进入呼吸道，故气道加温湿化非常重要。

3. 决定能否经阴道分娩的重要观察项目是（C）

A. 规律宫缩

B. 宫口扩张程度

C. 胎头下降程度

D. 胎心

E. 胎膜早破

4. 癫痫大发作的临床表现特征是（D）

A. 局部肌肉节律性抽搐

B. 吸吮、咀嚼、流涎

C. 突发突止的意识障碍

D. 意识丧失、全身抽搐

E. 无力吵闹、唱歌、脱衣

5. 颅底骨折的表现不包括（A）

A. 骨折畸形 → 颅底骨折一般为线形骨折，不出现移位，也不出现骨折畸形的特征。

B. 脑脊液鼻漏 ← 颅前、中窝骨折

C. 外耳道脑脊液漏

D. 耳后乳突区皮下淤血 ← 颅中窝骨折

E. 耳后及枕下部皮下淤血 → 颅后窝骨折

6. Ⅰ期内痔患者排便时（B）

A. 无明显症状

B. 出现无痛性出血

C. 瘙痒明显

D. 痔块脱出，可自行回纳

E. 痔块脱出，不能自行回纳

口诀：Ⅰ不出，Ⅱ自行，Ⅲ用手，Ⅳ长期。

7. 产后出血导致失血性休克时的补血原则是（A）

A. 补充同等失血量 → 原则是出多少，补多少。

B. 补充 1/2 失血量

C. 补充 1/3 失血量

D. 补充 1 倍失血量

E. 补充 2 倍失血量

8. 下列关于糖皮质激素治疗肾病综合征的叙述，正确的是（D）

A. 从小剂量开始根据体重加大剂量

B. 症状缓解后即可停药

C. 治疗量有效后即可减量

D. 维持时间长，在 1 ~ 2 年左右

E. 维持大剂量服药，勿增减剂量

用药原则：起始足、撤药慢、维持久。

9. 某产妇，25 岁。自然分娩一活男婴，会阴左侧切开缝合，助产士应告知该产妇拆线前不能采取的体位是（C）

A. 右侧卧位

B. 半坐卧位

C. 左侧卧位

D. 俯卧位

E. 平卧位

会阴侧切须采取健侧卧位，以防患侧受压。

10. 急性感染性多发性神经根神经炎情况危重的标志性表现是（C）

A. 吞咽困难

B. 出汗多

C. 呼吸肌麻痹

D. 手套样感觉消失

E. 四肢末端肌肉瘫痪

①病因：自身免疫性疾病。②表现：瘫痪（首发症状是四肢对称性无力，从双下肢开始）、严重时呼吸肌麻痹。

11. 孕妇，30 岁。孕 28 周，孕 1 产 0。诊断为妊娠合并缺铁性贫血，下列关于补充铁剂的健康教育内容不正确的是（D）

A. 首选口服铁剂

B. 同时服用维生素 C

C. 应饭后或餐中服用

D. 轻度贫血不可下床活动→严重贫血应卧床休息，轻中度贫血可下床活动。

E. 出现黑便无须就医

12. 咳出的痰液有恶臭气味提示（D）

A. 尿毒症→氨臭味

B. 有机磷中毒→大蒜味

C. 氟化物中毒

D. 厌氧菌感染→恶臭味

E. 糖尿病酮症酸中毒→烂苹果味

13. 某 1 型糖尿病患者，查餐后 2 h 血糖 15 mmol/L。给胰岛素静脉滴注，静脉滴注时患者自觉多汗、手抖、饥饿，应考虑其原因是（B）

A. 低血压

B. 低血糖

C. 静脉滴注过快

D. 药物过敏

E. 精神紧张

①1 型：胰岛素绝对缺乏，与自身免疫有关，青少年及儿童多见，典型的“三多一少”，易发生酮症酸中毒，胰岛素治疗，死因是糖尿病肾病。②2 型：胰岛素相对不足，与遗传有关，40 岁以上成人，无典型的“三多一少”，饮食 + 运动 + 口服降糖药，死因是心血管疾病。

14. 门静脉高压症患者行分流手术，术前护理不正确的是（E）

A. 卧床休息

B. 避免大便干燥

C. 避免进食干硬食物

D. 手术前 1 天清洁灌肠

E. 手术前常规放置胃管→一般术前不常规放置胃管，以防止食管胃底出血。

15. 腹膜炎术后半卧位的目的不包括（C）

A. 有利于脓液局限盆腔

B. 有利于改善呼吸和循环

C. 有利于恢复肠蠕动→早期下地活动的目的是恢复肠蠕动。

D. 减轻中毒症状

E. 防止膈下感染

16. 气性坏疽患者的伤口特点是（D）

A. 无痛，无液体流出

B. 无痛，可流出恶臭液

C. 轻痛，无液体流出

D. 剧痛，可流出恶臭液

E. 剧痛，可流出无味液

“胀裂样”剧痛，伤口周围皮肤水肿、苍白、发亮，迅速变为紫红色；伤口处大小不等的水疱，轻压可有捻发音，伤口内肌肉坏死，呈暗红或土灰色，并有稀薄、恶臭的浆液样血性分泌物流出。

17. 为了改善子宫胎盘血循环，孕妇卧床休息时一般采取的卧位为（C）

A. 平卧位

B. 右侧卧位

C. 左侧卧位→可减轻旋子宫对下腔静脉的压迫。

D. 截石位

E. 头高脚低位

18. 肝癌的终末期死亡率极高的并发症是（C）

A. 上消化道出血

B. 癌结节破裂出血

肝性脑病分期：
①潜伏期：只有做心理测试或智力测试有轻微异常。
②1 期（前驱期）：轻度性格改变和行为失常。
③2 期（昏迷前期）：意识错乱、睡眠障碍、行为失常。

C. 肝性脑病

D. 继发感染

E. 腹水形成

④3 期(昏睡期):昏睡和精神错乱,但可唤醒。
⑤4 期(昏迷期):神志完全丧失,不能唤醒。

19. 急性一氧化碳中毒患者苏醒后，应继续观察的时间是（ C ）

A. 24 h

B. 1 周

C. 2 周→以防迟发性脑病的发生。

D. 1 个月

E. 2 个月

CO 中毒 = 煤气炉 + 口唇樱桃红 + 碳氧血红蛋白(COHb)↑。

20. 患者，女，48 岁。30 min 前因消化道大出血入院，当时患者心率为 120 次 / 分，出冷汗，脉搏弱，血压 65/40 mmHg，皮肤湿冷，该患者的出血量为（ E ）

重度休克,收缩压在 70 mmHg 以下或测不到,估计失血量在 1600 mL 以上。

A. 500 mL　　B. 500 ～ 600 mL

C. 250 mL　　D. 800 mL

E. 1 000 mL 以上

21. 产后子宫恢复至正常未孕期大小的时间为产后（ C ）

A. 4 周

B. 5 周

C. 6 周

D. 7 周

E. 8 周

产后一日底平脐,
十日降至骨盆里,
内膜修复须三周,
胎盘附着六周毕,
一周宫颈内口闭,
四周宫颈全复全,
产前圆形产后一。

22. 某产妇夏季自然分娩一足月新生儿，产后 2 天，用厚包被包裹婴儿，母乳头凹陷，未进行人工喂养。现该婴儿出现多汗，体温 39 ℃，首先考虑的是（ E ）

A. 新生儿肺炎

B. 新生儿脐炎

C. 新生儿败血症

D. 新生儿免疫功能不全

E. 新生儿脱水热→当呼吸、皮肤及大小便失去的水分超过了喂哺新生儿所得的液体量时,即可发生脱水热。

23. 急性左心衰竭患者采取端坐位的目的是（ B ）

A. 减轻体循环淤血

B. 减轻肺淤血→既可减少回心血量,减轻肺淤血,又可减轻呼吸困难。

C. 减轻下肢水肿

D. 避免腹水发生

E. 避免血压升高

24. 初产妇，第二产程延长，行胎头吸引。胎儿体重 4 000 g，胎盘娩出后 1 h 内阴道出血，宫底脐上二横指，质软，测量血压为 73/30 mmHg，脉搏细速，出冷汗，其最可能的出血原因是（ B ）

A. 胎盘残留→胎儿娩出后阴道大量流血,色暗红。

B. 宫缩乏力→(最常见):暗红色,可凝固,子宫轮廓不清,松软如袋状。

C. 会阴损伤→胎儿娩出后立即阴道流血,色鲜红,能自

D. 凝血障碍→出血不凝、不易止血。

E. 胎盘早剥

25. 判断产程进展的重要标志是（ D ）

A. 宫缩强度

B. 宫缩频率

C. 产妇自我感觉

D. 胎头下降的程度

E. 血性分泌物量的多少

26. 正常瞳孔的直径为（ D ）

A. 1.5 ～ 2.5 mm

B. 2.5 ～ 3.5 mm

C. 3 ～ 5 mm

D. 2 ～ 5 mm

E. 5 mm 以上

①<2 mm 为瞳孔缩小。
②<1 mm 为针尖样瞳孔。
③>5 mm 为瞳孔散大。

27. 下列关于对肝性脑病患者的护理措施，不妥的叙述是（ D ）

A. 禁蛋白饮食

B. 弱酸溶液灌肠

C. 保持大便通畅

D. 烦躁者给镇静剂→以防加重肝性脑病。

E. 注意观察生命体征

禁用安眠药和镇静药物。

28. 甲类传染病是指（D）

A. 鼠疫、狂犬病

B. 鼠疫、黑热病

C. 炭疽、狂犬病

D. 鼠疫、霍乱

E. 霍乱、狂犬病

29. 患者，男，65岁。晨起发现不能说话，左侧肢体瘫痪，口眼歪斜，意识清楚，此患者很可能是（D）

A. 急性感染性多发性神经根神经炎→首发症状双下肢无力。

B. 癫痫→意识丧失＋全身抽搐。

C. 蛛网膜下隙出血→脑膜刺激征。

D. 脑血栓形成

E. 脑出血→高血压＋情绪激动＋CT高密度影。

30. 弥散性血管内凝血（DIC）患者早期及时应用的治疗药物是（D）

A. 氨甲苯酸

B. 氨基己酸

C. 鱼精蛋白

D. 肝素

E. 维生素K

①对DIC早期的抗凝治疗（越早越好）常用肝素，用药前后2 h测定凝血时间。如<12分钟，提示肝素剂量不足；如>30分钟，提示过量；如为20分钟左右表示剂量合适。②使用过量可致出血，可用鱼精蛋白拮抗。

31. 心律失常患者中最易发生脉搏短绌的类型是（B）

A. 心房扑动

B. 心房颤动→心律完全不规则，心率快慢不等，心音强弱绝对不一致，脉搏短绌。

C. 心室颤动

D. 室性期前收缩

E. 窦性心律不齐

32. 石膏固定患者主诉伤肢疼痛，下列处理错误的是（A）

A. 给予止痛药，并向石膏内填塞棉花←石膏内不可填塞异物，以免摩擦引起皮炎。

B. 抬高患肢，以利于静脉回流

C. 报告医师处理

D. 密切观察肢端血运

E. 必要时解除压迫，更换石膏

33. 急性有机磷农药中毒，出现“中间综合征”的时间多在发病后（B）

A. 1天以内

B. 1～4天

C. 5～7天

D. 8～10天

E. 10天以后

多在急性中毒后24~96小时，突然病情加重，表现为肌无力，称中间综合征。

34. 细菌性肝脓肿患者术后拔除引流管的指征是每日引流液应少于（B）

A. 5 mL

B. 10 mL

C. 15 mL

D. 20 mL

E. 25 mL

拔管指征：①直肠肛管周围脓肿切开引流：引流液<50 mL/天。②胸腔闭式引流引流液<50 mL/天时，脓液<10 mL/天。③心包穿刺术：引流液<25 mL/天。

35. 下列关于颈椎病前路手术术后护理措施的描述，错误的是（E）

A. 术后搬运时应用颈围固定颈部，并由专人护送

B. 回病房后取平卧位并维持颈部稍前屈位

C. 严密观察伤口有无出血，颈部是否肿胀

D. 术后1周以颈围固定颈部，摇高床头坐起

E. 呼吸困难多发生在术后1周，应密切注意←多发生于术后1~3天内，由出血的血肿、气管黏膜水肿或植骨块滑脱引起。

36. 下列关于关节脱位患者护理的描述，错误的是（E）

A. 抬高患肢，以利于静脉回流

B. 疼痛时可遵医嘱给予止痛药

C. 固定期间可进行肌肉舒缩及固定范围外的关节活动

D. 向患者讲明复位后固定的重要性，防止习惯性脱位

E. 髋关节脱位手法复位后患者应保持髋关节屈曲、内收、内旋→应置患肢于外展中立位，严禁屈曲、内收、内旋动作，避免再脱位。

37. 尿道损伤的患者首选的检查是（D）

A. B超

B. CT

C. MRI

D. 尿道X线摄片→首先进行尿道X线摄片，查看是否有骨盆骨折；然后进行逆行尿道造影，可显示尿道损伤部位及程度。

E. 逆行尿道造影

38. 脑桥出血，瞳孔表现为（C）

A. 一侧瞳孔散大

B. 一侧瞳孔缩小

C. 针尖样瞳孔→一侧脑桥出血交叉瘫，两侧脑桥出血四肢瘫，瞳孔呈针尖样。

D. 双侧瞳孔对光反应消失 ①内囊出血：三偏征。

E. 双侧瞳孔散大固定 ②小脑出血：眩晕、呕吐、枕部头痛、眼球震颤、共济失调。

39. 臀位分娩后胎头娩出困难者宜采取（D）

A. 会阴正中切开术 ①臀位分娩后胎头娩出困难者。

B. 剖宫产术 ②胎头吸引术失败者。

C. 胎头吸引术 ③第二产程延长者。

D. 产钳助产术 ④妊娠合并心脏病、妊娠期高血压疾病、临产宫缩乏力或胎儿宫内窘迫者。

E. 缩宫素引产术 ⑤有剖宫产史或子宫瘢痕，不宜过分用力者。

40. 溃疡性结肠炎最突出的消化系统症状是（A）

A. 腹泻 ①病因：与免疫有关。

B. 腹痛 ②表现：腹泻（最主要）、腹痛、黏液脓血便、里急后重、中毒性巨结肠（并发症）。

C. 腹胀 ③确诊：结肠镜。

D. 食欲缺乏 ④治疗轻中型——柳氮磺吡啶（饭后服后）；重型——糖皮质激素。

E. 恶心、呕吐 口诀：一支黄巨蟹得了溃疡性结肠炎。

41. 正确的胸外心脏按压，是使胸骨下段下移（C）

A. 1 ~ 2 cm ①部位：胸骨中下 1/3 交界处。

B. 3 ~ 4 cm ②频率：100~120 次 / 分。

C. 5 ~ 6 cm ③深度：5~6 cm。

D. 7 ~ 8 cm ④按压与放松比为 1:1。

E. 9 ~ 10 cm ⑤胸外心脏按压与人工呼吸之比为 30：2。

42. 病毒性脑膜炎病程一般为（A）

A. 1 ~ 2 周　　B. 3 ~ 4 周

C. 5 ~ 6 周　　D. 7 ~ 8 周

E. 10 周

43. 患儿，女，5 月龄。牛奶喂养，未添加辅食。多汗，易惊，烦躁，突然抽搐 3 次，表现为面肌及四肢抽动，每次持续约数秒，发作停止后意识清醒，不伴发热，前囟平软，首先应考虑诊断为（E）

A. 癫痫

B. 低血糖

C. 苯丙酮尿症

D. 化脓性脑膜炎

E. 维生素 D 缺乏性手足搐搦症

由于维生素 D 缺乏、血钙降低而出现惊厥、喉痉挛或手足抽搐等神经肌肉兴奋性增高的症状，多见于 6 个月以内的小婴儿。

44. 患者，女，40 岁。半年来便秘，排便时及便后肛门口剧痛难忍，便时有少量鲜血滴出，考虑诊断为（D）

A. Ⅰ期内痔 肛裂：

B. Ⅱ期内痔 ①病因：长期便秘、粪便干。

C. Ⅲ期内痔 ②三联征：肛裂 + 前哨痔 + 肥大乳头。

D. 肛裂 ③主要症状：便时及排便后肛门部疼痛。

E. 外痔

45. 未母乳喂养或未做到及时有效母乳喂养的产妇，通常可于产后 3 ~ 4 天因乳房血管、淋巴管极度充盈而有发热，称为（C）

A. 产褥热

B. 产后热

C. 泌乳热

D. 乳腺炎

E. 产褥感染

产后由于未及时喂哺，3~4 天出现乳房血管、淋巴管极度充盈，乳房胀大，伴 37.8~39℃的发热称为泌乳热。

46. 患者，女，35岁。已婚。因“外阴瘙痒1周，白带增多，有臭味”前来就诊。经检查确诊为“滴虫阴道炎”，以下护理措施不正确的是（E）

A. 嘱患者注意个人卫生，勿与他人共用浴盆、浴巾

B. 患者的内裤、浴巾应煮沸 5 ~ 10 min 以杀灭滴虫

C. 治疗期间避免性生活，或在同房时使用避孕套

D. 嘱患者的性伴侣同时治疗

E. 嘱患者于月经干净后复查白带，未查见滴虫，视为治愈（连续 3 次皆为阴性方为治愈）

47. 营养不良患儿最初的表现是（B）

A. 体重减轻

B. 体重不增→早期体重不增，以后体重减轻。

C. 低血糖

D. 心音低钝

E. 体温降低

48. 关于胃-十二指肠溃疡并发瘢痕性幽门梗阻，下列叙述不正确的是（E）

A. 进食后上腹饱胀

B. 呕吐物为宿食

C. 可见胃型、胃蠕动波

D. 易发生低钾低氯性碱中毒

E. 一般非手术疗法可治愈→必须手术治疗。

49. 患者，男，22岁。左小腿中下段闭合性骨折24 h，肿胀，局部皮下淤血，足趾呈屈曲状活动受限，可能的并发症是（C）

A. 血管栓塞

B. 神经损伤

C. 骨筋膜室综合征

D. 脂肪栓塞

E. 局部软组织感染

①骨筋膜室内压力增高，使软组织血液循环障碍，肌肉、神经急性缺血出现的早期综合征。②常见于前臂和小腿骨折。③表现为肢体剧痛、肿胀、活动受限、局部肤色苍白或发绀。

50. 肾病综合征的治疗，不合理的措施是（D）

A. 必要时补充清蛋白

B. 必要时可应用阿司匹林

C. 用激素治疗 4 周，无效加用环磷酰胺

D. 用激素治疗，尿蛋白减少立即减量

E. 必要时应用环孢素 A

糖皮质激素为治疗肾病综合征首选药物，原则：起始足、撤药慢和维持久。

51. 患者，男，35 岁。走路不慎滑倒，头部触地，当即昏迷约 30 min，醒后头痛、恶心，50 min 后，再次昏迷，该患者最可能是（E）

A. 脑震荡→意识障碍 <30 min，逆行性遗忘症。

B. 脑挫伤

C. 脑裂伤→脑挫裂伤：立即昏迷，意识障碍 >30 min。

D. 脑内血肿

E. 硬脑膜外血肿→中间清醒期：昏迷—清醒—昏迷。

52. 葡萄胎清宫术后患者应避孕至少（D）

A. 0.5 年

B. 1.5 年

C. 5 年

D. 1 年

E. 3 年

①表现：阴道流血、子宫异常增大，有绒毛结构（不侵入肌层），卵巢黄素化囊肿。②转移：无。③检查：首选 B 超（落雪征）。④治疗：立即清除宫内容物。⑤宣教：避孕 1 年，首选阴茎套。最重要的随访项目是血或尿内 HCG 的变化。

53. 患者，女，40 岁。患类风湿关节炎已 8 年。近 10 天来手足及膝关节肿胀、疼痛加重，伴有食欲缺乏、乏力，其护理措施不恰当的是（E）

A. 卧床休息

B. 平卧脊背挺直

C. 必要时用夹板

D. 足底放护足板

E. 维持膝关节屈曲→膝关节维持伸直位，足底置护足板以防足下垂。

54. 患儿，男，7 个月。发热、咳嗽 5 天，呕吐 2 天，抽搐 1 天。嗜睡，前囟饱满，双肺少许细湿啰音，克氏征（-）、布氏征（-）。血白细胞 17×10^9/L，中性粒细胞 0.66，淋巴细胞 0.34；脑脊液混浊，白细胞 $1\,000 \times 10^9$/L，中性粒细胞为多，蛋白质 2 g/L，糖 2.3 mmol/L，氯化物 105 mmol/L，最可能的诊断是（A）

A. 化脓性脑膜炎→脑脊液混浊。

B. 病毒性脑膜炎→脑脊液清亮。

C. 结核性脑膜炎→脑脊液呈毛玻璃样。

D. 中毒性脑病

E. 脑性瘫痪

55. 右下肺叶支气管扩张患者，体位引流时应采取的体位是（D）

A. 仰卧位

B. 头低俯卧位

C. 头低仰卧位

D. 头低左侧卧位→原则上抬高患肺位置，引流支气管开口向下，有利于分泌物随重力作用流入大支气管和气管排出。

E. 头低右侧卧位

56. 与营养不良无关的指标是（E）

A. 肌酐升高指数

B. 血清蛋白

C. 氮平衡

D. 整体蛋白更新率

E. 肌酐清除率→反映肾功能情况的指标，与营养不良无关。

57. 患儿，男，18个月。多汗、烦躁。查体：方颅、鸡胸、O形腿。实验室检查示血钙、磷均低，最可能的诊断是（B）

A. 佝偻病初期→睡眠不安、夜间啼哭、多汗、枕秃。

B. 佝偻病激期→骨骼改变。

C. 佝偻病恢复期→症状和体征减轻或接近消失，血液生化改变和X线表现也恢复正常。

D. 佝偻病后遗症期

E. 先天性佝偻病

多见于2岁以后小儿，仅遗留骨骼畸形。

58. 患者，男，27岁。近两年来经常出现低热，近来感气促，间断咳脓痰。胸部X片示纵隔移向右侧，行脓腔造影，咳出蓝色痰液，为改善呼吸功能应建议此患者采取（D）

A. 左侧卧位

B. 平卧位

C. 右侧卧位

D. 半坐卧位→可使膈肌下移，利于通气，改善呼吸，减轻呼吸困难。

E. 头低足高位

59. 生理性腹泻多见于（A）

A. 6个月以内婴儿

B. 1岁以内婴儿

C. 2～3岁幼儿

D. 4～6岁儿童

E. 7～10岁儿童

外观虚胖，常有湿疹，表现为生后不久即出现的腹泻，但除大便次数增多外，一般无其他症状，食欲好，生长发育正常。

60. 下列关于肺结核患者的护理措施，不正确的是（C）

A. 高热量、高蛋白、高维生素饮食

B. 注意隔离与消毒

C. 绝对卧床休息→轻症及恢复期肺结核患者不必限制活动，有高热等明显中毒症状及咯血者卧床休息。

D. 观察药物的不良反应

E. 做好卫生宣教

61. 孕妇，29岁。孕36周。因抽搐数次急诊入院。查体：眼球固定，瞳孔散大，牙关紧闭，双手紧握，血压170/120 mmHg。应考虑为（E）

A. 轻度子痫前期

B. 重度子痫前期

C. 妊娠期高血压

D. 先兆子痫

E. 子痫

妊高征分类：
①妊娠期高血压：BP（血压）≥140/90。
②轻度子痫前期：BP≥140/90 mmHg，尿蛋白≥0.3 g/24 h。
③重度子痫前期：BP≥160/110 mmHg，尿蛋白≥2.0 g/24 h。
④子痫：抽搐。

62. 患者，女，35岁。头晕1个月余来院就诊。查血常规 RBC 3.0×10^{12}/L，Hb 80g/L，WBC 2.0×10^{9}/L，PLT 40×10^{9}/L，应考虑的是（B）

A. 化脓感染

B. 再生障碍性贫血

C. 缺铁性贫血

D. 病毒感染

E. 急性溶血

①病因：氯霉素、苯。
②确诊：骨髓象（正细胞性贫血）。
③特点：外周血全血细胞减少。
④分类：重型（出血、感染为主）、非重型（贫血为主）。

63. 患儿，女，5个月。因腹泻伴中度等渗性脱水入院。入院后给予补液治疗，脱水症状缓解，但患儿精神较差，四肢软弱无力，腹胀明显，该患儿可能出现了（C）

A. 低血糖

B. 代谢性酸中毒→呼吸深快节律不整、有烂苹果味。

C. 低钾血症→肌无力腹胀肠鸣音减弱或消失。

D. 低钙血症→抽搐或惊厥。

E. 高钾血症

64. 患者，男，38岁。慢性肾衰竭伴严重水肿，不妥的护理措施是（C）

A. 准确记录24 h的出入量

B. 控制水的摄入

C. 食盐摄入量 < 1 g/d→限水（<1 500 mL/d），低盐（<2 g/d）。

D. 注意皮肤、口腔、外阴的护理

E. 防止上呼吸道感染

65. 患儿，男，5个月。家长诉患儿爱流口水，查体见齿龈部有白色乳凝块物，不易擦去。擦拭时患儿无

明显不适感，最可能的诊断是（B）

A. 齿龈炎

B. 鹅口疮

C. 溃疡性口腔炎

D. 生理性表现

E. 磨牙

①病因：白色念珠菌。
②表现：白色乳凝块状，不易拭去，不痛。
③处理：2% 碳酸氢钠冲洗、涂制霉素、奶瓶等用 5% 碳酸氢钠浸泡 30 min 后再煮沸消毒。
④口诀：白天鹅 娥眉派。

66. 某妊娠 26 周孕妇，因患妊娠期高血压疾病静脉滴注硫酸镁治疗，下列用药前检测的结果中，应停用药物的指征是（C）

A. 血压 150/90 mmHg

B. 呼吸 18 次 / 分

C. 尿量 10 mL/h

D. 膝反射亢进

E. 自觉症状减轻

硫酸镁中毒表现及处理：膝腱反射消失（最早）、呼吸 <16 次 / 分、尿量 <600 mL/d 或 <25 mL/h，立即给予 10% 葡萄糖酸钙缓慢静推。

67. 一期速发型 MODS（多器官功能障碍综合征）通常发生的时间是在原发急症发病（C）

A. 6 h 后

B. 12 h 后

C. 24 h 后

D. 48 h 后

E. 72 h 后

①一期速发型 MODS：有两个或更多的器官系统同时发生功能障碍。
②二期速发型 MODS：经过一段时间时再出现功能障碍。

68. 腹股沟斜疝患者在常规修补术后平卧位，患侧膝下垫一软枕，使髋关节微屈的目的是（C）

A. 防止阴囊血肿

B. 防止术后复发

C. 减轻切口张力 → 放松腹肌，减少切口张力。

D. 防止深静脉血栓形成

E. 防止尿潴留

69. 引起代谢性碱中毒最常见的外科疾病是（D）

A. 低位小肠梗阻

B. 高位小肠梗阻

C. 结肠梗阻

D. 幽门梗阻 → 可使胃酸大量丢失，体内 HCO_3^- 增多，造成代谢性碱中毒。

E. 十二指肠梗阻

口诀：吐酸拉碱。

70. 初产妇，27 岁。36 周妊娠合并先心病，心功能Ⅱ级。终止妊娠后，不正确的护理措施是（A）

A. 回乳

B. 半卧位

C. 清淡饮食

D. 给予镇静剂

E. 监测生命体征

①Ⅰ~Ⅱ级：可妊娠，可阴道分娩，第二产程需要助产，可哺乳。
②Ⅲ~Ⅳ级：不宜妊娠，如已妊娠，12 周前做人流；剖宫产；产后 1 周做绝育术；不可哺乳。

71. 下列维生素 D 中，生物活性最强的是（D）

A. 胆骨化醇

B. 麦角骨化醇

C. 25-羟胆骨化醇

D. 1，25-二羟胆骨化醇

E. 24，25-羟胆骨化醇

72. 斜疝术后护理错误的是（B）

A. 切口处沙袋压迫

B. 早期下床 → 疝修补术后不宜早期下床活动，避免负压增加，导致再次脱出。

C. 阴囊托起

D. 伤口处勿污染

E. 防止腹压增加

73. 新生儿为预防吸入性并发症，每次喂食后，应采取的卧位是（B）

A. 左侧卧位

B. 右侧卧位 → 新生儿胃呈水平胃，易发生黏液或食物反流吸入现象。

C. 仰卧位

D. 俯卧位

E. 半坐卧位

A3/A4 型选择题（74～87 题）

答题说明：以下提供若干个案例，每个案例下设若干道考题，请根据所提供的信息，在每道考试题下面的A、B、C、D、E五个备选答案中选择一个最佳答案。

（74 ～ 75 题共用题干）

患者，男，39 岁。因阵发性腹痛、呕吐 6 h，以“肠梗阻”入院。患者烦躁，面色发绀、皮肤湿冷、脉搏细弱，血压 90/70 mmHg。

74. 患者可能发生的酸碱失衡为（C）

A. 代谢性酸中毒

B. 呼吸性碱中毒

C. 代谢性碱中毒→患者呕吐 6 h，胃液丧失过多，考虑为代谢性碱中毒。口诀：吐酸拉碱。

D. 呼吸性酸中毒

E. 代谢性碱中毒合并呼吸性酸中毒

75. 下列护理措施不正确的是（C）

A. 吸氧、输液

B. 仰卧中凹卧位

C. 置热水袋热敷→患者有休克倾向，且未辨明肠梗阻类型，禁忌热敷，以免掩盖病情。

D. 监测中心静脉压

E. 监测尿量

（76 ～ 77 题共用题干）

患者，男，42 岁。右小腿严重外伤后发生气性坏疽，住院治疗。

76. 该患者首选的处理措施是（D）

A. 给氧

B. 高压氧治疗

C. 加强营养

D. 手术

E. 止痛→气性坏疽可在 12~24 h 内引起全身情况迅速恶化。一旦确诊，应在抗休克和纠正严重并发症的同时，在全身麻醉下行清创术，以挽救患者生命和降低截肢率。

77. 对该患者不必要的处理是（E）

A. 高压氧治疗

B. 使用解热镇痛药

C. 清创手术

D. 使用青霉素

E. 避光、保持安静→气性坏疽患者遇声光刺激不会出现抽搐，不须避光。

（78 ～ 79 题共用题干）

患者，男，54 岁。患痔疮 20 余年，近期无痛性便血加重，排便间歇滴血，有痔块脱出于肛门外，排便结束后不能自行回纳。

78. 该患者目前病情属于（C）

A. 内痔Ⅰ度

B. 内痔Ⅱ度

C. 内痔Ⅲ度 口诀：Ⅰ不出Ⅱ自行Ⅲ用手Ⅳ长期。

D. 内痔Ⅳ度

E. 混合痔

79. 下列关于术前护理措施的描述，正确的是（A）

A. 术前多食新鲜蔬菜、水果

B. 排便时适当看报纸以放松心情

C. 坐浴水温以 20 ～ 30 ℃为宜→水温以 43~46 ℃为宜，每天 2~3 次。

D. 绝对卧床休息→适当增加运动量，促进肠蠕动。

E. 尽量减少排便次数

（80 ～ 82 题共用题干）

患者，男，50 岁。确诊乙型肝炎 20 年，长期需要家人照顾其生活起居，今日该患者因食欲缺乏、厌油、腹胀 3 个月、加重 1 个月入院。查体：全身散在皮肤紫癜，腹部胀痛，叩诊移动性浊音阳性，肝脏触诊质硬有结节感，边缘较薄，无压痛。实验室检查：ALT（谷丙转氨酶）显著升高，AFP（甲胎蛋白）正常。

80. 最可能的诊断是（B）

A. 酒精性肝病

B. 肝硬化→乙肝 20 年，全身散在皮肤紫癜，移动性浊音阳性，肝脏触诊质硬，有结节感，提示可能进入肝硬化失代偿期。

C. 原发性肝癌

D. 结核性腹膜炎

E. 腹腔内肿瘤

81. 若该患者腹水诊断明确，每日摄入的钠盐应控制在（A）

A. 1 ~ 2 g/d

B. 2 ~ 3 g/d

C. 3 ~ 4 g/d

D. 4 ~ 5 g/d

E. 5 ~ 6 g/d

82. 若该患者入院第 3 天早饭后感腹胀不适，并呕吐咖啡渣样液体，随即出现乏力、皮肤湿冷。测 BP80/50 mmHg，HR138 次 / 分，则该患者目前首要的护理问题是（E）

A. 体液不足

B. 焦虑

C. 活动无耐力

D. 营养失调：低于机体需要量

E. 潜在并发症：休克→血压下降明显，脉搏加快等症状，提示失血性休克的可能。

（83 ~ 84 题共用题干）

患者，女，30 岁。心脏瓣膜病二尖瓣狭窄 4 年，头晕、心悸、心前区不适 1 h。查体：脉搏 90 次 / 分，心率 110 次 / 分，第一心音强弱不等，心率极不规则。心电图示 P 波消失，代之以大小形态不等及规律不一的 f 波，QRS 波群形态正常。

83. 患者的脉搏呈（D）

A. 奇脉→大量心包积液心包压塞。

B. 水冲脉→主动脉瓣关闭不全、动脉导管未闭、甲亢。

C. 交替脉→左心功能不全。

D. 短绌脉→房颤。

E. 脉搏减小

84. 该患者可能发生了（A）

A. 心房颤动→二尖瓣狭窄最常见的心律失常为房颤，且心电图 P 波消失，代之以不规则的 f 波，QRS 波群形态正常，符合房颤表现。

B. 心室颤动

C. 房性期前收缩

D. 室性期前收缩

E. 窦性心律不齐

（85 ~ 87 题共用题干）

患儿，女，3岁。诊断脓胸。住院第2天发生呼吸困难，喘憋，烦躁，心率快，右下肺叩诊浊音，右上肺叩诊鼓音。

85. 该患儿最可能发生了（B）

A. 气胸

B. 脓气胸

C. 呼吸衰竭

D. 心力衰竭

E. 支气管胸膜瘘

86. 该患儿最适当的治疗是（C）

A. 呼吸机辅助治疗

B. 胸膜腔穿刺抽脓

C. 患侧胸膜腔闭式引流→可排出胸膜腔内积气和积液，促使肺的复张。

D. 使用强心剂

E. 更换抗生素

87. 若胸膜腔积液为黏稠黄色液体，最可能的致病菌是（E）

A. 铜绿假单胞菌→黄绿色。

B. 大肠埃希菌

C. 肺炎链球菌→铁锈色。

D. 流感嗜血杆菌

E. 金黄色葡萄球菌→黏稠黄色脓液。

B1 型题（88 ~ 100 题）

答题说明：以下提供若干组考题，每组考题共用 A、B、C、D、E 五个备选答案。请从中选择一个与问题关系最密切的答案。某个备选答案可能被选择一次、多次或不被选择。

（88 ~ 89 题共用备选答案）

A. 无全身症状

B. 无关节畸形

C. 有多系统脏器损害

D. 有关节畸形

E. 有乏力发热体重减轻

88. 类风湿关节炎患者的表现是（D）

类风湿关节炎是一种全身性自身免疫性疾病，有关节表现和关节外表现。患者关节疼痛肿胀、畸形、功能障碍。

89. SLE 患者除关节炎外的表现是（C）

系统性红斑狼疮是一种累及多个系统的自身免疫性疾病，好发于育龄女性，表现为面部蝶形红斑，伴肾脏等多脏器累及。

（90 ~ 92 题共用备选答案）

A. 窦性心动过缓

B. 窦性心动过速

C. 心房颤动

D. 预激综合征

E. 病态窦房结综合征

90. 容易引起血栓栓塞的是（C）

持久性心房颤动易形成左心房附壁血栓，若脱落可引起动脉栓塞、脑栓塞、肢体动脉栓塞、视网膜动脉栓塞。

91. 可见于运动员的是（A）

92. 甲状腺功能亢进症容易引起（B）

（93 ~ 95 题共用备选答案）

A. 原发性甲亢 → 最常见，甲状腺弥漫性对称性肿大，伴眼球突出。

B. 继发性甲亢 → 较少见，结节性肿大，不对称，无眼球突出。

C. 高功能腺瘤 → 少见，甲状腺内有高功能结节，无眼球突出。

D. 单纯性甲状腺肿

E. 甲状腺癌

93. 甲状腺腺体内有单个的自主性高功能结节，患者无眼球突出属于（C）

94. 甲状腺腺体呈弥漫性肿大，两侧对称，伴有眼球突出属于（A）

95. 甲状腺腺体呈结节状，两侧不对称，不伴有眼球突出属于（B）

（96 ~ 97 题共用备选答案）

A. 腹痛，寒战高热，黄疸

B. 进行性加重的无痛性黄疸 → 胰头癌

C. 腹痛，寒战高热，黄疸 + 休克 + 精神症状 → Reynolds 五联征

D. 间歇性黄疸

E. 新生儿 7 天内轻微黄疸

96. 急性梗阻性化脓性胆管炎的患者，常见的症状是（C）

97. 胰头癌患者常见的症状是（B）

（98 ~ 100 题共用备选答案）

A. 色素沉着

B. 身材矮小

C. 身材高大

D. 消瘦

E. 肥胖

98. 慢性肾上腺皮质功能减退症的患者常可出现（A）

99. 呆小症患者常可出现（B）

呆小症患者身材矮小，智力低下。

100. 甲状腺功能减退症的患者常可出现（E）

甲减：出汗减少，怕冷，动作缓慢，精神萎靡，疲乏，嗜睡，智力减退，胃口欠佳，体重增加，大便秘结等。

高分卷：高分必做题（三）

A1/A2 型单项选择题（1 ~ 73 题）

答题说明：以下每道考题下面都有 A、B、C、D、E 五个备选答案。请从中选择一个最佳答案。

1. 支气管肺癌最常见的早期症状是（A）

A. 阵发性刺激性干咳

B. 发热

C. 持续性痰中带血

D. 血性胸水形成

E. 胸痛

肺癌 = 老烟民 + 刺激性干咳 + 痰中带血 +X 线块状阴影，边缘不清或呈分叶状，周围有毛刺。

2. 血栓闭塞性脉管炎患者，处于局部缺血期。护士对患者日常生活中的健康指导内容正确的是（C）

A. 少吸烟 → 严格戒烟是关键。

B. 减少体位改变，尽量维持同一姿势 → 功能锻炼：勃格运动。

C. 坚持勃格运动

D. 出现溃疡或坏疽时应增加患肢活动量 → 应减少患肢活动量。

E. 患肢疼痛时可任意服用止痛药 → 遵医嘱使用镇痛药。

3. 肺炎患儿发生严重腹胀，肠鸣音消失是因为（B）

A. 低钠血症

B. 中毒性肠麻痹

C. 休克

D. 败血症

E. 疝形成

① 循环系统：心肌炎、心力衰竭。② 神经系统：脑水肿时烦躁或嗜睡、意识障碍、惊厥、前囟隆起。③ 消化系统：中毒性肠麻痹时明显的腹胀肠鸣音消失。

4. 嵌顿性疝和绞窄性疝的区别主要在于（E）

A. 疝环大小

B. 疝内容物能否回纳

C. 疝内容物的多少

D. 有无肠梗阻表现

E. 疝内容物有无血运障碍

嵌顿性疝尚未发生血运障碍，若不能及时解除嵌顿，终将发展成绞窄性疝。

5. 下列关于肠破裂的描述，错误的是（B）

A. 小肠破裂早期即可产生明显腹膜炎

B. 小肠破裂后，气腹征很明显

C. 小肠破裂患者可能无弥漫性腹膜炎表现

D. 结肠损伤的发生率较小肠低

E. 结肠破裂后腹膜炎出现较晚，但较严重

小肠破裂时，气腹征不是很明显。只有少数患者可能存在气腹的表现。

6. 肝性脑病患者出现烦躁不安时可使用的药物是（C）

A. 吗啡

B. 水合氯醛

C. 地西泮 → 使用量为常规量的 1/3~1/2。

D. 苯二氮䓬类

E. 硫喷妥钠

7. 冠状动脉旁路手术患者术前 3 天停用抗凝素的目的是（D）

A. 防止血液稀释

B. 防止心律不齐

C. 防止心动过速

D. 防止术中出血不止

E. 减轻洋地黄毒性反应

8. 婴幼儿颅内压增高的表现是（D）

A. 头痛

B. 意识障碍

C. 呕吐

D. 囟门饱满 → 婴幼儿颅骨发育未完全，颅内压增高可见囟门饱满、颅缝增宽、头颅增大、头皮静脉怒张等。

E. 惊厥

9. 患者，女，29 岁。足月产后 4 天出现高热、寒战，下腹压痛，恶露增多有臭味，子宫复旧差。实验室检查白细胞增多，该患者最可能的诊断是（B）

A. 上呼吸道感染

B. 子宫肌炎 → 发热、疼痛、异常恶露为产褥感染三大主要症状。

C. 泌尿系统感染

D. 宫颈炎

E. 外阴炎

10. 中枢性呼吸衰竭的突出症状是（D）

A. 呼吸频率加快

B. 鼻翼扇动

C. 三凹征阳性

D. 呼吸节律紊乱 → 如潮式呼吸、叹息样呼吸等，甚至发生呼吸暂停。

E. 呼吸表浅

11. 患儿，女，1 岁。因反复抽搐急诊入院。来院时全身肌肉痉挛，双手握拳，两眼上翻，首先应采取的护理措施是（E）

A. 立即开放静脉通路，静脉滴注抗生素预防感染

B. 控制高热，物理降温

C. 密切观察患儿呼吸、心率

D. 准备好气管插管用具

E. 平卧，头偏向一侧，清除口鼻分泌物 → 避免分泌物导致窒息。

12. 移植肾的放置位置多为（A）

A. 髂窝

B. 原位

C. 盆腔

D. 左侧腹腔

E. 右侧腹腔

移植肾的位置多放置在右下腹的髂窝内。

13. 慢性髓系白血病患者护理体检最突出的体征是（A）

A. 巨大脾脏

B. 肝脏增大

C. 胸骨压痛

D. 皮肤瘀斑

E. 浅表淋巴结肿大

早期表现为进行性消瘦、乏力及苍白，感染及出血倾向出现较晚。

14. 患者，男，40 岁。完善肾移植术前各项检查，护士为其行皮肤准备，不正确的是（B）

A. 上起肋弓

B. 下至大腿上 1/2 → 上起肋弓，下至大腿上 1/3，两侧至腋后线。

C. 患侧至腋后线

D. 术前淋浴

E. 消毒液擦身

15. 肠蛔虫病患者服驱虫药的时间是（E）

A. 餐后半小时

B. 无严格要求

C. 餐前半小时

D. 进餐时

E. 空腹或睡前

16. 长期卧床的心力衰竭患者，其水肿最易出现的部位是（D）

A. 腹部

B. 踝部

C. 胫前部

D. 腰骶部

E. 眼睑部

① 肾源性水肿从眼睑、颜面开始而延及全身。
② 心源性水肿从身体低垂部位开始。

17. 乳腺癌患者乳房出现"酒窝征"的原因是（D）

A. 皮肤淋巴管堵塞

B. 癌肿与皮肤固定

C. 癌肿与胸肌固定

D. 癌肿累及 Cooper 韧带 ← 口诀：00 的酒窝。

E. 癌肿侵入筋膜

① 病因：雌酮及雌二醇。
② 病理：淋巴转移，常见于同侧腋窝，好发于外上象限。
③ 表现：酒窝征、橘皮样改变。

18. 早期食管癌的症状有（D）

A. 恶心、呕吐

B. 柏油样黑便

C. 持续胸背痛

D. 吞咽哽噎感

E. 进行性吞咽困难

① 早期：症状多不明显，偶有咽下食物哽噎感、停滞感或异物感。
② 中晚期：典型症状为进行性吞咽困难。

19. 抢救新生儿窒息的首要护理措施是（C）

A. 拍打足底刺激呼吸

B. 快速刺激背部皮肤

新生儿窒息抢救步骤：A、B、C、D、E
A——开放气道。
B——人工呼吸。
C——胸外按压。
D——药物治疗。
E——评价。

C. 保证呼吸道通畅

D. 面罩正压给氧

E. 胸外心脏按压

20. 产妇进入第二产程的标志是（B）

A. 产妇出现排尿困难

B. 产妇子宫颈口开全

C. 胎头部分露于阴道口

D. 产妇有排便感

E. 胎盘娩出

①第一产程：规律宫缩到宫口开全。
②第二产程：宫口开全到胎儿娩出。
③第三产程：胎儿娩出到胎盘娩出。

21. 化脓性关节炎的患侧肢体应（B）

A. 保持解剖位

B. 保持功能位 → 为减轻疼痛，防止畸形和病理骨折，化脓性关节炎患者的患肢应制动，保持功能位，牵引固定。

C. 随意放置

D. 主动功能锻炼

E. 被动功能锻炼

化脓性关节炎 = 关节红肿热痛 + 寒战 / 高热 + 浮髌试验阳性。

22. 绝经后出现阴道流血的患者，应高度警惕的疾病是（B）

A. 子宫颈癌 → 接触性阴道出血。

B. 子宫内膜癌

C. 卵巢癌 → 卵巢癌多无明显症状，破裂时表现为剧烈腹痛。

D. 子宫肌瘤 → 月经改变，子宫异常增大，凹凸不平。

E. 卵巢囊肿 → 为卵巢良性肿瘤，早期多无症状，瘤体长大后出现压迫症状，如尿频、便秘等。

23. 妊娠期下腔静脉压增高引起的症状不包括（C）

A. 外阴静脉曲张

B. 痔

C. 右侧肾盂肾炎 → 妊娠中期由于孕激素作用，肾盂和输尿管有轻度扩张，输尿管有尿液逆流。

D. 仰卧位低血压综合征

E. 下肢静脉曲张

24. 患儿，男，5 岁。中毒型细菌性痢疾，全身症状重，肠道反应轻，确诊此病最直接的证据为（D）

A. 黏液性血便

B. 有相关接触史

C. 血常规检查白细胞升高

D. 粪便标本培养出痢疾杆菌

E. 粪便镜检可见大量脓细胞

25. 患者，女，65 岁。晨练时跌倒，右手掌撑地后腕部剧烈疼痛，活动受限遂来院就诊。体格检查：右腕部明显肿胀畸形，活动受限。侧面观腕关节呈“餐叉样”畸形，正面观呈“枪刺样”畸形，最可能的诊断是（B）

A. 腕骨骨折

B. Colles 骨折

C. Smith 骨折（桡骨远端屈曲型骨折）

D. 孟氏骨折

E. 盖氏骨折

桡骨远端伸直型骨折（Colles 骨折）多由间接暴力引起，侧面观呈“餐叉样”，正面观呈“枪刺样”。

26. 患儿，男，8 岁。1 周前被确诊为上呼吸道感染，2 天前突然发现双下肢、胸腹部出现大量出血性皮疹，高出皮面，压之褪色、发痒，伴双膝关节痛，该患儿最可能的诊断为（D）

A. 川崎病

B. 类风湿关节炎

C. 血友病

D. 过敏性紫癜

E. 急性肾小球肾炎

①紫癜型（单纯型）：最常见，皮肤瘀点、瘀斑，多位于下肢及臀部，对称分布。
②腹型（易误诊）：紫癜 + 腹痛、呕吐、腹泻、便血。
③关节型：紫癜 + 关节痛、肿胀、发热。
④肾型（最重）：一般多在紫癜发生后 1 周，蛋白尿、血尿或管型尿。
⑤混合型：两种以上并存。

27. 患儿，男，4 岁半。诊断为原发性肾病综合征，使用泼尼松治疗 60 天后，尿量增加，水肿逐渐消退，但蛋白尿仍为（+++），该患者属于（D）

A. 激素敏感

B. 激素低度敏感

C. 激素依赖

D. 激素耐药 → 指治疗满 8 周尿蛋白仍在（++）以上。

E. 激素高度敏感

28. 患者，女，55 岁。在全身麻醉下行双下肢大隐静脉高位结扎加分段剥离术。下列关于该患者护理措施的描述，错误的是（D）

A. 抬高患肢 30°，做足背伸屈运动

B. 术后弹力绷带包扎患肢2周，松紧合适

C. 密切观察切口有无渗血

D. 术后可立即下床活动 → 术后24 h应鼓励患者下地行走。

E. 小腿有溃疡应注意治疗与换药

29. 患儿，男，9岁。智力低下，既往有癫痫病史，发作时出现强烈点头、屈体样动作，持续此姿势10～15 s，常摔伤头部，伴颜面发绀、瞳孔散大，该患儿的癫痫发作类型是（D）

A. 肌阵挛发作

B. 强直性发作

C. 复杂部分性发作

D. 强直-阵挛发作 → 以意识丧失和全身抽搐为特征。

E. 发作性睡病

30. 患者，女，45岁。患门静脉高压症多年，拟行分流术，该患者术前2～3天应（C）

A. 静脉滴注抗生素

B. 肌内注射抗生素

C. 口服肠道抗生素 → 减少肠道氨的产生，防止术后发生肝性脑病。

D. 禁食2天

E. 禁食3天

31. 杜加试验阳性的关节脱位是（C）

A. 腕关节

B. 肘关节

C. 肩关节

D. 髋关节

E. 踝关节

方肩畸形杜加征足蹬复位双三定。

32. 下列疾病中，可导致里急后重的是（A）

A. 直肠癌

B. 肠结核

C. 食管炎

D. 甲亢

E. 急性胃炎

里急后重是直肠受刺激后的症状，常见疾病有直肠癌、盆腔脓肿及溃疡性结肠炎。

33. 术前需要涂甲紫的妇科手术是（A）

A. 全子宫切除术 → 一是做标记，二是消毒。

B. 子宫肌瘤剔除术

C. 阴式子宫切除术

D. 卵巢囊肿剔除术

E. 阴道前后壁修补术

34. 初产妇枕先露时，开始保护会阴的时间应是（C）

A. 宫口开全时

B. 可以见到胎头时

C. 胎头拨露使阴唇后联合紧张时 → 此时容易发生撕裂。

D. 胎头着冠时

E. 胎头复位时

35. 感染性休克常见的并发症不包括（B）

A. 呼吸窘迫综合征

B. 肺水肿

C. 心功能障碍

D. 肾功能障碍

E. 弥散性血管内凝血

36. 某新生儿黄疸在出生后2～3天出现，4～5天最明显，10～14天消退，应考虑是（D）

A. 新生儿胆红素脑病

B. ABO溶血

C. 新生儿胆道闭锁

D. 新生儿生理性黄疸 → ①足月儿：2~3天出现，4~5天高峰，5~7天消退(<2周)。②早产儿：3~5天出现，5~7天高峰，7~9天消退(3~4周)。

E. 婴儿肝炎综合征

37. 二尖瓣狭窄患者最重要的体征是（B）

A. 肺动脉瓣第二音亢进

B. 心尖区舒张期杂音 → 口诀：二叔叔又黄又瞎还爱吃梨。

C. 主动脉瓣区舒张期杂音

D. 主动脉瓣第二音亢进

E. 心尖区舒张期奔马律

38. 护理肿瘤放疗患者，应每周检查一次白细胞和血小板，当白细胞降至多少时应暂停治疗（E）

A. $0.5 \times 10^9/L$

B. $0.8 \times 10^9/L$

C. $1 \times 10^9/L$

放疗最严重的不良反应为骨髓抑制，当白细胞计数 < $3 \times 10^9/L$ 或血小板计数降至 $80 \times 10^9/L$ 时，应该暂停化疗，并给予升血细胞药物。

D. 2×10^9/L

E. 3×10^9/L

39. 新生儿硬肿症，中度硬肿的范围是（D）

A. < 20% →轻度。

B. 20% ~ 30%

C. 20% ~ 40%

D. 20% ~ 50% →中度。

E. > 50% →重度。

40. 溃疡性结肠炎并发症不包括（B）

A. 肠梗阻 并发症都与肠道疾病有关，与腹膜无关。

B. 腹膜炎

C. 中毒性巨结肠

D. 肠穿孔 口诀一支黄巨蟹得了溃疡性结肠炎。

E. 结肠癌变

41. 末次月经为 2010 年 11 月 28 日，推算预产期为（B）

A. 2011 年 8 月 5 日

B. 2011 年 9 月 4 日

C. 2011 年 8 月 21 日

D. 2011 年 9 月 7 日

E. 2011 年 8 月 13 日

预产期(EDC)：从末次月经第 1 日算起月份减 3 或加 9，日期加 7。
① 1、3、5、7、8、10、12，31 天永不差。
② 其他月 30 天。
③ 2 月份只有 28 天或 29 天。闰年(可被 4 整除)，2 月份 29 天，平年(不可被 4 整除)，2 月份 28 天。

42. 下肢静脉曲张中禁忌做高位结扎及剥脱术的类型是（C）

A. 交通支瓣膜闭锁不全

B. 浅静脉瓣膜闭锁不全

C. 深静脉阻塞 →在活动后浅静脉曲张更为明显，张力增高，甚至有胀痛，则表明深静脉不通畅。

D. 小腿有色素沉着

E. 小腿有慢性溃疡

43. 3 ~ 6 个月患儿，维生素 D 缺乏性的佝偻病多见的骨骼改变是（B）

A. 方颅 →7~8 个月。

B. 颅骨软化

C. 肋骨串珠 →1 岁左右。

D. 手镯、脚镯征 →6 个月左右。

E. 下肢畸形 →1 岁左右。

44. 绞窄性肠梗阻的腹痛特点是（E）

A. 胀痛

B. 隐痛

C. 持续性腹痛 ① 机械性肠梗阻：阵发性剧烈腹痛。

D. 阵发性腹痛 ② 麻痹性肠梗阻：持续性胀痛。

E. 持续性腹痛，阵发性加剧

45. 小脑幕切迹疝与枕骨大孔疝的临床表现不同的是（C）

A. 头痛剧烈

B. 呕吐频繁

C. 意识障碍出现较早

D. 血压升高，脉缓有力

E. 呼吸骤停出现的时间不同

① 小脑幕切迹疝：患侧瞳孔缩小，随后逐渐散大，病变对侧肢体瘫痪，意识障碍出现较早（口诀：由小到大真是个奇迹）。
② 枕骨大孔疝：常有剧烈头痛，反复呕吐，颈项强直，生命体征改变出现较早，意识障碍出现较晚。

46. 下列不属于行牵引术患者病情监测内容的是（D）

A. 肢体末端的运动

B. 肢体末端的温度

C. 肢体末端的颜色

D. 肢体的膝腱反射

E. 肢体末端的感觉

47. 风湿性心瓣膜病患者死亡的主要原因是（D）

A. 栓塞

B. 心律失常

C. 心源性休克

D. 充血性心力衰竭

E. 亚急性感染性心内膜炎

① 病因：风湿热。
② 致病菌：A 组乙型溶血性链球菌。
③ 最常受累：二尖瓣，其次主动脉瓣。
④ 确诊：超声心动图检查。
⑤ 并发症：心律失常(房颤最常见)、栓塞(脑栓塞最常见)、充血性心力衰竭。

48. 属于骨折早期并发症的是（A）

A. 脂肪栓塞　　B. 关节僵硬

C. 畸形愈合　　D. 创伤性关节炎

E. 缺血性骨坏死 B、C、D、E 项属于骨折晚期并发症。

49. 糖尿病患者运动治疗的最佳时间是（D）

A. 晨起锻炼

B. 餐后 2 h

C. 睡前

D. 餐后 1 h

E. 餐前 1 h

50. 下列关于前置胎盘期待疗法的护理措施，错误的是（E）

A. 纠正贫血

B. 监测病情变化

C. 加强宣教，预防感染

D. 绝对卧床，减少刺激

E. 为进一步明确类型行肛查→胎盘剥离。

应保证休息，减少刺激，禁做阴道检查及肛查，以免引起胎盘剥离。

51. 胃溃疡伴小量出血者可给予（B）

A. 暂禁食

B. 温凉、流质饮食→不宜过热食物，以免扩张血管加重出血。

C. 禁蛋白饮食

D. 低蛋白饮食

E. 低盐饮食

52. 心源性晕厥常见的病因是（A）

A. 严重心律失常、主动脉瓣狭窄、急性心肌梗死

B. 主动脉瓣狭窄、急性心肌梗死、肺梗死

C. 严重心律失常、高血压脑病、肺性脑病

D. 肺梗死、高血压脑病、肺性脑病

E. 主动脉瓣狭窄、严重心律失常、肺梗死

53. 慢性胃炎最常见的临床表现是（A）

A. 无症状

B. 反复黑便

C. 呕吐咖啡色液体

D. 饥饿感、夜间痛

E. 上腹饱胀不适、疼痛

慢性胃炎多无明显症状。部分有消化不良的表现，多数为上腹部隐痛或不适、反酸、上腹部饱胀、嗳气、食欲缺乏、恶心、呕吐等，少数患者有呕血与黑便。

54. 下列关于急性病毒性心肌炎患者护理措施的描述，不妥的是（C）

A. 活动期应绝对卧床休息 4 周至 2 ~ 3 个月

B. 给予富含维生素和优质蛋白质饮食

C. 只要患者症状消失即可指导其开始增加活动

D. 避免刺激性食物

→待症状消失且化验及体征恢复正常后，方可逐渐增加活动量。

E. 注意有无心律失常和心功能改变

55. 急性病毒性心肌炎的患者，最重要的护理措施是（A）

A. 保证患者绝对卧床休息→无并发症者急性期卧床休1个月，重症病毒性心肌炎者卧床休息3个月以上。

B. 保证蛋白质的供给

C. 给予易消化的饮食

D. 给予多种维生素

E. 严格记录每天出入液量

56. 细菌性肝脓肿的主要表现是（E）

A. 恶心、呕吐

B. 黄疸

C. 右上腹肌紧张

D. 局部皮肤凹陷性水肿

E. 寒战、高热、肝区疼痛、肝大

①最常见病菌：大肠埃希菌、金葡

②病因：胆道系统。

③症状：寒战和高热（最常见），肝

消化道症状。

④体征：肝区压痛和肝大。

⑤检查：首选B超，诊断性肝

57. 急性左心衰竭发生时，患者须采用（B）

A. 半卧位

B. 坐位、双腿下垂

C. 头低脚高位

D. 平卧位

E. 俯卧位

端坐位腿下垂，强心利尿打吗啡，吸氧平喘扩血管，四肢轮扎来减压。

58. 急性出血坏死性胰腺炎最常见的并发症是（B）

A. 化脓性感染

B. 休克

C. 急性肾衰竭

D. 急性呼吸窘迫综合征

E. 中毒性脑病

低血压和休克常见于急性出血坏死性胰腺炎，由于胰腺发生大片坏死，患者烦躁不安、皮肤苍白、湿冷，少数可在数小时突然出现，甚至发生猝死。

59. 患者，女，32 岁。寒战、高热、尿频、尿急、腰痛 3 个月。镜检：尿白细胞 > 5 个 / 高倍视野，初步诊断为（B）

A. 肾结核

B. 急性肾盂肾炎

C. 急性肾小球肾炎

D. 慢性肾炎急性发作

急性肾盂肾炎 = 尿频、尿急、尿痛 + 腰痛、肾区叩击痛，肋脊角有压痛。

E. 慢性肾小球肾炎

60. T形管引流的注意事项不包括（C）

A. 如无异常 12 ～ 14 天拔管

B. 拔管前先夹管 1 ～ 2 天

C. 每天定时冲洗 T 形管→不必每天定时冲洗T形管，防止逆行感染。

D. 拔管后伤口堵塞 1 ～ 2 天

E. 拔管前后注意粪便颜色

61. Horner（霍纳）综合征的临床表现不包括（E）

A. 患侧瞳孔缩小

B. 患侧上睑下垂

C. 患侧眼球内陷

D. 患侧面部无汗

E. 对侧上肢麻木

62. 黑痣恶变的表现不包括（B）

A. 体积增大

B. 色素减退

C. 出现疼痛

D. 溃烂出血

E. 出现色素环

黑痣恶变表现为迅速增大、色素加深、瘙痒不适、疼痛、溃烂出血，周围出现色素环或卫星状小痣，区域淋巴结肿大。

63. 患者，女，60 岁。甲状腺肿大 20 年，下列与压迫邻近组织无关的症状是（D）

A. 呼吸困难→压迫气管。

B. 吞咽困难→压迫食管。

C. 头面部淤血→压迫上腔静脉。

D. 咳粉红色泡沫痰

E. 声音嘶哑→压迫喉返神经。

64. 患者，女，35 岁。四肢皮肤反复出现紫癜 1 年余。实验室检查示血小板明显减少，红细胞、白细胞基本正常，应考虑的诊断为（D）

A. DIC→三系减少。

B. 贫血→红细胞减少，白细胞、血小板正常。

C. 白血病→三系减少，白血病细胞恶性增生。

D. 特发性血小板减少性紫癜

E. 再生障碍性贫血→三系减少。

65. 结核性脑膜炎晚期的表现为（E）

A. 性情改变

B. 呕吐

C. 脑膜刺激征阳性→中期

D. 发热 A、B、D 项为早期。

E. 呈强直状态

①早期（前驱期）：性情改变，低热、盗汗、消瘦、呕吐。
②中期（脑膜刺激期）：剧烈头痛、喷射性呕吐、嗜睡、高热、惊厥、脑膜刺激征阳性。
③晚期（昏迷期）：昏迷、惊厥频繁发作甚至呈强直状态。

66. 急性有机磷中毒患者病情危重时给予高流量吸氧，氧流量为（B）

A. 3 ～ 4 L/min　　B. 4 ～ 5 L/min

C. 5 ～ 6 L/min　　D. 6 ～ 7 L/min

E. 6 ～ 8 L/min 记忆题

67. 早期先兆流产最早出现的症状是（D）

A. 子宫停止增大→子宫大小与停经周数相符。

B. 尿妊娠试验阴性→尿妊娠试验阳性。

C. 持续性腹痛→有时伴有下腹痛、腰痛。

D. 少量阴道出血

E. 宫口扩张→宫颈口未开。

68. 下列关于肝动脉栓塞术后护理措施的描述，正确的是（A）

A. 术后禁食 2 ～ 3 天

B. 术后严格限制水分摄入→可先开始摄入流质饮食并少量多餐。

C. 术后 48 h 内禁止给予止痛药（遵医嘱）

D. 发现患者术后低热应立即报告医生处理（持续高热）

E. 血浆蛋白低于 15 g/L 时应静脉补充清蛋白（25 g/L）

69. 患儿，女，6 岁。因“无明显诱因出现下肢、臀部对称性皮肤紫癜，伴恶心、呕吐一周”就诊。查毛细血管脆性试验阳性，外周血白细胞数、血小板计数、出血和凝血时间正常，骨髓检查正常，最可能的诊断是（A）

A. 过敏性紫癜

B. 血友病→凝血时间延长。

C. 弥散性血管内凝血（DIC）→凝血时间延长三系减少。

过敏性紫癜多为急性起病，病前 1~3 周常有上呼吸道感染史。皮肤紫癜常为首发症状，多见于四肢和臀部，分批出现，对称分布，躯干和面部少见。

D. 风湿性关节炎 →小关节肿痛、畸形。

E. 特发性血小板减少性紫癜→血小板减少。

70. 由于心排血量突然下降而出现的晕厥称为（D）

A. 脑卒中

B. 心搏骤停

C. 倾倒综合征

D. 阿-斯综合征

E. 病窦综合征

晕厥指一时性广泛脑组织缺血、缺氧引起的短暂、突然的可逆性意识丧失。

71. 新生儿肺透明膜病出现呼吸困难的时间一般为（C）

A. 出生后 24 h 后

B. 出生后 15 ~ 30 min

C. 出生后 6 h 内→

D. 出生后 12 ~ 24 h

E. 出生后 36 ~ 72 h

又称新生儿呼吸窘迫综合征，患儿出生时或出生后6 h内即出现呼吸困难、鼻翼扇动、发绀、吸气时胸廓凹陷，伴呼气时呻吟。呼吸窘迫呈进行性加重为本病的特点。

72. 下列关于颅底骨折临床表现的描述，错误的是（D）

A. 颅前窝骨折：眼睑青紫，眼结膜下出血，俗称“熊猫眼征”“眼镜征”

B. 颅中窝骨折：在耳后乳突区皮下出现淤血

C. 颅后窝骨折：在耳后及枕下部出现皮下瘀斑

D. 颅前窝骨折通常损伤面神经和听神经

E. 颅后窝骨折的脑脊液漏至胸锁乳突肌和乳突后皮下

73. 患者，女，31 岁。白带增多伴瘙痒 3 天，为黄绿色稀薄泡沫样，悬滴法查到滴虫。护士在指导患者自我护理、用药方法及切断传染途径的同时，还应告知在月经干净后复查滴虫连续几次阴性为治愈标准（B）

A. 2 次

B. 3 次

C. 4 次

D. 5 次

E. 6 次

A3/A4 型题（74 ~ 90 题）

答题说明：以下提供若干个案例，每个案例下设若干道考题，请根据所提供的信息，在每道考试题下面的A、B、C、D、E五个备选答案中选择一个最佳答案。

（74 ~ 75 题共用题干）

早产儿，女。出生后第 3 天出现哭声弱，吸吮无力，两下肢硬肿，精神弱，皮肤黄染，肛温 32 ℃。

74. 患儿突然心率下降，从鼻腔涌出血性分泌物，肺部闻及湿啰音，可能出现的情况是（D）

A. 低血糖

B. 休克

C. 败血症

D. 肺出血

E. 急性肾衰竭

新生儿寒冷损伤综合征潜在并发症为肺出血和DIC。鼻腔涌出血性分泌物、肺部闻及湿啰音、心率下降提示出现肺出血。

75. 目前对该患儿最有效的措施是（A）

A. 静脉滴注葡萄糖→静脉滴注葡萄糖可以为机体提供充足的热量，有利于患儿复温。

B. 静脉注射 20% 甘露醇

C. 输新鲜全血

D. 气管插管

E. 快速补液，纠正休克

（76 ~ 78 题共用题干）

患儿，男，7 岁。3 天来眼睑水肿，每天尿量小于 400 mL，肉眼血尿、高血压，以急性肾小球肾炎收入院。

76. 针对该患儿，护士对患儿及其家属的饮食指导是（B）

A. 普食

B. 低盐饮食

C. 随意进食

D. 高脂饮食

E. 高蛋白饮食

患者少尿时，应限制水和钠盐的摄入，每日食盐量 1~2 g。

77. 如患儿主诉剧烈头痛、恶心、眼花，可能出现的并发症是（ B ）

A. 严重循环充血

B. 高血压脑病

C. 水钠潴留加重

D. 药物副作用

E. 急性肾衰竭

血压急剧增高，导致脑血管痉挛或脑血管充血扩张而至脑水肿，表现为剧烈头痛，恶心呕吐，视物模糊或一过性失明，严重者惊厥、昏迷。

78. 家长询问护士患儿何时可以上学，下列叙述正确的是（ E ）

A. 水肿消退

B. 肉眼血尿消失

C. 血压正常

D. Addis 计数正常

E. 症状消失 2 周后，且血沉正常

A、B、C 项三大症状消失后可下床轻微活动。

可上体育课 / 正常生活（穿上 Addidas 牌的鞋子上体育课）

口诀：背上沉甸甸的书包上学。

（79 ~ 80 题共用题干）

患者，女，30 岁。产后 2 天，测腋下体温为 37.5 ℃。检查：子宫收缩良好，无压痛，会阴切口愈合良好，恶露无臭味，双乳房增大、发红、可触及硬结。

79. 发热的原因最可能是（ B ）

A. 尿路感染

B. 乳汁淤积

C. 产褥感染

D. 外阴炎

E. 上呼吸道感染

乳房增大、发红、有硬结，为乳汁淤积导致急性乳腺炎的表现。

80. 最好的护理方法是（ E ）

A. 物理降温

B. 服用抗生素

C. 会阴冲洗

D. 服用回奶药

E. 患乳暂停哺乳定时用吸乳器吸空乳汁

（81 ~ 83 题共用题干）

患者，女，58 岁。咳嗽、咳痰、喘息 10 年。近日咳大量脓痰，呼吸困难，食欲减退，诊断为慢性阻塞性肺疾病。

81. 对此种呼吸困难最有效的护理措施是（ E ）

A. 祛痰药

B. 指导患者有效咳嗽

C. 超声雾化吸入

D. 气管插管，呼吸机辅助呼吸

E. 指导患者缩唇腹式呼吸

可使潮气量明显增加，改善缺氧及二氧化碳潴留，促进肺内气体交换，减轻呼吸肌负担。

82. 为防止并发慢性肺源性心脏病及Ⅱ型呼吸衰竭，护理中应特别注意的问题是（ B ）

A. 给予低盐饮食

B. 避免肺部感染

C. 注意稀释痰液

D. 避免粉尘和有害气体吸入

E. 适当活动

慢性阻塞性肺疾病发生肺源性心脏病及呼吸衰竭最常见的原因为肺部感染。

83. 现要求护士指导患者做呼吸功能锻炼，下列描述中正确的是（ C ）

A. 指导患者缩唇吸气，用鼻缓慢呼气

B. 指导患者用鼻吸气，缩唇快速呼气

C. 吸气和呼气时间之比 1 ∶ 2

D. 吸气和呼气时间之比 2 ∶ 1

E. 吸气和呼气时间之比 1 ∶ 1

缩唇呼吸时，尽量延长呼气时间，鼻吸口呼，深吸慢呼，吸气与呼气时间比 1∶2 或者 1∶3。

（84 ~ 85 题共用题干）

患者，男，46 岁。因高位小肠瘘入院，为保护局部皮肤，遵医嘱在瘘口处放置持续负压吸引管和滴液管。

84. 每天等渗盐水的冲洗量为（ C ）

A. 1 000 ~ 2 000 mL

B. 1 000 ~ 1 500 mL

C. 2 000 ~ 4 000 mL

D. 4 000 ~ 5 000 mL

E. 5 000 mL 以上

一般每天的灌洗量为 2 000~4 000 mL，速度为 40~60 滴 / 分，保持灌洗液的温度在 30~40 ℃。

85. 负压的压力应当为（ E ）

A. 3 ~ 3.6 kPa

B. 3.6 ～ 4 kPa

C. 4 ～ 6.6 kPa

D. 6.6 ～ 8 kPa

E. 10 ～ 20 kPa →150 mmHg(10~20 kPa)为宜。

一般情况下负压以 75~

（86 ～ 88 题共用题干）

患者，女，47 岁。发现右侧乳房内无痛性肿块 2 个月。体检：右侧乳房外上象限可扪及一直径约 4 cm 的肿块，表面不甚光滑。边界不清，质地硬；局部乳房皮肤凹陷呈“酒窝征”；同侧腋窝可扪及 2 个肿大的淋巴结，可被推动。经活组织病理学检查证实为乳腺癌，拟行乳腺癌改良根治术。

86. 若该患者为乳腺癌改良根治术后第 2 天，下列护理措施中不正确的是（D）

A. 患侧垫枕，抬高患肢

B. 保持伤口引流管通畅

C. 观察患侧肢端的血液循环

D. 指导肩关节的活动

E. 禁止在患侧手臂测血压、输液

口诀：一动手，三动肘，七动肩，直到举手高过头。

87. 若该患者为乳腺癌改良根治术后第 3 天，右侧手臂出现皮肤发绀，手指发麻，皮温下降，脉搏不能扪及，正确的处理是（B）

A. 继续观察，不需特殊处理

B. 及时调整包扎胸带的松紧度→皮温下降、脉搏不易扪及，提示腋窝部血管受压。

C. 及时拆除患处包扎的胸带

D. 给予吸氧

E. 患处用沙袋加压

88. 家属探视时感觉伤口包扎过紧，问护士“为什么包得这么紧啊？”护士的正确解释是（C）

A. 防止感染

B. 保护伤口

C. 防止皮瓣坏死→给予充分血供，防止皮瓣坏死。

D. 有利于引流

E. 利于肢体功能恢复

（89 ～ 90 题共用题干）

患者，男，38 岁。因十二指肠溃疡合并大出血入院，入院后出现表情淡漠，面色苍白，四肢湿冷，尿少。查体：BP 80/60 mmHg，P 120 次 / 分。

89. 该患者现在处于（B）

A. 休克代偿期

B. 休克失代偿期→患者表情淡漠，面色苍白，四肢湿冷，尿少，脉搏加快，脉压减小，符合休克失代偿期的临床表现。

C. 休克晚期

D. 微循环缺血期

E. 微循环衰竭期

90. 针对该患者的护理措施，错误的是（E）

A. 迅速建立 1 ～ 2 条静脉通路

B. 按时服用止血药物

C. 每 15 ～ 30 min 测量 1 次体温、脉搏、呼吸、血压

D. 遵医嘱给予吸氧

E. 给予热水袋保暖→切忌应用热水袋、电热毯以防皮肤血管扩张，使重要脏器的血流灌注进一步减少。

B1 型题（91 ~ 100 题）

答题说明：以下提供若干组考题，每组考题共用 A、B、C、D、E 五个备选答案。请从中选择一个与问题关系最密切的答案。某个备选答案可能被选择一次、多次或不被选择。

（91 ~ 92 题共用备选答案）

A. 持续性胸背痛

B. 进行性吞咽困难

C. 声音嘶哑

D. 刺激性干咳

E. 有杵状指

91. 食管癌的典型症状是（B）

①早期：症状多不明显，偶有咽下食物哽噎感、停滞感或异物感。

②中晚期：典型症状为进行性吞咽困难。

92. 早期中心型肺癌在较大支气管长大可出现（D）

癌肿在较大的支气管内生长后，常出现刺激性咳嗽。

（93 ~ 94 题共用备选答案）

A. 普鲁卡因

B. 利多卡因

C. 丁哌卡因

D. 丁卡因

E. 罗哌卡因

93. 黏膜穿透力强，最适用于表面麻醉的酯类局部麻醉药是（D）

94. 反复用药易产生快速耐药性的酰胺类局部麻醉药是（B）

丁卡因是一种强效酯类局部麻醉药。此药的黏膜穿透力强，适用于表面麻醉。利多卡因为酰胺类局部麻醉药，常用浓度为1%~2%，5~8 min 起效，维持1 h左右，反复用药易产生快速耐药性。

（95 ~ 96 题共用备选答案）

A. 心尖区收缩期杂音

B. 胸骨左缘第 3 肋间舒张期杂音

C. 胸骨左缘第 3 肋间收缩期杂音

D. 胸骨右缘第 2 肋间收缩期杂音

E. 胸骨左缘第 2 肋间舒张期杂音

95. 二尖瓣关闭不全可有（A）

96. 主动脉瓣关闭不全可有（B）

①二尖瓣狭窄：心尖部舒张期隆隆样。
(口诀：二叔叔又隆又瞎还爱吃梨)

②二尖瓣关闭不全：心尖部收缩期吹风样。

③主动脉瓣狭窄：主动脉瓣听诊区收缩期吹风样。

④主动脉瓣关闭不全：舒张期叹气样胸骨左缘 3、4 肋间(主动脉瓣第二听诊区)。

（97 ~ 100 题共用备选答案）

A. 减慢心率，降低血压，降低心肌收缩力和耗氧量

B. 通过抑制钙离子进入细胞内，从而抑制心肌收缩，减少心肌耗氧

C. 抑制血小板聚集

D. 抑制脂肪酸氧化，优化心肌能量代谢

E. 扩张冠状动脉及外周血管，减轻心脏负担

97. 美托洛尔治疗心绞痛的作用原理是（A）

可减慢心率，降低血压，降低心肌收缩力和耗氧量，预防心绞痛的发作。(洛——落心率)

98. 硝苯地平治疗心绞痛的作用原理是（B）

可抑制钙离子进入细胞内，从而抑制心肌收缩，减少心肌耗氧。

99. 硝酸甘油治疗心绞痛的作用原理是（E）

是最有效、作用最快终止心绞痛发作的药物，可扩张冠状动脉，增加冠状动脉血流量，同时扩张外周血管，减轻心脏负担而缓解心绞痛。

100. 曲美他嗪治疗心绞痛的作用原理是（D）

可通过调节心肌能源底物，抑制脂肪酸氧化，优化心肌能量代谢，能改善心肌缺血及左心功能，缓解心绞痛。

◎ PART 03 专业知识

速度卷：高分必做题（四）

A1/A2 型单项选择题（1 ~ 73 题）

答题说明：以下每道考题下面都有 A、B、C、D、E 五个备选答案。请从中选择一个最佳答案。

1. 猩红热的出疹特点是（C）

A. 发热 3 ~ 4 天，热退疹出

B. 发热 1 ~ 2 天，出现斑疹、丘疹、水疱

C. 发病后 1 ~ 2 天出疹，丘疹压之褪色，伴有痒感

猩红热 = 杨梅舌、苍白圈、帕氏线 + 疹间无正常皮肤（口诀：猩猩拿着白手帕里面包着杨梅）

D. 发热 3 ~ 4 天，皮疹出现，热度增高

E. 出疹 3 ~ 5 天后，体温下降

2. 小儿肾病综合征常见的并发症是（C）

感染是最常见的并发症和死亡的原因。

A. 水肿、感染、高胆固醇

B. 低蛋白血症、血栓形成、肾功能衰竭

C. 感染、血栓形成、电解质紊乱

D. 低蛋白血症、高血压脑病、电解质紊乱

E. 水肿、肾功能衰竭、高血压脑病

3. 患者，男，64 岁。鼻咽癌，放射治疗。观察发现，患者照射野局部皮肤充血、水肿，有水疱形成，判断该患者的皮肤反应是（B）

A. 一度反应 → 红斑、有烧灼和刺痒感，以后有脱屑，称为干反应。

B. 二度反应 → 高度充血、水肿，水疱形成，有渗出液、糜烂，称为湿反应。

C. 三度反应 → 溃疡形成或坏死，侵犯到真皮造成放射性损伤，难以愈合。

D. 急性湿疹

E. 慢性皮肤反应

4. 下列化学消毒剂的注意事项中，错误的是（D）

A. 器械必须洗净擦干后浸泡

B. 器械必须与药液充分接触

C. 浸泡后的器械，使用前用无菌生理药水冲洗

D. 消毒药液长期有效 → 消毒药液不是长期有效，须定期更换。

E. 对金属有腐蚀作用的药液，不可用来浸泡器械

5. 手术人员穿好手术衣，戴好无菌手套后，双手应放在（A）

A. 胸前 → 手臂应保持在胸前，高不过肩，低不过腰，两边不超过腋前线，双手不可交叉放于腋下。

B. 身体两侧

C. 交叉于腋下

D. 高举头前

E. 背后

6. 乳腺癌根治术后患者，患侧手部及腕部进行早期功能锻炼的时间是术后（A）

A. 24 h 内　　B. 2 ~ 3 天

C. 3 ~ 4 天　　D. 4 ~ 5 天

E. 5 天以后　口诀：1 动手，3 动肘，7 动肩。

7. 严重贫血时出现晕厥、意识模糊的原因为（E）

A. 脑血栓形成

B. 高血压脑病

C. 颈椎病

D. 短暂癫痫

E. 脑缺氧 → 贫血时血液携氧能力降低，可造成全身组织缺氧。大脑对缺氧耐受差。

8. 热痉挛患者应首先补充（D）

A. 维生素

B. 蛋白质

C. 矿物质

D. 盐 → 因大量出汗后口渴而饮水过多，盐分补充不足，使血液中钠、氯浓度降低而引起的肌肉痉挛。治疗可先给予含盐饮料，若反复发作，可静脉滴注生理盐水。

E. 糖

9. 下列关于预防和减少血液病患者皮肤黏膜出血的护理措施，不正确的是（D）

A. 不用剃须刀刮胡须

B. 勤剪指甲，避免搔抓皮肤

C. 不用硬牙刷刷牙，不用牙签剔牙

D. 及时用手指或其他方法剥去鼻腔内血痂　不可

E. 牙龈及鼻出血时局部用肾上腺素湿润棉片贴敷或填塞

10. 下列关于肠外营养的护理措施，错误的是（C）

A. 营养液在无菌环境下配制

B. 穿刺置管处每日消毒

C. 须快速输注 → 输注葡萄糖时速度不超过 200 mL/h。输注 20% 的脂肪乳剂 250 mL 须 4~5 h。

D. 必须 24 h 内输完

E. 营养液中严禁添加治疗药物

11. 交叉性瘫痪的病变部位是（D）

A. 大脑皮层　　B. 内囊 → 三偏征

C. 脊髓腰段　　D. 脑干 → 一侧脑干病变可引起交叉性瘫痪，表现为病变侧脑神经麻痹和对侧肢体瘫痪。

E. 脊髓前角

12. 可行经腹输卵管结扎术的是（E）

A. 心力衰竭患者

B. 血小板减少性紫癜患者

C. 腹部皮肤感染患者

D. 阴道炎患者

E. 体温 37.2 ℃ → 24 h 内 2 次体温达 37.5 ℃或以上者为禁忌证。

13. 腰椎管狭窄手术后最先需要处理的并发症是（E）

A. 马尾神经损伤

B. 手术部位血肿

C. 压疮

D. 椎间感染

E. 脑脊液漏 → 脑脊液漏是脊椎手术后常见的并发症，病人出现头痛、眩晕、呕吐、厌食、血压偏低等。持续脑脊液漏使切口难以愈合，容易发生感染，应首先处理。

14. 患者，男，20 岁。手指被石块砸伤 3 h，手指肿胀，皮肤发绀，压痛明显，X 线检查未见异常，该患者应首先考虑的诊断是（C）

A. 裂伤

B. 擦伤

C. 挫伤 → 挫伤是由钝性暴力所致的皮下组织、肌肉和小血管损伤，重者甚至伤及内脏，表现为伤部肿胀、疼痛和皮下淤血。

D. 扭伤

E. 刺伤

15. 骨折和关节脱位共有的特征体征是（A）

A. 畸形

B. 骨擦音

C. 弹性固定

D. 异常活动

E. 关节部位空虚

①骨折：畸形、假关节活动（异常活动）、骨擦音或骨擦感。②关节脱位：畸形、弹性固定、关节盂空虚。

16. 下列关于颅脑损伤患者一般护理措施的描述，错误的是（E）

A. 昏迷患者须禁食

B. 昏迷时宜取侧卧位或侧俯卧位

C. 高热患者遵医嘱给予退热药

D. 对躁动患者不可强加约束

E. 躁动明显时尽快给予镇静药 → 切勿轻率给予镇静药，以免影响呼吸和病情观察。

17. 下列关于剖宫产术后护理措施的描述，错误的是（D）

A. 术后 24 h，产妇取半卧位，以利于恶露排出

B. 留置导尿管 24 h，拔管后注意观察产妇排尿情况

C. 保持外阴清洁，每天擦洗外阴 2 次

D. 指导产妇落实避孕措施，至少应避孕半年　2 年

E. 鼓励产妇尽早下床活动

18. 躯体性疼痛的特点是（C）

A. 痛阈较高

B. 痛感弥散

C. 定位准确，感觉敏锐

D. 对压力性刺激敏感

E. 不易出现肌紧张、反跳痛

①内脏痛：痛觉迟钝，对刺、割、烧等刺激不敏感，对牵拉、膨胀、痉挛、炎症等刺激敏感；痛感弥散，定位不准确。②牵涉性疼痛：又称放射痛。如急性胆囊炎伴有右肩背部疼痛。③躯体性疼痛：能准确反映病变刺激的部位。

19. 子宫肌瘤最常见的变性是（A）

A. 玻璃样变 → 常见的变性有玻璃样变、囊性变、红色变、肉瘤样变和钙化，其中玻璃样变最常见。

B. 脂肪变

C. 囊性变

D. 红色变

E. 肉瘤样变

20. 下列各类器官移植中，较早开展移植的器官是（ C ）

A. 脾　　B. 心

C. 肾　　D. 肺

E. 肝

21. 主动脉瓣关闭不特有的体征是（ A ）

A. 周围血管征 → 毛细血管搏动征、水冲脉、股动脉、枪击音、点头征。(口诀：毛肚摸水枪)

B. 主动脉瓣区第一心音减弱

C. 收缩期隆隆样杂音

D. 心尖冲动向左下移位

E. 舒张期吹风样杂音

22. 下列可导致新生儿发生结膜炎的是（ B ）

A. 梅毒

B. 淋病 → 新生儿经产道直接接触引起。

C. 艾滋病

D. 尖锐湿疣

E. 霉菌性阴道炎

23. 支气管扩张患者的痰液是（ D ）

A. 白黏痰

B. 铁锈色痰 → 肺炎链球菌感染。

C. 黄绿色痰 → 绿脓杆菌感染。

D. 分层痰

E. 暗红色胶冻样痰 → 肺炎克雷伯杆菌感染。

24. 下列关于白血病患者化疗静脉给药的处理措施，不妥的是（ D ）

A. 药物静脉滴注的速度要慢

B. 血管要轮换使用

C. 使用后用 0.9% 生理盐水冲洗静脉

D. 对化疗药物引起的静脉炎应定时热敷 应冷敷

E. 药物外溢皮下时及时用普鲁卡因封闭

25. 有明显黄疸的胰腺癌患者术前必须补充的维生素是（ E ）

A. 维生素 A　　B. 维生素 B

C. 维生素 C　　D. 维生素 D

E. 维生素 K → 胰腺癌患者常有不同程度的肝功能损 此应静脉注射维生素 K，以改善凝血功能

26. 肺癌晚期患者出现面部、颈部、上肢静脉怒张，考虑癌肿压迫（ D ）

A. 锁骨下静脉

B. 颈内静脉

C. 颈外静脉

D. 上腔静脉

E. 下腔静脉

① 压迫膈神经：同侧膈肌麻痹。
② 压迫喉返神经：声音嘶哑。
③ 压迫上腔静脉：面部、颈部、上肢和上胸部静脉怒张，皮下组织水肿，上肢静脉压升高。

27. 下列关于正常骨盆入口平面的描述，正确的是（ A ）

A. 横椭圆形 → 入口平面。

B. 纵椭圆形 → 中骨盆平面，最小平面。

C. 正三角形 → 出口平面：不在同一个平面的两个三角形。

D. 圆形

E. 倒三角形

28. 患儿，男，3 岁。幼儿园老师反映该患儿在学习和玩耍时经常心不在焉，注意力不集中，离位行走，干扰其他小朋友活动。诊断为注意缺陷多动障碍。针对该患儿进行心理护理时，错误的是（ A ）

A. 患儿出现攻击行为时，无须特殊制止 ← 应及时制止，不可忽视。

B. 避免打骂、呵斥患儿

C. 发现患儿的优点应积极表扬

D. 学校及家长共同教育，共同管理患儿

E. 引导患儿遵守公共秩序

29. 患者，女，30岁。产后3周，发热，左乳红、肿、热、痛，局部出现波动感，诊断为乳房脓肿，下列处理措施错误的是（ B ）

A. 抗生素治疗一般选用青霉素

B. 乳房深部脓肿沿乳房上缘做弧形切口 → 做弓形切口

①乳房脓肿：放射状切口。②乳晕部脓肿：乳晕边缘做弧形切口。③口诀：练神功练晕乎。

C. 乳晕部脓肿切口呈弧形

D. 乳房脓肿切口呈放射状

E. 引流条要放在脓腔最低位置

30. 患者，女，24 岁。月经周期的第 7 天，子宫颈黏液涂片显示羊齿植物叶状结晶，此结晶最典型的时期是（E）

A. 分泌期

B. 月经期

C. 排卵后

D. 妊娠期

E. 排卵前→月经周期的第22天左右完全消失。

羊齿植物叶状结晶于月经周期的第6~7天即可出现，至排卵前最典型，

31. 患儿，男，4 岁。突然出现高热、惊厥、面色苍白、四肢厥冷。患儿昨晚曾进食大量未洗的葡萄，该患儿最可能的诊断是（C）

A. 急性上呼吸道感染

B. 急性阑尾炎

C. 急性细菌性痢疾

D. 急性感染性喉炎→中毒型细菌性痢疾是急性细菌性痢疾的危重型，是由志贺菌属引起的肠道传染病，急起高热、反复惊厥、嗜睡、昏迷，迅速发生周围循环衰竭和（或）呼吸衰竭。

E. 急性颅内感染

32. 患者，女，48 岁。风湿性心脏病二尖瓣狭窄病史 8 年。于田间劳动时突然摔倒，嘴角抽动，不能言语，左侧肢体活动不灵，该患者最可能的诊断是（C）

A. 脑出血

B. 蛛网膜下隙出血

C. 脑栓塞→二尖瓣狭窄常伴有心房颤动，最容易出现栓塞现象，以脑动脉栓塞常见。

D. 癫痫

E. 短暂性脑缺血发作

33. 适用于非手术治疗的上尿路结石直径应小于（A）

A. 0.6 cm

B. 1.0 cm

C. 1.5 cm

D. 2.0 cm

E. 2.5 cm

①直径＜0.6 cm，喝水、药物溶石。②直径0.6~2 cm，体外冲击波(ESWL)。③直径＞2 cm，经皮肾镜取石。

34. 患者，男，31 岁。腹部疼痛 7 h。体格检查：全腹部有压痛、反跳痛和肌紧张。行腹部穿刺抽出含少量食物残渣的混浊液体，该患者最可能的诊断是（D）

A. 胰破裂

B. 肾破裂

C. 脾破裂

D. 胃穿孔→有腹膜刺激征且抽出含有少量食物残渣的混浊液体，最可能的是胃穿孔。

E. 肠系膜血栓形成

35. 营养不良患儿肌内注射苯丙酸诺龙的目的是（E）

A. 增加机体的抵抗力

B. 增强机体的糖代谢功能

C. 促进脂肪合成代谢

D. 促进营养物质消化吸收

E. 促进体内蛋白质的合成→口诀：笨蛋。

36. 小儿结核性脑膜炎早期主要的临床表现是（A）

A. 性情改变→早期

B. 持续性头痛

C. 喷射性呕吐　B、C、E项为中期。

D. 反复惊厥→晚期

E. 明显的脑膜刺激征

37. 婴幼儿出现楔状齿、鞍鼻可能是感染了（B）

A. 肝炎

B. 梅毒

C. 艾滋病

D. 结核

E. 淋病

晚期先天梅毒多出现在2岁以后，表现为楔状齿、鞍鼻、间质性角膜炎、骨膜炎、神经性耳聋等，病死率及致残率均明显增高。

38. 行体外循环术治疗的患者，术后使用带气囊的气管导管，护理措施正确的是（C）

A. 每 1 ~2 h 放气 1 次

B. 每 2 ~3 h 放气 1 次

C. 每 4 ~6 h 放气 1 次→防止呼吸道黏膜因长时间压迫、缺血而糜烂、出血。

D. 每 8 ~10 h 放气 1 次

E. 每 12 ~24 h 放气 1 次

39. 患者出现典型的急性脑疝症状时，首选的治疗措施是（B）

A. 气管插管辅助呼吸 → 应用甘露醇脱水降颅压。

B. 静脉输入高渗脱水剂

C. 心电血压监测

D. 冬眠低温疗法

E. 使用肾上腺皮质激素

40. 尼莫地平的主要不良反应是（D）

A. 干咳 → 卡托普利副作用(口诀:卡壳)

B. 嗜睡

C. 白细胞下降

D. 血压下降

E. 心房颤动

尼莫地平属于钙通道阻滞剂，可舒张血管平滑肌，扩张外周血管，副作用为面部潮红、头痛、胫前水肿。(口诀:瓶盖、红盖头、水平面)

41. 下列关于淋病健康指导的描述，错误的是（B）

A. 主要通过性接触传播

B. 主要侵袭泌尿生殖道的鳞状上皮 → 柱状上皮及移行上皮。

C. 是目前发病率最高的性传播疾病

D. 一般消毒剂即可灭活淋球菌

E. 淋球菌离开人体不易存活

42. 下列关于肿瘤放疗区域皮肤护理的描述，正确的是（E）

A. 用肥皂水擦拭

B. 清洗的时候用力揉搓

C. 放射部位皮肤应经常进行日光直射

D. 干反应时，涂氢化可的松霜

E. 有水疱时，涂硼酸软膏

口诀：干用淀粉加羊毛，湿用氢紫疱硼酸。

43. 上尿路结石血尿常发生在（C）

A. 早晨第 1 次排尿

B. 卧床休息时

C. 肾绞痛后 → 导致黏膜损伤，出现肉眼或镜下血尿。

D. 夜尿

E. 导尿时

44. 肾移植术后 24 h 内，每次测量体温的间隔时间是（C）

A. 15 min　　B. 30 min

C. 1 h　　D. 2 h

E. 4 h

肾移植患者术后应给予一级护理，每小时测量一次生命体征。

45. 某新生儿，出生 1 min Apgar 评分为 3 分。首要的抢救措施是（C）

A. 人工呼吸

B. 胸外按压

C. 清理呼吸道

D. 5% 碳酸氢钠脐静脉注入

E. 保暖

新生儿窒息抢救步骤 A、B、C、D、E。A——开放气道。B——人工呼吸。C——胸外按压。D——药物治疗。E——评价。

46. 小脑出血的临床表现不包括（E）

A. 枕部疼痛

B. 眼球震颤

C. 共济失调

D. 频繁呕吐

E. 肢体瘫痪

①内囊出血:三偏征。②脑桥出血:一侧出血交叉瘫(一侧颜[illegible]经瘫痪和对侧上下肢瘫痪)，两侧出血[illegible]四肢瘫，瞳孔呈针尖样。③小脑出血:眩晕、呕吐、枕部头痛、眼[illegible]震颤、共济失调。

47. 儿科护理学的任务不包括（D）

A. 体格　　B. 行为

C. 智能　　D. 遗传

E. 社会

48. 患者，女，30 岁。自然分娩一女婴，产后 2 日护士发现会阴侧切伤口红肿，局部湿热敷宜选择的溶液是（D）

A. 75% 乙醇

B. 5% 碘伏

C. 2% 碘酊

D. 50% 硫酸镁 → 分娩后会阴水肿选择 95% 乙醇湿热敷或 50% 硫酸镁湿热敷。

E. 1 ∶ 5 000 高锰酸钾

49. 十二指肠溃疡的典型临床表现是（E）

A. 可向右肩部放射

B. 夜间痛不明显

十二指肠溃疡:饥饿痛、午夜痛。胃溃疡:餐后痛。

C. 持续性绞痛

D. 夏季好发

E. 饥饿痛

50. 急产是指总产程少于（C）

A. 1 h　　B. 2 h

C. 3 h　　D. 4 h

E. 5 h

51. 羊水栓塞典型临床表现的 3 个渐进阶段依次是（A）

A. 休克期、出血期、肾衰竭期

B. 出血期、肾衰竭期、休克期

C. 肾衰竭期、休克期、出血期

D. 休克期、肾衰竭期、出血期

E. 出血期、休克期、肾衰竭期

①休克期：心肺功能衰竭和休克。②出血期：凝血功能障碍阶段。③肾衰竭期。

52. 预防新型冠状病毒感染的措施是（E）

A. 保持手卫生

B. 保持室内空气的流通

C. 医院就诊或陪护就医时佩戴口罩

D. 杜绝捕猎、贩卖、购买、加工、食用野生动物

E. 以上均正确

53. 恶性肿瘤术后 1 年内随访的频率是（C）

A. 每半个月 1 次

B. 每 1 ~ 2 个月 1 次

C. 每 3 个月 1 次

D. 每 4 ~ 5 个月 1 次

E. 每 6 个月 1 次

恶性肿瘤患者术后应终身随访，起初 2 年内每 3 个月随访 1 次，继之每半年复查 1 次，5 年后每年复查 1 次。

54. 患者，女，53 岁。患有甲状腺功能亢进症，甲状腺大部切除术后，引流伤口内积血的引流管应留置的时间是（D）

A. 6 ~ 8 h

B. 10 ~ 12 h

C. 12 ~ 24 h

D. 24 ~ 48 h

E. 72 h

55. 孕妇，28 岁。妊娠 35 周。胎膜早破 12 h 收入院。产科检查：LOT（左枕横位），未入盆，胎心率 140 次 / 分。对该孕妇护理措施错误的是（B）

A. 绝对卧床休息

B. 取半坐卧位 → 应取左侧卧位，抬高臀部，防止脐带脱垂造成胎儿缺氧或宫内窘迫。

C. 密切观察生命体征变化

D. 保持外阴清洁

E. 按医嘱给予抗生素

56. 患者，男，26 岁。车祸后出现腹痛、腹膜刺激征，有移动性浊音，且排尿困难，排出少量血尿。X 线显示骨盆骨折，首先考虑为（D）

A. 肾损伤　　B. 肝破裂

C. 脾破裂　　D. 膀胱损伤

E. 尿道损伤　A、B、C 项为实质脏器损伤，以出血为主。

57. 女婴，4 个月。足月顺产。护士在家访时，为预防小儿营养性缺铁性贫血，应重点指导家长（D）

A. 母乳喂养

B. 添加鱼肝油

C. 服用铁剂

D. 添加蛋黄

E. 添加水果

① 4~6 个月泥状食物，如蛋黄、菜泥、水果泥等。② 7~9 个月末状食物，如粥、烂面条、肉末、全蛋等。③ 10~12 个月碎食物，如面条、馒头、碎肉、碎菜等。④口诀：汁泥末碎。

58. 患儿，男，6 岁。肺结核久治不愈，出现剧烈头痛伴呕吐。体格检查：头向后仰、屈颈困难。该患儿最可能的诊断是（D）

A. 肩关节炎

B. 颈肌痉挛

C. 颅内压增高

D. 脑膜刺激征 → 表现为剧烈头痛、喷射性呕吐及脑膜刺激征。

E. 癫痫发作

59. 患者，男，32 岁。因脓胸入院，入院第 2 天并发支气管胸膜瘘，该患者应取的卧位是（B）

A. 健侧卧位

B. 患侧卧位 → 脓胸患者宜取半坐卧位，利于呼吸和引流。支气管胸膜瘘患者取患侧卧位，避免脓液流向健侧或发生窒息。

C. 仰卧位

D. 头低足高位

E. 中凹卧位

60. 患儿，男，1.5 岁。腹泻 4 个月，每天 4 ~ 5 次，伴有轻度呕吐，皮肤弹性差。下列关于该患儿饮食管理的描述，正确的是（E）

A. 禁食 1 h

B. 禁食 2 h

C. 禁食 6 h

D. 停止一切辅食，经口喂乳类食品

E. 由少到多，由稀到稠，逐渐恢复正常

腹泻患儿除严重呕吐者禁食4~6 h(不禁水)外，其余患儿均应继续进食。

61. 骨软骨瘤的临床特点是（C）

A. 常见部位是手或足的管状骨

B. 局部红肿、疼痛

C. 多数无症状，无意中发现骨性肿块

D. X 线显示骨破坏，膨胀改变

E. 肿瘤生长迅速

①骨肉瘤：Codman三角+"日光射线"(三个男人在日光下吃肉)。②尤文肉瘤："葱皮样"改变(葱油饼)。③骨巨细胞瘤："肥皂泡样"改变(边界上有一个巨大的肥皂泡)。

62. 下列关于急性胰腺炎的处理，错误的是（E）

A. 禁饮食，持续胃肠减压

B. 应用抗生素

C. 应用抗胆碱能药物

D. 抗休克

E. 应用吗啡止痛 → 会引起oddi括约肌痉挛。

63. 患者，女，25 岁。突然意识丧失，两眼上翻，口唇发绀，牙关紧闭，大小便失禁。抽搐停止后昏睡 2 h，醒后对发作无记忆，此前有过数次发作，护士考虑该患者可能是（E）

A. 癔症发作　　B. 脑血管意外

C. 帕金森病　　D. 癫痫小发作

E. 癫痫大发作 → 以意识丧失和双侧强直后出现阵挛为特征。

64. 患者，男，47岁。怕热多汗3年余，心率110次/分，食欲好但逐渐消瘦。检查发现FT_3（游离三碘甲状腺原氨酸）、FT_4（游离甲状腺素）增高。昨日突然出现昏睡，体温达到40 ℃，心率160 次/分，呕吐少量胃内容物、腹泻、大汗，此患者最可能发生了（C）

A. 急性左心衰竭

B. 急性胃肠炎

C. 甲状腺危象

D. 败血症

E. 垂体危象

甲状腺危象：①原因：大量T_3、T_4释放入血。②诱因：应激、感染、131I治疗反应、手术备不充分等。③表现：T(体温)≥39 ℃、心率140次/分、恶心、厌食、呕吐、腹泻、大汗、休克、烦躁、嗜睡或谵妄、昏迷，可合并心肺水肿等。

65. 心脏复苏的首选药物是（D）

A. 利多卡因 → 治疗和预防心室颤动的首选药物。

B. 碳酸氢钠 → 纠正酸碱失衡。

C. 阿托品

D. 肾上腺素 → 首选外周静脉给药，可增加心肌收缩力、全身循环阻力。

E. 洛贝林

66. 消化性溃疡最常见的并发症为（B）

A. 穿孔 → 最严重，表现为腹部剧痛和急性腹膜炎，有膈下游离气体等。

B. 出血 → 最常见，表现为呕血与黑便。

C. 幽门梗阻 → 频繁呕吐宿食。

D. 癌变 → 疼痛的节律消失，粪便隐血试验阳性。

E. 感染

67. 患者，男，65 岁。胃溃疡病史 30 年。近 2 周上腹部持续疼痛，服用治疗胃溃疡的药物无效，并伴有黑便多次，患者可能的并发症为（B）

A. 出血

B. 癌变 → 少数胃溃疡可发生癌变，疼痛的节律消失，粪便隐血试验阳性。

C. 幽门梗阻

D. 穿孔

E. 胃炎

68. 下列关于石膏绷带固定术护理措施的描述，正确的是（D）

干固后对未固定的关节进行功能锻炼，以防关节僵硬。

A. 有伤口者应在石膏干固后开窗 → 前

B. 手指、脚趾端应包裹在石膏内 → 外

C. 患肢平放并停止一切肢体活动

D. 石膏未干固前用手掌托扶，不可留下手指压痕

E. 石膏内肢体局部疼痛时，应填塞物品衬垫 → 不可填塞

69. 休克代偿期的表现不正确的是（C）

A. 收缩压正常或稍高

B. 意识清楚，伴有痛苦表情

C. 无尿 → 休克在代偿期的时候尿量正常或偏少，不会无尿。

D. 口渴明显

E. 脉搏 100 次 / 分以下

70. 初产妇，26 岁。停经 60 天，少量阴道流血 3 天。检查：宫口未开，子宫如孕 60 天大小，HCG（人绒毛膜促性腺激素）（+）。最可能的诊断是（A）

A. 先兆流产

B. 不全流产 → 小于妊娠周数，宫口扩张，部分妊娠产物排出。

C. 完全流产 → 接近未孕 / 略大，宫口闭，妊娠产物完全排出。

D. 稽留流产 → 小于孕周，宫口闭，妊娠产物无排出。

E. 习惯流产 → 同一性伴侣连续发生 3 次或 3 次以上的自然流产。

71. 患者，男，65 岁。前列腺增生切除术后，短期内禁止肛管排气和灌肠，是为防止（B）

A. 疼痛

B. 出血

C. 肠穿孔

D. 感染

E. 大便失禁

手术 1 周后，避免用力及便秘，禁止灌肠或肛管排气，以免刺激前列腺窝引起迟发性出血。

72. 初产妇，26 岁。妊娠 40 周，宫口开全，胎先露达坐骨棘平面以下 3 cm，胎心突然降至 85 次 / 分，正确的做法是（D）

A. 左侧卧位

B. 抑制宫缩

C. 立即剖宫产

D. 尽快经阴道助产

E. 进行 OCT 试验（催产素激惹试验）

73. 患者，女，26岁。患系统性红斑狼疮3年，未婚。面部有较严重的蝶形红斑，怕见人，且有不规则发热，患者首要的护理诊断是（D）

A. 体温过高　　B. 绝望

C. 焦虑　　D. 皮肤完整性受损

E. 思维过程改变

A3/A4 型选择题（74 ~ 83 题）

答题说明：以下提供若干个案例，每个案例下设若干道考题，请根据所提供的信息，在每道考试题下面的A、B、C、D、E五个备选答案中选择一个最佳答案。

（74 ~ 77 题共用题干）

患者，男，50 岁。1 周前抬重物后腰痛，可放射至右下肢，腰部活动受损。体格检查：腰部僵直，屈伸受限，直腿抬高 50°，加强试验阳性，膝踝反射正常，趾背伸力减弱。

74. 该患者受累的神经根是（D）

A. L2 神经根

B. L3 神经根

C. L4 神经根

D. L5 神经根

E. S1 神经根

以 L4~L5 和 L5~S1 神经根最易发生。L5 神经根受累时，小腿前外侧和足背内侧的痛觉触觉减退，第 1 足趾背伸力减弱；S1 神经根受累时，外踝附近及足外侧的痛觉、触觉减退，足跖屈无力，踝反射减弱或消失。

75. 目前对该患者最主要的处理措施是（C）

A. 腰部理疗按摩

B. 骨盆带持续牵引

C. 绝对卧硬板床休息 → 初次发作一般严格卧硬板床 3 周，症状缓解后穿戴腰围逐步下床活动。

D. 硬膜外注射糖皮质激素

E. 急诊手术摘除突出的椎间盘

76. 患者经 X 线检查证实腰椎间盘突出于神经根的外侧，其腰椎功能性改变是（B）

A. 凸向健侧
B. 凸向患侧
C. 前凸消失
D. 前凸增加
E. 无侧突变化 口诀:内健外患

77. 若该患者反复发作 1 年，症状逐渐加重，最佳的处理措施是（C）

A. 针灸理疗
B. 牵引治疗
C. 手术治疗
D. 按摩治疗
E. 腰背肌锻炼

非手术治疗无效，病情逐渐加重，影响正常工作和生活;中央型椎间盘压迫马尾神经。

（78 ~ 79 题共用题干）

患者，女，40 岁。5 天来频繁呕吐，不能进食，意识淡漠，肌肉无力，腹胀，腱反射减弱。

78. 为明确诊断，该患者应进行的主要检查是（C）

A. 血镁
B. 血钠
C. 血钾 → 频繁呕吐、肌肉无力、腹胀，最可能的诊断是低钾血症。
D. 血 pH
E. 血钙

79. 下列最有确诊意义的心电图结果是（D）

A. T 波低平
B. T 波高尖
C. Q-T 间期延长
D. 出现 U 波
E. ST 段降低

① 低钾血症:<3.5 mmol/L、T 波降低出现 U 波、碱中毒。
② 高钾血症:>5.5 mmol/L、T 波高尖、酸中毒。

（80 ~ 83 题共用题干）

患者，女，58 岁。患冠状动脉粥样硬化性心脏病病 8 年。1 h 前于午休后突然出现不能言语，右侧肢体活动不利。体格检查：意识清楚，双侧鼻唇沟对称，伸舌不合作，右侧肢体肌力 0 级。以脑血栓形成收入院。

80. 下列关于该患者治疗措施的描述，错误的是（D）

A. 早期溶栓
B. 防治脑水肿
C. 血压正常者应尽早给予高压氧舱治疗
D. 促进血小板聚集 → 应进行抗凝治疗。
E. 调整血压

81. 患者进行早期溶栓治疗的时间应在发病后（C）

A. 2 h 内
B. 5 h 内
C. 6 h 内
D. 10 h 内
E. 12 h 内

早期溶栓是指在发病后 6 h 内采用溶栓治疗，可使血管再通，减轻脑水肿、缩小梗死灶。

82. 目前国内应用最多的溶栓药物是（B）

A. 阿替普酶
B. 尿激酶
C. 华法林
D. 肝素
E. 阿司匹林

83. 下列关于该患者护理措施的描述，错误的是（D）

A. 患者不能吞咽时应给予鼻饲饮食
B. 进餐前应注意休息
C. 使用溶栓和抗凝药物时应严格掌握药物剂量
D. 有吞咽困难时尽量使用吸水管，以免误吸（不可使用）
E. 做好心理护理

B1 型题（84 ~ 100 题）

答题说明：以下提供若干组考题，每组考题共用 A、B、C、D、E 五个备选答案。请从中选择一个与问题关系最密切的答案。某个备选答案可能被选择一次、多次或不被选择。

（84 ~ 86 题共用备选答案）

A. 急症手术行胆总管引流

B. 急症手术行腹腔引流

C. 胆囊切除

D. 胆囊造瘘

E. 给予解痉止痛

84. 慢性胆囊炎需要（C）

对伴有胆囊结石或确诊为胆囊炎的无结石者应行胆囊切除，首选腹腔镜胆囊切除。

85. 急性重症胆管炎需要（A）

急性重症胆管炎表现为胆道梗阻及细菌感染，发病急骤，病情发展迅速，治疗原则是立即解除胆道梗阻并引流。

86. 坏疽性胆囊炎胆囊穿孔，病情危重需要（B）

炎症波及腹腔，应急症手术行腹腔引流。

（87 ~ 88 题共用备选答案）

A. 心尖部可闻及隆隆样舒张期杂音→二尖瓣狭窄。口诀：二叔叔又隆又睡还爱吃梨。

B. 心尖部可闻及吹风样收缩期杂音

C. 主动脉瓣区可闻及叹气样舒张期杂音→主动脉瓣关闭。

D. 肺动脉瓣区第二心音亢进

E. 主动脉瓣区可闻及收缩期喷射性杂音

87. 风湿性心脏病主动脉瓣狭窄的典型体征是（E）

88. 风湿性心脏病二尖瓣狭窄的典型体征是（A）

（89 ~ 91 题共用备选答案）

A. 母婴传播　　B. 空气传播

C. 虫媒传播　　D. 血液传播

E. 粪-口传播

89. 中毒型细菌性痢疾的传播途径是（E）消化道传播，如伤寒霍乱、痢疾等。

90. 麻疹的主要传播途径是（B）

91. 流行性乙型脑炎的传播途径是（C）

（92 ~ 94 题共用备选答案）

A. 胃、十二指肠穿孔

B. 急性结石性胆囊炎

C. 急性胰腺炎

D. 急性阑尾炎

E. 急性机械性肠梗阻

92. 墨菲征阳性见于（B）

93. 腹部平片查见膈下游离气体见于（A）

94. 听诊腹部高调肠鸣音见于（E）

（95 ~ 97 题共用备选答案）

A. 贫血　　B. 出血

C. 发热　　D. 脾大

E. 淋巴结肿大　随病情发展加重。

95. 常为急性白血病患者首发症状的是（A）

96. 常见慢性淋巴细胞白血病首发体征是（E）

慢性淋巴细胞白血病起病缓慢，多无自觉症状，淋巴结肿大常为就诊的首发症状。

97. 慢性粒细胞白血病患者最显著的体征是（D）

（98 ~ 100 题共用备选答案）

A. 股疝　　B. 腹股沟直疝

C. 腹股沟斜疝　　D. 绞窄性疝

E. 嵌顿性疝

98. 肠系膜动脉搏动消失，最终坏死变黑（→完全梗阻。），疝囊内渗液变为淡红色或暗红色的是（D）

99. 常在站立、行走、咳嗽或用力时出现肿块，多呈带蒂柄的梨形，可降至阴囊或大阴唇的是（C）腹股沟斜疝

100. 疝块往往不大，多在腹股沟韧带下方卵圆窝（→股疝）处有一半球形凸起的是（A）

平卧回纳内容物后，疝块可消失或不完全消失。

PART 03 专业知识

方向卷：高分必做题（五）

A1/A2 型单项选择题（1 ~ 80 题）

答题说明：以下每道考题下面都有 A、B、C、D、E 五个备选答案。请从中选择一个最佳答案。

1. 以下疫苗需要皮内注射的是（A）

A. 卡介苗 →ID

B. 乙肝疫苗 →IM

C. 骨髓灰质炎减毒活疫苗 →PO

D. 百白破缓和制剂 →IM

E. 麻疹减毒活疫苗 →H

出生乙肝卡介苗，二月脊灰炎正好，三四五月百白破，八月麻疹和乙脑。

2. 有机磷农药中毒后患者呼出的气体气味是（A）

A. 蒜臭味

B. 烂苹果味 →糖尿病酮症酸中毒。

C. 苦杏仁味

D. 酒味

E. 粪臭味

3. 引起中毒的化学物称为（D）

A. 有机溶剂

B. 农药

C. 毒药

D. 毒物

E. 毒素

4. 胰头癌患者主要的症状和体征是（C）

A. 上腹痛

B. 上腹饱胀不适

C. 黄疸

D. 腹泻

E. 消瘦

胰腺癌：
① 病因：吸烟。
② 好发部位：胰头部。
③ 最常见的首发症状：上腹痛和上腹饱胀不适。
④ 肿瘤标记物：CA19-9。

5. 下列各种流产的临床特点，正确的是（B）

A. 完全流产：腹痛，宫口松

（接近未孕 / 略大，宫口闭，妊娠产物完全排出。）

B. 先兆流产：宫口未开，阴道出血少于月经量

C. 难免流产：阴道出血少，未破水

（小于孕周，阴道出血多，宫口开，妊娠产物部分排出。）

D. 不全流产：宫口闭，阴道出血减少

（小于妊娠周数，宫口扩张，部分妊娠产物排出。）

E. 稽留流产：胚胎或胎儿在宫内已死亡超过 10 周

（胚胎或胎儿在宫内已死亡。）

6. 下列关于急性脓胸的症状及体征的叙述，错误的是（E）

A. 气促

B. 体温可高达 40 ℃

C. 白细胞计数增高

D. 胸廓饱满

E. 杵状指 →慢性脓胸的体征。

7. 下列关于闭式胸膜腔引流的叙述，错误的是（E）

A. 水封瓶液面低于引流管胸腔出口平面 60 ~ 80 cm

B. 衔接紧密，防止漏气

C. 长玻璃管水柱随呼吸波动，提示引流通畅

D. 气胸引流管置于患侧第 2 肋间

E. 拔管时患者可自由呼吸 →深吸气后屏气拔管。

8. 股疝易嵌顿，主要是因为（C）

A. 患者年龄大

B. 患者肥胖

C. 股管解剖特点

D. 患者多为经产妇

E. 骨盆宽大

股疝是疝囊通过股环、经股管向股部卵圆窝突出形成的疝。女性骨盆较宽大、联合肌腱和腔隙韧带较薄弱，致股管上口宽大松弛而易发病。

9. 患者，女，45 岁。有肝硬化病史 8 年。近些天出现大部分时间昏睡，可唤醒，有扑翼样震颤，肌张力增加，脑电图异常，锥体束征阳性，此时该患者处于肝性脑病的（D）

A. 病情无变化期

B. 肝性脑病前驱期 →轻度性格改变和行为失常。

C. 肝性脑病昏迷前期

D. 肝性脑病昏睡期 →以昏睡和精神错乱为主，但可唤醒。

E. 肝性脑病昏迷期 →神志完全丧失，不能唤醒。

10. 自我监测胎儿安危最适宜的方法是（B）

A. 定期查尿妊娠试验

B. 胎动计数

C. 尿雌三醇 (E3) 测定

D. 胎心电子监护

E. 自测宫高和腹围

胎心计数和胎动计数是孕妇自我监护胎儿宫内安危的重要方法。通常教会孕妇每日早、中、晚各数1小时胎动，每小时胎动数应该不少于3次，通过胎动变化情况监护胎儿宫内安危，发现异常及时就诊。

11. 患者，女，60岁。近一段时间常感到下腹部一侧胀痛，有压迫感。妇科检查中可触及子宫一侧的实性包块，表面不平，结节状，与周围组织有粘连，并伴有消瘦，贫血、水肿，可考虑为（D）

A. 子宫肌瘤

B. 良性卵巢肿瘤

C. 恶性卵巢肿瘤早期

D. 恶性卵巢肿瘤晚期→

E. 子宫内膜异位症

恶性卵巢肿瘤早期常无症状，一旦出现腹胀症状或腹部肿块时已至晚期。晚期时肿瘤广泛转移，出现明显消瘦、贫血、水肿、衰竭等恶病质表现。

12. TPN 可发生的较常见的代谢紊乱是（D）

A. 高钾血症

B. 低钾血症

C. 肝功能异常

D. 高渗性非酮性昏迷

E. 低血糖症

高血糖和高渗性非酮性昏迷是肠外营养(TPN)较常见的代谢性并发症。

13. 正常情况下，7 个月的小儿尚未接种过的疫苗是（B）

A. 卡介苗

B. 麻疹疫苗

C. 脊髓灰质炎疫苗

D. 乙肝疫苗

E. 百白破疫苗

出生乙肝卡介苗，二月脊灰炎正好，三四五月百白破，八月麻疹和乙脑。

14. 某女的生育史为 2－1－1－3，其意义正确的是（D）

A. 现存 1 个子女

B. 曾早产 2 次

C. 曾流产 3 次

D. 曾足月产 2 次

E. 现存 2 个子女

婚育史可采取“足－早－流－存”的记录方式，因此患者2-1-1-3，代表2次足月产、1次早产、1次流产、现存3个子女。

15. 骨牵引时牵引针孔处应（B）

A. 纱布覆盖

B. 滴 75% 乙醇 2 次 / 天

C. 滴 2% 碘酊 2 次 / 天

D. 滴 70% 乙醇每 4 h 一次

E. 滴 2% 碘酊每 4 h 一次

16. 下列关于化疗药物所引起的不良反应的描述，错误的是（B）

A. 骨髓受抑制致全血细胞减少

B. 长春新碱可引起心肌及心脏传导损害 →末梢神经炎。(口诀：长长的神经)

C. 甲氨蝶呤可引起口腔黏膜溃疡

D. 柔红霉素引起骨髓抑制、心脏损害 (口诀：柔柔的心脏)

E. 泼尼松可引起糖尿病、高血压、类库欣综合征

17. 佝偻病患儿早期主要表现为（E）

A. 方颅

B. 颅骨软化

C. 前囟晚闭

D. 出牙延迟

E. 睡眠不安，多汗，枕秃

E项为初期表现，A、B、C、D项为激期表现。

18. 患者，女，47 岁。有糖尿病病史，近 2 周发现外阴痒，白带增多。妇科检查：白带黏稠，呈豆腐渣样，阴道壁充血，宫颈光滑。局部冲洗液应选（D）

A. 1% 乳酸溶液

B. 0.9% 氯化钠溶液

C. 0.5% 醋酸溶液

D. 2% ～ 4% 碳酸氢钠溶液 →(口诀：白色豆腐渣工程)

E. 1 ∶ 5 000 高锰酸钾溶液

滴虫阴道炎、萎缩性阴道炎可用A项或C项冲洗。

19. 患儿，男，9 岁。胫骨中段骨折，拆除石膏绷带后发现小腿肌肉萎缩，膝关节屈伸范围减小，应考虑为（ B ）

A. 骨筋膜室综合征

B. 关节僵硬 → 长时间固定可导致静脉和淋巴回流不畅，关节周围组织发生纤维粘连，并伴有关节囊和周围肌肉挛缩，致使关节活动障碍。

C. 神经损伤

D. 急性骨萎缩

E. 脂肪栓塞

20. 患儿，女，2 岁。低热 2 个月，体温 38 ℃，伴有咳嗽，精神欠佳，食欲缺乏，夜间多汗，颈部淋巴结肿大，质硬，无压痛，心、肺听诊无异常，该患儿最可能的疾病是（ D ）

A. 传染性单核细胞增多症

B. 支气管肺炎

C. 亚急性坏死性淋巴结炎

D. 原发性肺结核 → 儿童常见

E. 支原体肺炎

21. 患儿，男，5 岁。因高热 5 天入院。体格检查：口唇干燥、潮红、皲裂，咽部弥漫性充血，球结膜充血，四肢末端实性肿胀，颈部淋巴结肿大，心律不齐。该患儿最可能的诊断是（ D ）

A. 咽炎

B. 心脏病

C. 扁桃体炎

D. 川崎病 → 又称皮肤黏膜淋巴结综合征，表现为急性发热、皮肤黏膜损害和淋巴结肿大。皮肤黏膜表现：①皮疹；②肢端变化；③双眼球结膜充血。

E. 化脓性淋巴结炎

22. 患儿，男，7 月龄。因受凉出现发热、咳嗽、声音嘶哑。体格检查：口唇发绀，双目圆瞪，有吸气性呼吸困难和喉鸣，听诊肺部呼吸音减弱、有管状呼吸音，心音低钝，心率 150 次 / 分。诊断为急性感染性喉炎。该患儿目前处于（ C ）

A. 喉梗阻Ⅰ度　　B. 喉梗阻Ⅱ度

C. 喉梗阻Ⅲ度　　D. 喉梗阻Ⅳ度

E. 喉炎合并心力衰竭　口诀：Ⅰ动Ⅱ静Ⅲ恐Ⅳ睡。

23. 慢性肺源性心脏病患者发生右心衰竭水肿时，下列使用利尿药的原则正确的是（ C ）

A. 宜用速效排钾利尿药

B. 全程、全量使用

C. 间歇、小剂量使用

D. 绝对禁忌使用排钾利尿药

E. 不能使用

利尿药：缓慢、小量、间歇
洋地黄：快速、小剂量。
（口诀：小黄快跑）

24. 下列属于抗代谢类药物的是（ E ）

A. 环磷酰胺

B. 顺铂

C. 阿霉素

D. 长春新碱

E. 甲氨蝶呤

①抗代谢类药物：甲氨蝶呤和氟尿嘧啶。
②烷化剂类药物：环磷酰胺、氮芥。
③抗肿瘤植物药：秋水仙碱和长春新碱。
④抗肿瘤抗生素：平阳霉素、阿霉素。

25. 脓胸患者并发支气管胸膜瘘时宜采用（ B ）

A. 健侧卧位

B. 患侧卧位 → 以利于脓液引流出，避免流向健侧。

C. 仰卧位

D. 俯卧位

E. 半卧位

26. 下列关于癫痫患者用药原则的描述，错误的是（ D ）

A. 小剂量开始

B. 单一用药为主

C. 长期规律服药

D. 主张联合用药 → 癫痫应从小剂量开始，单一用药为主，尽量避免联合用药。

E. 不随意增减药物剂量

27. 成人脉压增大提示可能存在（ D ）

A. 主动脉瓣狭窄

B. 甲状腺功能减退症

C. 肺动脉瓣狭窄

D. 主动脉瓣关闭不全

E. 主动脉压力增高

①脉压增大：主动脉瓣关闭不全、主动脉硬化、甲亢等。
②脉压减小：缩窄性心包炎、心包积液、主动脉瓣狭窄。
③口诀：大不全，小心窄。

28. 有机磷农药中毒烟碱样症状的表现是（D）

A. 呼吸困难

B. 流涎

C. 心跳减慢

D. 肌肉抽搐

E. 多汗

①毒蕈碱样症状：出现最早，副交感神经兴奋，腺体分泌增加，平滑肌痉挛，出现多汗流涎、瞳孔缩小。②烟碱样症状：常先从眼睑、面部、舌肌开始，逐渐发展至四肢，全身肌肉抽搐。

29. 慢性肾小球肾炎的主要临床表现不包括（E）

A. 水肿　　B. 蛋白尿

C. 高血压　　D. 血尿

E. 尿路刺激征 → 泌尿系统感染。

30. 高位肠梗阻除腹痛外最主要的症状是（B）

A. 腹胀明显 → 低位肠梗阻。

B. 呕吐频繁

C. 停止排便排气 → 完全性肠梗阻。

D. 肠型

E. 移动性浊音阳性 → 绞窄性肠梗阻。

31. 下列关于小脑幕切迹疝的描述，正确的是（C）

A. 意识清晰

B. 患侧瞳孔忽大忽小

C. 对侧肢体瘫痪 → 患侧瞳孔缩小随后逐渐散大，病变对侧瘫痪，意识障碍出现较早。（口诀：由小到大真是个奇迹）

D. 患侧肢体病理征阳性

E. 颞叶钩回移位到小脑幕上

32. 腹外疝患者术后不能参加重体力劳动的时间是（E）

A. 1 周　　B. 2 周

C. 1 个月　　D. 2 个月

E. 3 个月 → 疝——三（发音相似）

33. 枕骨大孔疝移位的脑组织是（E）

A. 大脑颞叶钩回　　B. 大脑额上回

C. 大脑角回　　D. 中脑

E. 小脑扁桃体 → 由小脑扁桃体经枕骨大孔向椎管内移位。

34. 下列关于特发性血小板减少性紫癜（ITP）的描述，错误的是（A）

A. 多见于成年男性 → 急性型 ITP 多见于儿童，慢性型 ITP 多见于青年女性。

B. 发病与免疫因素有关

C. 女性出现月经过多

D. 多有上呼吸道感染史

E. 血小板减少

35. 下列关于妊娠合并心脏病孕妇的护理措施中，错误的是（B）

A. 限制食盐摄入

B. 产程中增加产科检查次数 → 产程中减少肛检或阴道检查等产科检查，缩短产程，预防心力衰竭。

C. 产后出血多时可用催产素

D. 保持病室安静，空气清新

E. 保持每天至少 10 h 睡眠

36. 滴虫阴道炎患者阴道分泌物典型的特点是（A）

A. 稀薄泡沫状白带 →（虫子吹泡泡）

B. 干酪样白带

C. 豆渣样白带 →（白色豆腐渣工程）

D. 白带稀薄，呈淡黄色 →（人老珠黄）

E. 白带呈脓性，有臭味

37. 新生儿缺血缺氧性脑病的主要表现是（A）

A. 意识改变及肌张力变化 → 严重者可伴有脑干功能障碍。

B. 眼部症状

C. 颅内压增高

D. 瞳孔改变

E. 呼吸系统表现

38. 试管婴儿的主要适应证是（D）

A. 无排卵　　B. 无精症

C. 免疫性不孕　　D. 输卵管不通

E. 子宫发育不良

39. 患者，男，50 岁。持续性剧烈腹痛 2 h，伴恶心呕吐。触诊腹部有压痛、反跳痛和腹肌较紧张。患者有脉搏增快、呼吸急促等表现，腹部立位平片显示膈下新月形阴影，该患者可能发生了（B）

A. 脾破裂

B. 胃穿孔 → 空腔脏器破裂 = 腹膜炎 + 膈下新月形阴影。

C. 膀胱破裂→腹部膨隆、血尿、腹痛、排尿困难。

D. 肝破裂

E. 胰腺损伤

A、D、E 项为实质脏器破裂。(低血容量性休克)

40. 内囊病变引起的瘫痪表现为（B）

A. 单瘫

B. 偏瘫→内囊病变可出现三偏征。(偏瘫、偏盲及偏身感觉障碍)

C. 截瘫

D. 四肢瘫

E. 交叉瘫→偏身感觉障碍)

脑干病变可出现交叉瘫。(同侧的周围性麻痹，对侧肢体中枢性瘫痪和偏身感觉障碍)

41. 有关哮喘急性发作的护理措施，不妥的是（D）

A. 氧疗

B. 取坐位

C. 禁食过敏食物

D. 限制水的摄入→鼓励每天饮水 2 500~3 000 mL，补充丢失的水分，稀释痰液。

E. 观察血气变化

42. 下列不属于卵巢黄素化囊肿特点的是（C）

A. 多为双侧

B. 偶可发生急性扭转

C. 囊肿壁厚→囊壁光滑且薄。

D. 由 HCG 刺激产生

E. 多见于葡萄胎或绒毛膜癌

43. 下列病症中，属于吉兰-巴雷综合征患者危及生命的并发症是（D）

A. 癔症发作

B. 脑神经损伤

C. 呼吸性酸中毒

D. 呼吸肌麻痹

E. 压力性损伤

① 病因：自身免疫性疾病。
② 表现：瘫痪(首发症状为四肢对称性无力，从双下肢开始)、严重时呼吸肌麻痹。

44. 下列与糖尿病周围神经病变表现不符的是（E）

A. 四肢麻木　　B. 肢体疼痛

C. 感觉过敏　　D. 肌力减弱

E. 尿失禁→为自主神经损害表现。

45. 急性肾盂肾炎患者多饮水的主要目的是（E）

A. 加速退热

B. 保持口腔清洁

C. 维持体液平衡

D. 减少药物不良反应

E. 促进细菌、毒素的排出→路的作用。

多饮水，保持每日尿量在 2 500 mL 以上，具有冲洗尿路的作用。

46. 某甲亢患者因自觉心悸，发现心率比脉搏多，这种情况称为（D）

A. 水冲脉→主动脉瓣关闭不全、动脉导管未闭、甲亢。

B. 速脉

C. 交替脉→左心功能不全。

D. 短细脉→房颤。

E. 奇脉→大量心包积液。(心包压塞)

47. 患者，男，26 岁。1 个月前出现进食后上腹部胀痛，夜间常疼醒，进食后可缓解，近日感乏力，大便呈黑色，大便隐血试验（+），初步诊断为（B）

A. 胃溃疡伴出血→餐后痛(进食—疼痛—缓解)。

B. 十二指肠溃疡伴出血→饥饿痛/空腹痛(疼痛—进食—缓解)。

C. 胃癌出血

D. 食管静脉曲张破裂出血

E. 急性胃炎

48. 患儿，男，3 岁。患支气管肺炎。为其输液时滴速应控制在每小时（A）

A. 5 mL/kg

B. 8 mL/kg

C. 12 mL/kg

D. 28 mL/kg

E. 25 mL/kg

49. 破伤风病人肌肉呈阵发性强烈痉挛，按出现顺序最初受影响的肌群是（E）

A. 颈项肌　　B. 面肌

C. 背腹肌　　D. 四肢肌群

E. 咀嚼肌→初始表现为咀嚼不便，张口困难。

50. 脑复苏降温疗法错误的做法是（ E ）

A. 物理降温前先用降温辅助药物

B. 重点是对脑部降温

C. 体温降至 33 ～ 35 ℃为宜

D. 降温须持续至神志恢复

E. 复温时先停用辅助降温药→复温时先撤除冰袋，后停用降温药。

51. 全肺切除术后，胸腔引流管护理不正确的是（ A ）

A. 保持引流通畅→胸腔引流管一般呈钳闭状态，以保证患侧胸腔内有一定的渗液，以减轻纵隔移位。

B. 每次放液量不超过 100 mL

C. 保证患侧胸腔内有渗液

D. 酌情放出适量的液体和气体

E. 术后 24 ～ 72 h 无气体和液体可拔管

52. 诊断支气管哮喘的最主要依据是（ A ）

A. 发作性呼气性呼吸困难伴两肺哮鸣音

B. 动脉血氧血压降低、二氧化碳分压升高

C. 血与痰中嗜酸性粒细胞增多

D. 胸透示两肺透亮度增加

E. 出现三凹征

53. 肝性脑病患者经治疗病情好转，开始恢复蛋白质饮食，应先考虑选择（ A ）

A. 豆浆→植物蛋白，含支链氨基酸较多，被肠道酵解产酸有利于氨的清除。

B. 鸡蛋

C. 牛奶

D. 鱼肉

E. 鸡肉

B、C、D、E 项为动物蛋白，容易引起血氨升高。

54. 急性胰腺炎的首发症状是（ C ）

A. 恶心

B. 发热

C. 腹痛

D. 休克

E. 呕吐

①病因：胆石症。
②表现：腹痛（最主要和首发）、带状放射、恶心呕吐（剧烈且频繁，吐后腹痛不缓解），坏死性可出现休克和低血钙、腹膜刺激征、Grey-Turner 征、Cullen 征。

55. 28 岁已婚女性，性生活正常，婚后 3 年未孕。护士在指导其提高受孕率技巧时不妥的是（ C ）

A. 减轻精神压力，保持健康状态

B. 与伴侣加强沟通

C. 性交前、中、后使用阴道润滑剂→润滑剂含有化学成分对精子质量有一定影响。

D. 性交后卧床抬高臀部

E. 排卵期适当增加性交次数

56. 早产儿，日龄1天。有窒息史，生后1天出现烦躁不安，脑性尖叫，应考虑为（ C ）

A. 新生儿败血症

B. 新生儿化脓性脑膜炎

C. 新生儿颅内出血→脑性尖叫可能由脑水肿或者脑出血造成，结合有窒息史，应考虑为新生儿颅内出血。

D. 新生儿破伤风

E. 新生儿肺炎

A、B、D、E 项会有发热等全身及其他局部症状。

57. 下列疾病出疹时，不宜物理降温的是（ A ）

A. 麻疹→不宜强行降温，尤其禁用冷敷及乙醇擦浴，以免皮肤血管收缩，使皮疹不易透发或突然隐退。

B. 风疹

C. 幼儿急疹

D. 猩红热

E. 药物疹

58. 预防产后出血的措施，错误的是（ C ）

A. 督促产妇及时排空膀胱

B. 产后留产房观察 2 h

C. 胎儿娩出前注射缩宫素→胎儿胎肩娩出后注射缩宫素。

D. 适时做会阴侧切术

E. 密切观察宫缩情况

59. 患儿，男，4 岁。突然发热、腹痛，腹痛位于脐周，呈持续性，伴有呕吐、腹胀、腹泻，大便为红色果酱样，有腥臭味。腹部 X 线片可见液平面，最可能的诊断是（ E ）

A. 胃穿孔

B. 肠穿孔

C. 肠套叠

D. 急性肠炎

E. 急性坏死性小肠结肠炎→持续性脐周腹痛，伴腹胀、腹泻，大便为红色果酱样，有特殊腥臭味，X 线片可见液平面。

60. 患者，女，40 岁。近月来发现有少量鲜血从乳头溢出，但乳房内未触及明显肿块，亦无疼痛，考虑诊断为（D）

A. 乳腺纤维腺瘤→质似硬橡皮球，光滑。

B. 乳腺囊性增生症→月经前期症状加重，月经过后缓解（乳房胀痛 + 肿块）。

C. 乳腺炎症→红、肿、热、痛。

D. 乳管内乳头状瘤

E. 乳腺癌→早期无痛性肿块，质硬，边界清，表面不光滑；酒窝征、橘皮样改变。

61. 患者，女，40 岁。咳嗽 10 余年，经常于感冒后加重，咳大量脓痰，3 天前突然咯血 150 mL。查体：心肺无明显阳性体征，X 线胸片示双肺下叶肺纹理增多。最可能的诊断是（E）

A. 慢性支气管炎

B. 慢性肺脓肿

C. 支气管肺癌

D. 支气管内膜结核

E. 支气管扩张症→咳、痰、血。

62. 患者，男，22 岁。一天前鼻尖处长疖，该患者不应（B）

A. 休息

B. 挤压患处→危险三角区的疖或痈禁止挤压或热敷，以防引起化脓性海绵状静脉窦炎。

C. 外敷鱼石脂膏

D. 应用抗生素

E. 湿热敷

63. 患者，男，50 岁。咳嗽，咳白色泡沫样痰 5 个月，胸痛半个月。X 线胸片检查提示右下肺肺叶内带近肺门处有一直径 3 cm 分叶状阴影。CT 检查提示不规则高密度肿块阴影，同侧肺门淋巴结肿大，直径约 1.1 cm，支气管纤维镜检查确诊为鳞癌，行全肺切除术。术后第一天，BP 120/75 mmHg，P 86 次 / 分，R 20 次 / 分，T 37.5 ℃，尿量正常，以下护理措施正确的是（C）

A. 保持胸腔引流管畅通，使之呈全程开放状态 全肺切除术后胸腔引流管一般钳闭，以保证患侧胸腔内有一定的渗液，防止纵隔移位。

B. 取左侧卧位，以预防纵隔移位和压迫健侧肺而导致呼吸循环功能障碍 应取1/4侧卧位。

C. 控制钠盐摄入，24 h 补液量应控制在 2 000 mL 以内，速度 20 ~ 30 滴 / 分

D. 术后前 3 天以卧床休息为主，以预防引流管滑脱 术后第1天，生命体征平稳，患者即可在床旁站立、移步。

E. 出院前告知患者，出院后不必再进行呼吸运动锻炼 应坚持呼吸锻炼。

64. 患者，女，24 岁。未婚。面部有较严重蝶形红斑，且长期不规则低热，其首优护理诊断是（B）

A. 体温过高

B. 皮肤完整性受损

C. 有感染的危险

D. 相关知识缺乏

E. 思维过程改变

65. 颌下和颈部的蜂窝织炎可并发（D）

A. 菌血症

B. 败血症

C. 海绵状静脉窦炎

D. 喉头水肿→压迫气管可引起呼吸困难，甚至窒息。

E. 吞咽困难

66. 患儿，男，8 个月。室间隔缺损，因咳喘 3 日收治，半小时前患儿突发面色灰白，烦躁不安，呼吸困难，心率 180 次 / 分，呼吸 60 次 / 分，肝脏肋下可触及，最可能的原因是（B） 肺炎合并心衰：

A. 急性呼吸衰竭

B. 急性心力衰竭→①呼吸加快（婴儿 >60 次 / 分）②心率增快（婴儿 >180 次 / 分，幼儿 >160 次 / 分）。③突然极度烦躁不安、面色苍白或发灰、发绀。④心音低钝、奔马律、颈静脉怒张。⑤肝脏迅速增大。⑥尿少或无尿，具备前五项即可诊断。

C. 肺水肿

D. 病毒性心肌炎

E. 急性重型肝炎

67. 下列有关阴道或宫颈上药患者的护理要点，错误的是（D）

A. 行经期妇女应停止阴道上药

B. 子宫出血者须停止阴道上药

C. 用药期间应禁止性生活

D. 未婚女性禁止阴道上药 → 未婚女性上药时不可使用阴道窥器，可用长棉签涂。

E. 叮嘱患者按时取出阴道内的棉球

68. 区别良性与恶性葡萄胎的主要依据是（D）

A. 阴道出血出现的迟早

B. 有无早孕反应

C. 体内 HCG 的含量

D. 葡萄胎病变有无超出子宫范围

E. 有无转移灶

①良性葡萄胎局限于子宫内不侵入肌层，也不发生远处转移。②侵蚀性葡萄胎指葡萄胎侵入肌层或其他部位。

69. 患者，女，27 岁。心脏病病史 8 年，37 周妊娠，剖宫产一活男婴。现术后 2 h，产妇心率 126 次 / 分，床上翻身即感胸闷、气短，护理措施中不正确的是（D）

A. 严密监测生命体征

B. 限制静脉输液滴速

C. 吸氧

D. 无盐半流质饮食 → 心功能为Ⅲ级以上，饮食宜清淡，少量多餐防止便秘。

E. 及时回乳

70. 初产妇，G_1P_0（怀孕 1 次，生产 0 次），25 岁。骨盆外测量正常，临产 10 h。肛查：宫口开大 9 cm，胎先露 S^{+2}。宫缩时出现胎心下降达 110 次 / 分，宫缩后不能迅速恢复，处理正确的是（D）

A. 不予干涉，等待自然分娩

B. 静脉滴注催产素加强宫缩

C. 立即产钳助娩

D. 立即剖宫产 → 胎儿窘迫且宫口未开全，胎先露 < 3 cm，无法即刻阴道分娩，应立即行剖宫产术。

E. 给予温肥皂水灌肠，刺激宫缩

71. 猩红热帕氏线常见的部位是（E）

A. 面部

B. 头颈部

C. 腰腹部

D. 大腿外侧

E. 腋窝、肘窝

猩红热 = 杨梅舌、苍白圈、帕氏线 + 疹间无正常皮肤。（口诀：大猩猩拿着白手帕里面包着杨梅）

72. 不属于法洛四联症的临床表现的是（B）

A. 杵状指

B. 潜伏青紫 → 持续青紫型。

C. 发育滞后

D. 蹲踞现象

E. 缺氧发作

73. 颌下的急性蜂窝织炎尽早切开减压，其主要目的是防止（A）

A. 喉头水肿 → 口底、颌下和颈部蜂窝织炎可发生喉头水肿，压迫气管可引起呼吸困难，甚至窒息。

B. 吞咽困难

C. 菌血症

D. 颅内感染

E. 脓毒血症

74. 新生儿颅内出血入院，当日护理措施错误的是（C）

A. 保持室内安静

B. 头肩抬高 15° ~ 30°

C. 为患儿洗澡 → 尽量减少对患儿的移动和刺激，防止加重颅内出血。

D. 观察生命体征

E. 必要时给予鼻饲

75. 风心病孕妇，32岁。孕37周。因有规律宫缩入院。检查：心率130次/分，心功能Ⅱ级，骨盆、胎位正常，宫口开大4 cm，先露坐骨棘下1 cm。对该孕妇的处理正确的是（A）

A. 产褥期须使用抗生素预防感染

B. 在宫口开全之前可静推缩宫素

C. 胎儿娩出后用麦角新碱预防出血 → 胎儿娩出后用缩宫素预防出血，不可用麦角新碱，以防加重心衰。

D. 在第二产程不可鼓励产妇屏气用力

E. 立即进行剖宫产尽快终止妊娠 → 心功能Ⅱ级可经阴道分娩，第二产程时需要助产。

76. 脑梗死患者不宜冷敷的原因是冷敷可使（A）

A. 血管收缩 → 冷敷可使血管收缩，影响脑部血供。

B. 血管舒张

C. 血流增加

D. 血流加快

E. 血管破裂

77. 妇科腹部手术备皮范围正确的是（A）

A. 上至剑突，下至两大腿上1/3，两侧至腋中线包括会阴部

B. 上至剑突，下至两大腿上1/3，两侧至腋中线不包括会阴部

C. 上至乳头，下至两大腿上1/3，两侧至腋中线包括会阴部

D. 上至剑突，下至两大腿上1/2，两侧至腋中线包括会阴部

E. 上至剑突，下至两大腿上1/2，两侧至腋中线不包括会阴部

78. 提示哮喘病人出现严重气道阻塞的是（D）

A. 两肺弥漫性哮鸣音

B. 端坐呼吸

C. 发绀

D. 寂静胸 → 哮喘发作时有广泛哮鸣音，但轻度哮喘或非常严重哮喘发作时，哮鸣音可不出现。

E. 大汗

79. 患者，男，50岁。因前列腺增生症入院，行经尿道前列腺电切术治疗，术后健康教育措施中，错误的是（C）

A. 进食高纤维食物

B. 多饮水

C. 尽早锻炼，如跑步等 → 术后1个月内避免剧烈活动，防止继发性出血。

D. 进行盆底肌锻炼

E. 1个月后可恢复性生活

80. 食管癌晚期的临床表现不包括（C）

A. 持续性胸背痛

B. 进食呛咳

C. 胸骨后灼烧感 → ①早期：症状多不明显，偶有咽下食物哽噎感、停滞感或异物感。②中晚期：典型症状为进行性吞咽困难。

D. 进行性吞咽困难

E. 声音嘶哑

A3/A4 型题（81 ~ 90 题）

答题说明：以下提供若干个案例，每个案例下设若干道考题，请根据所提供的信息，在每道考试题下面的A、B、C、D、E五个备选答案中选择一个最佳答案。

（81 ~ 82 题共用题干）

患者，女，25岁。工作压力大，婚后意外怀孕，该孕妇整个孕期精神紧张烦躁，于妊娠35周因胎儿宫内窘迫手术产一女婴。产后第2天丈夫因公出差，其开始精神不振，常常失眠，于是向心理医生求助，心理医生诊断为产后抑郁。

81. 产后抑郁一般发生在（C）

A. 产后3 ~ 4天

B. 产后1周

C. 产后2周

D. 产后3周

E. 产后4周

①依赖期：1~3天。
②依赖-独立期：3~14天（容易抑郁）。
③独立期：2周~1个月。

82. 该产妇发生产后抑郁的心理因素不包括（B）

A. 社交能力不良

B. 手术分娩

C. 情绪不稳定

D. 对承担母亲角色的不适应

E. 缺少家庭支持

（83 ~ 84 题共用题干）

患者，女，17岁。弛张热7天，2天来面颊部出现对称性、水肿性红斑，指端及甲周有红斑。实验室检查示：Hb 90 g/L，WBC 3.4×10^9/L，尿蛋白（+++），抗核抗体（+），狼疮细胞（+）。

83. 患者的诊断是（B）

A. 风湿性关节炎

B. 系统性红斑狼疮 → 蝶形红斑 + 抗核抗体(+)+ 狼疮细胞(+)

C. 多发性结节病

D. 反应性皮炎

E. 风湿热

84. 下列对该患者的护理措施，正确的是（D）

A. 给予适合患者口味的饮食，如芹菜、香菜等（应忌食）

B. 患者面部皮疹瘙痒时，可用手轻轻挠抓（用手挠抓可加重皮肤损害。）

C. 指导患者饭前服药，以增加药物的吸收（饭后）

D. 长期应用糖皮质激素时，应补充钙剂及维生素 D

E. 按时服用药物，病情好转后，及时停药

遵医嘱用药，勿随意停药或减量，防止副作用发生。

（85 ~ 86 题共用题干）

患者，女，45 岁。因肝硬化伴腹水入院治疗。近 2 天突然呕血约 1 000 mL，出现嗜睡、精神错乱、幻觉，伴扑翼样震颤，脑电图异常。

85. 目前给患者安排哪种饮食为宜（B）

A. 给予低蛋白质饮食

B. 保证总热量和糖类摄入，无蛋白质

C. 补充大量维生素 A

D. 给予富含粗纤维饮食

E. 限制含钾食物的摄入

86. 给该患者灌肠时首选的灌肠液是（D）

A. 生理盐水

B. 小苏打水

C. 液状石蜡

D. 稀释的食醋溶液 → 食醋灌肠可清除肠道内氨的蓄积，减轻患者肝昏迷症状并有稀释肠内毒物、减少吸收的作用。

E. 新霉素液

（87 ~ 88 题共用题干）

患儿，男，8 岁。被开水烫伤后 4 h 送至急诊。患儿躯干前侧包括会阴部均为薄壁的大水泡，疼痛剧烈，双下肢红斑性改变。

87. 该患儿Ⅱ度烫伤面积是（B）

A. 9%

B. 14% → 躯干前13%+ 会阴1%=14%

C. 18%

D. 25%

E. 36%

① 浅Ⅱ：水泡大小不一，剧痛，泡大皮薄，红润。
② 深Ⅱ：小水泡，痛觉迟钝，泡小皮厚，白红相间。

88. 该患儿双下肢损伤的深度达到（A）

A. 表皮 → Ⅰ度烧伤为红斑烧伤，烧伤深度为表皮浅层。

B. 真皮浅层

C. 真皮深层

D. 皮下层

E. 肌肉

① Ⅰ度：表皮浅层。
② 浅Ⅱ度：生发层及真皮乳头层(真皮浅层)。
③ 深Ⅱ度：真皮深层。
④ Ⅲ度：全层皮肤。

（89 ~ 90 题共用题干）

患儿，男，1 岁。重度营养不良，因腹泻 2 天入院。入院后第二天清晨患儿突然出现出冷汗，面色苍白，肢冷，血压下降。

89. 该患儿可能出现了（A）

A. 低血糖 → 重度营养不良的患儿清晨容易出现低血糖。

B. 休克

C. 高渗性昏迷

D. 惊厥

E. 急性心力衰竭

90. 针对上述情况，护士应采取的措施是（C）

A. 静脉注射肾上腺素

B. 静脉注射毛花苷 C（西地兰）

C. 静脉注射 25% 的葡萄糖 → 低血糖应立即静脉注射25%的葡萄糖补充能量。

D. 静脉注射葡萄糖酸钙

E. 静脉注射生理盐水

B1 型题（91 ~ 100 题）

答题说明：以下提供若干组考题，每组考题共用 A、B、C、D、E 五个备选答案。请从中选择一个与问题关系最密切的答案。某个备选答案可能被选择一次、多次或不被选择。

（91 ~ 92 题共用备选答案）

A. 出生 1 ~ 2 天　　B. 出生 2 ~ 3 天

C. 出生 5 ~ 7 天　　D. 出生 1 周内

E. 出生 4 周内

91. 新生儿生理性黄疸出现的时间是（B）

92. 新生儿生理性黄疸消退的时间是（C）

生理性黄疸：

①足月儿:2~3 天出现,4~5 天高峰,5~7 天消退。(<2 周)

②早产儿:3~5 天出现,5~7 天高峰,7~9 天消退。(3~4 周)

（93 ~ 94 题共用备选答案）

A. 败血症　　B. 风湿热

C. 胃肠炎　　D. 咽后壁脓肿

E. 支气管肺炎

93. 小儿患上呼吸道感染时炎症向邻近器官蔓延导致（D）

小儿上呼吸道感染可并发中耳炎、鼻窦炎、咽后壁脓肿、颈淋巴结炎、喉炎、支气管炎及肺炎等。

94. 小儿患上呼吸道感染后，可引起的变态反应性疾病是（B）

（95 ~ 96 题共用备选答案）

A. 呼吸功能维持

B. 皮肤护理

C. 营养支持

D. 预防感染

E. 功能训练→纠正异常的运动和姿势。

95. 脑瘫患儿康复治疗的重点是（E）

96. 吉兰-巴雷综合征患儿呼吸的护理重点是（A）

①病因:自身免疫性疾病。

②表现:瘫痪(首发症状为四肢对称性无力,从双下肢开始),严重时呼吸肌麻痹。

（97 ~ 98 题共用备选答案）

A. 术后呼吸困难和窒息

B. 喉返神经损伤→单哑双失。

C. 喉上神经损伤→内呛外调。

D. 患侧上肢肿胀

E. 低钙抽搐→损伤甲状旁腺。

97. 甲状腺术后最危险的并发症是（A）

98. 乳腺癌根治术后可能出现的并发症是（D）

乳腺癌根治术后静脉回流受阻,可导致患侧上肢淋巴水肿。

（99 ~ 100 题共用备选答案）

A. 支气管哮喘→发作性呼气性呼吸困难伴有哮鸣音。

B. 肺结核

C. 支气管肺癌

D. 支气管扩张

E. 阻塞性肺气肿

99. 可闻及哮鸣音常见于（A）

100. 肩胛间区听到湿啰音常见于（B）

◎PART 04 专业实践能力

基础卷：高分必做题（一）

A1/A2 型单项选择题（1 ~ 75 题）

答题说明：以下每道考题下面都有 A、B、C、D、E 五个备选答案。请从中选择一个最佳答案。

1. 每小时一次的外文缩写是（C）

A. dc →停止
B. pe
C. qh
D. ac→饭前
E. st →立即

2. 肌内注射选用连线法划分部位时，其注射区应选择髂前上棘与尾骨两点连线的（A）

A. 外上 1/3 处
B. 外上 1/2 处
C. 中 1/3 处
D. 后 1/3 处
E. 后 1/2 处

十字法：臀裂顶点向左或向右画一水平线，然后从髂嵴最高点作一垂分线，将一侧臀部分四个象限取外上四分之一处(避开内角)为注射部位。

3. 下列对输血注意事项的叙述，错误的是（B）

A. 输血时须两人核对无误后方可输入
B. 输入的血液内可根据需要加入药品
输血时血液内不可随意加入其他药品。
C. 如用库存血，必须认真检查库存血质量
D. 如发生严重反应，应立即停止输血
E. 根据医嘱采集血标本，要求每次只为一名患者采集

4. 休克患者留置导尿管最主要的目的是（E）

A. 保持床单位清洁干燥，使患者舒适
B. 引流尿液，促进有毒物质的排泄
C. 收集尿标本，做细菌培养
D. 避免尿液潴留在膀胱内
E. 测尿量及尿比重，了解肾血流量灌注情况

5. 昼夜分阴阳，属于阴中之阳的是（B）

A. 前半夜
B. 后半夜
C. 上午
D. 下午
E. 中午

昼夜分阴阳，昼为阳，夜为阴，昼分为上午和下午，上午为阳中之阳，下午为阳中之阴，夜分前半夜和后半夜，前半夜为阴中之阴，后半夜为阴中之阳。

6. 下列选项中，不属于根据五行相克规律确定的治法是（B）

A. 泻火补水法
B. 益火补土法
C. 抑木扶土法
D. 佐金平木法
E. 培土制水法

A、C、D、E 项为相克关系，B 项为相生关系。

7. 护理程序的最后一个步骤是（D）

A. 评估
B. 计划
C. 诊断
D. 评价
E. 实施

护理程序分为评估、诊断、计划、实施、评价五个步骤。

8. 解除非尿路梗阻所致的尿潴留，不适合首先采用（E）

A. 下腹部热敷
B. 按摩下腹部
C. 听流水声
D. 温水洗外阴
E. 导尿术 →经上述 A、B、C、D 项处理仍不能解除尿潴留时，可遵医嘱采用导尿术。

9. 被称为“五脏六腑之大主”的脏腑是（B）

A. 肝
B. 心 →心藏神，即心主神志，被称为“五脏六腑之大主”。
C. 肾
D. 三焦

E. 脾

10. 一般儿童患者输液速度为每分钟（B）

A. 10 ~ 15滴

B. 20 ~ 40滴

C. 40 ~ 60滴

D. 60 ~ 80滴

E. 85 ~ 90滴

静脉输液在穿刺点上方6 cm处扎止血带，留置针在穿刺点上方8~10 cm处扎止血带。一般成人40~60滴/分钟，儿童20~40滴/分钟。

11. 被誉为“现代心理学之父”的是（B）

A. 贝塔朗菲（系统论）

B. 弗洛伊德

C. 艾瑞克森（心理社会发展学说）

D. 皮亚杰（认知发展学说）

E. 马斯洛（需要层次论）

12. 能调节控制汗孔的开合和汗液的排泄，维持体温相对恒定的是（D）

A. 元气→人体中最根本、最重要的气，推动人体的生长、发育和生殖。

B. 宗气→谷气与自然界清气相结合而积聚于胸中的气。

C. 营气→行于脉中而具有营养作用的气。

D. 卫气→行于脉外而具有防御作用的气。能开合汗孔，调节体温，卫气司汗孔之开合，调节汗液的排泄，能维持体温的相对恒定。

E. 肾气

13. 给患者实施青霉素皮试前，最重要的准备工作是（E）

A. 环境要清洁、宽敞

B. 准备好注射用物

C. 抽药剂量要准确

D. 选择注射部位要合适

E. 询问患者有无过敏史

青霉素过敏试验：
①用前必须做皮试，询问用药史、过敏史、家族史；如有过敏史，禁止做过敏试验。
②首次使用者、停药3天者、使用中更换批号者均应做皮试。
③现用现配。
④过敏试验和注射前均应备好盐酸肾上腺素。

14. 下列不符合要素饮食特点的是（E）

A. 含有人体所必需的各种营养素

B. 无须消化也能被吸收

C. 有利于纠正负氮平衡

D. 适用于肠胃道瘘、严重烧伤患者

E. 含一定纤维素，可促进肠蠕动

要素饮食是由人工配制，含有全部人体生理需要的各种营养成分，不含纤维素，不需消化或消化很少即可吸收的无渣饮食。

15. 下列症状中可以诊断为表证的是（B）

A. 口渴喜饮

B. 恶寒发热→表证：恶寒（或恶风）发热，头身疼痛，鼻塞流涕，咽喉疼痛，咳嗽，舌苔薄白，脉浮。

C. 面色苍白

D. 五心烦热

E. 腹痛拒按

16. 下列关于医院的任务，叙述错误的是（E）

A. 指导基层和计划生育的技术工作

B. 保证教学和科研任务的完成

C. 以医疗为中心

D. 做好扩大预防

E. 以科研为主→医院的主要任务是医疗工作，普遍功能是教学。

17. 深昏迷患者不能将痰液咳出的主要原因是（B）

A. 咳嗽反射迟钝

B. 咳嗽反射消失→深昏迷指全身肌肉松弛，对各种刺激全无反应，深、浅反射均消失。因此，深昏迷患者不能将痰液咳出的主要原因是咳嗽反射消失。

C. 吞咽反射消失

D. 痰液较稀薄

E. 咳嗽较无力

18. 在临终关怀服务中，对丧亲者的护理，欠妥的做法是（B）

A. 做好死者的尸体护理

B. 让丧亲者节哀别哭泣→哭泣是一种常见的表达情感的方式，有助于宣泄心中的苦闷。

C. 鼓励家属间相互安慰

D. 耐心聆听丧亲者倾诉

E. 对丧亲者要追踪随访

19. 对非典型肺炎患者采取的隔离属于（C）

A. 昆虫隔离→流脑、疟疾、斑疹伤寒、流行性出血热。

B. 肠道隔离→甲肝、戊肝、伤寒、细菌性痢疾。

C. 严密隔离→鼠疫、霍乱、非典型肺炎。

D. 血液隔离→乙肝、丙肝、丁肝及艾滋病。

E. 接触隔离→破伤风、炭疽、狂犬病、气性坏疽。

20. 超声雾化吸入的目的不包括（B）

A. 稀化痰液

B. 增加吸入氧浓度

C. 解除支气管痉挛

D. 减轻呼吸道的炎症

E. 间歇吸入抗癌药物治疗肺癌

21. 自安瓿内吸取药液，错误的是（C）

A. 严格执行查对制度

B. 将安瓿尖端药液弹至体部

C. 用砂轮在颈部划一锯痕，折断安瓿

D. 将针头斜面向下放入安瓿内的液面下吸药

E. 吸药时不能用手握住活塞

安瓿经砂轮锯痕后应用消毒棉签擦拭后折断，防止玻璃污染药液。

22. 控制医院感染的关键措施不包括（D）

A. 隔离传染源

B. 切断传播途径

C. 保护易感人群

D. 加强预防性用药

E. 定期进行消毒灭菌效果监测

可导致菌群失调和产生耐药性。

23. 提出推行初级卫生保健是实现“2000 年人人享有卫生保健”这一目标的基本策略和基本途径的是（A）

A.《阿拉木图宣言》

B.《日内瓦宣言》

C.《莫斯科宣言》

D.《里约热内卢宣言》

E.《汉堡宣言》

明确提出：推行初级卫生保健是实现“2000 年人人享有卫生保健”这一目标的基本策略和基本途径。

1977 年日内瓦会议提出“2000 年人人享有卫生保健”这一全球战略目标。

24. 护士在执行医嘱的过程中，做法错误的是（E）

A. 不可修改医嘱

B. 一般不执行口头医嘱

C. 患者对医嘱提出疑问时，护士应核实医嘱

D. 发现医嘱有明显错误时，护士有权不执行医嘱

E. 护士向医生指出医嘱中的错误后，医生仍执意要求护士执行时，护士应遵医嘱执行

向医生指出医嘱中的错误后，医生仍执意要求护士执行时，护士应拒绝执行。

25. 利用触觉可以了解到（A）

A. 体表的温度、湿度、光滑度、柔软度及脏器的外形、大小、软硬度、移动度等

B. 患者的意识状态、面部表情、姿势体位、肢体活动情况

C. 患者的心音、心率、呼吸音、肠鸣音等

D. 患者的呕吐物、排泄物的性状、气味等

E. 脏器的大小、形态、位置及密度，如确定肺下界、心界大小、有无腹水等

26. 被称为“十二经脉之海”的经脉是（D）

A. 带脉

B. 督脉（阳脉之海）

C. 任脉（阴脉之海）

D. 冲脉

E. 阴维脉

27. 患者，男，60 岁。急性胰腺炎，给予要素饮食。护士在操作中不妥的是（E）

A. 必须新鲜配制

B. 可从造瘘处滴入

C. 可口服或鼻饲

D. 滴注前后都需用温开水冲净管腔

E. 鼻饲时，温度应保持在 32 ~ 36 ℃

要素饮食口服温度一般为 37 ℃左右，鼻饲及经造瘘口注入温度为 38~40 ℃。

28. 高热患者体温高达 39.8 ℃，为其物理降温的最佳措施是（B）

A. 头部置冰袋

B. 乙醇擦浴

C. 颈腋下及腹股沟置冰袋

D. 头部冷湿敷

E. 头部用冰帽

① 体温 > 39.5 ℃，应选择全身冷疗，如温水拭浴、乙醇拭浴。
② 体温 > 39 ℃，应选择局部降温，如冷毛巾或冰袋冷敷。

29. 使用时需要观察尿量的药物是（C）

A. 硫酸镁注射液

B. 西地兰

C. 20% 甘露醇

D. 50% 葡萄糖

E. 5% 碳酸氢钠

要注意是否已达到了脱水的目的，又要预防过度脱水所造成的不良反应，如血容量不足、低血压、电解质紊乱及肾功能损害等，使用时需要观察尿量。

30. 患者， 女，45 岁。腰椎损伤 2 年， 长期卧床。经过康复锻炼， 现患者下肢可轻微移动位置， 但不能

抬起。护士判断此肌力属于（C）

A. 0级　　B. 1级

C. 2级　　D. 3级

E. 4级 口诀：1 收缩，2 平移，3 抬离，4 阻力，5 正常。

31. 某男，32岁。头痛，口眼㖞斜，恶风。其所感受的邪气是（D）

A. 火邪　　B. 暑邪

C. 湿邪　　D. 风邪

E. 寒邪

32. 患者，男，23岁。不慎致皮肤外伤10天。自己处理不当导致皮肤部位感染，局部有大量渗液。该患者局部用药适宜选择的药物制剂为（A）

A. 溶液剂→主要用于急性皮炎伴有大量渗液或脓液者。

B. 软膏

C. 粉剂→适用于急性或亚急性皮炎而无糜烂渗液的受损皮肤。

D. 糊剂→适用于亚急性皮炎，有少量渗液或轻度糜烂者。

E. 搽剂

33. 不属于医院感染的是（A）母婴传播又称为垂直传播，不属于医院感染。

A. 新生儿经胎盘获得的感染

B. 护理“非典”患者时护士获得的感染

C. 新生儿脐炎

D. 患者住院第十天后出现上呼吸道感染

E. 住院患者导尿后发生泌尿系感染

34. 下列预防溶血反应的措施，不正确的是（C）

A. 认真做好血型鉴定和交叉配血实验

B. 严格执行血液保存规定

C. 输血前肌注异丙嗪→异丙嗪用于防止过敏反应，一旦发生溶血反应立即停止输血，保留余血和血袋、输血器，双侧腰部封闭或热敷，碱化尿液。

D. 严格执行查对制度

E. 血液不能加温、震荡

35. 流行性出血热患者宜采取的隔离种类为（B）

A. 接触隔离→破伤风、炭疽、狂犬病、气性坏疽。

B. 昆虫隔离→流脑、疟疾、斑疹伤寒、流行性出血热。

C. 严密隔离→霍乱、鼠疫及非典。

D. 肠道隔离→甲肝、戊肝、伤寒、细菌性痢疾。

E. 呼吸道隔离→麻疹、水痘、猩红热、白喉、百日咳、流脑、肺结核。

36. 南丁格尔创建世界上第一所护士学校的时间是（C）

A. 1840年

B. 1854年

C. 1860年→南丁格尔于1860年在英国伦敦圣托马斯医院创建世界上第一所护士学校。

D. 1888年

E. 1890年

37. 某女，32岁。面色无华，唇甲色淡，头目眩晕，心悸，病机是（C）

A. 气虚

B. 气行失常

C. 血虚→指血液不足或血的濡养功能减退的病机变化。

D. 出血

E. 津液不足

38. 医院分级管理标准中，医院分级的依据中不包括（A）

A. 地理位置　　B. 设施条件

C. 管理水平　　D. 任务和功能

E. 技术质量水平

39. 自我满足的主观感觉是指（E）

A. 休息　　B. 安详

C. 睡眠　　D. 放松

E. 舒适→舒适是自我满足的主观感觉。

40. 应存放在有色瓶中保存的药物是（A）

A. 易氧化的药物

B. 易潮解的药物

C. 易挥发的药物

D. 易燃烧的药物

E. 易风化的药物

①易挥发、潮解、风化——装密封瓶。②易氧化和遇光变质——深色密[illegible]或放在有黑纸遮盖的纸盒中，并置[illegible]凉处。③易燃、易爆——单独存放，密闭置于[illegible]处，远离明火。④易被热破坏——2~10℃冷藏，或干燥处。

41. 患者，女，29岁。肺大部切除术后第一天，意识清楚，体质虚弱，轻度发绀，血氧分压6.5 kPa。遵医嘱给予面罩给氧8 L/min。护士嘱患者勤翻身，深呼吸及

多咳嗽，主要是预防（D）

A. 呼吸道干燥

B. 呼吸道分泌物阻塞

C. 氧中毒

D. 肺不张 → 经常改变卧位、姿势，防止分泌物阻塞。

E. 呼吸抑制

42. 近代护理形成的时间为（D）

A.17 世纪中叶　B. 18 世纪初

C. 18 世纪中叶　D. 19 世纪中叶

E. 20 世纪初

43. 患者，女，55 岁。胆结石，拟于次日在硬膜外麻醉下行胆囊切除手术。目前患者病情稳定，术前准备工作已经做好，但仍焦虑不安，忧郁。这是因为未能满足患者的（B）

A. 生理的需要

B. 安全的需要 → 担心自己的安危，属于未满足安全需要。

C. 爱与归属感的需要

D. 尊重的需要

E. 自我实现的需要

44. 瞳孔散大的标准是指瞳孔直径（E）

A. ＜ 2 mm

B. 2 ～ 3 mm

C. 3 ～ 4 mm

D. 4 ～ 5 mm

E. ＞ 5 mm

①正常瞳孔 2~5 mm。
②瞳孔缩小 ＜2 mm。
③针尖样瞳孔 ＜1 mm。
④瞳孔散大 ＞5 mm。

45. 最佳健康模式的提出者是（B）

A. 罗伊 → 适应模式。

B. 邓恩 → 由 Dunn（邓恩）于 1961 年提出，他认为健康仅仅是"一种没有病的相对稳定状态"。最佳健康模式更多地强调促进健康与预防疾病的保健活动，而非单纯的治疗活动。

C. 亨德森

D. 奥兰多

E. 奥伦 → 自理理论。

46. 患者，男，43 岁，右下腹疼痛难忍 2 h。经检查诊断为急性阑尾炎，急诊行阑尾切除术。手术顺利，术后第七天，发现伤口有淡黄色液体渗出。手术医师告知此系缝合切口的羊肠线不为人体组织吸收所致，在临床中较为少见。根据《医疗事故处理条例》规定，该患者近 1 个月后才得以痊愈这一客观后果，应当属于（E）

A. 二级医疗事故

B. 三级医疗事故

C. 四级医疗事故

D. 因不可抗力而造成的不良后果

E. 因患者体质特殊而发生的医疗意外 → 患者体质特殊导致的问题不算是医疗事故，属于医疗意外。

47. 2023 年 7 月 23 日，护士铺无菌盘时，不正确的是（A）

A. 所用无菌包的灭菌日期是 2023 年 7 月 14 日 → 无菌包灭菌后有效期为 7 天，此无菌包已经过期。

B. 打开无菌包后，用无菌持物钳夹取治疗巾

C. 打开治疗巾时，手不可触及治疗巾内面

D. 铺无菌盘时，不能背对无菌区，更不能有事离开

E. 铺好的无菌盘 4 小时内有效

48. 为昏迷患者插胃管，为了提高成功率，当胃管插至 15 cm 时将患者头部托起，使下颌靠近胸骨柄，其目的是增大（E）

A. 食管通过膈肌弧度

B. 环状软骨水平弧度

C. 平气管交叉处弧度

D. 贲门口水平处弧度

E. 咽喉部通道的弧度 → 使下颌尽量靠近胸骨柄，以增大咽喉部通道的弧度，便于胃管沿后壁滑行，顺利通过食管口。

49. 腰椎穿刺术后病人出现头痛是因为（D）

A. 脑部血液循环障碍

B. 脑代谢障碍

C. 脑部缺血缺氧

D. 牵张颅内静脉窦和脑膜 → 由于腰穿放出脑脊液后使颅内血管扩张、充血或静脉窦被牵拉而引起，或是放出脑脊液过多造成颅内压降低，使由三叉神经感觉支支配的脑膜及血管组织受牵拉、移位引起头痛。

E. 脑膜受刺激

50. 对急性中毒患者应迅速采用的洗胃方法是（A）

A. 口服催吐法 → 清醒、能主动配合的病人

B. 漏斗胃管洗胃法

C. 电动吸引器洗胃法

D. 自动洗胃机洗胃法

E. 手动洗胃机洗胃法

51. 取用无菌溶液时，下列叙述正确的是（D）

先冲洗瓶口，再倒溶液。

A. 打开瓶盖后，立即倒入无菌容器中

不可将物品伸入无菌溶液瓶内蘸取溶液。

B. 可直接在溶液瓶中蘸取

不可用敷料堵住瓶口，防止污染。

C. 可用敷料堵住瓶口，使溶液缓慢流出

D. 剩余溶液应在开启后 24 小时内使用

已倒出的溶液不可再倒回瓶内。

E. 溶液倒出后未使用，应及时倒回瓶中

52. 下列不属于扶助正气，提高抗病能力的是（E）

A. 重视精神调养

B. 加强身体锻炼

C. 注意生活起居

D. 人工免疫

E. 药物杀灭病邪 → 药物杀灭病邪属于消灭病邪，防止邪气侵害。

53. 大量输注库存血时要防止发生（E）

A. 碱中毒和低血钾

B. 碱中毒和高血钾

C. 低血钾和低血钠

D. 酸中毒和低血钾

E. 酸中毒和高血钾

随着库存血保存时间的延长，血液中的有效成分破坏较多，细胞内的钾离子和氢离子释放到细胞外，因此，大量输入库存血时要防止发生高钾血症和酸中毒。

54. 护士在整理病室内的常用药物时，对于氨茶碱的保管，正确的方法是（D）

B、E 项用于易燃、易爆药物，单独存放，密闭置于阴凉处，远离明火，如乙醚、乙醇、环氧乙烷。

A. 加锁保管 → 毒麻药

B. 单独存放

C. 存放于冰箱中 → 如疫苗、抗毒血清白蛋白、青霉素皮试液。

D. 装在有色的密闭瓶中，置于阴凉处 → 如维生素 C、氨茶碱、盐酸肾上腺素等。

E. 置于阴凉处，并远离明火

55. 纽曼的服务对象系统结构不包括（B）

A. 核心部分

B. 异常防线

C. 弹性防线

D. 正常防线

E. 抵抗线

纽曼健康系统模式重点叙述了四部分内容：人、压力源、压力反应、预防。其中，人是与环境持续互动的开放系统，称为服务对象系统；服务对象系统结构包括核心部分、抵抗线、正常防线、弹性防线。

56. 患者，男，70 岁。头痛后意识不清，呼吸有鼾音，需要鼻饲供给营养。为提高鼻饲插管成功率，以下操作方法正确的是（C）

A. 插管前将患者的头部前倾

B. 患者头和颈部保持水平线

C. 插管 15 cm 时托起患者头部 → 使下颌靠近胸骨柄，以增大咽喉部通道的弧度，便于胃管插入。

D. 插管困难时可做吞咽动作

E. 插管有呛咳时顺势进行插入

57. 关于一般无菌手套的操作方法，叙述正确的是（D）

A. 打开无菌手套袋后检查号码及灭菌日期 → 戴手套前应检查手套号码、灭菌有效期及包装是否完整。

B. 手套袋的系带缠好后放在手套袋的内面 → 手套袋的系带缠好后放在手套袋的外面。

C. 用戴好手套的手捏住另一只手套的内面 → 用戴好手套的手捏住另一只手套的外面。

D. 戴好手套的手保持在腰以上水平视线范围

E. 脱手套时双手分别捏住手套外面翻转 → 脱手套时手捏住另一手套腕部外面翻转脱下，以脱下手套的手插入另一手套内，将其翻转脱下。

58. 属于高效化学消毒剂的是（B）

A. 酒精

B. 过氧乙酸

C. 碘伏

D. 氯己定

E. 季胺盐类

① 高效：过氧乙酸、过氧化氢、部分含氯消毒剂等。（过高）
② 中效：乙醇、碘酊、碘伏。
③ 低效：氯己定（洗必泰）、酚类、季铵盐类。
④ 灭菌：戊二醛、甲醛、环氧乙烷等。（全灭完）

59. 下列患者使用热水袋时，水温可以为 60 ~ 70 ℃的是（E）

A. 昏迷患者

B. 瘫痪患者

C. 婴幼儿患者

D. 老年患者

E. 腹泻患者

一般患者热水袋水温为 60~70 ℃。小儿、老年人、昏迷、麻醉未清醒、末梢循环不良、感觉障碍的患者水温应在 50 ℃以内。

60. 需要考虑舒适和安全两个主要因素的环境是（D）

A. 人文环境

B. 社会环境

C. 外环境

D. 治疗性环境→包括舒适（安静、整洁、适宜温度、适宜湿度、通风、光线、

E. 医院物理环境　空间装饰和安全两个主要因素。

61. 患者，男，46 岁。便秘，护士遵医嘱给予直肠插入甘油栓剂，软化粪便。以下操作错误的是（D）

A. 患者取侧卧位，膝部弯曲，暴露肛门

B. 护士戴上手套或指套，以避免污染手指

C. 插入肛门，并用示指将栓剂沿直肠壁朝脐部方向插入 6 ~ 7 cm

D. 操作后患者如有便意，即可上厕所　（操作后应嘱患者保留 5~10 分钟后再排便。）

E. 若栓剂滑脱出肛门外，应予重新插入

62. 不属于艾灸法适应证的是（B）

A. 虚证

B. 阴虚阳亢

C. 寒证

D. 阴证

E. 经络痹阻

艾灸禁忌证：包括孕妇腰骶部和腹部、动脉和关节活动部位、隐私部位，以及明显溃疡等皮损部位；阴虚发热、阴虚阳亢、热毒炽盛、实热证等。

63. 患者，女，25 岁。妊娠 39 周，于 2 : 30 p.m. 正常分娩。6 : 40 p.m. 患者主诉腹胀、腹痛。视诊：下腹膀胱区隆起。叩诊：耻骨联合上浊音。该患者存在的健康问题是（D）

A. 分娩后疼痛　　B. 体液过多

C. 便秘　　D. 尿潴留

E. 有子宫内膜感染的可能

64. 患者，女，60 岁。腹胀、腹痛、嗳气，近日下蹲或腹部用力时，出现不自主的排尿。对新出现症状正确的护理诊断是（B）

A. 功能性尿失禁：与膀胱过度充盈有关

B. 压力性尿失禁：与腹压升高有关

C. 反射性尿失禁：与膀胱收缩有关

D. 完全性尿失禁：与神经传导功能减退有关

E. 压迫性尿失禁：与膀胱括约肌功能减退有关

65. 患者，男，44 岁。因食入烙饼，食管静脉破裂出血约 1 000 mL。输入大量库存血后，出现心率缓慢，手足搐搦，血压下降、伤口渗血。出现以上症状的有关因素是（D）

A. 血钾升高

B. 血钾降低

C. 血钙升高

D. 血钙降低→枸橼酸钠与血液中游离的钙结合，使血钙降低，低钙抽搐。

E. 血钠降低

66. 患者，男，57 岁。因心肌梗死入院。主管护士评估后确定其有以下健康问题，应优先解决的问题是（A）

A. 舒适改变：心前区疼痛→急性心肌梗死患者，疼痛为最早、最突出的症状，其性质和部位与心绞痛相似，但程度更剧烈，伴有烦躁大汗濒死感。

B. 营养失调：低于机体需要量

C. 活动无耐力

D. 气体交换受损

E. 知识缺乏

67. 患者，女，24 岁。长期口角糜烂，最可能缺乏的营养素是（B）

A. 维生素 B_1　　B. 维生素 B_2

C. 维生素 B_6　　D. 维生素 B_{12}→巨幼贫。

E. 维生素 K→出血。

68. 患者，男，36 岁。右上腹腹痛，腹胀，嗳气，准备做胆囊造影。检查前 1 天午餐应进食（D）

A. 低蛋白饮食

B. 无脂肪饮食

C. 高蛋白饮食

D. 高脂肪饮食→做胆囊造影检查前一日中午进食高脂肪餐，以刺激肠黏膜产生胆囊收缩素，引起胆囊收缩和排空，从而有助于显影剂进入胆囊。

E. 低脂肪饮食

69. 患者，女，19 岁。爬山时左踝部扭伤，导致局部肿胀、疼痛，立即来医院就诊。正确的处理措施是（C）

A. 按摩患处

B. 热湿敷

C. 局部用冰块冷敷→伤后 24 小时内，应抬高患肢、冷敷，24 小时后热敷。

D. 局部用热水袋热敷

E. 用红外线烤灯照射

70. 患者，男，59 岁。心肌梗死，经抢救病情稳定，平时饮食精细，时常便秘。护士为其讲解预防便秘的知识，该患者复述的内容应予纠正的是（E）

A. 每日定时排便一次

B. 适当翻身或下床活动

C. 多食蔬菜、水果和粗粮

D. 摄入足够的水分

E. 每晚睡前使用开塞露→每晚睡前使用开塞露会产生依赖，从而失去正常的排便功能，导致慢性便秘。

71. 患者，女，65 岁。老年性白内障术后第 3 天，为预防感染，需要滴眼药。护士在操作时眼药的滴入部位应该是（B）

A. 眼上部结膜囊　　B. 眼下部结膜囊

C. 眼角膜　　D. 上眼睑

E. 下眼睑

72. 患者，男，39 岁。吸烟 15 年，有哮喘家族史。某日与邻居争吵后急性哮喘发作，呼吸困难。根据罗伊的适应模式，该患者面临的主要刺激是（A）

A. 情绪变化

B. 气温变化

C. 缺氧

D. 吸烟史

①主要刺激是需要立即适应的刺激。②相关刺激是指所有内在的或外部的对当时情景有影响的刺激。③固有刺激是指可能引起机体反应，但未得到证实的刺激。

E. 家族遗传史

73. 库存血在 4 ℃的环境内可保存（E）

A.24 小时　　B. 48 小时

C. 72 小时　　D. 1 周

E. 2 ～ 3 周→库存血在 4 ℃的环境中可保存 2~3 周。

74. 南丁格尔指出：“护理使千差万别的患者都能达到治疗康复的最佳身心状态，这本身就是一项最精致的艺术。”其理论思想是（B）

A. 护理是助人的活动

B. 护理是科学与艺术的结合

C. 照顾是护理的核心和永恒的主题

D. 护理是一门专业，一门技术

E. 护理是一个过程，其方法是护理程序

75. 患者，女，68 岁。长期卧床，5 天未排便，医嘱予甘油栓通便。下列操作错误的是（B）

A. 患者取侧卧位，膝部弯曲

B. 嘱患者屏气，尽量放松→嘱患者张口深呼吸，尽量放松。

C. 置入后保持侧卧位 15 分钟

D. 将栓剂沿直肠壁朝脐部方向送入 6 ～ 7 cm

E. 若栓剂滑脱出肛门外，应予重新插入

A3/A4 型选择题（76 ~ 86 题）

答题说明：以下提供若干个案例，每个案例下设若干道考题，请根据各考题题干所提供的信息，在每道考题下面的A、B、C、D、E五个备选答案中选择一个最佳答案。

（76 ～ 77 题共用题干）

患者，男，65 岁。因直肠癌入院。患者入院后，精神和睡眠较差。3 天后在全麻下行直肠癌根治术，造有腹部人工肛门，经治疗和护理于手术后第 10 天出院。

76. 患者术前主要的护理问题是（E）

A. 自理缺陷　　B. 完全性尿失禁

C. 排便失禁　　D. 有受伤的危险

E. 焦虑→术前对手术治疗产生焦虑而出现精神和睡眠较差。

77. 患者术后一周主要的护理问题是（C）

A. 有误吸的危险

B. 有受伤的危险

C. 排便失禁

D. 自理缺陷

E. 尿潴留

术后一周主要的问题是排便失禁。需定时灌洗，训练有规律的肠道蠕动，达到人为控制排便的目的。

（78 ~ 79 题共用题干）

患者，男，52 岁。高血压合并脑出血。现突然进入深度昏迷，出现高热、小便失禁等，准备给予留置尿管。

78. 患者尿失禁可能属于（A）

A. 真性尿失禁

B. 假性尿失禁

C. 压力性尿失禁

D. 急迫性尿失禁

E. 功能性尿失禁

持续性尿失禁(真性尿失禁)：膀胱内有存尿则会不自主流出，使膀胱处于空虚状态。

79. 导尿操作中为固定导管，应向导气管气囊注入（E）

A. 空气　　B. 蒸馏水

C. 注射用水　　D. 生理盐水

E. 无菌生理盐水

（80 ~ 81 题共用题干）

患者，女，57 岁。脑出血后 1 个月，患者眼睑不能闭合，尿失禁，留置有尿管，每天给予鼻饲、翻身按摩等护理。

80. 对患者眼睛最好的保护措施是（E）

A. 滴眼药水

B. 热敷眼睑

C. 湿纱布覆盖

D. 按揉到闭合

E. 盖凡士林纱布

眼睑不能闭合者应及时用凡士林纱布遮盖或涂红霉素眼药膏，防止角膜干燥、溃疡。

81. 对留置的尿管应特别注意做到（A）

A. 保持尿管通畅 → 避免导尿管受压、扭曲、堵塞。

B. 定时膀胱冲洗

C. 根据情况更换尿袋

D. 及时倾倒集尿袋

E. 定期做尿常规检查

（82 ~ 84 题共用题干）

患者，男，40 岁。因摔伤头部致昏迷 1 小时急诊入院。查体：心率 86 次 / 分，血压 138/80 mmHg，呼吸 20 次 / 分。诊断为脑挫裂伤、右侧急性硬脑膜下血肿、右侧硬膜外血肿、颅骨骨折。入院后第 1 天患者呈深昏迷状态，眼睑不能闭合。气管插管内可见较多分泌物。遵医嘱给予吸痰。

82. 吸痰操作中注意事项正确的是（B）

A. 调节负压，不超过 40 kPa，以免造成黏膜损伤

成人吸痰负压为 40.0~53.3 kPa，小儿 < 40 kPa。

B. 严格无菌操作

每次吸痰时间应小于 15 s，以防缺氧

C. 吸痰时间不少于 15 s

不可注入生理盐水，防止误吸

D. 吸痰前给予生理盐水 5 mL 注入气管插管内

吸痰玻璃接管不需每次吸痰后更换

E. 吸痰玻璃接管每次吸痰后进行更换

83. 对该患者促进痰液排出的方法，不正确的是（C）

A. 叩背

B. 肺部物理治疗

C. 体位引流

D. 吸痰

E. 雾化吸入

体位引流的体位是引流支气管开口向下的体位，患者现有颅脑损伤，不宜采取该体位。

84. 该患者的护理措施，不正确的是（B）

A. 密切观察病情，做好抢救准备

B. 眼睑处用干无菌纱布覆盖

眼部护理可涂眼药膏或覆盖油性纱布。

C. 保持呼吸道通畅

D. 每日口腔护理 2 次

E. 每 2 小时为患者翻身一次

（85 ~ 86 题共用题干）

患者，男，50 岁。既往有高血压、冠心病史，因近日劳累诱发心绞痛急诊入院，护士对该患者进行如下病情询问。

85. 以下属于征求意见性提问的是（A）

A. 关于您的健康状况，您自己的意见呢？

征求意见性提问收集、询问、征求别人的意见。

B. 您上次发病是怎样控制的？

C. 您是否愿意改变一下生活方式？

D. 关于药物过敏，您能够告诉我当时的情况吗？

E. 您过去服用过什么药物？最近还继续服用吗？

86. 以下属于封闭式问题的是（C）

A. 关于您的健康状况，您自己的意见呢？

B. 您上次发病是怎样控制的？

C. 您是否愿意改变一下生活方式？

D. 关于药物过敏，您能够告诉我当时的情况吗？

E. 您过去服用过什么药物？最近还继续服用吗？

封闭式问题的答案是限定的，只要做简单的选择即可，如是或者否，A、B、D、E 项为开放式提问。

B1 型题（87 ~ 100 题）

答题说明：以下提供若干组考题，每组考题共用 A、B、C、D、E 五个备选答案。请从中选择一个与问题关系最密切的答案。某个备选答案可能被选择一次、多次或不被选择。

（87 ~ 88 题共用备选答案）

A. 钙　　B. 磷

C. 碘　　D. 锌

E. 铁

87. 参与合成血红蛋白、肌红蛋白与细胞色素 A 的物质是（E）

88. 调节心脏和神经传导及肌肉收缩的物质是（A）

（89 ~ 90 题共用备选答案）

A. 0.5 小时　　B. 1 小时

C. 1.5 小时　　D. 2 小时

E. 3 小时

89. 超声波雾化吸入器连续使用时，中间需间隔的时间是（A）

中间应间隔半小时，以防水温超过 50℃。

90. 手压式雾化吸入治疗，两次用药间隔的时间不少于（E）

手压式雾化吸入时两次间隔不少于 3~4 小时。

（91 ~ 92 题共用备选答案）

A. 谈话环境安静

B. 谈话主题明确

C. 交谈气氛轻松、自然

D. 语句表达随意、开放

E. 交流信息可靠、随机

91. 和患者正式交谈的主要特点是（B）

正式交谈是护患双方按预先拟定的计划进行交谈，如病史采集，主要特点是谈话主题明确。

92. 和患者非正式交谈的主要特点是（D）

非正式交谈是护士在日常工作中与患者进行的随意、开放性交谈。

（93 ~ 95 题共用备选答案）

A. 生理需要　　B. 安全需要

C. 爱与归属的需要　　D. 自尊的需要

E. 自我实现的需要

93. 患者，男，52 岁。教师，因胃溃疡出血住院。在疾病恢复期，要求同事帮忙把自己的专业书带来，以便备课，此需要属于（E）

自我实现的需要是指个人的潜能得到充分发挥，实现自己在工作及生活上的愿望，并能从中得到满足。

94. 患者，女，76 岁。因发生尿潴留需要导尿，此需要属于（A）

生理需要是人类与生俱来的维持生命与生存最基本的需要，包括对空气、水分、食物的需要，排泄、休息、睡眠等。

95. 新入院男患者，56 岁。要求护士帮他介绍同室的病友，希望尽快与大家熟悉，被病友接纳，此需要属于（C）

爱与归属的需要，包括给予和得到两个方面，即个体需要去爱和接纳别人，同时也需要被别人爱，被集体接纳，以建立良好的人际关系。

（96 ~ 97 题共用备选答案）

A. 亲密区　　B. 个人区

C. 工作区　　D. 公众区

E. 社会区

96. 护士通知患者做好进餐准备时应采用（E）

97. 在护士办公室，护士和同事工作时应采用（E）

①亲密区：<50 cm，查体、治疗、安慰、爱抚。
②个人区：50~100 cm，与亲友交谈、护士为患者做解释或低声谈话时的距离。
③社会区：1.1 m~4 m，如护士与同事一起工作时，或护士通知患者吃饭时等。
④公众区：>4 m，如上课、开会等。

（98 ~ 100 题共用备选答案）

A. 以客观事实为依据的原则

B. 鉴定工作独立进行的原则

C. 实行合议制的原则

D. 回避原则

E. 保密原则

98. 鉴定组在工作中不受任何单位、个人干涉，属于（B）

99. 医疗事故鉴定工作的基本原则（C）

100. 回避医疗事故争议当事人，属于（D）

PART 04 专业实践能力

进阶卷：高分必做题（二）

A1/A2 型单项选择题（1 ~ 75 题）

答题说明：以下每道考题下面都有 A、B、C、D、E 五个备选答案。请从中选择一个最佳答案。

1. 强调护患关系在护理中作用的理论是（D）

A. 保健系统模式

B. 自理模式

C. 适应模式

D. 人际关系模式 → 该理论重点强调病人或护理对象与护士之间的关系是在护理过程中形成的。

E. 人类基本需要层次论

2. 纽曼认为护理干预是通过（C）

A. 一级预防完成的

B. 二级预防完成的

C. 一级、二级、三级预防共同完成的

D. 四级预防完成的

E. 五级预防完成的

①一级预防：病因预防。②二级预防：三早。③三级预防：并发症预防。

3. 患者，男，31 岁。被确诊为糖尿病，他努力调整自己的心态去接受患病的事实，此种适应属于（B）

A. 生理适应

B. 心理适应 → 该患者努力调整自己的心态去接受患病的事实，属于心理适应。

C. 文化适应

D. 社会适应

E. 技术适应

4. 可出现尿频、尿急、尿痛的病人是（C）

A. 急性肾炎

B. 膀胱结核

C. 膀胱炎症 → 膀胱刺激征主要见于膀胱及尿道感染。

D. 妊娠压迫

E. 膀胱造瘘

5. 下列关于医院清洁、消毒、灭菌措施的叙述，错误的是（C）

A. 灭菌是指用物理或化学方法杀灭一切微生物，包括芽孢

B. 消毒是指用物理或化学方法杀灭除芽孢以外的所有病原微生物

C. 清洁可达到杀灭少量病原微生物的效果 → 清洁是指清除物品上的一切污秽，可使物体细菌污染的数量降低，但并不能杀灭病原微生物。

D. 清洁常常是物品消毒、灭菌的前期步骤

E. 清洁是用清水等清除物品表面的污垢、尘埃

6. 护理程序的特征不包括（B）

A. 组织性和计划性

B. 整体性和规律性 → 个体性

C. 互动性和协作性

D. 普遍适应性

E. 创造性

7. 常见的引起假膜性肠炎的肠道细菌有（D）

A. 铜绿假单胞菌

B. 白色念珠菌

C. 肺炎杆菌

D. 难辨梭状芽孢杆菌 → 假膜性肠炎是主要发生于结肠的急性黏膜坏死性炎症，患者粪中分离出的难辨梭状芽孢杆菌，能产生具有细胞毒作用的毒素和肠毒作用的毒素。

E. 大肠埃希菌

8. 体现了阴阳双方具有相互依存、相互滋生、相互为用的关系的是（A）

A. 互根互用 → 一方的存在必以另一方存在为前提，具有相互依存、相互滋生、相互为用的关系。

B. 交感互藏

C. 对立制约　　D. 相互转化

E. 消长平衡

9. 金为水之（A）

A. 母

B. 子

C. 所胜

D. 所不胜

E. 以上都不是

五行相生：木生火，火生土，土生金，金生水，水生木。

10. 使疼痛病人通过分散注意力解除疼痛和焦虑，增加病人自我控制的能力，其止痛的方法属于（A）

A. 松弛术→使病人全身肌肉放松，消除紧张情绪，可以减轻疼痛强度，缓解焦虑，促进睡眠。

B. 催眠术

C. 按摩术

D. 体位疗法

E. 心理咨询

11. 具有主气，司呼吸功能的脏腑是（C）

A. 肝→主疏泄；主藏血；主筋。

B. 心→主血脉；主神志。

C. 肺→肺主气，司呼吸，主一身之气，主呼吸之气。

D. 脾→主运化；主统血；主肌肉和四肢。

E. 肾→主藏精；主人体的发育与生殖；主水液；主纳气。

12. 护理学基本概念的核心是（A）

A. 人

B. 环境

C. 护理

D. 健康

E. 病人

护理学的基本概念包括人、健康、环境、护理，其中人是四个概念的基本核心。

13. 股动脉注射拔针后，局部加压时间是（C）

A. 1 ~ 2 min

B. 3 ~ 5 min

C. 5 ~ 10 min→应立即拔出针头，用无菌纱布紧压穿刺处 5~10 min，直至无出血。

D. 10 ~ 12 min

E. 12 ~ 15 min

14. 患者，男，66 岁。广东人，糖尿病，不会讲普通话，护士在与其交流时应特别注意应用哪种沟通技巧（E）

A. 参与

B. 沉默

C. 提问

D. 倾听

E. 核对→患者不会讲普通话，所以护士要特别注意收集到的信息的准确性，故要注意及时核对和确认信息。

15. 已打开而未被污染的无菌包，其有效使用时间为（E）

A. 4 h

B. 8 h

C. 12 h

D. 16 h

E. 24 h

① 铺好的无菌盘、无菌持物钳干燥保存和一次性口罩有效期：4 h.（盘丝洞）
② 开启后的无菌包和一次未用完的无菌溶液有效期：24 h。
③ 无菌物品的有效期和无菌持物钳浸泡保存：7 d。

16. 为女患者行导尿术，第二次消毒尿道口及小阴唇的顺序为（B）

A. 自上而下，外→内→外

B. 自上而下，内→外→内→初次消毒：由上至下、由外向内。

C. 自下而上，外→内→外

D. 自下而上，内→外→内

E. 尿道口外螺旋式消毒 2 次

17. 患者，女，65 岁。患过敏性哮喘，经积极治疗后痊愈，但该患者仍然不肯出院，事事需要护士帮助。这种角色适应不良的情况属于（B）

A. 角色行为冲突→病人想进入病人角色，但与正常的角色相冲突。

B. 角色行为强化→病人安于病人角色，小病大养。

C. 角色行为缺如→病人未进入病人角色。

D. 角色行为异常

E. 角色行为消退→病人已经进入病人角色，但中途又退出病人角色，重新承担社会角色。

18. 与语言、声音、呼吸的强弱，嗅觉的灵敏有关的气是（C）

A. 元气

B. 中气

C. 宗气→宗气上走息道以行呼吸，灌注心脉以行气血；凡是气血的运行、心脏的强弱及其节律等皆与宗气的盛衰有关；与人的视、听、言、动等相关。

D. 营气

E. 卫气

19. 弗洛伊德认为其是一切意识活动的基础的是（C）

A. 意识

B. 前意识

C. 潜意识→是人们没有意识到的深层次的心理活动。

D. 自我

E. 超我

20. 罗伊适应模式对四个护理学基本概念的阐述，正确的是（D）

健康是个体成为一个完整和全面的人的状态和过程。

A. 健康是一种完整的适应状态

B. 人在适应环境变化时无须付出能量

人作为一个开放系统，处于不断与其环境互动的状态，在系统与环境间存在着信息、物质和能量的交换。

C. 护理的目标是促进人在生理功能上的适应

护理的目标是促进人在四个适应层面上（生理功能、自我概念、角色功能及相互依赖）的适应性反应。

D. 人是一个适应系统，具有生物、心理和社会属性

E. 人通过生理调节维持身体平衡而达到适应

人通过生理调节和认知调节来维持身体平衡而达到适应。

21. 需要采血清标本的是（C）

A. 测定血沉

B. 测定血氨→全血标本。

C. 测定血清酶→血清标本（干燥管）：测定血清酶、脂类、电解质、肝功能等。（口诀：青梅子干）

D. 检测血氧分压

E. 测定血尿素氮

全血标本（抗凝管）：如 A、B、E 项。

22. 婴幼儿使用热水袋的水温应低于（B）

A. 45 ℃

B. 50 ℃

C. 55 ℃

D. 60 ℃

E. 65 ℃

一般热水袋的水温为 60~70 ℃，对婴幼儿、老年人、昏迷、末梢循环不良、麻醉未清醒、感觉障碍等患者，热水袋的水温应调至 50 ℃以内。

23. 留 24 小时尿标本用浓盐酸进行防腐，其作用是（B）

A. 延缓尿中化学成分分解→甲苯。

B. 防止尿中激素被氧化

C. 固定尿液中有机成分→甲醛。

D. 防止尿液被细菌污染

E. 防止尿液颜色改变

24. 患者发热重，恶寒轻，兼有头身疼痛、咳嗽等表现属于（A）

A. 表证→表证：恶寒（或恶风）发热，头身疼痛，鼻塞流涕，咽喉痒痛，咳嗽，舌苔薄白，脉浮。表证见于外感病初期，具有起病急、病位浅、病程短的特点，以恶寒发热，苔薄，脉浮为辨证要点。

B. 里证

C. 寒证

D. 热证

E. 虚证

25. 患者，男，21 岁。在人际交往中总因为自以为是而遭遇挫折，根据弗洛伊德的性心理发展理论，判断他的问题可能源自（B）

A. 口欲期→1 岁前，此期原欲集中在口部。

B. 肛门期→1~3 岁原欲集中在肛门区，健康发展建立在控制排便所带来愉快经历上，从而养成讲卫生、秩序并能控制自己的习惯。

C. 性蕾期→3~6 岁，健康的发展在于与同性别的父亲或母亲建立起性别认同感。

D. 潜伏期→6~12 岁，此期将精力集中在智力和身体活动上。

E. 生殖期→13 岁后，青春期开始后原欲又重新回到生

26. 在建立护患关系初期，护患关系发展的主要任务是（D）

A. 收集患者资料

B. 确定患者的健康问题

C. 为患者制订护理计划

D. 与患者建立信任关系

E. 为患者解决健康问题

①初始期：工作重点是建立信任关系。A、B、C 项为初始期的工作。②工作期：护理人员通过实施护理措施来帮助病人解决健康问题，E 项为工作期内容。③结束期：圆满地结束护患关系。

27. 按照十二经脉气血流注次序，心包经下交的经脉是（A）

A. 手少阳三焦经

B. 手少阴心经

C. 足厥阴肝经

D. 足少阳胆经

E. 足少阴肾经

口诀：肺大胃脾心小，胱肾包焦胆肝还肺。

28. 不符合药物管理原则的是（D）

A. 按内服、外用、注射、剧毒等分类保管

B. 定期检查，如有异样，应立即停止使用

C. 按易挥发、易氧化、易燃易爆等分类保存

D. 药柜置于光线明亮、阳光直射处，保持整洁

药柜的放置应避免阳光直射。

E. 患者个人用药单独存放，并标明床号、姓名

29. 在大量不保留灌肠过程中，病人突然出现面色苍白、脉速、心慌、气促、出冷汗，剧烈腹痛，正确的处理是（E）

A. 嘱病人翻身，变换体位后再灌入

B. 退管少许，再稍转动缓慢插入

C. 适当放低灌肠筒以减慢流速

D. 嘱病人张口呼吸以减轻腹压

E. 应立即停止灌肠，及时处理

提示可能肠穿孔，应立即停止灌肠，通知医生及时处理。

30. 某女，55 岁。全身关节肌肉疼痛较剧烈，阴雨天加重，属于寒邪所致。其病因性质是（D）

A. 黏腻停滞

B. 阻遏气机

C. 收缩牵引

D. 凝结阻滞

E. 沉重秽浊

寒邪伤人，阴气偏盛，阳气受损，经脉气血为寒邪凝滞不通，不通则痛。

31. 进行尸体护理时，错误的是（E）

A. 穿上尸衣裤并用尸单包裹

B. 擦净躯体，必要时填堵孔道

C. 有义齿代为装上

D. 洗脸，闭合眼睑

E. 撤去治疗用物，去枕，头部放低

尸体护理时使尸体仰卧，头下置一软枕，防止面部淤血变色。

32. 患者，男，28 岁，身高 175 cm，体重 76 kg，其体重范围属于（B）

A. 正常范围（BMI：18.5~23.9）

B. 超重（BMI：24~27）

C. 肥胖（BMI≥28）

D. 消瘦（BMI<18.5）

E. 明显消瘦

$BMI=$ 体重(kg)/身高$(m)^2$。即 $76/1.75\times1.75=24.81$

33. 邪正盛衰决定着（D）

A. 病证的寒热

B. 病证的表里

C. 气血的虚实

D. 病证的虚实

E. 脏腑的虚实

正气盛，则邪气消退；反之，邪气亢盛，则损耗正气。随着体内邪正的消长盛衰变化，形成了疾病的虚实病机变化。

34. 患者，男，26 岁。因患白血病住院治疗。为增加其机体抵抗力，可给予输入的血液制品是（B）

A. 洗涤红细胞 → 免疫性溶血性贫血病人、脏器移植术后（洗衣）。

B. 白细胞浓缩悬液 → 4 ℃，48 h，适用于粒细胞缺乏伴严重感染的患者，为增加机体抵抗力可输入白细胞浓缩悬液。

C. 血小板浓缩悬液 → 20~24 ℃，24 h，血小板减少或功能障碍所致的出血患者。

D. 库存血 → 2~6 ℃，2~3 周，各种原因引起的大出血。

E. 新鲜血 → 2~6 ℃，1 周，血液病。

35. 慎独修养属于护士素质中的（E）

A. 心理素质 → 进取心、责任心、同情心、乐观、开朗、情绪稳定、胸怀豁达。

B. 体态素质

C. 专业素质

D. 科学文化素质

E. 思想道德素质 → ①热爱护理事业，有奉献精神；②忠于职守，救死扶伤；③诚实的品格、高尚的道德品质及较高的慎独修养。

36. 补益药的煎法是（B）

A. 武火久煎浓煎

B. 文火久煎浓煎

C. 久煎、量宜多

D. 煎药前生药不宜泡

E. 煎药前生药不宜湿润

①解表药、清热药宜武火煎煮，时间宜短，煮沸后煎 3~5 分钟即可。②补养药需用文火慢煎，时间宜长，煮沸后再续煎 30~60 分钟。

37. 患者，女，32 岁。因咳嗽、咯血 1 个月，诊断为肺结核，收治入院。下列隔离措施错误的是（B）

A. 可与另一位肺结核患者住同一间病房

B. 通向外面的窗户关闭，通向过道的门窗打开，有利于通风

通向外面的窗户应打开，有利于通风。通向过道的门窗应关闭。

C. 医护人员进入病房需要戴口罩

D. 患者口鼻分泌物必须经消毒后方可丢弃

E. 病室内紫外线照射消毒，每天 1 次

38. 用冷或用热超过一定时间，会产生继发效应，冷热疗法适宜的时间为（B）

A. 10 ~ 20 min

B. 20 ~ 30 min

C. 30 ~ 40 min

D. 40 ~ 50 min

E. 50 ~ 60 min

继发效应是指用冷、热超过一定时间，将产生与生理效应相反的作用。冷、热治疗应以20~30 min为宜，如需反复使用，中间应间隔1 h，以防发生继发效应。

39. 下列属于灸法的禁忌证的是（E）

A. 泄泻

B. 脱肛

C. 疾瘤

D. 乳痈初起

E. 阴虚发热证

灸法的禁忌证：阴虚发热、阴虚阳亢、热毒炽盛、实热证发热的患者不适合灸法治疗。

40. 达到分享感觉的最高境界的沟通层次是（D）

A. 一般性沟通→沟通的最低层次。

B. 分享感觉

C. 分享个人的想法

D. 一致性的沟通→又称共鸣性沟通，双方达到分享感觉的最高境界。

E. 陈述事实的沟通

41. 患者，男，34 岁。急性肺炎。在使用青霉素后发生过敏反应，出现面色苍白、出冷汗、发绀、血压下降等循环衰竭症状的原因是（E）

A. 胃肠道平滑肌痉挛

B. 呼吸道分泌物增多

C. 中枢系统缺氧

D. 皮肤血管收缩

E. 周围血管扩张

该患者发生了青霉素过敏性休克，以循环衰竭症状为主要表现，其原因是周围血管扩张，毛细血管通透性增加。

42. 患者，女，28 岁。其母因突发心肌梗死死亡，几天后她带着悲痛的情绪着手处理后事和准备丧礼。根据安格尔理论，此患者的心理反应阶段处于（C）

A. 觉察

B. 释怀

C. 恢复期

D. 震惊

E. 不相信

根据安格尔理论，丧亲者的心理反应可分为四个阶段：震惊与不相信、觉察、恢复期、释怀。带着悲痛的情绪处理死者的后事是恢复期心理反应的特点。

43. 患者，男，36 岁。因脑外伤急诊入院 3 天，呈睡眠状态，可以唤醒但随即入睡，可以回答问题但有时不正确。该患者的意识状态是（B）

A. 昏迷

B. 昏睡→唤醒随即入睡，回答问题有时不正确可判断为昏睡状态。

C. 嗜睡

D. 意识模糊

E. 谵妄

44. 属于危险性最大的睡眠失调是（A）

A. 睡眠性呼吸暂停→睡眠性呼吸暂停是一种在睡眠中发生自我抑制、没有呼吸的现象，是危险性最大的睡眠失调。

B. 发作性睡眠

C. 睡眠过度

D. 梦游

E. 遗尿

45. 在倾听技巧中不可取的是（E）

A. 全神贯注

B. 集中精神

C. 双方保持一定的距离

D. 双方坐同一高度

E. 保持目光持续性接触→

目光沟通注视时间：目光接触不少于全部谈话时间的30%，不超过60%；异性患者每次不超过10 s。

46. 患者，男，41 岁。慢性十二指肠溃疡，有规律性疼痛。给止痛药的正确做法是（A）

A. 在疼痛开始前给药→慢性疼痛应掌握疼痛发作的规律性，尽量在疼痛发作前使用镇痛药，使疼痛容易控制。

B. 在疼痛开始时给药

C. 持续给药

D. 选择中枢镇痛药

E. 疼痛最重时给药

47. 在炎症早期用冷疗的目的是（B）

A. 增强新陈代谢和白细胞的吞噬功能→慢性炎症后期

B. 降低细胞新陈代谢和微生物的活力→冷疗可使局部血管收缩，血流减少，降低细菌活力和代谢，限制炎症扩散，常用于炎症的早期

C. 促进炎性分泌物的吸收和消散→慢性炎症早期热疗。

D. 物理作用使体内的热通过传导发散

E. 通过传导和蒸发的作用使体温降低

48. 佩皮劳护患关系形成过程不包括（B）

A. 认识期　　B. 指导期

C. 确认期　　D. 开拓期

E. 解决期

49. 患者，男，56 岁。贲门癌引起上腹部疼痛、呕吐、厌食、黑便，行胃大部切除术后，取半坐卧位。其目的是（E）

A. 减少局部出血

B. 使静脉回流量减少

C. 减轻肺部淤血

D. 减少呼吸困难

E. 减轻伤口缝合处张力

腹部术后患者取半坐卧位可减轻腹部切口缝合处的张力，缓解疼痛，促进舒适，有利于伤口愈合。

50. 尿的颜色与疾病相符的一项是（C）

A. 急性肾小球肾炎患者的尿呈浓茶色

急性肾小球肾炎患者的尿为血尿，呈洗肉水样。

B. 恶性疟疾患者的尿呈白色混浊

恶性疟疾患者为血红蛋白尿，呈浓红茶色或酱油色。

C. 阻塞性黄疸患者的尿呈黄褐色

阻塞性黄疸和肝细胞性黄疸患者的尿为胆红素尿，尿呈深黄色或黄褐色。

D. 丝虫病患者的尿呈洗肉水色

丝虫病患者的尿为乳糜尿，呈乳白色。

E. 尿道化脓性炎症患者的尿呈乳白色

尿道化脓性炎症患者的尿为脓尿，为白色混浊。

51. 患者，男，40 岁。肝硬化伴肝功能不全，为该患者灌肠时，不宜选用肥皂水的原理是（C）

A. 防止发生腹胀

B. 防止发生酸中毒

C. 减少氨的产生和吸收 → 肥皂水属于碱性灌肠液，碱性溶液会促进氨的产生和吸收，从而诱发肝性脑病。

D. 以免引起顽固性腹泻

E. 减少对肠黏膜的刺激

52. 护士未与患者及家属沟通，为患者施行了导尿术，该护士的行为被认为是（E）

A. 合法行为

B. 疏忽大意

C. 渎职行为

D. 犯罪行为

E. 侵权行为 → 导尿时需要暴露患者隐私部位，护士未与患者及家属沟通就实施导尿侵犯了患者的隐私权，属于侵权行为。

53. 病人臀部肌肉注射进针后抽吸有回血，处理措施是（C）

A. 无须处理

B. 将药物丢弃

C. 拔出针头后重新进针 → 肌肉注射进针后回抽有回血，说明针头刺入血管内，应拔出针头更换注射器后重新进针。

D. 将针头向外拔出一点后推注药物

E. 将针头插得深一点后推注药物

54. 我国将护士教育列入中等护理专业教育的时间是（B）

A. 1985 年　　B. 1950 年

C. 1943 年　　D. 1938 年

E. 1918 年

55. 一氧化碳中毒病人需输注的血液制品是（E）

A. 纤维蛋白原

B. 血小板浓缩悬液 → 20~24 ℃，24 h，血小板减少或功能障碍所致的出血患者。

C. 白细胞浓缩悬液 → 4 ℃，48 h，粒细胞缺乏合并严重感染。

D. 洗涤红细胞 → 免疫性溶血性贫血病人、脏器移植术后。（洗衣）

E. 浓缩红细胞 → 贫血，CO 中毒。

56. 患者，女，32 岁。过马路时不慎被汽车撞成右下肢开放性骨折，因失血过多发生休克。入院后应采取的体位是（D）

A. 头高足低位

B. 头低足高位

C. 去枕仰卧位

D. 中凹卧位 → 该患者发生了低血容量性休克，应该采取中凹卧位，头胸部抬高 10°~20°，下肢抬高 20°~30°。（123）

E. 俯卧位

57. 肛管排气操作中，不恰当的是（E）

A. 肛管插入深度为 15 ~ 18 cm

B. 与肛管相连的橡胶管插入盛水瓶中

C. 在病人腹部沿顺时针方向作环形按摩

D. 帮助病人更换体位

E. 肛管保留 1 h 以上 → 肛管排气时，肛管保留的时间不宜超过 20 min，以免引起肛门括约肌松弛。

58. 伤寒常见的热型是（B）

A. 弛张热 → 体温 >39.0 ℃，24 h 内温差 >1 ℃，最低仍高于正常，见于败血症、风湿热、肝脓肿等。

B. 稽留热 → 体温 ≥39.0 ℃，24 h 温差 <1 ℃，见于肺炎、伤寒等。

C. 体温过低 → 体温 <35 ℃

D. 不规则热 → 变化不规则，持续时间不定，见于肺结核、流行性感冒、癌性发热。

E. 间歇热 → 高热与正常体温交替出现，温差较大，见于疟疾、急性肾盂肾炎等。

59. 属于社会状况评估的是（E）

A. 青霉素过敏史

B. 姓名、性别、年龄

C. 民族、职业、入院方式

D. 入院前性格外向，善于交流

E. 经济状况良好，家庭关系和睦 → A、B、C、D 项属于一般情况。

60. 使用无菌包的方法，错误的是（E）

A. 将无菌包放在清洁、干燥、平坦处

B. 依次打开包的外角和左右角，最后打开内角

C. 使用无菌持物钳夹取包内无菌物品，放在准备好的无菌区域内

D. 如包内物品一次未放完，可将其按原折痕包好，24 h 内可继续使用

E. 如无菌包潮湿，应先烘干再使用 → 无菌包一旦受潮或破损，应立即重新进行灭菌。

61. 中枢神经系统活动能量的来源是（C）

A. 脂肪

B. 蛋白质

C. 碳水化合物 → 主要依靠血液循环提供的葡萄糖进行需氧氧化。

D. 脂肪和碳水化合物

E. 碳水化合物和蛋白质

62. 患者，女，51 岁。发生脑血管意外，经过治疗后病情稳定，但仍遗留下肢运动障碍，行走不便，护士给予下肢功能康复锻炼。根据纽曼的健康系统模式，此种护理干预属于（D）

A. 初级预防

B. 一级预防 → 病因预防。

C. 二级预防 → 三早。

D. 三级预防 → 功能锻炼并发症预防。

E. 四级预防

63. 密闭式膀胱冲洗术冲洗液滴入膀胱的速度为（B）

A. 80 ～ 100 滴 / min　　B. 60 ～ 80 滴 / min

C. 40 ～ 60 滴 / min　　D. 30 ～ 50 滴 / min

E. 20 ～ 40 滴 / min

64. 下列属于格拉斯哥昏迷评分表（GCS）项目的是（B）

A. 呼吸强弱

B. 语言反应

C. 血压情况

D. 体温情况

E. 皮肤反应

格拉斯哥昏迷评分标准（GCS）包括睁眼反应、语言反应、运动反应等项目。15 分属于正常情况，14~12 分为轻度意识障碍，11~9 分为中度意识障碍，8 分以下为重度意识障碍（昏迷）。

65. 患者，男，37 岁。出现向心性肥胖、痤疮、高血压，疑为皮质醇增多症，准备进行尿 17- 羟皮质类固醇检测。24 h 尿中加入浓盐酸的剂量是（C）

A. 1 ～ 2 mL

B. 3 ～ 4 mL

C. 5 ～ 10 mL

D. 15 ～ 20 mL

E. 25 ～ 30 mL

浓盐酸使尿液保持在酸性环境中，防止尿液中激素被氧化，防腐。24 h 尿液中加 5~10 mL。

66. 菌尘传播属于（A）

A. 空气传播 → 以空气为媒介，空气中悬浮着的带有病原微生物的微粒随气流流动引起的传播，包括飞沫传播和菌尘传播。

B. 饮食传播

C. 生物媒介传播

D. 直接接触传播

E. 间接接触传播

67. 护士在药房工作，进行配药的过程中不妥的是（C）

A. 根据服药本摆药

B. 先配固体药，再配水剂

C. 数种药液可放在同一药杯内 → 数种药片可放在同一药杯内，多种药液分开放置在不同药杯中。

D. 配完后需重新查对一遍

E. 查对无误后，还需另一护士核对无误后方可发药

68. 护士为病人行导尿术时未用屏风遮挡，导致病人不满而投诉。护士的行为应视为（A）

A. 侵权→侵犯了病人的隐私权。

B. 过失犯罪

C. 故意犯罪

D. 渎职罪

E. 疏忽大意

69. 患者，女，22 岁。未婚，宫外孕 10 周入院。护士在收集资料时可促进有效沟通的措施是（D）

A. 在大病房内进行提问，不必回答任何人

B. 告诉病人自己对婚外性行为的看法

C. 当病人谈话离题时立即打断病人

D. 选择在没有其他人员的房间内进行交流→应注意保护病人的隐私。

E. 用亲密距离进行交流

70. 患者，女，61 岁。因头昏摔倒致腰椎 L2 右侧横突骨折而急诊入院，经积极治疗，现病情已稳定。护士协助患者改变体位的方法正确的是（E）

A. 一人协助患者取半坐卧位法

B. 两人协助患者取半坐卧位法

C. 一人协助患者取端坐位法

D. 一人协助患者轴线翻身法

E. 两人协助患者轴线翻身法→适用于脊椎受损或脊椎手术后患者。

71. 新生儿接种卡介苗，正确的做法是（B）

A. 用碘伏消毒皮肤→用酒精消毒，防止影响皮试结果。

B. 注射部位在上臂三角肌下缘

C. 针尖与皮肤呈 30° ~ 40°角度→针尖斜面完全进入皮肤，针尖与皮肤呈 5°角刺入皮内。

D. 刺入深度 2/3

E. 拔针时用棉签按压快速拔针→注射部位不可揉按。

72. 脉搏短绌常见于（A）

A. 心房颤动的病人

B. 主动脉瓣关闭不全的病人→水冲脉。

C. 主动脉瓣狭窄的病人

D. 甲状腺功能减退的病人

E. 甲状腺功能亢进的病人→水冲脉。

73. 气管内吸痰时，每次插管吸痰的时间不宜超过（C）

A. 5 s

B. 10 s

C. 15 s

D. 1.5 min

E. 15 min

①成人 40.0~53.3 kPa，小儿 <40.0 kPa。
②先用生理盐水试吸，先吸净口腔咽喉的分泌物后，再吸气管内分泌物。（气管切开—口腔—鼻腔）
③动作轻柔，从深部向上提拉，左右旋转，每次吸痰时间应小于 15 s，以防缺氧。
④插管过程中，不可打开负压，以免损伤呼吸道黏膜。吸痰前后，应增加氧气的吸入。
⑤吸痰所用物品应每天更换 1~2 次，吸痰导管应每次更换。

74. 对整体护理的理解，正确的是（B）

A. 服务对象是生病的人

B. 贯穿于人生命的全过程

C. 为患者提供健康促进服务

D. 为患者提供全面帮助和照顾

E. 把患者看作统一的功能整体

整体护理的宗旨是以护理对象为中心，根据护理对象的需求和自身特点，运用护理程序的理论和方法，提供系统、全面、有针对性的护理，从而解决护理对象现存的或潜在的健康问题，达到恢复健康、增进健康的最终目的。

75. 孕妇，尿潴留，护士准备为其行导尿术。下列操作欠妥的是（E）

A. 戴口罩、帽子并清洗双手

B. 关闭门窗，保护患者隐私

C. 将无菌与非无菌物品分别放置

D. 检查导尿包的名称及灭菌日期

E. 用无菌持物钳夹取棉球消毒外阴→无菌持物钳只能用于夹取无菌物品，不能夹取油纱条、换药或消毒皮肤，以防被污染。

A3/A4 型选择题（76～85 题）

答题说明：以下提供若干个案例，每个案例下设若干道考题，请根据各考题题干所提供的信息，在每道考题下面的A、B、C、D、E五个备选答案中选择一个最佳答案。

（76～77 题共用题干）

患者，男，56 岁。胃癌术后 3 个月。患者出现背部疼痛，活动时加重，不能忍受，要求用镇痛剂。

76. 该患者疼痛级别属于（C）

A. 0 级→无痛。

B. 1 级→轻度疼痛，有疼痛感，但不严重，可忍受，睡眠不受影响。

C. 2 级→中度疼痛，疼痛明显，不能忍受，睡眠受干扰，要求用镇痛药。

D. 3 级→重度疼痛，疼痛剧烈，不能忍受，睡眠严重受干扰，需要用镇痛药。

E. 4 级

77. 对该患者的护理措施错误的是（E）

A. 松弛术

B. 心理护理

C. 针灸治疗

D. 适度活动

E. 给予麻醉性止痛药物→麻醉性止痛药物适用于 3 级疼痛级别，该患者疼痛级别为 2 级。

（78～79 题共用题干）

患者，女，16 岁。急性阑尾炎住院治疗。临近中考，因担心住院影响复习和考试，忧心忡忡，不能安心休养，不利于身体康复。

78. 此时该患者出现了角色适应中的（B）

A. 角色行为缺如→病人没进入病人角色

B. 角色行为冲突→患者在适应患者角色过程中，与其患病前的各种角色发生心理冲突而引起行为的不协调。

C. 角色行为强化

D. 角色行为消退

E. 角色行为紊乱

①角色行为强化：病人安于病人角色。
②角色行为消退：病人已经进入病人角色，但中途又退出病人角色，重新承担社会角色。

79. 目前影响该患者角色适应的主要因素是（E）

A. 医院制度

B. 疾病的性质

C. 症状的可见性

D. 疾病的严重程度

E. 患者的社会特征→患者的社会角色是学生，学生与患者角色的冲突是影响角色适应的主要因素。

（80～81 题共用题干）

患者，男，28 岁。因足底外伤，继而发热、惊厥、牙关紧闭呈苦笑面容入院。诊断为破伤风。

80. 该患者应采取的隔离种类为（A）

A. 接触隔离→破伤风、炭疽、狂犬病、气性坏疽等。

B. 呼吸道隔离→麻疹、水痘、猩红热、白喉、百日咳、流脑、肺结核等。

C. 肠道隔离→甲肝、戊肝、伤寒、细菌性痢疾等。

D. 保护性隔离→大面积烧伤、早产儿、白血病及脏器移植、免疫缺陷的患者等。

E. 昆虫隔离→流脑、疟疾、斑疹伤寒、流行性出血热等

81. 该患者换下的敷料应（E）

A. 先清洗后消毒　　B. 先灭菌后清洗

C. 先清洗后暴晒　　D. 先暴晒再灭菌

E. 焚烧

（82～85 题共用题干）

患者，男，52 岁。右心功能不全伴双下肢轻度水肿。

82. 该患者应选用的饮食是（C）

A. 高热量饮食

B. 高蛋白质饮食

C. 低盐饮食→心脏病、肾脏疾病（急性、慢性肾炎）、肝硬化有腹水、重度高血压但水肿轻者应给予低盐饮食。

D. 低脂肪饮食

E. 无盐低钠饮食

83. 对该饮食要求描述正确的是（A）

A. 食盐的总量限制在小于 2 g/d

B. 可以少量食用腌制品

C. 摄入的蛋白质总量为 1.5～2.0 g/(kg·d)

D. 脂肪总量小于 50 g/d

E. 除食物中自然含钠量外，不放食盐烹调

84. 该患者禁食的食物为（C）

A. 豆制品

B. 鸡蛋

C. 香肠→香肠属于腌制品，含钠高，应禁食。

D. 牛奶

E. 鱼

85. 半个月后，患者双下肢水肿严重，该患者应禁食的食物不包括（D）

A. 油条

B. 挂面

C. 皮蛋

D. 馒头

E. 汽水

患者双下肢水肿严重，应食用无盐低钠饮食，A、B、C、E 项含钠量高。

B1 型题（86 ~ 100 题）

答题说明：以下提供若干组考题，每组考题共用 A、B、C、D、E 五个备选答案。请从中选择一个与问题关系最密切的答案。某个备选答案可能被选择一次、多次或不被选择。

（86 ~ 87 题共用备选答案）

A. 头高足低位　　B. 去枕仰卧位

C. 半坐卧位　　D. 倒卧位

E. 头低足高位

86. 脾切除术后 1 天应采取的体位是（C）

术后 1 天应采取半坐卧位，以利于腹腔引流，减轻腹痛，改善呼吸循环功能。

87. 脑外伤开颅术后 1 天应采取的体位是（A）

头高足低位以利于静脉回流减轻脑水肿。

（88 ~ 89 题共用备选答案）

A. 5°~ 15°　　B. 15°~ 30°

C. 30°~ 40°　　D. 40°~ 50°

E. 50°~ 60°

88. 一般患者静脉注射时进针角度是（B）

89. 肥胖患者静脉注射时进针角度是（C）

一般患者静脉注射时进针角度为 15°~30°，由静脉上方或侧方刺入。

肥胖患者皮下脂肪较厚，静脉位置较深，注射时，进针角度稍加大(30°~40°)。

（90 ~ 91 题共用备选答案）

A. 衣服　　B. 压舌板

C. 口罩　　D. 穿刺针

E. 被褥　A、C、E 项为低度危险物品。

90. 属于高度危险物品的是（D）

高度危险性物品是穿过皮肤、黏膜进入无菌组织或器官内部的器械或与破损组织、皮肤黏膜密切接触的器材和用品，如手术器械、输液器血液及血制品注射器脏器移植物等。

91. 属于中度危险物品的是（B）

中度危险性物品是指仅与皮肤黏膜相接触，而不进入无菌组织内部，如血压计袖带、体温计、鼻镜、耳镜、音叉、压舌板、便器等。

（92 ~ 94 题共用备选答案）

A. 1 ~ 3 h　　B. 2 ~ 4 h

C. 12 ~ 16 h　　D. 20 h

E. 24 h

92. 尸僵出现的时间是患者死亡后（A）

一般 1~3 h 开始出现，4~6 h 发展到全身，12~16 h 发展至高峰。

93. 尸斑出现的时间是患者死亡后（B）

尸斑出现在尸体的最低部位，一般在死亡 2~4 h 后出现。

94. 尸体腐败出现的时间是患者死亡后（E）

常见表现有尸臭、尸绿，死亡后 24 h 先在右下腹出现，逐渐扩展至全腹及全身。

（95 ~ 96 题共用备选答案）

A. 乙醇　　B. 甲醛

C. 戊二醛　　D. 氯己定

E. 过氧乙酸

95. 需现配现用的消毒剂是（E）

过氧乙酸易分解而降低杀菌力，应现用现配。

96. 不能与肥皂、洗衣粉混用的消毒剂是（D）

氯己定为阳离子表面活性剂，不能与肥皂和其他阴离子洗涤剂同用。

（97 ~ 98 题共用备选答案）

A. 鼻导管法　　B. 鼻塞法

C. 面罩法　　D. 头罩法

E. 氧气枕法

97. 主要用于小儿的吸氧方法是（D）

氧气头罩：将患者头部置于头罩里，头罩与颈部之间要保持适当的空隙。此法主要用于小儿患者。

98. 可用于病情较重，氧分压明显下降者的吸氧方法是（C）

面罩法：由于口、鼻部都能吸入氧气，效果较好。给氧时必须有足够的氧流量，一般需 6~8 L/min。可用于张口呼吸及病情较重的患者。

（99 ~ 100 题共用备选答案）

A. 初级预防　　B. 一级预防

C. 二级预防　　D. 三级预防

E. 四级预防

99. 按纽曼健康系统模式，当怀疑或发现压力源确实存在而压力反应尚未发生时，应采取的预防措施是（B）

一级预防适用于护理对象系统对压力源没有发生反应时，主要是预防疾病发生。

100. 按纽曼健康系统模式，护士发现护理对象已出现疾病的症状和体征，应采取的预防措施是（C）

二级预防适用于压力源已经穿过正常防御线后，人的动态平衡被破坏，出现症状或体征时，主要是早发现、早诊断、早治疗。

PART 04　专业实践能力

高分卷：高分必做题（三）

A1/A2 型单项选择题（1 ~ 75 题）

答题说明：以下每道考题下面都有 A、B、C、D、E 五个备选答案。请从中选择一个最佳答案。

1. 禁用热水坐浴的疾病是（E）

A. 肛裂感染　　B. 外阴部充血

C. 会阴疾患　　D. 内痔手术后

E. 盆腔感染炎症 → 不宜坐浴，以免引起和加重感染。

2. 虚寒证的病机为（D）

A. 阴偏盛

B. 阳偏盛

C. 阴偏衰

D. 阳偏衰 → 阳偏衰即阳虚不能制约阴而导致虚寒证。

E. 阴阳两虚

3. 甲状腺 ^{131}I 测定前，应禁食的食物是（D）

A. 瘦肉

B. 鳝鱼

C. 牛肉

D. 紫菜 → 前 2 周应禁食含碘丰富的食物，如海带、带鱼、海鱼、淡菜，慎食卷心菜、甘蓝等。

E. 猪肝

4. 导致人体产生耳鸣，血压升高的噪声值超过（E）

A.50 dB

B. 60 dB

C. 70 dB

D. 80 dB

E. 90 dB →

① 较理想的强度：35~40 dB。
② 50~60 dB，疲倦不安，影响休息与睡眠。
③ >120 dB，听力损坏，甚至永久性失聪。
④ 四轻：说话轻、走路轻、操作轻、关门轻。

5. 不需要进行保护性隔离的是（E）

A. 早产儿

B. 大面积烧伤患者

C. 肾脏移植术后患者

D. 白血病大剂量化疗者

E. 慢性乙型肝炎患者 → 血液体液隔离。

6. 下列属于五行之“水”的是（E）

A. 五味之辛 → 五味中“辛”属金

B. 六腑之小肠 → 六腑中“小肠”属火

C. 五气之风 → 五气中“风”属木

D. 五脏之脾 → 五脏中“脾”属土

E. 五色之黑

7. 腹腔有炎症的患者采取的体位是（E）

A. 端坐位　　B. 俯卧位

C. 侧卧位　　D. 中凹卧位

E. 半坐卧位 → 使感染局限化。

8. 主行水，被称为“水之上源”的脏腑是（E）

A. 肝　　B. 小肠

C. 肾　　D. 三焦

E. 肺

① 五行：木、火、土、金、水。
② 五脏：肝、心、脾、肺、肾。

9. 医嘱苯丙酸诺龙 25mg，im，biw，其中 biw 的中文意思是（D）

A. 一天三次 → tid　　B. 一天两次 → bid

C. 每周一次　　D. 每周两次

E. 四小时一次 → q4h

苯丙酸诺龙：促进蛋白质的合成。

10.《中华人民共和国护士管理办法》颁布的时间是（C）

A. 1973 年　　B. 1983 年

C. 1993 年　　D. 1995 年

E. 1997 年

11. 脏腑生理功能减退、血液生成不及，运行迟缓，水液在体内潴留等病变，与气的功能失常密切相关的是（B）

A. 温煦作用　　B. 推动作用

C. 防御作用　　D. 固摄作用

E. 气化作用

12. 现代死亡的标准是（D）

A. 心跳停止

B. 呼吸停止

C. 心跳呼吸均停止

D. 全脑死亡 → ①无感受性和反应性。②无运动、无呼吸。③无反射。④脑电波平直。

E. 无反射无运动

13. 静脉输液发生肺水肿，应立即停止输液，其后给予的最简便措施是（B）

A. 静脉缓慢推注强心剂

B. 使病人取端坐位两腿下垂 → 减少回心血量，改善呼吸。

C. 四肢轮流用止血带结扎

D. 及时与医生联系

E. 呼吸机加压给氧

14. 阿米巴痢疾患者留取粪便标本的容器是（E）

A. 硬纸盒　　B. 玻璃瓶

C. 蜡纸盒　　D. 无菌容器

E. 加温容器 → 阿米巴原虫在低温下失去活动能力而影响诊断。

15. 一个人在特定的社会体系中所处位置的行为要求和行为期待属于（A）

自我概念由四部分组成：身体心象、角色表现、自我特征、自尊。

A. 角色表现

B. 自我特征 → 个人的信念、价值观、性格与兴趣。

C. 身体形象 → 个体对自己身体的感觉和看法。

D. 自信

E. 自尊 → 个人对自我的评价。

16. 患者，男，32 岁。确诊为再生障碍性贫血，欲行静脉输血治疗，已知其为 O 型血，则其血清中的抗体应为（D）

A. 抗 B　　B. 抗 A

C. 无　　D. 抗 A、抗 B

E. 抗 D

17. 指导护士评估患者健康状况，预测患者需要的理论是（C）

A. 学习的理论

B. 信息交流理论

C. 人的基本需要层次理论 → 生理的需要、安全的需要、爱与归属的需要、自尊的需要、自我实现的需要。

D. 人、环境、健康与护理的理论

E. 疾病系统论

18. 下列有关"健康"的描述，正确的是（C）

A. 能正确地评价自己

B. 无躯体疾病或不适

C. 有完好的生理、心理和社会适应能力 → 健康不仅是没有疾病。

D. 保持心理上的平衡

E. 健康与疾病是对立的，不能相互转化

19. 做血液气体分析的血标本采集后应密封放置于（E）

A. 清洁试管中

B. 草酸钾抗凝试管中

C. 无菌试管中

D. 枸橼酸钠试管中

E. 肝素抗凝注射器中 → 抽血时注射器内不能有空泡，抽出后立即用小橡皮塞封针头，隔绝空气，并使用肝素抗凝。

20. 患者面色淡白，精神萎靡，身倦乏力，五心烦热，盗汗，舌红少苔，脉细数，诊断为（C）

A. 亡阴证

B. 亡阳证

C. 阴虚证 → 形体消瘦，颧红，五心烦热，盗汗，潮热，舌红少苔或无苔脉细数无力。

D. 阳虚证

E. 阴阳两虚证

21. 患者，女，40 岁。诊断为“伤寒”。已住院 2 周，现在处于恢复期，应给予的饮食是（B）

A. 低糖饮食→防止肠道并发症，适用于伤寒、肠炎、痢疾、腹泻、食管静脉曲张。

B. 少渣饮食→适用于便秘、肥胖、高脂血症、糖尿病等。

C. 高纤维饮食

D. 高蛋白质饮食→适用于长期消耗性疾病烧伤、营养不良、癌症晚期)等。

E. 要素饮食→指不需消化或消化很少即可吸收的无渣饮食。

22. 被称为“阴脉之海”的经脉是（C）

A. 带脉

B. 冲脉→十二经脉之海

C. 任脉→阴脉之海

D. 督脉→阳脉之海

E. 阴维脉

23. 可促进钙、磷吸收的是（C）

A. 维生素 A　　B. 维生素 B

C. 维生素 D　　D. 维生素 PP

E. 叶酸

24. 患者，男，60 岁。小腿胫骨骨折，实施骨牵引，翻身困难，现患者烦躁不安，精神紧张，难以入睡，护士评估患者情况后应立即实施的护理措施是（D）

A. 为患者进行床上擦浴，促进身体舒适

B. 为患者将患肢放好促进卧位舒适

C. 给予镇痛药物以减轻不适

D. 心理疏导

E. 使用镇静催眠药

25. 气管内吸痰一次吸引时间不宜超过 15 s，其主要原因是（A）

A. 引起患者缺氧和发绀

B. 吸痰器工作时间过长易损坏

C. 吸痰管通过痰液过多易阻塞

D. 引起患者刺激性呛咳，造成不适

E. 吸痰用托盘暴露时间过久，造成细菌感染

26. 塞利认为压力的生理反应过程应分为的三个阶段是（C）

A. 警告期、适应期和解决期

B. 反应期、无效期和衰竭期

C. 警告期、抵抗期和衰竭期

D. 拒绝期、抵抗期和适应期

E. 确认期、适应期和解决期

①警告期：动用机体足够的能量以克服压力。
②抵抗期：机体与压力源形成对峙。
③衰竭期：个体已没有能量来抵御压力源，最终导致个体抵抗力下降、衰竭、死亡。

27. 低分子右旋糖酐的主要作用是（A）

A. 降低血液黏稠度，改善微循环→口诀低微。

B. 提高血浆胶体渗透压→中分子右旋糖酐。

C. 补充蛋白质，改善循环→水解蛋白。

D. 补充营养和水分，减轻水肿→血液制品。

E. 供给热能，保持酸碱平衡→葡萄胎。

28. 通过控制呼吸、垂肩、仰视、自我发泄等方法分散注意力，以缓解疼痛的方法属于（E）

A. 催眠术　　B. 松弛术

C. 理疗术　　D. 康复指导

E. 心理护理

29. 碘酒消毒皮肤后，再用 75% 乙醇脱碘需间隔（D）

A.10 s　　B. 20 s

C. 30 s　　D. 60 s

E. 90 s

30. 暑邪伤人，常见胸闷、四肢困倦等症状，是由于（A）

A. 暑邪夹湿，气滞湿阻→暑多挟湿，故暑邪为病，多合湿邪而弥漫机体，见暑湿夹杂证候，除发热、烦渴外，常兼见四肢困倦、胸闷呕吐、大便溏泄不爽等湿阻症状。

B. 暑性升散，汗多伤津，肢体失养

C. 暑性升散，伤津耗气

D. 暑性炎热，伤人后出现一系列阳热症状

E. 以上均不是

31. 患者因患有乳腺癌感到悲伤，护士安慰患者时，所采取的合适距离为（B）

A. 个人距离→50~100 cm，护士与病人交谈时。

B. 亲密距离→< 50 cm，进行查体、治疗、安慰时。

成人 40.0~53.3 kPa，小儿 < 40.0 kPa
用生理盐水试吸后先吸净口腔咽喉，再吸气管内分泌物。(气管切开—口腔—鼻腔)
动作轻柔，从深部向上提拉，左右旋转，每次吸痰时间应小于 15 s，以防缺氧。
插管过程中，不可打开负压，防损伤呼吸道黏膜。吸痰前增加氧流量。
吸痰所用物品应每天更换 1~2 次，吸痰导管应每次更换。

C. 社会距离→1.1~4 m，同事一起工作时或是护士叫病人吃饭时。

D. 公众距离→>4 m，上课、开会等。

E. 社交距离

32. 输液中发生肺水肿时，吸氧需用20% ~ 30% 的乙醇湿化，其目的是（E）

A. 使患者呼吸道湿化

B. 消毒吸入的氧气

C. 使痰液易咳出

D. 降低肺泡表面张力

E. 降低肺泡内泡沫表面张力→使泡沫破裂消散，改善气体交换，减轻缺氧症状。

33. 能降低毛细血管和细胞膜通透性的物质是（B）

A. 铁

B. 钙→①构成骨骼和牙齿的重要成分。②调节心脏和神经的传导肌肉的收缩。③参与凝血过程。④是多种酶的激活剂。⑤降低毛细血管和细胞膜的通透性。

C. 磷

D. 硫

E. 锌

34. 某社区卫生服务站，负责社区内居民的疾病预防、保健、医疗、康复和健康教育及计划生育，这属于社区护理的（B）

A. 广泛性→人群　　B. 综合性→内容

C. 连续性　　D. 实用性

E. 整体性

35. 小儿头皮静脉穿刺如果误入动脉，局部可表现为（E）

A. 无大变化　　B. 充血、发绀

C. 条索状红线　　D. 苍白、水肿

E. 呈树枝分布状、苍白→阻力大，患儿疼痛、尖叫

36. 用热远热、用寒远寒是指（C）

A. 因人制宜

B. 因地制宜

C. 因时制宜→根据不同季节气候特点来选择处方用药。

D. 治标

E. 标本同治

37. 充血性心力衰竭患者禁忌的灌肠溶液是（A）

A. 生理盐水→加重水钠潴留，增加心脏负担。

B. 甘油溶液

C. 1、2、3 溶液

D. 肥皂水→肝性脑病患者禁用肥皂水灌肠，以减少氨的产生和吸收。

E. 液状石蜡

38. 根据马斯洛的理论，对人类基本需要各层次间关系的理解，正确的是（B）

A. 需要层次上移后满足需要的差异性很小→随需要层次的上移，个体差异性越大。

B. 不同层次的需要会出现重叠甚至颠倒

C. 所有需要都必须立即和持续地给予满足

D. 不同层次的需要的位置是固定不变的

E. 各需要层次有其独立性，不会相互影响→各需要层次间可相互影响，互相依赖，彼此重叠。

39. 应放入有色瓶或避光纸盒内，置于阴凉处保存的药物是（A）

A. 氨茶碱

B. 胎盘球蛋白

C. 甲氧氯普胺（胃复安）

D. 糖衣片→装密封瓶。

E. 乙醇→装密封瓶，单独存放，密闭置于阴凉处，远离明火。

40. 医院内的临床护理工作主要包括基础护理和（D）

A. 护理科研　　B. 社区护理

C. 护理管理　　D. 专科护理

E. 护理教育

41. 颈外静脉穿刺时正确的进针角度是（A）

A. 持穿刺针与皮肤呈 45° 进针，入皮后呈 25° 穿刺→穿刺点位于下颌角与锁骨上缘中点连线上 1/3 处。

B. 持穿刺针与皮肤呈 25° 进针，入皮后呈 45° 穿刺

C. 持穿刺针与皮肤呈 60° 进针，入皮后呈 15° 进针

D. 持穿刺针与皮肤呈 15° 进针，入皮后呈 60° 进针

E. 持穿刺针与皮肤呈 30° 进针，入皮后呈 30° 进针

42. 对于丧亲者的护理，不妥的是（C）

A. 认真进行尸体护理

B. 鼓励家属宣泄情感

C. 尽力提供经济支持

D. 进行心理疏导

E. 对丧亲者随访

43. 青霉素过敏性休克，呼吸道阻塞的临床表现不包括（E）

A. 喉头水肿

B. 支气管痉挛

C. 胸闷、气促 A、B、C、D项都是呼吸系统表现。

D. 呼吸困难

E. 血压下降→循环系统表现

44. 下列关于舒适的描述错误的是（E）

A. 一种无忧无虑的状态

B. 一种无痛苦的状态 舒适是一种主观体验。

C. 一种身心满足、身体安逸的感觉

D. 一种没有焦虑的轻松自在的感觉

E. 一种客观体验

45. 对要素饮食的解释错误的是（B）

A. 是一种化学精制食物

B. 需要经小肠消化→无须经过消化过程即可直接被肠道吸收和利用。

C. 其中含的蛋白质为氨基酸

D. 其中含有人体需要的全部营养成分

E. 其中含的糖类为单糖

46. 2 岁以下的婴幼儿肌内注射时，操作错误的是（D）

A. 专人固定肢体

B. 进针勿深

C. 注射时固定针头

D. 选择臀大肌注射→婴幼儿臀部肌肉发育不完全，可选用臀中肌、臀小肌处注射。

E. 注射部位交替使用

47. 在煎煮青黛时，应选用的煎煮法是（D）

A. 先煎

B. 后下

C. 另炖

D. 包煎→青黛难溶于水，一般作散剂冲服或入丸剂服用，入汤剂时应包煎。

E. 作散剂冲服

48. 护理技术操作前解释的内容不包括（E）

A. 操作的目的、方法

B. 患者需要做的准备

C. 操作过程

D. 给予心理上的安慰

E. 感谢患者的合作→属于操作后的话语。

49. 患者，男，46 岁。不慎坠楼，急诊入院 3 天。患者呈睡眠状态，可以唤醒既而入睡，可以回答问题但有时不正确，则判断病人的意识状态是（D）

A. 浅昏迷

B. 深昏迷

C. 嗜睡

D. 昏睡→患者被唤醒随即入睡，回答问题有时不正确可判断为昏睡状态。

E. 意识模糊

50. 患者不慎咬破体温计，处理措施错误的是（A）

A. 禁服粗纤维食物→可以服用粗纤维食物，以促使咽下的玻璃渣尽快进入胃中，然后随大便排出。

B. 口服蛋清水

C. 保持室内通风

D. 清除玻璃碎屑

E. 口服牛奶

51. 患儿，男，发热，鼻塞，体温 38.7 ℃，咽充血，诊断为“上呼吸道感染”。对该患儿的护理措施应首选（C）

A. 口服解热药

B. 应用退热栓

C. 解开过厚衣被散热

D. 麻黄碱滴鼻

E. 乙醇擦浴

52. 沟通的基本要素不包括（E）

A. 信息的发出者

B. 沟通的情景

沟通六要素：沟通的背景和情景、信息发出者、信息、信息传递途径、信息接收者、反馈。

C. 信息反馈过程

D. 信息的内容

E. 沟通的方式

53. 使用燃烧法对无菌持物钳进行消毒灭菌的时间为（D）

A. 5 s

B. 10 s

C. 15 s

D. 20 s

E. 60 s

使用燃烧法进行金属器械灭菌时可在火焰燃烧 20 s，锐利的刀剪禁用燃烧法。

54. 不属于拔罐注意事项的是（B）

A. 病室温度适宜，避免直接吹风防止受凉

B. 拔罐时动作要稳、准、慢→动作要迅速而轻巧，要做到稳、准、轻、快。

C. 拔罐中应注意询问患者的感觉，观察局部情况

D. 拔罐时应取合理、舒适的体位

E. 拔罐过程中，体位切勿移动，以免火罐脱落

55. 患者，男。急性胃肠炎，上午 8 时 30 分开始补液 1000 mL。若 50 滴 / min 则液体输完的时间（按 1 mL=15 滴计算）是（B）

A. 中午 12 时 30 分

B. 下午 1 时 30 分

C. 下午 2 时 30 分

D. 中午 12 时

E. 下午 2 时

时间(小时)= 总量(mL)×滴系数(滴 /mL)/[每分钟滴数(滴 /min)×60 (min)]=1 000×15/(50×60)=5 时

8 时 30 分 +5 时 = 下午 1 时 30 分

56. 患者，女，35 岁。车祸昏迷 1 年余，因尿失禁留置导尿管。对留置导尿管的护理，正确的是（A）

A. 保持尿管通畅，防止逆行感染

B. 每天更换 1 次尿管→每周更换 1 次导尿管。

C. 每周更换 1 次引流袋→每日更换 1 次集尿袋。

D. 每日倾倒 1 次引流袋→及时排空集尿袋。

E. 每周进行 1 次膀胱冲洗→定时进行膀胱冲洗。

57. 患者，男，67 岁。慢性支气管炎急性发作，咳嗽，咳痰，痰液黏稠，伴呼吸困难。护士遵医嘱给予超声波雾化吸入疗法。护士在巡视病房时发现雾化器水槽内温度过高，立即关闭机器并更换冷蒸馏水。说明此时超声雾化吸入器水槽内的温度已经超过了（D）

A. 20 ℃

B. 30 ℃

C. 40 ℃

D. 50 ℃

E. 60 ℃

① 水温超过 50 ℃或水量不足，先关机再更换冷蒸馏水。
② 雾化罐内药液过少不必关机，只需从盖上小孔向内注入即可。
③ 连续使用雾化器，中间应间歇 30 min。

58. 患者，男，21 岁。出国留学，由于语言不适应，从出国第一天就感到胃部不适，没有食欲，但进行胃镜检查结果显示正常，造成该患者出现身体症状的压力源属于（E）

A. 生理性　　B. 物理性

C. 心理性　　D. 社会性

E. 文化性→从熟悉的文化环境到一个陌生环境出现身体不适。

59. 患者，女，24 岁。因服毒昏迷不醒，被送入医院急诊室抢救。其家属不能准确地说出毒物名称，此时护士正确的处理方法是（B）

A. 请家属立即查清毒物名称后洗胃

B. 抽胃内容物送检后用温开水洗胃

C. 鼻饲牛奶或蛋清水，以保护胃黏膜

D. 生理盐水清洁灌肠，减少毒物吸收

E. 禁忌洗胃，待清醒后用催吐法排出毒物

洗胃前须留取标本进行检验，当毒性物质不明时可选用温开水或生理盐水，当明确后再采用对抗剂洗胃。

60. 患者，男，57 岁。因心肌梗死入院，主管护士评估后确定病人有以下健康问题。应优先解决的是（E）

A. 知识缺乏

B. 气体交换受损

C. 活动无耐力

D. 营养失调：低于机体需要量

E. 舒适改变：心前区疼痛→心前区剧烈疼痛是最早出现和最突出的症状。

61. 医疗卫生法的基本原则不包括（B）

A. 公平原则

B. 保护弱者原则→A、B项矛盾。

C. 预防为主原则

D. 卫生保护原则

E. 患者自主原则

62. 促进睡眠的护理措施不包括（D）

A. 解除疼痛

B. 减轻焦虑

C. 指导患者放松的方法

D. 收集患者睡眠的相关资料

E. 尊重患者睡眠习惯

63. 可以防止细菌污染，延缓尿液中化学成分分解的防腐剂是（E）

A.95% 乙醇

B. 浓盐酸→防止尿中激素被氧化。

C. 甲醛→固定尿液中的有机成分。

D. 乙酸

E. 甲苯→保持尿液的化学成分不变。

64. 患者，女，35 岁。因车祸丈夫突然去世后出现一过性活动受限，生活不能自理等。其主要原因是（B）

A. 神经系统功能受损

B. 心理因素→主要是通过情绪与情感作用对健康产生影响，消极的心理因素可引发许多疾病。

C. 全身乏力

D. 生理因素

E. 严重疾病

65. 患者，男，18 岁。因癫痫发作突然倒地，首要的急救步骤是（E）

A. 口对口人工呼吸

B. 胸外心脏按压

C. 氧气吸入

D. 应用简易呼吸机改善呼吸状态

E. 清除呼吸道分泌物→保持呼吸道通畅，防止窒息。

66. 测量和记录呼吸的方法错误的是（C）

A. 测量时，注意不要让患者察觉

B. 如有情绪激动时，应休息 30 min 再测

C. 呼吸不规则时，应将 30 s 测得的数值再乘以 2→呼吸不规则时，测量呼吸应数 1 min。

D. 在体温单 34 ℃以下相应时间栏内记录

E. 两次呼吸要上下交替书写

67. 患者，女，52 岁。需肠道抗感染治疗，护士遵医嘱给其行保留灌肠。下列正确的是（A）

A. 晚上睡觉前灌肠为宜

B. 阿米巴痢疾取左侧卧位→右侧卧位。

C. 臀部抬高 20 cm 以防药液溢出→臀部抬高 10 cm。

D. 肛管插入直肠长度 20 ~ 25 cm→插入深度为 15~20 cm。

E. 液面距离肛门高度 40 ~ 60 cm→高度不超过 30 cm。

68. 医院感染的主要对象是（A）

A. 住院患者　B. 医生

C. 护士　D. 探视者

E. 陪伴者

69. 误用硫酸后，需保护胃黏膜可选用的溶液是（A）

A. 镁乳→强酸、强碱禁忌洗胃，防止穿孔。可给予药物或物理性对抗剂，如镁乳、蛋清水、牛奶、豆浆、米汤等，以保护胃黏膜。

B. 白醋

C. 高锰酸钾

D. 过氧化氢

E. 碳酸氢钠

70. 患者意识丧失，各种反射逐渐丧失，肌张力消失，心跳减弱，呼吸微弱。根据这些征象，医学上应诊断为（B）

A. 临床死亡期→心跳、呼吸停止，各种反射消失。

B. 濒死期→心跳减弱，呼吸微弱。

C. 否认期

D. 生物学死亡期→尸冷、尸斑、尸僵、尸体腐败。

E. 接受期

71. 患者，男，58 岁，长期卧床。护士为预防其发生便秘而制订如下护理计划，其中不妥的措施是（C）

A. 如需泻药应选择作用缓和的药物

B. 排便时可配合做腹部按摩

C. 禁用油脂类食物→食用油脂类食物，可以润肠通便。

D. 排便时可抬高床头

E. 每天液体摄入量不少于 2 000 mL

72. 不属于物理消毒灭菌法的是（A）

A. 熏蒸法

B. 生物净化法

C. 微波消毒灭菌法

D. 压力蒸汽灭菌法

E. 臭氧灭菌灯消毒法

熏蒸法属于化学消毒灭菌法。

73. 压力反应警告期的临床表现是（A）

A. 肌紧张度增加

B. 心跳减慢

C. 血压下降

D. 呼吸减慢

E. 血糖降低

警告期会出现血糖、血压升高，心跳加快，肌紧张度增加等。所以 B、C、D、E 项错。

74. 患者，女，35 岁。支气管哮喘，需用手压式雾化器雾化吸入药物，操作中不妥的是（E）

A. 使用前充分摇匀药液

B. 雾化器接口放于双唇间，闭嘴

C. 深吸气时喷药

D. 每次 1 ~ 2 喷

E. 间隔时间为 1 ~ 2 h→间隔时间不少于 3~4 h。

75. 患者，男，20 岁。因在游泳过程中不幸溺水，打捞上岸后意识丧失，大动脉搏动及呼吸消失，皮肤青紫，抢救的首要步骤是（D）

A. 应用呼吸中枢兴奋剂

B. 给予氧气吸入

C. 仰卧，人工呼吸

D. 清理呼吸道→抢救溺水者时，首要的步骤是清理呼吸道，保持呼吸道通畅。

E. 松开领口及腰带

A3/A4 型选择题（76 ~ 85 题）

答题说明：以下提供若干个案例，每个案例下设若干道考题，请根据各考题题干所提供的信息，在每道考题下面的A、B、C、D、E五个备选答案中选择一个最佳答案。

（76 ~ 79 题共用题干）

患者，男，41 岁。自感心前区不适前来就诊，就诊过程中突然倒地，意识丧失。

76. 对该患者进行一般情况的观察，内容不包括（B）

A. 面容与表情　　B. 特殊检查和治疗

C. 皮肤与黏膜　　D. 姿势与步态

E. 饮食与营养

77. 基本生命支持步骤是（A）

A. 胸外心脏按压、开放气道、人工呼吸

初期复苏为 C、A、B 项。

B. 病情估计、人工呼吸、胸外心脏按压

C. 人工呼吸、胸外心脏按压、药物治疗

D. 开放气道、人工呼吸、心脏除颤

E. 人工呼吸、胸外心脏按压、心脏除颤

78. 单人行人工呼吸与胸外心脏按压的比例是（C）

A. 1 ∶ 5

B. 5 ∶ 1

C. 2 ∶ 30→成人不论双人还是单人，每按压 30 次吹气 2 次，所以与人工呼吸按压比例为 2:30。

D. 15 ∶ 2

E. 1 ∶ 15

79. 对于危重病人，应首先观察的是（B）

A. 有无脱水

B. 生命体征变化

C. 意识状态的变化

D. 大小便情况

E. 肢体活动情况

（80 ~ 82 题共用题干）

患者，男，50 岁。主诉头痛、发热、乏力、全身酸痛、恶心。面色潮红、皮肤干燥、发烫。呼吸音粗糙，体温 38.5 ℃。

80. 属于客观资料的信息是（D）

A. 恶心　　B. 全身酸痛

C. 乏力　　D. 体温 38.5 ℃

E. 头痛　A、B、C、E 项为主观资料。

81. 此病的护理问诊重点是（D）

A. 心理和社会状况

B. 病人的生活状况和自理程度

C. 此次发病的诱因和症状

D. 病人的既往病史和家族史→

E. 病人的文化程度和职业

根据病人主诉及客观体征，已了解现在的健康状况，故问诊的重点应在既往病史方面，以全面了解病人的病情。

82. 在收集健康资料时，未用到的方法是（B）

A. 交谈　　B. 嗅觉观察

C. 听觉观察　　D. 触觉观察

E. 视觉观察

（83 ~ 85 题共用题干）

患者，男，28 岁。暴饮暴食后出现上腹正中刀割样剧痛，不能忍受，并伴有恶心、呕吐。急送至医院，诊断为急性胰腺炎，医嘱：禁食、胃肠减压，肠外营养支持。2 周后病情稳定，改为要素饮食，鼻饲提供营养。

83. 给该病人要素饮食过程中，做法正确的是（B）

A. 长期使用时无须补充维生素

B. 若停用应逐渐减量→防止骤停引起低血糖反应。

C. 鼻饲过程出现恶心立即停用

D. 溶液温度应保持在 35 ℃→溶液温度为 38~40 ℃。

E. 从高浓度、大剂量开始→从低浓度、少剂量、慢速度开始。

84. 该病人要素饮食的特点不包括（C）

A. 肠道直接吸收

B. 不需经过消化

C. 含大量纤维素→由无渣小分子物质组成，不含纤维素。

D. 营养成分全面

E. 营养价值高

85. 根据世界卫生组织（WHO）对疼痛程度的分级，该病人的疼痛属于（B）

A. 4 级

B. 3 级→重度疼痛，疼痛剧烈，不能忍受，睡眠严重受干扰，需要用镇痛药。

C. 2 级→中度疼痛，疼痛明显，不能忍受，睡眠受干扰，要求用镇痛药。

D. 1 级→轻度疼痛，有疼痛感但不严重，可忍受，睡眠不受影响。

E. 0 级→无疼痛

B1 型题（86 ~ 100 题）

答题说明：以下提供若干组考题，每组考题共用 A、B、C、D、E 五个备选答案。请从中选择一个与问题关系最密切的答案。某个备选答案可能被选择一次、多次或不被选择。

（86 ~ 87 题共用备选答案）

A. 干烤法　　B. 燃烧法

C. 日光暴晒法　　D. 臭氧灭菌法

E. 微波消毒灭菌法

86. 油剂灭菌适宜的方法是（A）

干烤法适用于油剂、粉剂、玻璃器皿、金属制品、陶瓷制品等在高温下不变质、不损坏的物品。

87. 病理标本处理适宜的方法是（B）
燃烧法适用于不需保存的物品，如病理标本、尸体、废弃衣物、纸张以及医疗垃圾等。

（88 ~ 89 题共用备选答案）

A. 30 ~ 40 ℃　　B. 40 ~ 45 ℃
C. 45 ~ 50 ℃　　D. 50 ~ 60 ℃
E. 60 ~ 70 ℃

88. 热湿敷的水温是（D）
水温 50~60 ℃，每 3~5 min 一次，时间 15~20 min。

89. 热水坐浴的水温是（B）
时间 15~20 min。

（90 ~ 91 题共用备选答案）

A. 暗绿色　　B. 暗红色
C. 无光样黑色　　D. 柏油色
E. 陶土色

90. 胆道完全阻塞时，粪便呈（E）

91. 下消化道出血时，粪便呈（B）
① 柏油样便：上消化道出血。
② 陶土色便：胆道完全梗阻。
③ 暗红色血便：下消化道出血。

（92 ~ 93 题共用备选答案）

A. 30 ℃　　B. 33 ℃
C. 36 ℃　　D. 39 ℃
E. 42 ℃

92. 取下头部冰袋的条件是全身用冷后 30 min，所测体温应低于（D）
每侧部位擦拭时间 3 min，总时间 < 20 min。

93. 用冰槽进行头部降温，肛温不应低于（A）
防心室纤颤等并发症出现。

（94 ~ 96 题共用备选答案）

A. 500 U/mL　　B. 150 U/mL
C. 2 500 U/mL　　D. 0.25 mg/mL
E. 500 ug/mL

94. 破伤风抗毒素 1 mL 皮试液剂量为（B）

95. 青霉素 1 mL 皮试液剂量为（A）

96. 链霉素 1 mL 皮试液剂量为（C）
口诀：50 岁的青年人是个傻连长，动不动就欺负我，我都要疯了。

（97 ~ 98 题共用备选答案）

A. 有关个人对生活环境反应的判断
B. 有关个人对医疗技术反应的判断
C. 关于个人、家庭、社区对健康问题反应的判断
D. 个人身体病理生理变化的判断
E. 有关个人对生命照顾反应的判断

97. 护理诊断简述的是（C）

98. 医疗诊断简述的是（D）

（99 ~ 100 题共用备选答案）

A. 禁食　　B. 半流质饮食
C. 流质饮食　　D. 软质饮食
E. 普通饮食

99. 疾病恢复期病人宜采用的饮食是（D）
软质饮食：消化功能较差，低热，咀嚼不便，老人、幼儿及术后恢复期病人。

100. 急性消化道疾病病人宜采用的饮食是（C）
流质饮食：病情危重，高热，口腔疾患，吞咽困难，大手术后及急性消化道疾患病人。

◎PART 04　专业实践能力

速度卷：高分必做题（四）

A1/A2 型单项选择题（1 ~ 72 题）

答题说明：以下每道考题下面都有 A、B、C、D、E 五个备选答案。请从中选择一个最佳答案。

1. 缺乏时会导致佝偻病的矿物质是（C）

A. 钠　　B. 钾

C. 钙　　D. 碘

E. 铁

2. 采用燃烧法消毒搪瓷类容器时，可加入乙醇的浓度是（E）

A. 35%

B. 45%

C. 65%

D. 85%

E. 95%

燃烧法适用范围：①不需保存的物品，如病理标本、尸体、废弃衣物、纸张及医疗垃圾等的处理；②急用某些金属器械、搪瓷类容器等。

3. 护士对患者进行病情观察的最佳途径是（C）

A. 进行交换班时

B. 通过阅读病历

C. 与患者日常接触中 →视、听、触、叩、嗅。

D. 加强医护间的联系

E. 经常查看护理记录

4. 某社区辖区有一所小学校，学生的饮用水出自一口深井，近期频繁出现学生群体性的“肠胃不适”症状，考虑是由附近新开设的一间加工企业排放物质所致，社区派专人上门协调并向有关部门反映，这项工作属于初级卫生保健内容的（B）

A. 合理治疗

B. 促进健康 →包括健康教育、保护环境、合理营养、饮用安全卫生水。

C. 社区康复

D. 预防为主

E. 减少疾病

5. 不属于护理理论四个基本概念之一的是（C）

A. 人　　B. 健康

C. 保健　　D. 环境

E. 护理

护理理论的四个基本概念是人、环境、健康、护理。

6. 构成甲状腺素的主要成分是（B）

A. 磷　　B. 碘

C. 锌　　D. 铁

E. 钙

7. 干烤法杀灭芽孢的条件是（D）

A. 箱温 120 ℃；时间 1 h

B. 箱温 140 ℃；时间 1 h

C. 箱温 160 ℃；时间 30 min

D. 箱温 180 ℃；时间 30 min

E. 箱温 200 ℃；时间 30 min

干烤法的灭菌条件：160 ℃ 2 h，170 ℃ 1 h，180 ℃ 30 min。

8. 患者，女，35 岁。因糖尿病住院治疗，医嘱皮下注射普通胰岛素 8 个单位 ac，执行时间是（D）

A. 上午 →am　　B. 饭后 →pc

C. 临睡前 →hs　　D. 饭前 →ac

E. 必要时 →sos

9. 下列药味中属阳的是（A）

A. 辛、甘、淡　　B. 辛、苦、咸

C. 甘、酸、苦　　D. 淡、酸、咸

E. 甘、苦、咸

酸、苦、咸——阴，辛、甘、淡——阳。

10. 患者，男，65 岁。肺心病入院，护士为其进行静脉穿刺，进针时有回血，无肿胀，推药时患者疼痛明显，此时可能出现的问题是（C）

A. 针头未刺入血管内→无回血,有隆起。

B. 针头未完全刺入血管内→有回血,有隆起。

C. 针头刺破对侧血管壁→有回血,推注少量药液,局部可无隆起。

D. 针头穿透对侧血管壁→无回血,推注少量药液,局部可无隆起。

E. 针头滑出血管外→无回血,有隆起。

11. 接种卡介疫苗的注射部位为（C）

A. 三角肌　　B. 股外侧

C. 三角肌下缘→ID　　D. 前臂掌侧下段

E. 前臂内侧

12. 空气栓塞的首发症状为（C）

A. 呼吸困难

B. 发绀

C. 胸闷或胸骨后疼痛→

D. 咳嗽

E. 濒死感

①首先:胸闷异常不适或胸骨后疼痛。②随之:呼吸困难和严重发绀，有濒死感。听诊心前区可闻及响亮的、持续的“水泡声”。

13. 传染病区内属半污染区的是（B）

A. 库房

B. 病区内走廊

C. 值班室

D. 病室

E. 更衣室

①半污染区:如B项、医护办公室、治疗室、护士站、医疗器械处理室。②清洁区:如A、C、E项,配餐室等。③污染区:如D项患者洗手间、污物处理间及患者入院、出院处理室等。

14. 五味对应五行属性中，甘味属（C）

A. 木　　B. 火

C. 土　　D. 金

E. 水

五行:木火土金水。五味:酸苦甘辛咸。

15. 下列关于手的消毒，错误的是（E）

A. 接触传染病人后应进行手的消毒

B. 接触血液、体液和分泌物后应进行手的消毒

C. 护理免疫力低下的新生儿前应进行手的消毒

D. 实施侵入性操作前应进行手的消毒

E. 接触被病原微生物污染的物品后只需要进行卫生洗手→接触被病原微生物污染的物品后应进行手的消毒。

16. 肾结核早期唯一严重的阳性表现是（A）

A. 尿常规有少量红细胞和脓细胞

B. 大量血尿

C. 肾区包块

D. 结核中毒症状

E. 肾盂造影有破坏病灶

肾结核=病灶在肾,病变在膀胱+尿频最早出现+血尿+脓尿(洗米水样)+结核中毒症状。

17. 超声雾化吸入特点是（D）

A. 雾量恒定，方便使用

B. 雾滴细小但不均匀

C. 气雾滴随呼吸最终可以到达短支气管

D. 气雾通过导管随患者吸气到达肺泡→雾滴小而均匀。

E. 产生气雾温度低，治疗后不易着凉

18. TAT 治疗破伤风的机制是（D）

A. 镇静

B. 抗化脓菌

C. 抗破伤风杆菌

D. 中和血中游离毒素

E. 解痉

19. 下列关于尸体护理的操作方法中错误的一项是（C）

A. 填写尸体卡，备齐用物携至床旁

B. 撤去治疗用物

C. 放平尸体，仰卧，肩下垫一枕头→放平尸体,仰卧,头下置一枕头,防止面部淤血变色。

D. 依次洗净尸体各部，并穿上衣裤

E. 系一尸体卡在患者手腕部，包好尸单

20. 阿米巴痢疾患者行保留灌肠时应采用的卧位是（A）

A. 右侧卧位→阿米巴痢疾病变在回盲部,灌肠时应取右侧卧位。其他灌肠一般取左侧卧位。

B. 左侧卧位

C. 俯卧位

D. 仰卧位

E. 膝胸卧位

21. 青霉素过敏性休克，临床最早出现的症状是（E）

A. 烦躁不安、血压下降→循环系统。

B. 四肢麻木、头晕眼花→神经系统。

C. 腹痛、腹泻→消化系统。

D. 意识丧失、尿便失禁→神经系统。

E. 喉头水肿、呼吸道症状→临床表现以呼吸道症状或皮肤瘙痒最早出现。

22. 患者，男，34岁。因呕吐、黑便来院就诊。查体：神志清楚，面色苍白，BP84/50 mmHg。考虑血容量不足，需补充液体，应输入的溶液是（D）

A. 5% 碳酸氢钠→纠正酸中毒。

B. 氨基酸→静脉营养液。

C. 20% 甘露醇→利尿脱水。

D. 中分子右旋糖酐→提高血浆胶体渗透压，扩充血容量。

E. 浓缩白蛋白

23. 维持脏腑器官位置的稳定依靠的脏腑生理功能是（B）

A. 心主血脉

B. 脾主升清→脾气主升，是维持人体内脏相对恒定位置的重要因素。

C. 脾主统血

D. 肝主疏泄

E. 肺主宣发肃降

24. 吸入氧浓度为33%，其氧流量为（C）

A. 1 L/min

B. 2 L/min

C. 3 L/min→吸氧浓度(%)=21+4×氧流量(L/min)

D. 4 L/min

E. 5 L/min

25. 下列不属于“三查八对”的内容的是（D）

A. 床号、姓名

B. 药名、浓度

C. 剂量、方法、时间

D. 用药后反应→属于用药后的护理内容。

E. 操作前查、操作中查

26. 按皮亚杰的观点，以自我为中心，单方面考虑问题的儿童处于（B）

A. 感觉运动期→0~2岁婴幼儿通过其身体的动作与感觉来认识周围的世界。

B. 前运思期

C. 具体运思期→7~11岁摆脱了以自我为中心，能多方面考虑问题，开始具有逻辑思维能力。

C. 形式运思期→12岁以后能独立整理自己的思想。

E. 运思期

27. 是人体生命活动最基本、最重要的，同时也是人体生命活动原动力的物质基础的气是（A）

A. 元气

B. 宗气→谷气与自然界清气相结合而积聚于胸中的气。

C. 肾气

D. 卫气→行于脉外而具有防御作用的气。

E. 营气→行于脉中而具有营养作用的气。

28. 股静脉穿刺的部位在（B）

A. 股动脉外侧

B. 股动脉内侧→位于股三角区。

C. 股神经外侧

D. 腹股沟韧带外侧 0.5 cm

E. 腹股沟韧带内侧 0.5 cm

29. 密封瓶内抽吸药液的方法，错误的是（D）

A. 针头与瓶塞应垂直

B. 药瓶内应先注入与所需药液等量空气后再抽吸药液

C. 排气时须以示指固定针栓

D. 开启瓶盖后直接抽吸药液→开启密封瓶瓶盖后，除去铝盖的中央部分，用碘酒、乙醇消毒瓶盖，待干，再抽吸药液。

E. 吸药时针头斜面应向下，空筒容量刻度朝上

30. 患者，男，50岁。有吸烟史，咳嗽2个月，咯血或者痰中带血2周。X线胸片：左肺上叶有1.5 cm×2.0 cm 病灶。患者入院后入睡困难，易醒。造成该患者睡眠不佳的主要原因是（A）

A. 环境改变→环境改变对睡眠的影响。

B. 焦虑情绪

C. 内分泌变化

D. 睡眠周期节律破坏

E. 病房不能吸烟

31. 面部危险三角区感染时禁用热疗的主要原因是（D）

A. 缓解疼痛后，会掩盖病情，贻误诊断和治疗

B. 局部皮肤敏感性差，容易烫伤

C. 受伤范围小，热疗不方便、效果差

D. 热疗可导致细菌入血，使炎症扩散，造成颅内感染

E. 热疗可促进血液循环，加重皮下出血、肿胀和疼痛

32. 口唇干燥，五心烦热，潮热盗汗，脉虚数，属于（A）

A. 虚热证→热证是指感受热邪，或阴虚、阳亢所表现的具有温热特点的证候。

B. 虚寒证

C. 实热证

D. 真热假寒证

E. 真寒假热证

33. 初级卫生保健的承担者是（B）

A. 基层医院

B. 社区卫生工作者→主要由基层卫生人员提供居民必需的保健服务。

C. 卫生行政部门

D. 综合性医院的医生

E. 综合性医院的医生和护士

34. 医院为提高医疗护理服务质量，积极开展医院质量安全和风险防范的教育活动，以下不符合此项活动目的的是（E）

A. 教育员工加强工作责任心

B. 学习不良事件报告制度和流程

C. 通过各种方式加强与患者的有效沟通

D. 积极化解工作中出现的医患矛盾

E. 为医务人员投保医疗保险

35. 未来卫生干预的中心是（A）

A. 人及人的健康状况→《健康新视野》明确指出：未来卫生工作的方向必须将侧重点从疾病本身转向导致疾病的危险因素和促进健康方面。

B. 生命的培育

C. 生命的保护

D. 晚年的生活质量

E. 社会人群的生活方式

36. 按十二经脉气血流注次序，足少阳胆经的气血流入（C）

A. 足太阴脾经

B. 足阳明胃经

C. 足厥阴肝经

D. 手少阳三焦经

E. 足太阳膀胱经 口诀：肺大胃脾心小胱，肾包焦胆肝还肺。

37. 属于语言性交流的是（C）

A. 手势

B. 沉默

C. 倾诉→语言性沟通包括口头语言及书面语言。

D. 面部表情

E. 专业性皮肤接触 A、B、D、E 项为非语言沟通。

38. 护士对患者进行观察的开始时间为（E）

A. 来院挂号时

B. 入院一天内

C. 写护理病历时

D. 做护理体检时

E. 接触患者时→初始期患者与护士开始接触，意味着护患关系的开始，此期主要任务是护患之间建立信任关系并确定患者的需求。

39. 不属于非语言性的形式是（E）

A. 面部表情

B. 手势

C. 交流的空间距离

D. 反应时间

E. 健康宣教资料→语言性沟通包括口头语言及书面语言。

40. 为伤寒患者灌肠时，液体量和高度分别是（C）

A. 300 mL，小于 30 cm

B. 400 mL，小于 30 cm

C. 500 mL，小于 30 cm→为防止肠穿孔的发生。

D. 600 mL，小于 20 cm

E. 700 mL，小于 20 cm

41. 为糖尿病患者留尿做尿糖定量检查，采集尿标本的方法是（D）

A. 留清晨第一次尿约 100 mL

B. 随时留尿 100 mL

C. 饭前留尿 100 mL

D. 留 24 h 尿

E. 留中段尿 5 mL

42. 患者，男，28 岁。因食用了苍蝇叮咬过的食物，1 周后出现全身不适，体温 39.0 ~ 40.0 ℃，呈稽留热，脉搏 60 ~ 70 次 /min，表情淡漠。病程第 2 周出现玫瑰疹。对病人采取的隔离种类是（D）

A. 严密隔离→霍乱、鼠疫及非典。

B. 接触隔离→破伤风、炭疽、狂犬病、气性坏疽。

C. 昆虫隔离→流脑、疟疾、斑疹伤寒、流行性出血热。

D. 肠道隔离→甲肝、戊肝、伤寒、细菌性痢疾。

E. 保护性隔离→麻疹、水痘、猩红热、白喉、百日咳、流脑、肺结核。

43. 患者拟行结肠镜检查，护士介绍口服硫酸镁清洁肠道的方法，患者询问其与口服甘露醇的不同之处，该护士合适的回答是（A）

A. 检查前 3 天每晚服用

B. 检查前观察并记录排便次数及性质

C. 检查前 3 天进半流质饮食

D. 检查前 1 天进流质饮食

E. 检查前 1 天下午服用

硫酸镁是术前 3 天进半流质饮食，每晚口服 50% 硫酸镁，术前 1 天进流质饮食，下午口服 25% 硫酸镁 200 mL。

（甘露）醇是术前（3 天）进半流质（饮食），手术前 1（天进）流质饮食，（术）前一天下（午口）服甘露醇（…）0 mL。

44. 制定医疗卫生法的基本原则不包括（D）

A. 公平原则，合理分配卫生资源

B. 预防为主原则，防止疾病的发生和流行

C. 卫生保护原则，健康是一项基本人权

D. 在制定卫生法规时，个人健康利益高于社会健康利益原则

→个人在行使自己权利的同时，不得做出任何有损社会健康利益的行为。

E. 患者自主原则，患者自己决定和处理卫生法所赋予的患者权利

45. 下列关于肌肉等长练习的正确描述是（C）

A. 因肌肉长度改变而肢体运动

B. 伴有明显的关节运动

C. 增加肌肉的张力而不改变肌肉的长度

等长练习：因其不伴有明显的关节运动，故又称静力练习。

D. 增加肌肉的张力且改变肌肉的长度

E. 等长运动又称动力运动

等张练习：张力不变而肌肉长度改变，故又称动态练习。

46. 对人类健康保障起决定作用的因素是优良的（D）

A. 生理环境　　B. 心理环境

C. 自然环境　　D. 社会环境

E. 治疗性环境

47. 直接输新鲜血 100 mL 需加入 3.8% 枸橼酸钠溶液的量是（B）

A. 5 mL

B. 10 mL→每 50 mL 血中加 3.8% 枸橼酸钠溶液 5 mL，则 100 mL 需加入 10 mL。

C. 15 mL

D. 20 mL

E. 25 mL

48. 患者，男，27 岁。盛夏之时，高热，多汗，心烦闷乱，神不安宁，气短乏力。感受的邪气是（D）

A. 寒邪

B. 湿邪

C. 风邪

D. 暑邪→暑热之邪，易扰乱心神，见心烦闷乱，神不安宁等。由于大量汗出，气随津泄而致气虚，所以外伤暑邪，可见气短乏力，甚则突然昏倒，不省人事等。

E. 燥邪

49. 患者进行肌力检查时，四肢能自主抬离床面，但医生用手轻压即落，该患者肌力属于（C）

A. 1 级　　B. 2 级

C. 3 级　　D. 4 级

E. 5 级 口诀：1 收缩，2 平移，3 抬离，4 阻力，5 正常。

50. 无菌持物钳的湿式保存法，消毒液浸泡应达到的深度为（C）

A. 持物钳轴节

B. 持物钳轴节下 2 ~ 3 cm

C. 持物钳轴节上 2 ~ 3 cm →或镊子的1/2处。

D. 持物钳的 1/2

E. 没过整钳

51. 世界上第一部护理法颁布于（B）

A. 1912 年荷兰　　B. 1919 年英国

C. 1955 年美国　　D. 1968 年英国

E. 1971 年德国

52. 患儿，女，2 岁。肺炎，T39.1 ℃，P98 次 /min，R30 次 /min，咳嗽，痰不易咳出，颜面潮红，其中一项护理诊断为体温过高，其主要的诊断依据是（B）

A. 皮肤发红，触之有热感

B. 体温高于正常范围

C. 呼吸、心跳均加快

D. 痰液不能排出

E. 不能排汗

53. 新生儿病室适宜的温度是（C）

A. 16 ~ 18 ℃

B. 18 ~ 22 ℃

C. 22 ~ 24 ℃

D. 24 ~ 26 ℃

E. 26 ~ 28 ℃

① 一般病室:18~22 ℃。② 新生儿室、老年病房、产房、手术室:22~24 ℃。③ 早产儿:24~26 ℃。

54. 下列执行医嘱的行为属违法行为的是（C）

A. 病人对医嘱提出疑问时，对医嘱的准确性进行核实

B. 发现医嘱有错误时，拒绝执行，并向医生提出疑问

C. 发现医嘱有错误时，对其进行修改 ← 护士发现医嘱有错误时，应向医生提出，但护士无权修改。

D. 常规情况下，不执行电话医嘱

E. 紧急抢救时，执行口头医嘱

55. “热者寒之，寒者热之”的护理方法，属于（A）

A. 正护法 → 又称“逆护法”，是逆其证候性质进行治疗护理的方法，热者寒之，寒者热之，虚则补之，实则泻之。

B. 反护法

C. 热因热用　　D. 寒因寒用

E. 塞因塞用

56. 药物的吸收速度在以下给药方法中最快的是（A）

A. 吸入

B. 肌内注射

C. 直肠给药

D. 口服给药

E. 经皮肤给药

静脉注射 > 吸入 > 舌下 > 直肠 > 肌内注射 > 皮下注射 > 口服 > 皮肤给药（口诀:警务汉子,肉下口服）

57. 颈外静脉输液结束时，采用的封管溶液为（C）

A.0.2% 枸橼酸钠生理盐水

B.0.3% 枸橼酸钠生理盐水

C.0.4% 枸橼酸钠生理盐水

D.0.5% 枸橼酸钠生理盐水

E.0.6% 枸橼酸钠生理盐水

穿刺点:下颌角与锁骨上缘中点连线的上 1/3 处。

58. 患者，女，34 岁。脑外伤 5 天，无自主运动，对声光刺激无反应，护士鉴别其深浅昏迷的方法正确的是（C）

A. 观察眼球运动

B. 观察肌肉张力

C. 观察疼痛反应 → 对疼痛有反应为浅昏迷，对疼痛无反应为深昏迷。

D. 观察瞳孔对光反射

E. 观察生命体征的变化

59. 下列宜空腹服用的药物是（C）

A. 消导药 → 饭后。

B. 安神药 → 睡前。

C. 滋补药

D. 平喘药

E. 解暑药

空腹服用:补益类（如四物汤、四君子汤、生脉饮等）、肠道疾病类药物（如泻下剂等）、驱虫药物（如理中安蛔汤、乌梅丸等）。

60. 高钾血症可导致（D）

A. 病毒性脑膜炎

B. 颅脑损伤

C. 上消化道出血

① 低钾血症:<3.5 mmol/L、T 波降低，出现 U 波、碱中毒。② 高钾血症:>5.5 mmol/L、T 波高尖、酸中毒。

D. 心脏骤停

E. 呼吸衰竭

61. 护士在发口服药时，不妥的做法是（C）

A. 告诉患者稀盐酸用吸管吸

B. 告诉患者健胃药应饭前服

C. 告诉患者止咳糖浆服后应多饮水

D. 服洋地黄前应测脉搏及节律

E. 患者不在，将药带回并交班

（糖浆对……道黏膜……抚作用，……免冲淡……降低疗效，不宜立即……）

62. 患者，男，64 岁。脑内囊出血 1 周，意识障碍，左侧偏瘫，尿便失禁。根据奥伦自理理论，护士提供的护理应属于（A）

A. 全补偿护理系统 → 病人没有能力自理，需要护士进行全面帮助。

B. 部分补偿护理系统 → 护士和病人共同承担病人的自理活动。

C. 辅助系统

D. 支持系统

E. 教育系统

（支持－教育系统：病人有能力执行或学习一些必需的自理方法，但必须在护士的帮助下完成。）

63. 排便失禁患者的护理重点是（A）

A. 保护臀部，防止发生皮肤破损

B. 给予患者高蛋白质软食

C. 认真观察患者排便时的心理反应

D. 鼓励患者多饮水

E. 观察记录粪便性质、颜色和量

64. 患者，男，70 岁。昏迷，3 天未排便，喉部有痰鸣音。下列问题中应优先解决的是（C）

A. 躯体活动障碍

B. 语音沟通障碍

C. 清理呼吸道无效 → 优先解决的是危及患者生命的问题。

D. 有皮肤完整性受损的危险

E. 便秘

65. 刮痧的注意事项包括（E）

A. 刮时应选择舒适的刮痧体位，以利于刮拭和防止晕倒

B. 刮痧时应注意保暖、避风，夏季不可在有过堂风的地方刮痧，尽量少暴露皮肤

C. 刮痧工具要严格消毒，防止交叉感染。刮拭前需仔细检查刮痧工具，以免刮伤皮肤

D. 刮拭前需向患者讲解刮痧的一般常识，消除其恐惧心理，取得患者配合

E. 以上都对

66. 实施尸体护理的时间为（D）

A. 患者心跳呼吸停止立即进行

B. 患者脑死亡时立即进行

C. 家属要求时进行

D. 医生下达死亡诊断书时进行

E. 患者安葬时进行

67. 国际红十字会设立的南丁格尔奖章，作为各国优秀护士的最高荣誉奖章，其颁发的频率是（B）

A. 每年一次　　B. 每 2 年一次

C. 每 3 年一次　　D. 每 4 年一次

E. 每 5 年一次

68. 下列影响正常排尿的因素中，错误的是（D）

A. 老年人因膀胱肌张力下降而有尿频症状

B. 咖啡、含乙醇的饮料有利尿作用

C. 气温高时大量出汗，尿量减少

D. 钠盐含量高的食物有利尿作用 → 水、钠潴留，会使尿量及尿的次数减少。

E. 大量饮水可增加尿量

69. 传染病房除实行严格终末消毒外，更主要是进行（B）

A. 预防性消毒

B. 随时消毒 → 防止病原体的传播，减少交叉感染的机会。

C. 终末消毒

D. 通风换气

E. 清洁消毒

70. 足底部禁忌用冷的主要原因是（E）

A. 以免加重血液循环障碍，导致局部组织缺血缺氧而继发坏死

B. 以免出现局部荨麻疹

C. 以免引起足部疼痛

D. 以免引起肌肉痉挛

E. 以防反射性末梢血管收缩影响散热或引起一过性冠状动脉收缩

①枕后、耳廓、阴囊处——冻伤。②心前区——反射性引起心率减慢、心律不齐。③腹部——腹泻。

71. 患者，女，45 岁。左脚被钉子刺破，遵医嘱肌内注射破伤风抗毒素，护士配制的 1 mL TAT 过敏试验溶液里，含 TAT 的剂量是（B）

A. 15 U　　B. 150 U

C. 1 500 U　　D. 250 U

E. 2 500 U

72. 暴露疗法适用的保护具是（C）

A. 床档

B. 褥疮垫

C. 支被架→用于肢体瘫痪者，防止盖被压迫肢体而造成不舒适或足下垂等，或灼伤患者暴露疗法需保暖时。

D. 肩部约束带

E. 约束带

A3/A4 型选择题（73～86 题）

答题说明：以下提供若干个案例，每个案例下设若干道考题，请根据各考题题干所提供的信息，在每道考题下面的A、B、C、D、E五个备选答案中选择一个最佳答案。

（73 ～ 74 题共用题干）

患者，男，37 岁。胃大部切除手术后第 7 天，有一定的自理能力。

73. 按照奥伦的护理理论，护士可给予（D）

A. 基本护理系统

B. 全补偿护理系统→病人没有能力自理，需要护士进行全面帮助。

C. 支持 - 教育系统→病人有能力执行或学习一些必需的自理方法，但必须在护士的帮助下完成。

D. 部分补偿护理系统→护士和病人共同承担病人的自理活动。

E. 健康教育系统

74. 护士在实施护理过程中，对奥伦的护理理论观点体会，不妥的是（D）

A. 其基本精神是研究人的自理需要

B. 自理是人本能的行为

C. 护理是帮助患者克服影响实现自理能力的阻力

D. 护理技术包括人际交往与对机体进行调整的技术→为佩皮劳人际关系模式的观点

E. 护理活动随着一个人的健康状况而适当改变

（75 ～ 76 题共用题干）

患者，男，28 岁，因车祸后脾破裂入院，在全麻下行脾切除术。术后安返病房，尚未清醒。

75. 目前患者宜取的体位是（A）

A. 平卧位，头偏向一侧→防止误吸呕吐物。

B. 中凹卧位

C. 侧卧位

D. 屈膝仰卧位

E. 头低脚高位

76. 术后患者四肢冰凉， 护士使用热水袋为其保暖。热水袋水温不超过（A）

A. 50 ℃→未清醒前，对热的刺激不敏感，注意防烫伤。

B. 60 ℃

C. 70 ℃

D. 80 ℃

E. 90 ℃

（77 ～ 79 题共用题干）

患者，男，70 岁。因患有吉兰 - 巴雷综合征引起呼吸肌麻痹行气管切开。

77. 在护理该患者时，病室温度应保持在（D）

A. 12 ~ 14 ℃

B. 15 ~ 17 ℃

C. 18 ~ 20 ℃

D. 22 ~ 24 ℃

E. 25 ~ 27 ℃

①一般病室:18~22℃。
②新生儿室、老年病房、产房、手术室:22~24℃。
③早产儿:24~26℃。

78. 病室湿度应保持在（D）

A. 10% ~ 20%　　B. 25% ~ 30%

C. 35% ~ 40%　　D. 50% ~ 60%

E. 65% ~ 70%

79. 病室内噪声的控制应低于（E）

A. 120 dB

B. 90 dB

C. 65 dB

D. 50 dB

E. 45 dB

①较理想:35~40 dB。
②50~60 dB,疲倦不安,影响休息与睡眠。
③60 dB可引起耳鸣,血压升高。
④>120 dB,听力损坏,甚至永久性失聪。
⑤四轻:说话轻、走路轻、操作轻、关门轻。

（80 ~ 81 题共用题干）

患儿，男，6 岁。突发高热入院，查体：精神萎靡，面色青灰，四肢厥冷，反复抽搐。T40 ℃，P152 次 / min，R32 次 / min，肛门拭子镜检可见大量脓细胞和红细胞。

80. 患儿应采取的隔离种类为（B）

A. 分泌物隔离

B. 消化道隔离→考虑为细菌性痢疾，应采取消化道隔离。

C. 接触隔离

D. 昆虫隔离

E. 呼吸道隔离

81. 关于穿脱隔离衣的注意事项，不正确的是（C）

A. 双手应保持在腰平面以上

B. 穿好隔离衣后不得进入清洁区

C. 无潮湿或污染时不更换隔离衣→应立即更换。

D. 隔离衣需掩盖工作服

E. 保持隔离衣衣领清洁

（82 ~ 83 题共用题干）

患儿，男，3 岁，因手足口病入院，某日出现肺水肿，护士协助医生及时接上呼吸机。

82. 医院用品的危险性是指物品污染后对人体造成危害的程度。呼吸机管道属于（C）

A. 极度危险性物品

B. 高度危险性物品→如手术器械，植入器以及针头。

C. 中度危险性物品→如体温计、口罩、呼吸机及麻醉剂管道等。

D. 低度危险性物品→如血压计、听诊器。

E. 无危险性物品

83. 呼吸机管道可选用的消毒方法是（D）

A. 干烤

B. 日光暴晒

C. 紫外线灯管照射

D. 含氯消毒剂溶液浸泡

E. 洗必泰溶液浸泡

（84 ~ 86 题共用题干）

患者，女，52 岁。因上腹部疼痛，剧烈难忍，以“急性肾绞痛”急诊入院。责任护士向患者询问病史，准备书写护理病历。

84. 此时影响有效沟通的因素中，属于个人因素的是（A）

A. 患者的疼痛→病例中强调患者剧烈疼痛。

B. 沟通距离

C. 人际关系

D. 同室患者

E. 医生的诊断

85. 此时的护患沟通大多为（B）

A. 一般性沟通

B. 事务性沟通→此时沟通是以治疗为目的。

C. 分享性沟通

D. 共鸣性沟通

E. 情感性沟通

86. 此时为不增加患者的痛苦，护士应（A）

A. 尽量缩短交谈时间

B. 提供宣泄情感的机会

C. 运用非语言沟通技巧

D. 使用幽默技巧

E. 严格按拟定的提纲进行谈话

B1 型题（87 ~ 100 题）

答题说明：以下提供若干组考题，每组考题共用 A、B、C、D、E 五个备选答案。请从中选择一个与问题关系最密切的答案。某个备选答案可能被选择一次、多次或不被选择。

（87 ~ 88 题共用备选答案）

A. 碳酸氢钠溶液　　B. 高锰酸钾溶液

C. 醋酸溶液　　D. 温开水或生理盐水

E. 蛋清水

87. 敌百虫中毒时洗胃液忌用（A）

禁用碳酸氢钠溶液，因其可分解出毒性更强的敌敌畏。(禁止轻敌)

88. 农药 1605 中毒时洗胃液忌用（B）

1605、乐果 1049、4049 等禁用高锰酸钾溶液洗胃，因其能被氧化成毒性更强的物质。

（89 ~ 90 题共用备选答案）

A. 吗啡中毒　　B. 颅内压增高

C. 小脑幕裂孔疝早期　　D. 虹膜粘连

E. 青光眼

89. 一侧瞳孔散大，可能由于（C）

90. 双侧瞳孔缩小，可能由于（A）

吗啡中毒时，双侧瞳孔为针尖样大小。

（91 ~ 92 题共用备选答案）

A. 维生素 B_1　　B. 维生素 B_2

C. 维生素 B_6　　D. 维生素 B_{12}

E. 维生素 PP

维生素 B_2 缺乏会导致口腔、唇、皮肤、生殖器的炎症和功能障碍，称为核黄素缺乏病。

91. 长期口角糜烂，最可能缺乏的营养素是（B）

92. 患儿长期头发稀疏细黄，表情呆滞、动作发育落后，有倒退现象，最可能缺乏的营养素是（D）

（93 ~ 94 题共用备选答案）

A. 伤寒患者　　B. 冠心病患者

C. 脑出血患者　　D. 尿毒症患者

E. 肺结核患者

93. 低蛋白饮食适用于（D）

适用：如急性肾炎、尿毒症、肝性脑病等。

94. 少渣饮食适用于（A）

适用：伤寒、痢疾、腹泻、肠炎、食管－胃底静脉曲张的患者。

（95 ~ 96 题共用备选答案）

A. 蛲虫　　B. 阿米巴原虫

C. 细菌性痢疾　　D. 弓形虫

E. 疟疾

95. 需要将便器加温至接近人体的体温，排便后标本连同便盆立即送检的是检查（B）

保持阿米巴原虫的活动状态，防止阿米巴原虫死亡。

96. 患者睡前或清晨起床前，将透明胶贴于肛门周围处是检查（A）

（97 ~ 98 题共用备选答案）

A. 15 s　　B. 30 s

C. 1 min　　D. 2 min

E. 3 min

97. 护士洗手时揉搓的时间应不少于（A）

98. 护士涂擦消毒剂的时间应不少于（D）

（99 ~ 100 题共用备选答案）

A. 浓集红细胞　　B. 洗涤红细胞

C. 红细胞悬液　　D. 白细胞浓缩悬液

E. 血小板浓缩悬液

99. 免疫性溶血性贫血患者适宜输入的成分血是（B）口诀：洗

100. 适用于战地急救的成分血是（C）口诀：宣战。

◎PART 04　专业实践能力

方向卷：高分必做题（五）

A1/A2 型单项选择题（1 ~ 73 题）

答题说明：以下每道考题下面都有 A、B、C、D、E 五个备选答案。请从中选择一个最佳答案。

1. 长期留置导尿管的患者，出现尿液混浊、沉淀或结晶时应（D）
   A. 经常清洁尿道口
   B. 膀胱内用药
   C. 热敷下腹部
   D. 进行膀胱冲洗 →每周查尿常规1次。
   E. 经常更换卧位

2. 具有降低血液黏稠度，改善微循环作用的药物是（A）
   A. 低分子右旋糖酐 →口诀：低微。
   B.10% 葡萄糖 →供给热能。
   C. 清蛋白
   D. 水解蛋白 →补充蛋白质。
   E. 中分子右旋糖酐 →提高血浆胶体渗透压。

3. 静脉输液发生肺水肿，应立即停止输液，其后给予的最简便措施是（D）
   A. 呼吸机加压给氧
   B. 及时与医生联系
   C. 四肢轮流用止血带结扎
   D. 使患者取端坐位两腿下垂 →减少下肢静脉回流减轻心脏负担。
   E. 静脉缓慢推注强心剂

4. 使用无菌溶液的方法，不正确的是（D）
   A. 使用前应核对溶液的名称、浓度、有效日期及溶液质量
   B. 开启瓶塞时手不可触及瓶口
   C. 冲洗瓶口时标签始终朝向掌心
   D. 倒液后环绕消毒瓶塞时， 最先消毒手接触的部位 →倒液时，先倒出少量溶液旋转冲洗瓶口，再由原处倒出溶液，倒好溶液后应立即塞好瓶塞，必要时消毒后盖好。
   E. 已开启的无菌溶液瓶内的溶液，可保存 24 小时

5. 护理计划的制订主要是依据（E）
   A. 检验报告　　B. 既往病史
   C. 医疗诊断　　D. 护理查体
   E. 护理诊断　评估、诊断、计划、实施、评价。

6. 医院内工作人员做到“四轻”，是为了给患者（B）
   A. 创造良好的社会环境
   B. 创造安静的环境 →说话轻、走路轻、操作轻、关门轻。
   C. 建立良好的护患关系
   D. 创造安全的环境
   E. 树立良好的职业形象

7. 医疗文件具体法律效应，因抢救患者未能及时书写的，应在抢救结束后据实补记， 补记的时限是（C）
   A.2 小时内　　B. 4 小时内
   C. 6 小时内　　D. 8 小时内
   E. 10 小时内

8. 乙醇拭浴时，禁忌擦拭的部位有（C）
   A. 侧颈、上肢
   B. 腋窝、腹股沟
   C. 前胸、腹部
   D. 臀部、下肢
   E. 背部、肘窝

   ①枕后、耳廓、阴囊处——冻伤。②心前区——反射性引起心率减慢、心律不齐。③腹部——腹泻。④足底——以防反射性末梢血管收缩影响散热或引起一过性冠状动脉收缩。

9. 冷、热疗法如需反复使用，为防止继发效应，中间应间隔（D）

A.20 min　　B. 30 min

C. 45 min　　D. 1 h

E. 3 h

冷、热治疗以 20~30 min 为宜，如需反复使用，中间必须间隔 1 h。

10. 关于冷疗影响因素的叙述，不正确的是（B）

A. 在相同温度下，湿冷的效果优于干冷

B. 用冷时间越长，效果越好→冷、热治疗以 20~30 min 为宜，如需反复使用，中间必须间隔 1 h。

C. 用冷面积越大，效果越强

D. 皮肤较薄的区域对冷的敏感性强

E. 老年人较年轻人对冷刺激反应迟钝

11. “阴消阳长，阳长阴消”体现的阴阳关系是（D）

A. 对立制约

B. 互根互用

C. 交互感应

D. 消长平衡→对立而互根的阴阳双方不是一成不变的，而是处于不断地增长和消减的变化之中。

E. 相互转化

12. 按我国对医院的分级管理制度，三级医院的最主要任务是（E）

A. 教学→普遍功能　　B. 科研

C. 预防　　D. 指导

E. 医疗→主要任务

13. 五行中具有清洁、肃降、收敛特性的事物应归属于（D）

A. 木

B. 水

C. 土

D. 金→金曰“从革”，“从革”用以说明金属是通过对矿石的冶炼，顺从变革，去除杂质，从而纯净的变化过程。

E. 火

14. 护士的心理素质不包括（D）

A. 稳定的情绪

B. 良好的忍耐力

C. 较强的适应能力

D. 较强的实践技能→属于专业素质。

E. 高度的同情心

15. 能够促进脾胃的运化功能和胆汁的分泌排泄的脏腑是（D）

A. 胆

B. 脾

C. 肺

D. 肝→肝主疏泄，调畅气机，是脾胃之气升降正常的一个重要条件，胆汁是由肝之余气所化生，贮存在胆囊当中。

E. 肾

16. 在压力理论中，“不祥的预感”属于（B）

A. 生理性压力源

B. 心理性压力源→焦虑、恐惧、挫折、不祥的预感。

C. 社会性压力源→孤独、人际关系紧张、学习成绩不理想、工作表现欠佳。

D. 物理性压力源

E. 文化性压力源

17. 挤压呼吸气囊，每次进入肺内的空气量为（D）

A. 100 ~ 150 mL

B. 200 ~ 300 mL

C. 350 ~ 450 mL

D. 500 ~ 1 000 mL→挤压频率为 16~20 次 / min。

E. 1 200 ~ 1 500 mL

18. 精神活动的物质基础是（B）

A. 气

B. 血→人的精力充沛、神志清晰、思维敏捷、情志活动正常等，均有赖于血气的充盛，血脉的调和与畅利。

C. 液

D. 津

E. 肾精

19. 患者，男，65 岁。观察可见面肌消瘦、面色苍白、表情淡漠、双眼无神、眼眶凹陷。其面容属于（D）

A. 急性病容→面色潮红、表情痛苦、鼻翼扇动。

B. 希氏面容

C. 慢性病容→精神萎靡，目光暗淡，面容憔悴，脸色苍白或灰暗，消瘦无力。

D. 病危面容

E. 二尖瓣面容 →面颊暗红，口唇青紫。

20. 病毒性肝炎患者入院行卫生处置时，衣服的最佳处理方法是（D）

A. 包好存放在住院处

B. 交家属带回家

C. 消毒后交患者保管

D. 消毒后存放在住院处 →肝炎属于传染性疾病。

E. 日光暴晒后存放病室

21. 弗洛伊德性心理学说中的超我指（C）

A. 是争取最大化快乐与最小化痛苦的一种特殊结构

B. 是大脑中作用于本我与外部世界的一种特殊结构

C. 是道德良心范畴中维持社会准则的一种特殊结构 超我：道德良心范畴。

D. 是快乐原则支配下的做最佳自己的一种特殊结构 本我：快乐原则。

E. 是成功的人与事对个体产生影响力而激发出的一种特殊结构 →自我：遵循现实。

22. 下列描述长期卧床对心血管系统的影响不包括的是（D）

A. 会出现直立性低血压

B. 会出现深静脉血栓

C. 导致血液黏稠度增加

D. 肌肉萎缩

E. 血栓脱落可致肺栓塞

23. 下列属于胶体溶液的是（D）

A. 0.9% 氯化钠溶液

B. 5% 葡萄糖溶液

C. 10% 葡萄糖溶液

D. 20% 白蛋白注射液

E. 20% 甘露醇

ABCE 项为晶体溶液。
胶体溶液：右旋糖酐、代血浆、浓缩清蛋白注射液、水解蛋白注射液。

24. 下列不属于护理程序特征的是（A）

A. 是一个循环的、静态的过程 →是一个循环的、动态的过程。

B. 具有组织性和计划性

C. 对护理工作具有指导作用

D. 有特定的目标

E. 具有创造性

25. 虚证的临床表现不包括（E）

A. 精神萎靡　　B. 身倦乏力

C. 形寒肢冷　　D. 脉细数无力

E. 恶热喜冷（实热症）

26. 生物学死亡期，整个中枢神经系统及各器官的新陈代谢相继停止，是死亡过程的（E）

A. 开始阶段　　B. 可逆阶段

C. 不可逆阶段　　D. 复苏前期

E. 最后阶段

27. 《健康新视野》提出，未来工作方向的侧重点是（E）

A. 生命的培育

B. 生命的保护

C. 健康的保护

D. 晚年的生活质量

E. 从疾病转向健康促进方面 →未来的卫生干预必须是以人为中心，以健康状况为中心。

28. “主司妇女带下”的经脉是（C）

A. 督脉 →阳脉之海。

B. 任脉 →阴脉之海。

C. 带脉 →约束纵行诸经和主司妇女的带下。

D. 冲脉 →十二经脉之海。

E. 阴跷脉

29. 进行尸检应当在患者死后（B）

A. 24 h　　B. 48 h

C. 10 h　　D. 2 周

E. 7 d

30. 白天病区理想的噪声强度为（E）

A. 50 ~ 55 dB

B. 60 ~ 70 dB

C. 75 ~ 80 dB

D. 85 ~ 90 dB

E. 35 ~ 40 dB

① 较理想的强度：35~40 dB。
② 50~60 dB，疲倦不安，影响休息与睡眠。
③ >120 dB，听力损坏，甚至永久性失聪。
④ 四轻：说话轻、走路轻、操作轻、关门轻。

31. 有危险的护理诊断常用的陈述方式是（D）

A. P 公式→健康的护理诊断。

B. PS 公式

C. SE 公式

D. PE 公式

E. PSE 公式→现存的护理诊断。

32. 某急性阑尾炎患者欲输液 2 500 mL，每分钟滴数为 60 滴，所用输液器滴系数为 20，约需时间为（B）

A. 12 h

B. 14 h→输液时间(小时)=(输液总量×点滴系数)/(每分钟滴数×60)=(2500×20)/(60×60)≈14(小时)

C. 16 h

D. 18 h

E. 20 h

33. 过喜可导致（E）

A. 气消→悲则气消。

B. 气上→怒则气上。

C. 气下→恐则气下。

D. 气结→思则气结。

E. 气缓→喜则气缓。

34. 患者，男，70 岁。因冠心病病情危重住院治疗，后由于经济原因，患者及家属执意要求出院。此时护士应（E）

A. 报告上级行政部门

B. 让患者去找值班医生

C. 按患者及家属意愿同意患者出院

D. 本着救死扶伤的原则，强制留患者住院治疗

E. 让患者或其法定监护人在自动出院栏上签字，做好护理记录后让患者出院

35. 下列有关成分血的叙述正确的是（C）

A. 输入成分血前不需要做血型鉴定

B. 成分血不易保存和运输

C. 成分血纯度高，输血反应少→体积小，纯度高，疗效好，输血反应少，稳定性好，易保存，含钾、枸橼酸盐低。

D. 成分血不易保存，稳定性差

E. 成分血含枸橼酸盐高，含钾高

36. 不属于患者对疾病的态度表现指标的是（D）

A. 绝望　　B. 恐惧

C. 焦虑　　D. 表情

E. 猜疑

37. 秋季，阴长阳消，气候转凉，人体腠理致密，避免过用凉性药物，以免伤及阳气。所体现的治疗原则是（A）

A. 用凉远凉→秋季，阴长阳消，气候转凉，人体腠理致密，避免过用凉性药物。

C. 因人制宜→冬季，气候由凉变寒，阴盛阳衰，阳气内敛，应避免过用寒性药物。

B. 用寒远寒

D. 用热远热→夏季气候炎热，人体腠理疏松，阳气偏盛，应避免过用热性药物。

E. 因地制宜

38. 通过交谈收集资料的方法错误的是（A）

A. 让患者畅所欲言，切忌打断话题→如果患者脱离谈话主题，应有意识地引导。

B. 告知交谈的目的及所需的时间

C. 注意倾听，及时给患者反馈

D. 依交谈提纲收集资料

E. 选择适宜的交谈环境

39. 患者，男，69 岁。反复咳嗽、咳痰 10 余年，近 5 年来劳累后心悸、气促。入院时发绀明显，呼吸困难，应取（E）

A. 中凹位　　B. 侧卧位

C. 俯卧位　　D. 斜坡卧位

E. 端坐位→减少回心血量，减轻心脏负担，减轻呼吸困难症状。

40. 喉结旁 1 ~ 2 cm 处的搏动点是（E）

A. 面动脉

B. 额动脉

C. 颌下动脉

D. 乳突前动脉

E. 颈动脉→位于气管与胸锁乳突肌之间，可用示指中指指端先触及气管正中，男性可先触及喉结，然后滑向颈外侧气管与肌群之间的沟内。

41. 患者，女，36 岁。接受单侧乳腺癌根治术，住院期间丈夫形影不离周到照顾，可面对医师开具的出院证，患者总以身体仍感不适频频推迟离院日期，根据纽曼的健康系统模式论，判断她的行为源于（A）

A. 个体内的压力源→个体内与内环境有关的压力。

B. 个体外的压力源→发生于体外，距离比人际间压力更远的压力。

C. 人际间的压力源→来自两个或多个个体之间的压力。

D. 角色期望冲突

E. 患者角色过度

42. 18 岁的小王考入外省一所普通大学，开学之初便因失眠、食欲不振等症状在门诊就医，主诉病史时她讲出自己从小到大一直是一个各方面十分优秀的学生，竞选班长失利令其沮丧。你评估她面临的危机是（D）

A. 相信 - 不相信→婴儿期，出生~18 个月。

B. 勤奋 - 自卑→学龄期，6~12 岁。

C. 完善 - 失望→老年期，65 岁以上。

D. 自我认同 - 角色紊乱→青春期，12~18 岁。

E. 自主 - 羞愧→幼儿期，18 个月~3 岁。

43. 应用人工呼吸器对通气障碍的患者进行（B）

A. 强迫通气→无呼吸患者。

B. 辅助呼吸→通气障碍患者。

C. 人工呼吸

D. 间歇供氧

E. 机械通气

44. 患者，女，47 岁。高血压。护士通过收集资料了解到该患者存在知识缺乏，并为其制订护理计划，此时护士与患者处于护患关系发展时期的（C）

A. 计划期

B. 工作期→护理人员通过实施护理措施来帮助病人解决健康问题。

C. 初始期→从病人与护士接触开始，此期的重点是建立信任关系，通过观察、询问评估患者，收集资料并制订护理计划。

D. 评估期

E. 结束期→圆满地结束护患关系。

45. 在血管内溶血反应中，出现黄疸、血红蛋白尿的原因是（C）

A. 血管痉挛

B. 红细胞凝集

C. 红细胞溶解

D. 血小板释放

E. 血红蛋白遇酸

溶血反应表现：
①开始血液凝集——头胀痛、四肢麻木、胸闷、腰背部剧烈疼痛。
②中间：红细胞破裂——黄疸和血红蛋白尿（酱油色）。
③最后：血红蛋白在肾小管结晶——肾衰竭。

46. 祛寒药服用时宜选用下列何种液体送服（D）

A. 米汤

B. 米酒

C. 泉水

D. 姜汤→有散风寒、暖肠胃、止呕逆等功用。

E. 温开水

47. 患者，男，28 岁。因食用了苍蝇叮咬过的食物，1 周后出现全身不适，体温 39 ～ 40℃，呈稽留热，脉搏 60 ～ 70 次 / 分，表情淡漠。病程第 2 周出现玫瑰疹。对患者采取的隔离种类是（D）

A. 呼吸道隔离

B. 接触隔离

C. 昆虫隔离

D. 消化道隔离→伤寒是由伤寒杆菌引起的经消化道传播的急性传染病。

E. 保护性隔离

48. 严禁用于静脉注射的药物是（D）

A.50% 葡萄糖

B.10% 葡萄糖酸钙

C.10% 氯化钙

D.10% 氯化钾→

E.5% 碳酸氢钠

补钾原则“五不宜”
①不宜静脉推注：口服补钾。
②不宜过早：尿量 >40 mL/h。
③不宜过多：3~6 g/d。
④不宜过浓：≤ 0.3%。
⑤不宜过快：<60 滴 /min。

49. 下列选项中不符合蛋白质生理功能的是（B）

A. 构成人体细胞组织

B. 促进脂溶性维生素的吸收→脂肪的功能。

C. 构成抗体

D. 维持血浆胶体渗透压

E. 构成激素的成分

50. 关于 ROM 练习的叙述，正确的是（E）

A. 尽早、频繁的 ROM 练习→尽快、每天进行 2~3 次。

B. 每天坚持练习 5 ~ 10 次

出现疼痛、痉挛、疲劳或抵抗反应时，应停止操作。

C. 患者疼痛时加快操作速度

D. 每个关节每次做 20 ~ 30 下→每个关节每次做 5~10 下。

E. 活动时比较两侧关节活动情况

51. 关于敷药法的注意事项，说法欠妥的是（D）

A. 厚薄要均匀

B. 出现红疹、瘙痒、水疱等过敏现象时，及时停止使用

C. 热敷药温度适宜

D. 贴药的时间均为 0.5 h→时间一般视病情而定。

E. 干燥时可取下敷料加用所需的药汁、酒、醋、水等进行湿润

52. 患者，男，52 岁。有胃溃疡病史，近日来上腹部疼痛加剧，医嘱做粪便隐血试验。检查前 3 天可以给患者食用的菜谱是（C）

A. 卷心菜，五香牛肉

B. 菠菜，红烧青鱼

C. 茭白，炒鸡蛋→前三天应避免服铁剂、动物血、肝类、瘦肉及大量绿叶蔬菜，以防假阳性。

D. 油豆腐，鸡血汤

E. 青菜，炒鸡肝

53. 下列属于高效灭菌剂的是（D）

A. 2% 碘酊

B. 0.2% 苯扎溴铵

C. 氯己定

D. 0.2% 过氧乙酸

E. 0.5% 碘伏

①高效：过氧乙酸、过氧化氢、部分含氯消毒剂等。（过高）
②中效：乙醇、碘酊、碘伏。
③低效：氯己定（洗必泰）、酚类、季铵盐类。
④灭菌：戊二醛、甲醛、环氧乙烷等。（全灭完）

54. 药物保管中，剧毒药瓶上的标签颜色应是（C）

A. 蓝色　　B. 红色

C. 黑色　　D. 绿色

E. 黄色　口诀内蓝外红剧毒黑。

55. 患者，女，52 岁。因饮食量增加但体重减轻，多次检查空腹血糖均≥ 8.5 mmol/ L，按糖尿病进行治疗，病情好转，准备近日出院，护士对其进行血糖仪使用方法的指导。这属于奥伦自理理论的（E）

A. 全补偿护理系统

B. 全代偿护理系统

C. 部分补偿护理系统

D. 部分代偿护理系统

E. 支持 - 教育系统→患者有能力自己满足治疗性自理需求，但需要一些指导和支持。

56. 在传染病区内属于半污染区的是（E）

A. 值班室　　B. 配餐室

C. 浴室　　D. 食堂

E. 医护办公室　A、B、D 项为清洁区；C 项为污染区。

57. 患者，女，29 岁。呼吸道感染，咳嗽，咳痰。护士为其进行雾化吸入，可选择的化痰药是（C）

A. 地塞米松→减轻呼吸道黏膜水肿。

B. 庆大霉素→预防和控制呼吸道感染。

C. α - 糜蛋白酶→稀释痰液，帮助祛痰。

D. 氨茶碱

E. 沙丁胺醇（舒喘灵）D、E 项为解除支气管痉挛。

58. 冠心病患者舌下给药时，最佳的体位是（D）

A. 仰卧位　　B. 侧卧位

C. 俯卧位　　D. 半卧位

E. 端坐位

59. 患者，男，72 岁。1 周前早晨起床发现半身肢体瘫痪，现病情稳定准备进行康复功能训练。训练前对患者进行患肢肌力程度监测，为 1 级，该肌力程度的表现是（B）口诀：1 收缩，2 平移，3 抬离，4 阻力，5 正常。

A. 完全瘫痪，肌力完全丧失

B. 可见肌肉轻微收缩，但无肢体运动

C. 肢体可移动位置，但不能抬起

D. 肢体能抬离床面，但不能对抗阻力

E. 肢体能做对抗阻力运动，但肌力减弱

60. 医疗诊断主要针对疾病的（ B ）

A. 行为反应　　B. 病理过程

C. 生理表现　　D. 行为表现

E. 行为特征

61. 护士以下行为中违反了法律法规的职业要求的是（ C ）

A. 抢救时独立执行医嘱

B. 遵医嘱给患者服药

C. 替医师书写口头医嘱 → 护士应当慎重对待口头医嘱，不可自己书写口头医嘱。

D. 患者病情紧急时先行处置

E. 对突发大出血患者先建立静脉通路

62. 配制过氧乙酸消毒液时错误的做法是（ C ）

A. 现用现配

B. 配药容器最好用塑料、玻璃制品以防腐蚀

C. 配制中可将原液直接倒入水中 → 切勿将原液直接倒入水中，以防引起爆炸。

D. 配制时要注意个人防护

E. 配制时忌与碱或有机物混合

63. 需 24 小时持续输液者，更换输液器的间隔时间宜为（ B ）

A. 每 12 h　　B. 每 24 h

C. 每 36 h　　D. 每 48 h

E. 每周更换

64. 组成护理程序框架的理论是（ E ）

A. 方法论　　B. 解决问题论

C. 信息交流论　　D. 人的基本需要论

E. 系统论

65. 医院感染管理委员会由相关职能部门和相关科室负责人组成，不包括的部门是（ C ）

A. 医院感染管理科、医务处、护理部

B. 门诊部、检验科、药剂科

C. 人事科、党办、保卫科

D. 供应室、手术室、预防保健科

E. 设备科、后勤部门、临床相关科室

66. 高压蒸汽灭菌法所达到的压力及温度是（ E ）

A. 137 kPa，130 ℃

B. 137 kPa，128 ℃

C. 103 kPa，130 ℃

D. 103 kPa，128 ℃

E. 103 kPa，121 ℃

压力蒸汽灭菌法：灭菌器的参数一般为：压力 103~137 kPa，温度 121~126 ℃，器械灭菌时间 20~30 分钟，敷料灭菌时间 30 分钟。

67. 当患者易出现依赖与独立的冲突时属于佩皮劳人际关系模式的哪个阶段（ C ）

A. 熟悉期

B. 确定期 → 确定适当的专业性帮助的时期。

C. 开拓期

D. 解决期 → 此时病人不只是躯体上已经基本康复，心理上也应表现出良好的情绪，具备独立处理问题的能力。

E. 结束期

68. 患者，男，60 岁。因晚期胰头癌入院。入院后患者常常独自流泪，其心理反应可能处于（ D ）

A. 否认期　　B. 愤怒期

C. 协议期　　D. 忧郁期

E. 接受期

69. 儿童静脉输液时滴速宜调至（ B ）

A. 10 ~ 20 滴 / min

B. 20 ~ 40 滴 / min

C. 30 ~ 50 滴 / min

D. 40 ~ 60 滴 / min → 成人

E. 50 ~ 70 滴 / min

70. 剧烈而频繁的呕吐可引起（ E ）

A. 失水　　B. 酸碱平衡失调

C. 电解质紊乱　　D. 营养障碍

E. 以上都是

71. 患者，女，30 岁。因上呼吸道感染就医。在下列采集的资料中，属于客观资料的是（ B ）

A. 感到头疼，乏力 2 天

B. 咽部充血，体温 38.1 ℃

C. 感到恶心

D. 不易入睡 A、C、D、E 项为主观资料。

E. 自觉咽痛

72. 患者，女。小脑疾病 1 年，走路时重心不稳，该患者的步态是（C）

A. 蹒跚步态　　B. 剪刀步态

C. 醉酒步态　　D. 间歇跛行

E. 慌张步态 A、E 项为帕金森患者。

73. 患者，男，40 岁。已确诊为白血病 1 年，患者对自己的病情非常了解。患者喜欢独处，睡眠时间增加，情感减退，其属于临终患者的哪个阶段（E）

A. 否认期　　B. 愤怒期

C. 协议期　　D. 忧郁期

E. 接受期

A3/A4 型题（74 ~ 86 题）

答题说明：以下提供若干个案例，每个案例下设若干道考题，请根据各考题题干所提供的信息，在每道考题下面的A、B、C、D、E五个备选答案中选择一个最佳答案。

（74 ~ 75 题共用题干）

患者，男，33 岁。左踝部关节扭伤 3 天，左脚背擦伤，行温水浸泡。

74. 该患者进行温水浸泡时，不妥的是（A）

A. 浸泡盆可反复使用→可造成感染。

B. 水温保持在 43 ~ 46 ℃

C. 调节室温

D. 暴露患处，取坐姿

E. 用无菌纱布清洁创面

75. 患者浸泡部位有伤口，护士在操作过程中，应尤其注意的是（E）

A. 伤口处敷以鱼石脂软膏

B. 屏风遮挡患者

C. 关闭门窗、注意保暖

D. 保持床单位清洁

E. 运用无菌操作技术→出现伤口，在护理过程中要注意无菌操作，以防发生继发感染。

（76 ~ 77 题共用题干）

患儿，1 岁。发热，流涕，咳嗽 3 d 就诊，体温 39.5 ℃，耳后发际处可见红色斑疹，疹间皮肤正常，流泪，结膜充血。在第一臼齿相对应的颊黏膜处可见灰白色点。

76. 最可能的诊断是（C）

A. 猩红热→杨梅舌、苍白圈、帕氏线 + 疹间无正常皮肤。

B. 幼儿急疹

C. 麻疹→柯氏斑 + 疹间皮肤正常 + 色素沉着。

D. 上呼吸道感染

E. 水痘→四世同堂是水痘 + 奇痒无比向心长 + 皮肤感染最常见。

77. 有价值的检查是（D）

A. 痰培养可见麻疹病毒

B. 血培养可见病毒

C. 咽培养可见麻疹病毒

D. 血清中特异性 IgM 抗体

E. 皮疹涂片

（78 ~ 79 题共用题干）

患者，女，75 岁。因两车相撞后从车内摔出，致颌面部、胸腹部多处外伤，经过积极抢救后无效，患者死亡。患者子女无法接受这一事实，一直在急诊室哭泣。

78. 护士为死者进行尸体护理时应当评估（C）

A. 尸体的外观　　B. 受伤的经过

C. 家属的态度　　D. 死者的社交情况

E. 死者的经济状况

79. 为稳定家属的情绪，护士应采取的正确措施是（D）

A. 告知家属不要大声哭泣，以免影响其他患者

B. 鼓励家属尽情宣泄自己的情绪，请其他患者予以理解

C. 给家属示范尸体护理，让家属亲力亲为，可减轻悲伤

D. 安慰家属面对现实并指导家属办理患者死亡后的相关事宜

E. 将尸体尽快送入太平间，劝说家属离院返家

（80 ~ 81 题共用题干）

患者，女，70 岁。因脑出血昏迷入院。入院时患者体温 38 ℃，脉搏 100 次 / min，呼吸 30 次 / min，血压 200/120 mmHg（26.7/16 kPa）。经药物治疗后血压降至 160/90 mmHg（21.3/12 kPa），仍处于昏迷状态。现需鼻饲饮食。

80. 在鼻饲插管过程中，患者出现呛咳、呼吸困难、发绀，应采取的措施是（E）

A. 吸氧

B. 托起患者头部

C. 停止操作，取消鼻饲

D. 通知医生进行处理

E. 立即拔出管子，让患者休息片刻后再重新插入 ← 表明胃管误入气管。

81. 鼻饲时鼻饲液的温度是（B）

A. 36 ~ 38 ℃　　B. 38 ~ 40 ℃

C. 39 ~ 40 ℃　　D. 40 ~ 42 ℃

E. 42 ~ 43 ℃

（82 ~ 86 题共用题干）

患者，男，30 岁。患“化脓性扁桃体炎”，医嘱青霉素皮试，护士在做青霉素皮试后约 5 min，患者突感胸闷，面色苍白，出冷汗，脉细速，血压下降，呼之不应。

82. 此时患者最可能发生的是（D）

A. 心绞痛

B. 低血容量性休克

C. 心源性休克

D. 过敏性休克

E. 感染性休克

83. 抢救时首选的药物为（B）

A. 异丙肾上腺素

B. 肾上腺素 → 立即停药，将患者平卧，注射盐酸肾上腺素，并保暖、吸氧。

C. 地塞米松

D. 多巴胺

E. 去甲肾上腺素

84. 抢救中患者突发心搏骤停，首选的急救方法为（C）

A. 立即静脉注射肾上腺素

B. 心内注射异丙肾上腺素

C. 行心脏胸外按压建立循环

D. 给予氧气吸入，纠正缺氧

E. 注射洛贝林以兴奋呼吸

85. 胸外心脏按压的频次至少为（E）

A. 60 次 / min

B. 70 次 / min　①按压位置：胸骨中下 1/3 交界处。

C. 80 次 / min　②按压深度：不少于 5 cm。

D. 90 次 / min　③按压与放松时间之比：1∶1。

E. 100 次 / min

86. 抢救过程中，该患者发生了心室颤动，护士采取的处理措施中正确的是（B）

A. 同步电复律 → 房颤与扑动以外的快速型心律失常。

B. 非同步电复律

C. 心内注射利多卡因

D. 立即肌内注射阿托品　口诀：同房不同室。

E. 立即给予患者心脏按压

B1 型题（87 ~ 100 题）

答题说明：以下提供若干组考题，每组考题共用 A、B、C、D、E 五个备选答案。请从中选择一个与问题关系最密切的答案。某个备选答案可能被选择一次、多次或不被选择。

（87 ~ 89 题共用备选答案）

A. 饭前服　　B. 饭后服

C. 服后多饮水　　D. 不宜立即饮水

E. 用吸管服用

87. 服用止咳糖浆（D）

服用对呼吸道黏膜起安抚作用的药物，不宜立刻饮水。

88. 服用助消化药宜（B）

89. 服用磺胺类药物宜（C）

经肾脏排出，尿少时易析出结晶堵塞肾小管，服药后宜多饮水。

（90 ~ 92 题共用备选答案）

A. 自主对羞愧的危机

B. 主动对内疚的危机

C. 勤奋对自卑的危机

D. 自我认同对角色紊乱的危机

E. 亲密对孤独的危机

90. 生殖运动期主要解决（B）

生殖运动期（学龄前期）主要解决主动对内疚的危机。

91. 肛 - 肌期主要解决（A）

肛 - 肌期（幼儿期）主要解决自主对羞愧的危机。

92. 潜在期主要解决（C）

潜在期学龄期主要解决勤奋对自卑的危机。

（93 ~ 94 题共用备选答案）

A. 5° → 皮内注射 ID。

B. 15° ~ 30° → 静脉注射 IV。

C. 30° ~ 40° → 皮下注射 H。

D. 50° ~ 60°

E. 90° → 肌肉注射 IM。

93. 皮内注射的进针角度为（A）

94. 皮下注射的进针角度为（C）

（95 ~ 96 题共用备选答案）

A. 间歇脉

B. 缓脉 → 房室传导阻滞患者的脉搏多为缓脉。

C. 丝脉

D. 绌脉 → 在同一单位时间内脉搏少于心率称绌脉，亦可称短绌脉，见于房颤患者。

E. 速脉 → 每分钟超过 100 次，称为速脉，多见于大出血前期。

95. 房室传导阻滞的脉搏是（B）

96. 心房颤动患者的脉搏是（D）

（97 ~ 98 题共用备选答案）

A. 衣服　　B. 口罩

C. 体温计　　D. 枕头套

E. 输液器

A、B、D 项为低度危险性物品。

97. 医院内属于高度危险性物品的是（E）

穿过皮肤、黏膜进入无菌组织或器官内部的器械或与破损组织、皮肤黏膜密切接触的器材和用品，如手术器械、输液器、血液及血制品等。

98. 医院内属于中度危险性物品的是（C）

仅与皮肤黏膜相接触，而不进入无菌组织内部，如血压计袖带、体温计、耳鼻镜、音叉等。

（99 ~ 100 题共用备选答案）

A. 全补偿系统 → 病人没有能力自理，需要护士进行全面帮

B. 部分补偿系统 → 护士和病人共同承担病人的自理活

C. 支持 - 教育系统 → 病人有能力执行或学习一些必需的自方法，但必须在护士的帮助下完成。

D. 预防系统

E. 帮助系统

99. 根据自理模式理论，对糖尿病患者进行护理时应采用（C）

100. 根据自理模式理论，对昏迷患者进行护理时应采用（A）